（意）亚历桑德罗·阿尼尼
（Alessandro Agnini） 主编

（意）安德里亚·马斯特罗罗萨·阿尼尼
（Andrea Mastrorosa Agnini）

（巴西）克里斯蒂安·科奇曼 合作作者
（Christian Coachman）

赵 阳 李 军 吕昊昕 主译

数字化牙科革命
学习曲线
DIGITAL DENTAL REVOLUTION
THE LEARNING CURVE

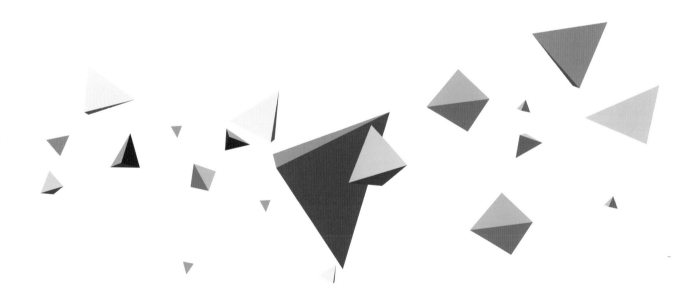

北方联合出版传媒（集团）股份有限公司
辽宁科学技术出版社
沈 阳

图文编辑

刘 菲 刘 娜 康 鹤 肖 艳 赵 森 李 雪 王静雅 纪凤薇 张晓玲 杨 洋

This is translation edition of Digital Dental Revolution: The Learning Curve, English edition published by Quintessence Publishing in Italy.

Author: Alessandro Agnini and Andrea Mastrorosa Agnini

Co-author: Christian Coachman

Copyright © 2015, 2017 Quintessenza Edizioni, Milano

©2020，辽宁科学技术出版社。

著作权合同登记号：06-2020第50号。

版权所有·翻印必究

图书在版编目（CIP）数据

数字化牙科革命：学习曲线 /（意）亚历桑德罗·阿尼尼，
（意）安德里亚·马斯特罗罗萨·阿尼尼主编；赵阳，李
军，吕昊昕主译.—沈阳：辽宁科学技术出版社，2020.9
ISBN 978-7-5591-1649-9

Ⅰ.①数… Ⅱ.①亚… ②安… ③赵… ④李… ⑤吕…
Ⅲ.①数字技术－应用－义齿学－研究 Ⅳ.①R783.6-39

中国版本图书馆CIP数据核字（2020）第126495号

出版发行：辽宁科学技术出版社
　　　　　（地址：沈阳市和平区十一纬路25号　邮编：110003）
印 刷 者：上海利丰雅高印刷有限公司
经 销 者：各地新华书店
幅面尺寸：210mm×285mm
印　　张：26
插　　页：5
字　　数：520千字
出版时间：2020年9月第1版
印刷时间：2020年9月第1次印刷
策划编辑：陈　刚
责任编辑：殷　欣　苏　阳
封面设计：袁　舒
版式设计：袁　舒
责任校对：李　霞

书　　号：ISBN 978-7-5591-1649-9
定　　价：598.00元

投稿热线：024-23280336
邮购热线：024-23280336
E-mail:cyclonechen@126.com
http://www.lnkj.com.cn

致我的母亲——我生活的榜样，感谢她对我的信任

致我的孩子们，感谢他们的爱和理解

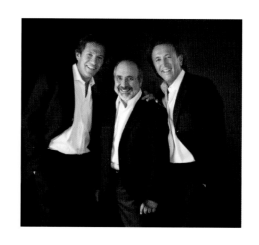

随着现代数字化牙科技术的出现，人们对行业教育、投资和交流也提出了需求。这种发展变化需要时间来理解和实施，常常需要一个团队来做这些事情。我们很早就感觉到了这种需求，并组建了Atlanta团队。我们很高兴，从此之后能够直接或间接地和其他团队成员一起工作，包括本书作者Andrea Mastrorosa Agnini医生、Alessandro Agnini医生以及Christian Coachman医生。我们合作将这些现代原理应用到临床实践中，现在称之为数字化工作流程。

《数字化牙科革命：学习曲线》开创了本类书籍在牙科领域的先河，介绍了这项让人兴奋的数字化技术，并将其细分成基础的原则，如设计、技术、交流、二维光学扫描以及CAD/CAM切削。这几位临床医生综合利用这些先进技术的能力真是让人羡慕和欣赏。我很高兴能够同这些优秀的人一起工作和学习。

本书为大家展示了数字化工作流程所有必要的原则，大家可以在临床实践中学习并开始实施这些技术。本书也为读者描述了数字化微笑设计的每一个步骤，从患者—医生—技师沟通开始，到3D CBCT的临床诊断评估，再到手术导板的制作、口内光学扫描以及技工室设计。也逐一强调了材料选择、修复设计以及那些在患者关怀中能够避免出现较大失误的关键因素。

我们团队很荣幸能够和本书的所有作者一起创作，我们认为对于任何一家牙科图书馆或现代诊所来说，本书都是一本需要及时添加的工具书。《数字化牙科革命：学习曲线》通过这些作者的雕琢成形，呈现给读者，他们正在塑造现代数字化牙科诊所的未来。祝贺这项杰出的工作圆满成功。

Maurice Salama医生
David Garber医生
Henry Salama医生

FOREWORD

在《数字化牙科革命：学习曲线》这本书中，我们的朋友与同事Andrea Mastrorosa Agnini、Alessandro Agnini同临床和技工大师Christian Coachman通过辛勤付出为我们送来了职业上的礼物。数字化牙科，随着我们专业的发展，也必然伴随着治疗理念、现代材料和技术的传播。

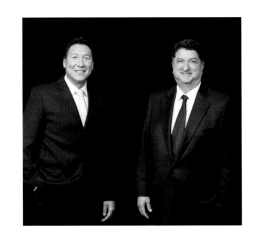

作为执业牙医，我们置身于这个数字化牙科革命和工作流程之中，在某种程度上，就像新材料和传统修复体制作一样。

本书作者带着读者走上一个新技术的旅程，从传统治疗技术与数字化治疗技术的对比开始，到数字化微笑设计以及印模制取，再到当代的材料选择、简单病例和复杂病例治疗计划的制订，最终总结到未来数字化牙科的走向。

本书的第2章是独一无二的，Christian Coachman讲授了微笑分析和诊断的概念与技术、交流以及信息传递、治疗计划和治疗序列，这些都是获得成功和长久效果的关键步骤。

通过对未来发展清晰地预见，本书作者用简洁明了的方式介绍了材料。此精粹版本可谓"一幅画胜过千言万语"，作者们通过形象的方式向我们展示材料。

《数字化牙科革命：学习曲线》是当代临床医生必读的一本书，因为数字化牙科的未来就在眼前。

感谢Andrea、Alessandro以及Christian对牙科发展的贡献，以及辛勤的工作，为我们提供的最高水平知识和教育。

致敬

Stephen J. Chu
Dennis P. Tarnow

FOREWORD

1991年，在我博士毕业后2年，我有了一个非常好的机会向在博洛尼亚的波塔马斯卡瑞拉优秀的团队学习。4年里，非常感谢Gianfranco Di Febo医生和Gianfranco Carnevale医生的教学，我开始了牙科专业的学习。

当时的我立即被他们诊所团队的组织形式所吸引。同样，他们在制订治疗计划时用有道德的和尊敬的方法对待患者，并且治疗计划通常关注到整个口腔，而并非只是关注于某个特殊区域——这一点也深深吸引了我。

我非常高兴，能够跟随的另外一个团队是Mauro Merli医生的团队。1995年一整年，他都在教我种植治疗的基础，他视其为一种矫正性的治疗方法，并把它融入到为患者制订的治疗序列中。

这些年来，我同时开始成立属于自己的专科诊所来施展毕生所学。在合作者极大的热情和帮助下，很快我就建立了一个真正的团队，从全科治疗到专科治疗，为患者提供更高质量的服务以及更安全地处理日益增多的复杂临床病例。

这些年来，对于牙科修复学的热爱让我接触了许多牙科技师，在综合处理临床病例方面，他们也让我获益良多，我们应努力紧跟对材料和科技革新的步伐。

在牙科过去的10年间，数字化领域发生着巨大的进步，并涉及许多学科；随着新型计算机辅助设计/计算机辅助制造（CAD/CAM）技术的出现以及材料的不断发展，牙科修复学也深受影响。

从1995年开始，我就和我的技师朋友Luca Dondi一起工作，那时我对市面上的这些新奇产品很感兴趣，但不知道它们是否属于真正的创新。从此，我们逐渐将知识和经验与新兴的数字化进行结合，尝试去获得最大的好处来满足患者的需求。

2011年，Andrea完成了美国2年的研究生教育回国，他有机会在那里的纽约团队和亚特兰大团队里深造学习。然后我们凭借经验和热情开始了这个新项目的研究。我们决定将这本书命名为《数字化牙科革命：学习曲线》，一部分原因是新技术已经并将持续在专业中产生影响；另一部分原因是传达一种可能性，就是在这个巨大的时代变革下，新技术不仅仅被有经验的同事所喜爱，也会被刚刚进入到这个领域的年轻医生所喜爱。

本书描述了当下以及未来可能的优势，详细展示了临床中的简单病例和复杂病例，在临床和技工工作流程中结合了新的数字化科技和新的工业化材料。其中，我们在临床中使用口内扫描仪并结合整体材料，利用临时修复体的美学和功能，用更少的临床步骤和更低的成本来治疗患者。

感谢尊贵的合作伙伴Christian Coachman，我们在第2章详细介绍了数字化微笑设计——这是一种从临床病例中发展而来的方案。本书的目的是分析数字化治疗和传统治疗的方方面面，以及新技术的优势和现有的局限，比如口内扫描仪、无金属材料（例如，氧化锆和二硅酸锂）。在更自信地面对未来以及未来蕴藏的巨大机遇同时，我们也不能忘记过去。

Alessandro Agnini

PREFACE

有材料记载，第一次介绍由计算机辅助设计/计算机辅助制造（CAD/CAM）生产的修复体大约是30年之前。毫无疑问，在牙科领域，为了获得一个精密修复体的情况下，这种创新是极其重要的一步。从古埃及时代开始，修复一颗损坏或缺失的牙齿就是有难度的挑战。虽然我们的修复体为患者带来了许多好处，但也有许多局限，例如经常碰到的情况就是，我们必须牺牲健康的牙体组织以容纳最终修复体。考虑到制作方法，不论是直接法还是间接法，所使用的材料通常会有尺寸和结构的改变，导致了一系列难以解决的问题。为了获得尽可能精准的结果，将临床程序和修复体制作步骤标准化就变得很有必要。人工制作有许多内在的人为误差，即使是很有天分和很熟练的人眼与双手，也不能准确测量或评估尺寸、角度、间隙，还通常需要其他的评估才能获得一个满意的结果。毫无疑问，计算机系统在测量这些基础参数时更优于人类。

最近10年，迅速发展的CAD/CAM已经使牙科更加接近于上述目标。实际上，如今的数字化系统已经取得了非常大的成果；口内和技工室扫描仪、研磨单位以及三维（3D）打印机已经有很高效率，精度误差仅有几个微米。使用极其先进的CAD软件能够准确设计出修复体结构并逐步生产出完美的最终修复体。在探测器通过屏幕所展示的内容会与研磨单位或3D打印机所生产的非常一致。

牙科专业人员有责任加入这个不断发展的产业中来；牙科专业人员应在他们的治疗中结合数字化工作流程并使用所有必要的技术，以提供更好的治疗，这不仅是为了患者，也是为了自己。我们相信，数字化牙科以及CAD/CAM修复体正在更新现代牙科的标准。它们是准确的、可预期的，并且制作更加简单。毫无疑问，这个行业每一天都在接近它的最终目标。将所有这些创新、对材料特点的深度认知以及在传统方案中积累的经验结合起来，就有可能给患者提供更好的修复体。

Andrea Mastrorosa Agnini
Alessandro Agnini

INTRODUCTION

主译 赵 阳

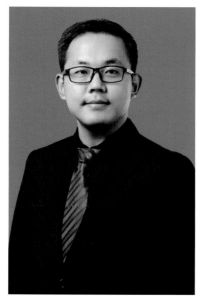

主译 李 军

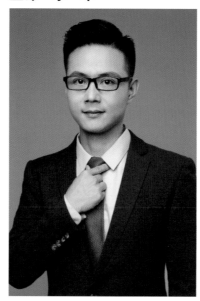

主译 吕昊昕

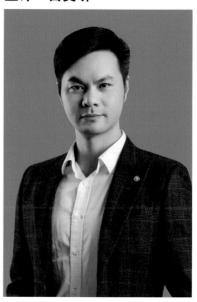

TRANSLATORS

主译　赵　阳

口腔种植学硕士，毕业于山东大学口腔医学院，师从徐欣教授；工作后随宿玉成教授继续学习5年余。

现任北京瑞泰口腔医院丰台分院种植中心主任。中华口腔医学会会员，国际口腔种植学会（ITI）会员，BITC种植大平台线上讲师。创办朝阳种植视点公众号。

参与口腔种植多部著作的编纂和翻译工作，如：《口腔种植学（第二版）》秘书，《即刻种植外科精要》参译者，《口腔种植的牙槽嵴骨增量程序：分阶段方案》参译者，《口腔种植相关外科及放射线解剖》参译者，《中国口腔种植临床精萃（2014—2016年卷）》秘书等。

主译　李　军

口腔种植学硕士，毕业于吉林大学。广东省临床医学会种植专业委员会委员，瑞尔集团数字化协会常务理事，欧洲骨整合协会（EAO）会员，国际口腔种植学会（ITI）会员。Nobel讲师，Straumann青年讲师，BITC种植大平台线上讲师。曾获第七次BITC病例大奖赛骨增量组一等奖，2019年广东省民营病例大赛种植组金奖，瑞尔集团第一届种植大赛美学组金奖，中华口腔医学会第九次全国口腔种植大会种植病例大赛三等奖。人民卫生出版社《骨增量种植修复图解》编委；辽宁科学技术出版社《中国口腔种植临床精萃（2016—2019年卷）》编委。获得10项国家实用新型发明专利，2项国家发明专利，在核心期刊发表文章4篇。

主译　吕昊昕

牙博士口腔品牌连锁湖西机构技术院长，牙博士集团运营管理中心医疗管理部总监，苏州固锐德种植美学中心临床技术顾问。英国伦敦大学国王学院种植双硕士，华人美学牙科学会第三届理事，江苏省口腔医学会种植专业委员会委员。2016年BITC江苏省优胜奖，2017年BITC江苏赛区二等奖，2017年BITC上海赛区三等奖，2017年江苏省第三届种植专业委员会病例大赛二等奖，2018年BITC全国总决赛三等奖。2019年重庆种植年会现场演讲嘉宾，士卓曼青年讲师，Camlog特约讲师，Nobel资深讲师，学牙网讲师。

参译人员

穆　郑　瑞尔齿科华东大区医疗技术总监

付英芝　北京兴业口腔医院

马　犇　牙博士姑苏机构技术院长

TRANSLATORS

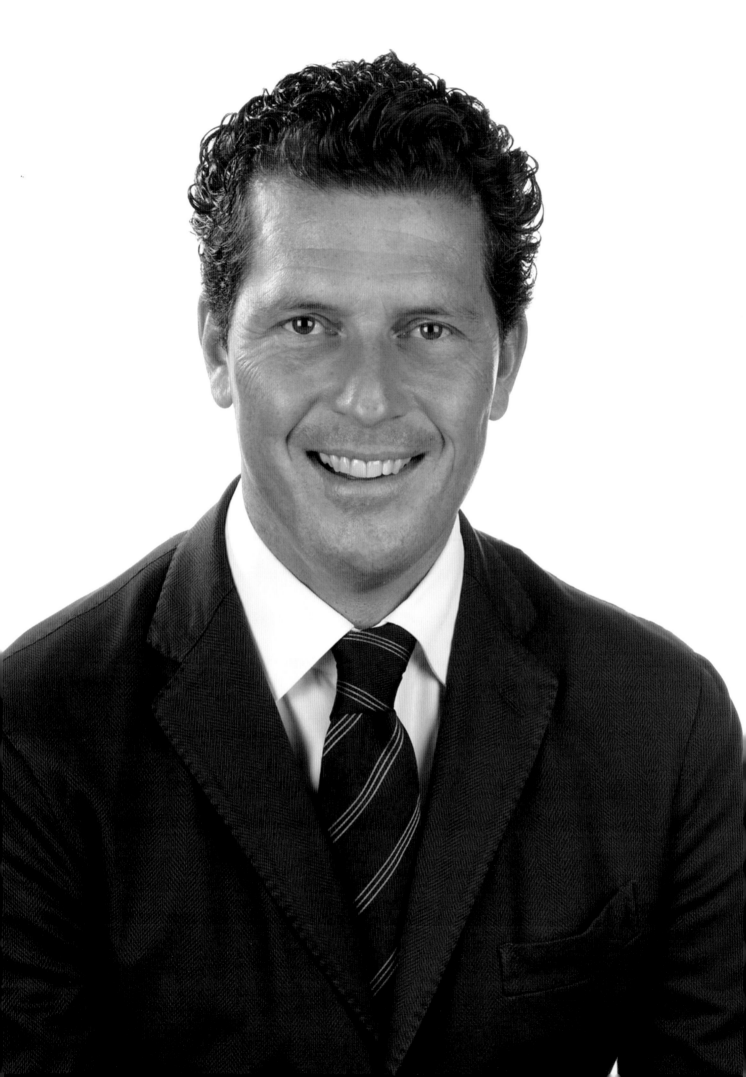

Alessandro Agnini

Alessandro Agnini医生于1989年毕业于意大利摩德纳和雷焦·埃米利亚大学。现在是摩德纳和萨索罗、埃米利亚罗马涅区私立诊所执业牙医，专业为牙科固定修复学、牙周病学和牙种植学。1991—1993年间同Gianfranco Di Febo医生一起参加固定修复项目的研究，1993—1995年间同Gianfranco Carnevale医生一起参加牙周病学项目的研究。

1995年，跟随Mauro Merli医生学习牙种植1年。

从2006年起，成为意大利牙修复学会的正式会员。担任摩德纳和雷焦·埃米利亚大学的兼职教授，讲授牙科固定修复学和牙种植修复学。

他也是一些意大利和国际科学出版物的作者及合作作者，并在意大利和国际上演讲。

从2008年起，成为牙科固定修复学、牙周病学以及牙种植学年鉴项目的科学主任，并在他的萨索罗私立诊所工作。

从2011年起，成为Dental XP网站的供稿者以及编委会成员。

从2013年起，成为摩德纳ANDI的科学协调员。

CURRICULUM

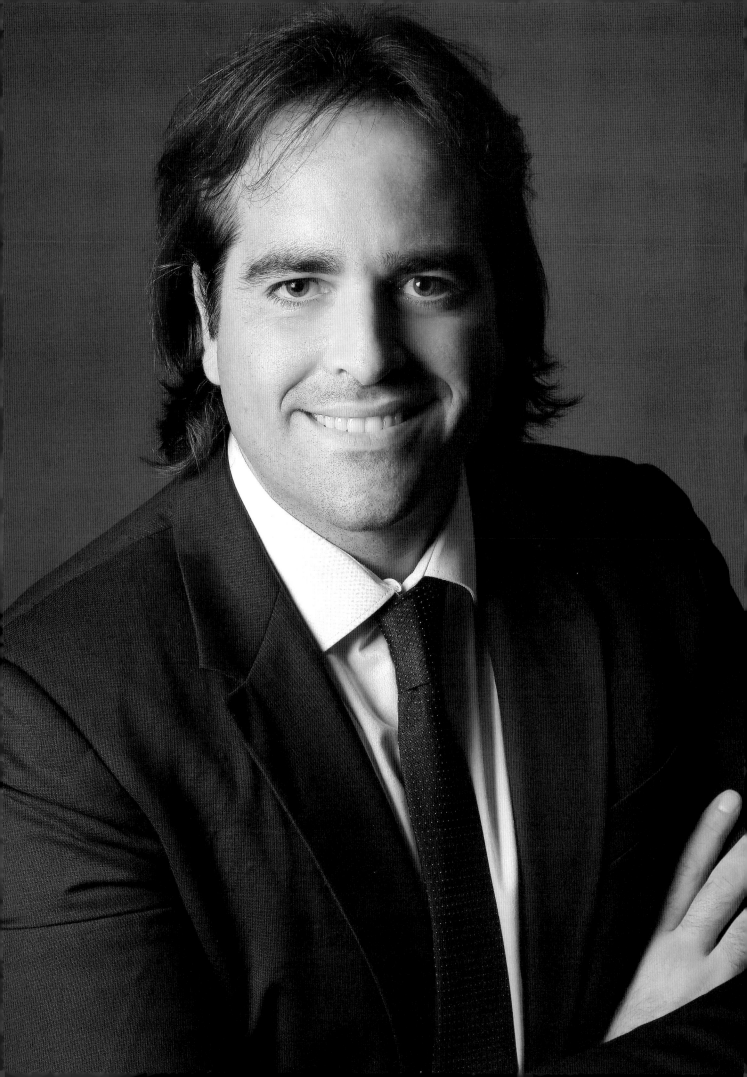

Andrea Mastrorosa Agnini

Andrea Mastrorosa Agnini医生于2007年毕业于意大利摩德纳和雷焦·埃米利亚大学。Agnini医生同他的哥哥Alessandro一起在摩德纳和萨索罗私立诊所开业，专业为牙科固定修复学、牙周病学和牙种植学。

2009—2011年在纽约大学牙学院学习，师从如下老师和导师：Dennis Tarnow、Christian Stappert、Stephen Chu以及Michael Bral。

他也是纽约大学Ashman牙周和牙种植部门的临床研究员，导师为Sang Choon Cho。

他也是一些意大利和国际科学出版物的作者，并在国际上演讲。

从2008年起，成为牙科修复学、牙周病学以及牙种植学年鉴项目的科学委员会成员，在Agnini牙科工作室工作。

从2011年起，成为Dental XP网站的供稿者以及编委会成员。

CURRICULUM

Christian Coachman

Christian Coachman医生于1995年毕业于牙科技术专业，2002年毕业于圣保罗大学/巴西牙科专业。巴西和美国牙科美学学会会员。

另外，Christian Coachman医生参加了在Ceramoart培训中心的陶瓷专科项目，并担任教员。

2004年，Coachman医生受Atlanta团队Goldstein、Garber和Salama博士的邀请，成为他们技工室的首席陶瓷技师，在此岗位工作超过4年。

Coachman医生曾与国际许多领军牙医合作，比如Van Dooren（比利时）、Gurel（土耳其）、Fradeani（意大利）、Bichacho（以色列）、Ricci（意大利）和Calamita（巴西）。

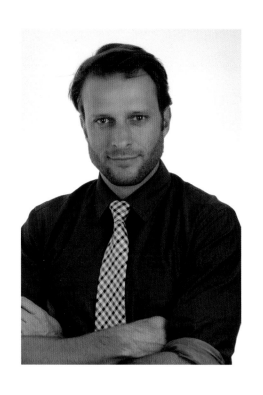

Coachman医生现在同他的父亲、叔叔和哥哥一起，在自己家乡巴西圣保罗的牙科诊所工作。他也作为牙科公司与诊所的顾问开发产品和实施理念，并针对牙科美学、牙科摄影、口腔修复、牙科陶瓷以及种植等领域在国际上演讲和发表文章。

他是粉红色混合种植修复以及数字化微笑设计概念的开发者。

CURRICULUM

感谢所有的团队成员，没有他们的帮助，此书不可能完成。

Dr Rita Gnoli

Dr Silvia Mucciarini

Dr Manuele Chiesi

Dr Federica Carassiti

Dr Beatrice Zannoni

牙科助理：

Monica

Alessia

Dominga

Giorgia

Emanuela

Elisa

Veronica

牙科技师：

Laura Morselli

Luca e Matteo Dondi

Vincenzo Musella

Ivo Sighinolfi

Daniele Vivi e Simone Castiello

同样非常感谢在图片和翻译上为我们提供帮助的人：

Dr Roberto Apponi

Dr Nicola di Mare

Mr Alessio Buono

感谢Ugo Consolo教授、Oliver Werschy以及Andreas Geier先生的支持。

最后，特别感谢我们的好朋友 Claudio Crotti，感谢他从一开始就对本书提供的支持以及所付出的热情。

ACKNOWLEDGMENTS

CHAPTER 01

CHAPTER 02

TABLE OF CONTENTS

CHAPTER 03

第3章

CHAPTER 04

第4章

CHAPTER 05

CHAPTER 06

TABLE OF CONTENTS

CHAPTER **07**

CHAPTER **08**

第7章

第8章

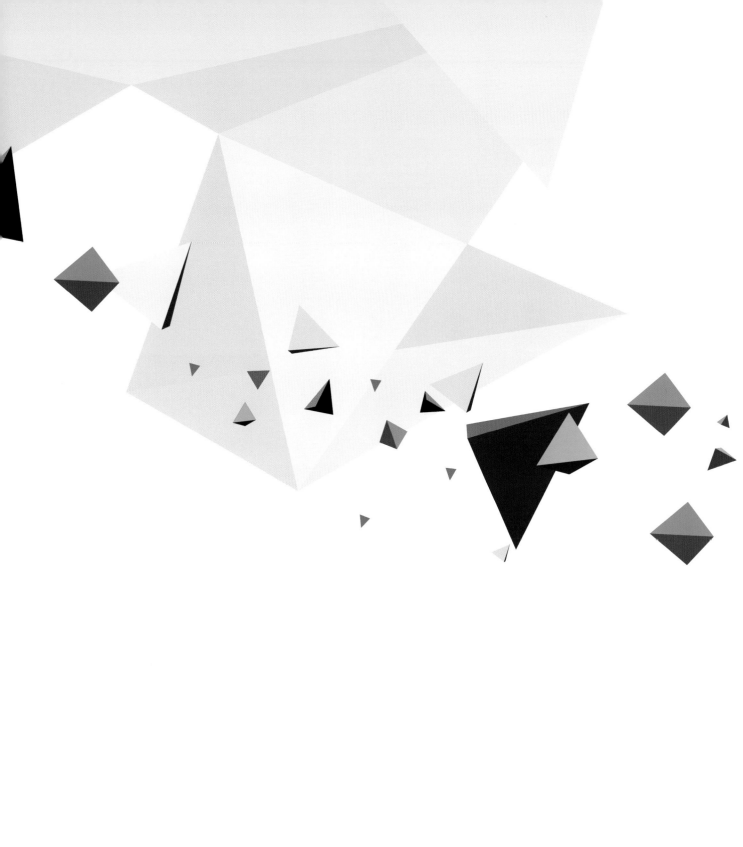

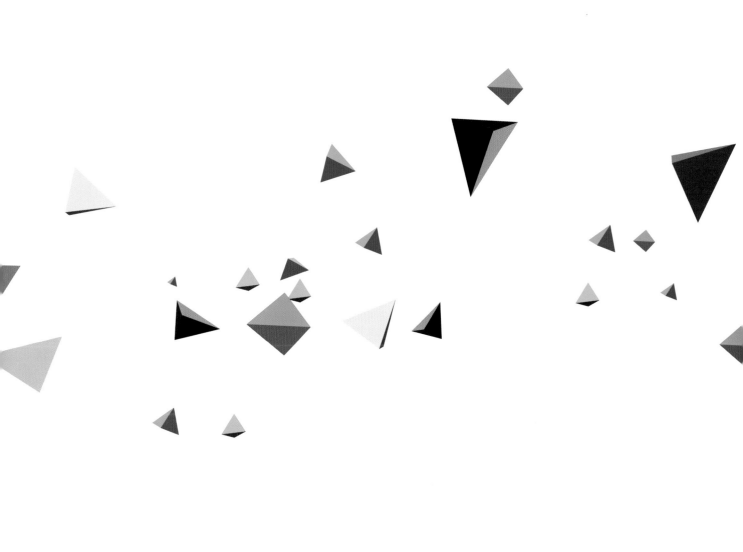

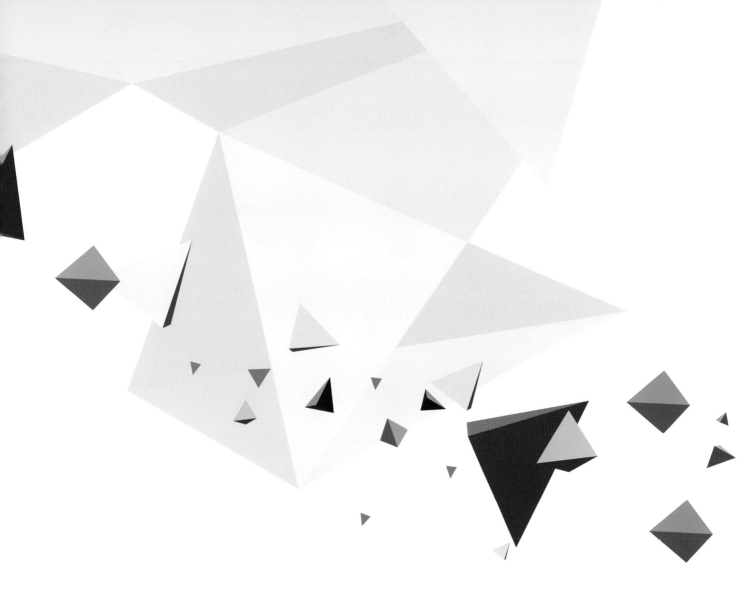

第1章 新技术
NEW TECHNOLOGIES

CHAPTER 01

我们每个人必须加入到这个飞速发展的时代。为了我们的患者，也为了我们自己，我们应充分地熟悉并利用所有可用的技术，为患者提供最好的治疗。

Alessandro Agnini

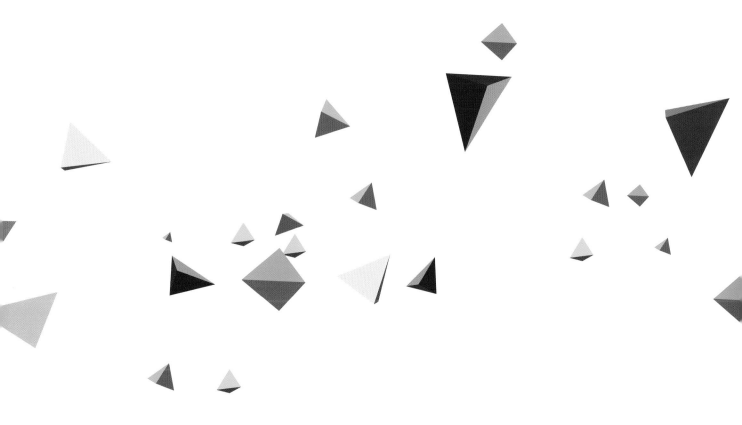

导读

  在当今社会，技术交流是非常重要的。在人际交流中，微笑不仅仅代表了第一形象，也是与他人建立关系的可能。不论经济条件或社会地位，微笑是每一个人重要的资产。拥有并掌握动态微笑背后的知识和原理是获得完美修复效果的关键。一个修复体必须符合口腔功能和生理需求以及患者的心理健康需求。现代牙科也必须按照美学和美容的参数，符合社会逐渐增长的高要求和高期望。

  为了获得长期成功的修复重建，合适的治疗方案、仔细的临床操作以及技工室制作的高质量修复体，这些

方面都是基本要求。其中最后一个要求在一定程度上决定了是否会发生修复体的结构失败，比如单冠或修复连接体局部或完全折断及贴面崩瓷[1]（图1）。

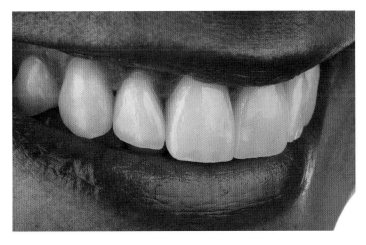

图1 后牙区氧化锆修复体崩瓷。在修复体长期稳定性的因素中，技工室制作修复体的质量是一个主要因素。

在一些情况下，虽然没有发生修复体失败，但是临床任何的再治疗都会增加患者的痛苦和经济成本。多年来，牙科技师制作的美学修复体，都是使用内部金属结构、外面进行玻璃陶瓷贴面的方式。金属-陶瓷修复体在修复学领域已经使用了超过50年之久。临床实践中，虽然它们的美学效果和功能的长久性有较高的多变性，但是这些材料的临床表现被普遍认为是非常可预期的。从科学证据来看，Creugers等估计金属-陶瓷修复体的10年长期存留率会达到92%，15年达到75%[2-3]。

直到2014年，这种类型的修复方式仍然是金标准；但是，随着一些新材料的应用，引发了我们一些重要的思考。为了制作结构良好、美观的修复体，牙科技师必须实施许多技工程序，这些程序需要对细节的谨慎专注、对材料及其特性的深度学习，还需要有较高的美学天赋。然而，美学

天赋这一特性是非常主观的，并不能简单地通过学习或者遵循特定的方案就可以获得。

例如，制作一个贵金属合金的金属构架需要许多的步骤，如果每一步没有完美精准实施的话，最终会导致不可避免的误差产生。

在技工的工作流程中需要加以控制的细节数不胜数，例如，相关的材料及其处理、工作模型灌注、单个基牙的制备及其空间和外形、修复体制作过程中蜡型分析和支架铸造到所有与材料相关的步骤以及完成工序。所有这些程序的误差取决于各种材料的特性，特别是对材料所掌握的知识以及技师的天赋（图2~图4）。

除了广泛应用的粘接保存修复学对修复治疗方案的制订产生影响之外，新材料和新技术的革命已导致可以在不使用金属-陶瓷材料的情况下制作传统修复体（例如，全冠、局部义齿和种植修复体）。实际上，科研技术的发展使新型陶瓷得以发展，即所谓的整体发展，使修复体制作不再使用金属构架。其中最常用的是玻璃陶瓷，并表现出很好的临床存留率，这在一些短期和长期的前瞻性与回顾性的纵向研究文献中得以证实[2-3]（图5，图6）。

在文献中报道的结果是积极的，但这些报道限于前牙区单冠和短跨度（三单位）局部义齿。通过自动化加工程序，已经克服了传统玻璃陶瓷技术流程的复杂性及其对主观因素的高度敏感性，根据初期的纵向研究结果，对于一些类型的修复体其表现非常可靠。

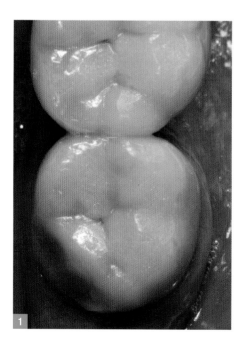

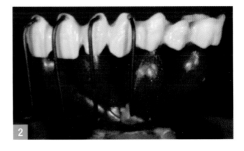

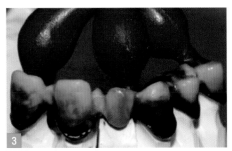

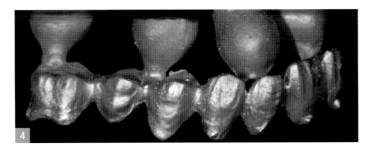

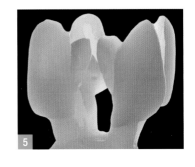

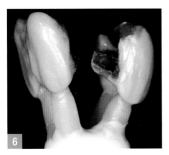

　　现代工业生产技术已经使最先进的数字化加工方法更多地渗透到现代牙科的方方面面。

　　计算机辅助设计／计算机辅助制造（CAD/CAM）技术，例如自动生产系统最早是在航空和汽车工业进行研究和开发，刚开始是通过计算机加工一个单品，但现在被应用到更多的领域，从生产家用器具，到医学和牙科领域[4]（图7，图8）。激发这种新方法的基本原理不仅缩短了生产时间（降低了相应的消耗），也降低了由于个别操作者的变数对制作过程的影响。自动生产系统从预成的未加工的材料块上生产修复体支架，这种材料拥有的理化特性会比传统技术所获得的更好。

　　CAD/CAM技术基于其使用质量更高、标准化程序更恒定、消耗更低的自动加工，已经取代了传统的人工制造。此外，传统工作流程中的材料都可以使用CAD/CAM技术进行加工，但是近些年来，发展最快是氧化锆材料，氧化锆只能通过CAD/CAM进行加工，并且有着高机械性能、物理性能和美学效果[5]。

图2～图4　牙科技师通过传统技术制作修复体的每一步必须高度认真，以减小可能的误差。

图5，图6　图示为通过传统铸造技术制作的二硅酸锂修复体。二硅酸锂因其光学、物理和机械特性，在现代牙科中得以迅速应用。

图7　CAD（计算机辅助设计）。

图8　CAM（计算机辅助制造）。

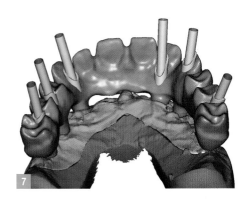

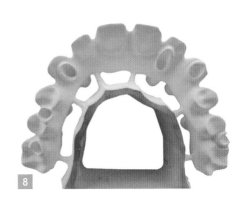

图9 CAM技术可以对毛坯材料块进行自动研磨。

图10 结合新的数字化技术，氧化锆是理解现代牙科学最新进展的关键。

牙科修复体的自动化生产程序可分为单纯CAM和CAD/CAM。对于前者，修复体的设计和原型先通过蜡或者树脂完成，然后执行传统的技工流程，仅仅是在制作最后结构时应用自动化切削加工程序（图9）。

CAD/CAM系统主要基于3个基本原理：

1. 数据采集系统可以提供一些信息，包括形态、类型、种植体的位置或者涉及治疗的牙齿基本信息。在这一阶段，通过光学扫描或者机械扫描可数字化三维再现一个工作模型。

2. 通过软件操作处理数据以及帮助技师根据所选材料进行特定的修复体设计。

3. 自动控制机床根据软件提供的信息制作修复体，对成品的毛坯材料块进行加减法处理。

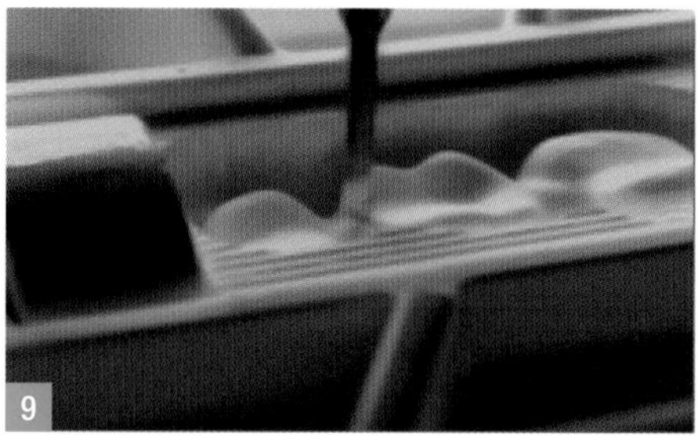

前两步仍然属于CAD阶段，第三步才是CAM阶段。除了所选材料的固有特性之外，前两步的准确性决定了最终修复体的精确性[6]。但是，如果单纯讨论CAD/CAM技术而不谈及氧化锆，将不能展示这项伟大技术进展的全貌（图10）。如今，患者对于美容和美学的要求越来越高，氧化锆是一种高度美观的牙科修复体材料，并且只能通过CAD/CAM进行制作，这也是这项技术得以指数级增加的原因。因此，氧化锆和CAD/CAM代表了同一硬币的两面；它们共生，并且它们的成功与彼此有解不开的关系。现代牙科学的一个目标是完全的去金属化；但是至今，仍然没有一种可以解决所有病例并满足所有修复需求的材料。

本书旨在通过描述临床和技师的工作流程来全面地阐述这个问题。我们分析了所有的因素——传统治疗和数字化治疗、新技术的优缺点、数字化印模、新型无金属材料（比如氧化锆和二硅酸锂）——是为了更好地展望未来，以及迎接蕴藏的巨大机遇，我们同时也考虑到了过去所学所知。

传统vs创新：什么在改变？

如前所述，本书的目的是仔细地分析通过新技术来制作修复体的临床和技工流程，同时兼顾传统技术中所获得的经验。为了达到这样的目的，本书展示了2003年通过传统技术和金属烤瓷修复体（PFM）治疗的一个复杂病例。经过了矫正性牙周治疗之后，在制取最后的印模时，我们为患者制备了无远中根的基牙并在美学区

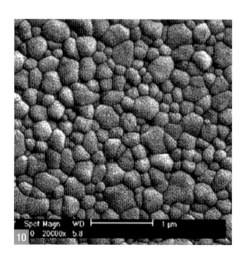

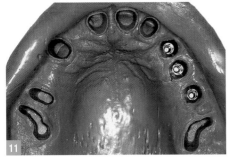

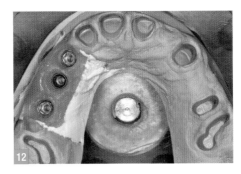

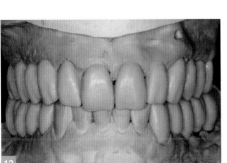

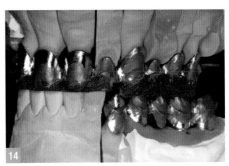

图11~图15 传统技术工作流程。技工室操作由Luca Dondi，DMD，CDT完成。

植入了种植体。

从取模，灌注工作模型，基于患者口内第二副临时修复体获取的验证信息进行蜡型分析，然后到技师模拟最终修复体方案。必须强调的是，不论选择何种材料和何种方案，修复程序都是制作任何最终修复体的关键。

传统方案工作流程

通过诊断饰面（mock-up）蜡型，技师制取硅橡胶，并在标有刻度的抹刀的帮助下，利用减法来设计支架。然后，通过复杂的铸模操作，制作支架并进行临床验证；一旦验证了精确度，完成表面瓷层，最后将最终修复体粘固于口内（图11~图15）。

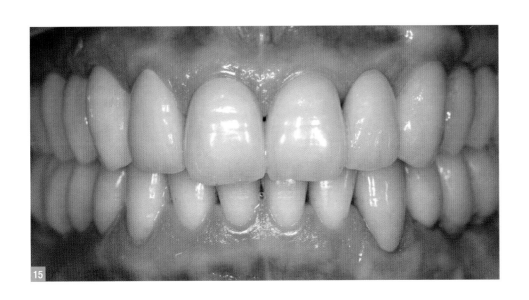

图16~图20 CAD/CAM技术的技工流程。技工室操作由Luca Dondi，DMD，CDT完成。

CAD/CAM技术的技工流程

在2008年经治的一个复杂修复病例中，注意我们可以在哪些地方以及如何把新技术加入传统流程中。经过矫正性牙周治疗后，开始传统的聚醚印模，灌注石膏工作模型，基于患者佩戴了数月的第二副临时修复体的蜡型分析，然后完成该病例。在此病例中，新技术非常关键。我们扫描修复体的诊断饰面（mock-up）和工作模型之后，技师就可以通过数字化来设计支架，可以更简单、精确地控制材料的厚度，并利用个人知识和专业，为表面瓷层提供最大支撑，因此增加了最终修复体的长期预期性。

然后，将数据发送到研磨中心，制作氧化锆支架并送回到技师手中进行质控，然后再送到临床医生手中进行支架试戴。试戴确认后，通过烤瓷和最后的粘接，完成这个病例（图

16~图20）。CAD/CAM技术正在改变牙科技师的工作流程，使修复体制作更为高效，消除人为导致的微小误差，减少重要技术的可变性，最终获得标准化制作流程。但有一个关键问题就是：新技术能够对医生的临床治疗流程有新的帮助吗？答案是肯定的，这也多亏了氧化锆材料的出现。考虑到2002年通过PFM进行修复的病例，PFM在今天仍然是有着最多实验证据和长期随访的材料。2003年，Holm等[7]评估了PFM，发现超过20年的存留率为85%，同时Ozcan的研究发现PFM的崩瓷概率在5%~10%之间[8]。

图21~图24中患者患有舍格伦综合征，这是一种慢性炎症疾病，特点是外分泌腺的自身免疫性障碍，比如小唾液腺、泪腺和腮腺[9]。

这种疾病可导致在牙颈部区域出

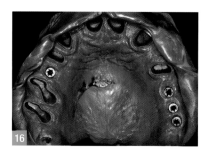

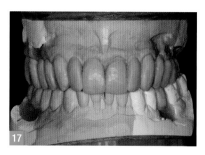

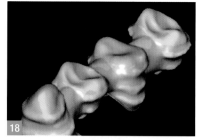

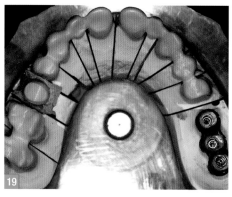

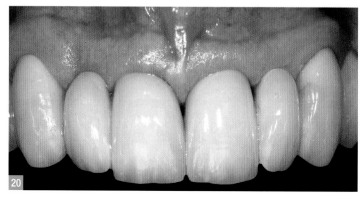

现大量的龋损。另外，该患者有化学酸蚀症的口腔表现。在修复治疗时有必要最大限度地保留牙齿结构，这就是为什么修复肩台需要选择刃状边缘线的原因。

基于以上，医生决定在最终修复体上使用金属边缘来保证其坚固和强度。在反射光和间接光下，由于边缘隐藏于龈沟内，并且漫射光不能穿透软组织，在患者微笑时可见有灰色的光学效应（图21～图24）。

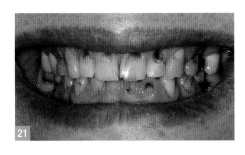

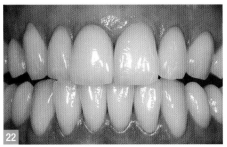

图21，图22 患者患有舍格伦综合征，2002年接受全口PFM修复，包含了单冠和局部固定义齿。虽然有金属边缘，但在直射光照射下，获得非常好的美学效果。Luca Dondi，DMD，CDT授权发表。

图23 在间接光照射下（因为唇部的阴影效应），由于金属支架不能让漫射线更好地穿透软组织，会有浅灰色表现[10]。

图24 10年随访。相对于前牙区饰瓷，可见后牙区压铸陶瓷由于摩擦作用而存在表面磨损。另外，上颌右侧尖牙功能性负荷的区域可见颊侧切端崩瓷。

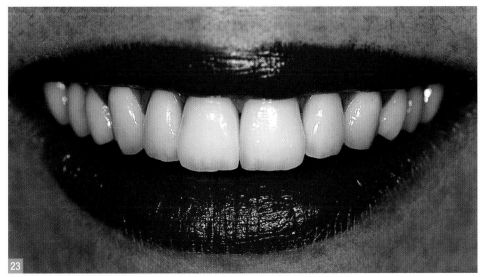

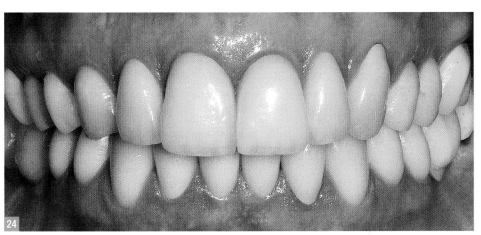

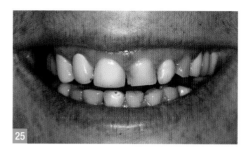 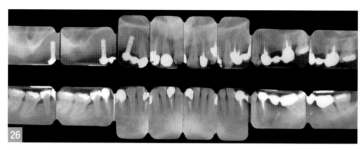

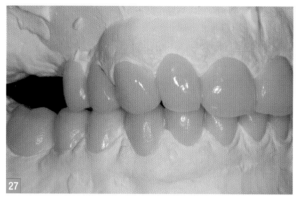 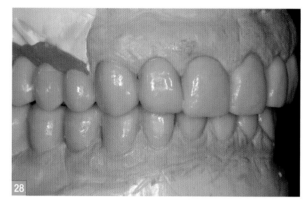

图25，图26 患者有美学和功能的问题，并有龋损。

图27，图28 在正中关系位研究模型上制作第一副临时修复体，并制作最终的修复诊断饰面（mock-up）。

在2008年的另外一个病例中，当时氧化锆陶瓷的临床证据正在增多，但是也很有限[11-12]，患者有多颗变色牙，牙龈不对称以及因严重软硬组织缺损而导致上颌右侧塌陷。该患者患有磨牙症，在左侧有明显的副功能倾向（图25，图26）。

那是第一次在天然牙和种植体上使用新材料进行大范围修复重建的尝试；但是，并没有改变治疗计划。在病例的早期阶段，为了实现基于诊断蜡型的第一副临时修复体，与牙科技工室的交流是很重要的（图27）。

一旦矫正性手术结束，就测试第二副临时修复体。它必须包含有最终修复体所有的美学和功能参数，因为它会被技师用来制作诊断饰面（mock-up）（图28）。显然在当时，设计氧化锆支架与许多因素相关，如对金属陶瓷的掌握、软件的功能、材料本身的透明度（当时仍然是不透光的）。但是，新技术使技师简化并加快了个性化种植基台和氧化锆基底的生产过程（图29～图31）。

在本病例中，同样选择了刃状边缘线，并通过氧化锆修复，其锥形边缘使修复体更透明。事实上，当患者微笑时会发现，龈缘组织比上一个病例更亮（图32～图36）。事实上，这两个病例进行比较，虽然非常相似，但是通过不同材料进行了修复，由此可以推断氧化锆材料的诞生为患者和医生都带来了益处，特别是在美学方面。当然，牙科团队必须深度地学习相关材料的特性，了解它们的特点并充分利用材料的优势，并且要意识到随着市场需求的不断变化，材料性能也会不断更新。

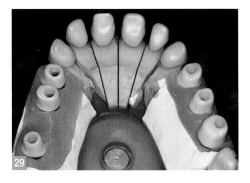

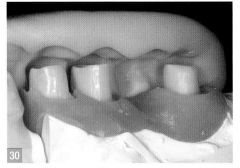

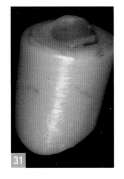

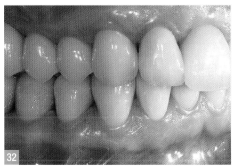

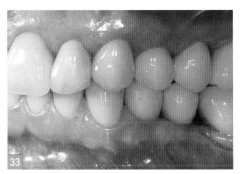

尽管兴趣浓厚，但不可避免地会伴有一定经济压力，并且使用无金属材料仍有许多可能的缺点。显然，为

了在日常临床中更好地应用，新材料的长期效果必须与金属-陶瓷材料类似或者更好[13]。

图29~图31 注意种植体基台仍然使用硅橡胶通过传统方法制作。通过扫描，制作氧化锆，然后临床医生验证基底。当时犯的一个错误是制作了有内六角的一体式氧化锆基台，其折断的风险会指数级增加。

图32，图33 局部牙列缺损病例，修复体与天然牙和种植体融合良好。这可能是因为种植体和牙周组织出色的稳定性以及所使用材料的美学特性。

图34~图36 最终修复体戴入。氧化锆冠使牙医可以更好地复制牙齿的天然颜色。Luca Dondi, DMD, CDT授权发表。

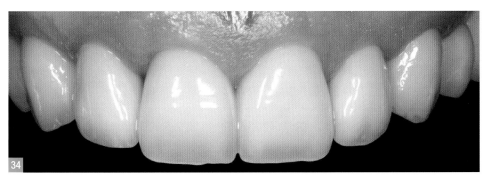

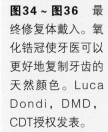

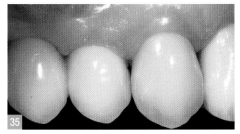

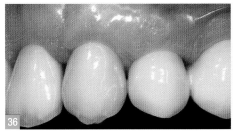

11

图37，图38 患者治疗前微笑相和佩戴最终修复体7年复诊的微笑相。明显可见，相对于之前的病例，即便是在间接光线下，本病例的软组织边缘显得更透亮。也清晰可见在左侧的侧方运动时，患者磨牙症的倾向并没有改变。虽然使用了咬合垫，持续的副功能导致了上颌左侧侧切牙的崩瓷以及上颌左侧尖牙牙尖的大量磨损。

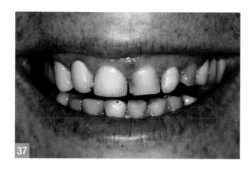
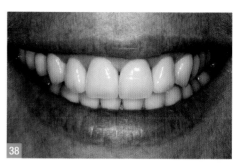

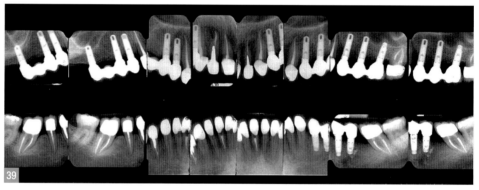

图39 7年后放射线对照检查。可见种植体周围和牙周边缘骨水平稳定，氧化锆结构的阻射特性可展示出修复体的精准性。

当然，对许多替代材料的评估也并非只有纯粹的美学性。从临床的角度来看，PFM在变得不美观之后很长时间，仍可以在患者口内行使可接受的功能。事实上，机械问题的发生，比如崩瓷或者可能大范围的陶瓷折裂，会影响美学效果，但不会影响修复体本身的存留率。相反，对于无金属修复体，除了理想的美学特点之外，其中一个可能的风险是机械问题会导致整个治疗的失败，丧失修复体的一个或多个组件。在讨论无金属修复体和其他金属-陶瓷修复体时，将无金属修复体和CAD/CAM技术混为一谈是错误的。并非所有的无金属修复体是通过CAD/CAM技术制作的；其中一个例子就是压铸玻璃陶瓷修复体。另外，金属结构也可以通过研磨的方式制作。同时，氧化锆不能等同于CAD/CAM的同义词；其实是可以通过机械切削系统制作氧化锆修复体而不采取数字化的手段，但是这种方式不再方便使用。最后，CAD/CAM不应只局限于使用在修复体中，因为它也可以使用在外科种植计划中。

材料选择和治疗计划序列

在无金属时代伊始，牙医们的知识和经验会比今天更加重要；指南、利弊并非清晰；商业压力推动产业发展；对新材料的操作不熟练。不论当时还是现在，为了在设计阶段就获得最好的结果，应由临床医生与技师联合决定选择材料和制作技术。当早期阶段还没有涉及技工室操作时，在材料的合理应用和指南方面，技师应该能够并必须查实哪些内容已经被明确。因为可能会有一些病例，临床医生和技师会选择不同的材料来制作最终的修复体；这种选择基于当时所掌握的知识以及材料的美观和功能特性。

2007年经治的一名67岁患者，很好地体现了这些概念（图37～图60），患者主诉在过去1年内上颌右侧后牙区种植区域有持续性溢脓。患者于大约5年前戴入了由种植体和天然牙联合修复的上颌固定修复体。然而，修复体内部的金属支架有多处破损，并且通过树脂进行了反复的修补；在她就诊前数月，由于修复体的松动导致进食困难。患者对没有牙齿不得不使用活动义齿的想法表示恐惧。

牙医团队发现，在上颌没有合适的基牙来进行固定修复并获得一个良好的长期预后；但是在下颌前牙区有可能。治疗的第一阶段是取出旧的、折断的和感染的种植体，通过使用4颗预后不良的基牙戴入一个加强的临时修复体，临时修复体扩展3个牙位直到右侧，这样就可以完成上颌的重建。再同一次就诊中，利用下颌4颗前磨牙佩戴一副临时修复体，通过恢复正确的形态来增加咬合垂直距离，形成下颌前牙组牙功能以及最佳的前牙引导。这一阶段改善了旧修复体的美学和功能，在进行CT扫描和矫正性种植治疗的等待期间，增加了患者的舒适性。

矫正性手术治疗完成后，口内即刻负重的临时修复体已经在口内使用了2个月，这时可以进行最后印模并转移患者的信息，并记录个性化髁导，一同送至加工厂。

治疗计划必须从修复重建的总体来考虑本病例的复杂性、咬合负重和美学需求，同样也需要考虑新材料的技术程序以及新技术的发展，当时陶瓷材料在大量临床中的成功应用在逐渐增加。

在上颌后牙区植入6颗种植体，留下美学区来更好地处理软组织；在前磨牙区的2颗种植体的轴向轻微偏向修复体的颊侧。因此，使用个性化钛基台，选择粘接修复方案来弥补种植体轴向的倾斜并获得修复体被动就位，将全牙弓分为3段PFM局部义齿，这样可以更好地处理贵金属支架结构的固有变形，并避免最后行矫正性焊接的问题发生。

基于咬合负重，在下颌磨牙区植入2颗种植体，使用个性化钛基台和2个金属烤瓷修复体。前磨牙区是一个更需关注美观的区域，并且需要承受明显的咬合负重，选择氧化锆烤瓷冠粘接固位于基牙之上。在前牙区，设计粘接固位长石质陶瓷贴面来更好地处理切导和整体美观。

在这个复杂病例中，尽管使用了不同的材料，但基于技师的丰富经验，使我们有可能获得一个完美的美学和功能效果。7年随访可见软组织稳定以及修复体与面形和微笑的完美结合。

对于所有复杂的病例，在初诊时收集所有必要的信息来做出一个正确的诊断，并决定使用哪一种材料以及治疗计划。临床检查可见上颌右侧后牙区瘘管伴明显肿胀，邻近可见5年前植入的2颗种植体；咬合时旧的修复体松动；下颌运动时，从正中关系位到最大牙尖交错位之间有2mm距离；下颌前牙可见明显的功能性磨损，覆𬌗6mm，覆盖1mm。

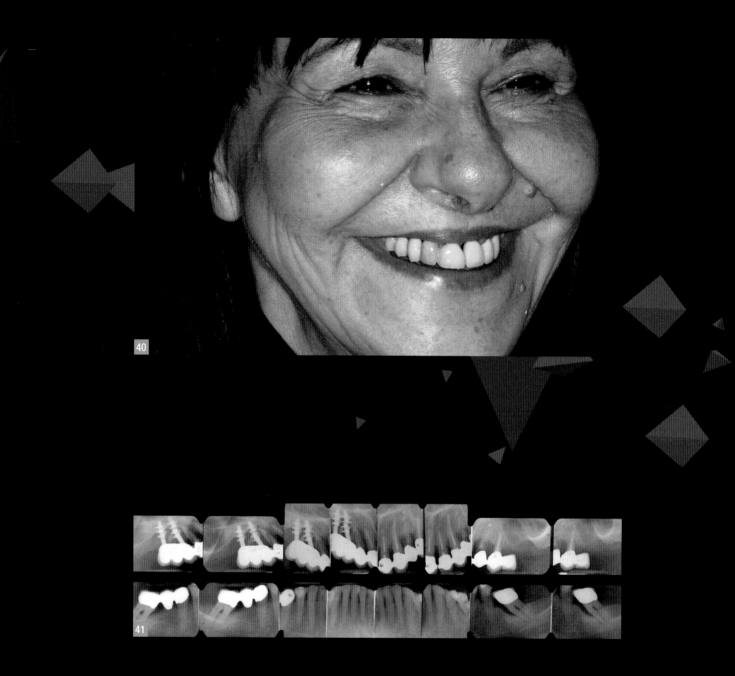

图40，图41 对于所有复杂的病例，在初诊时收集所有必要的信息来做出一个正确的诊断，并决定使用哪一种材料以及治疗计划。临床检查可见上颌右侧后牙区瘘管伴明显肿胀，邻近可见5年前植入的2颗种植体；咬合时旧的修复体松动；下颌运动时，从正中关系位到最大牙尖交错位之间有2mm距离；下颌前牙可见明显的功能性磨损，覆𬌗6mm，覆盖1mm。

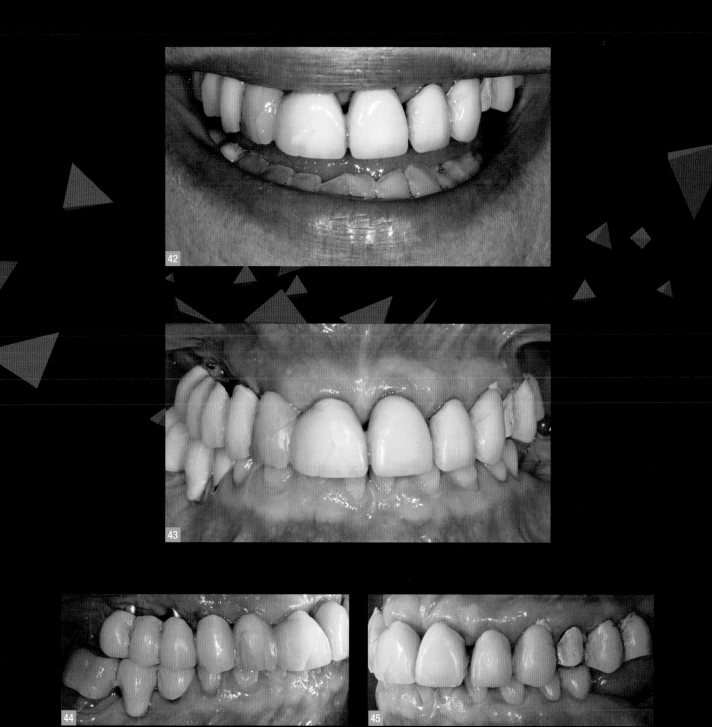

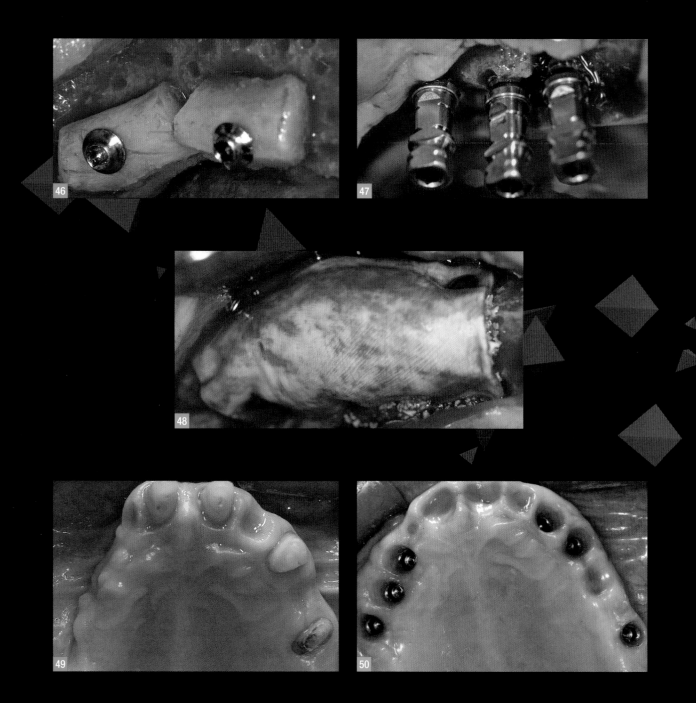

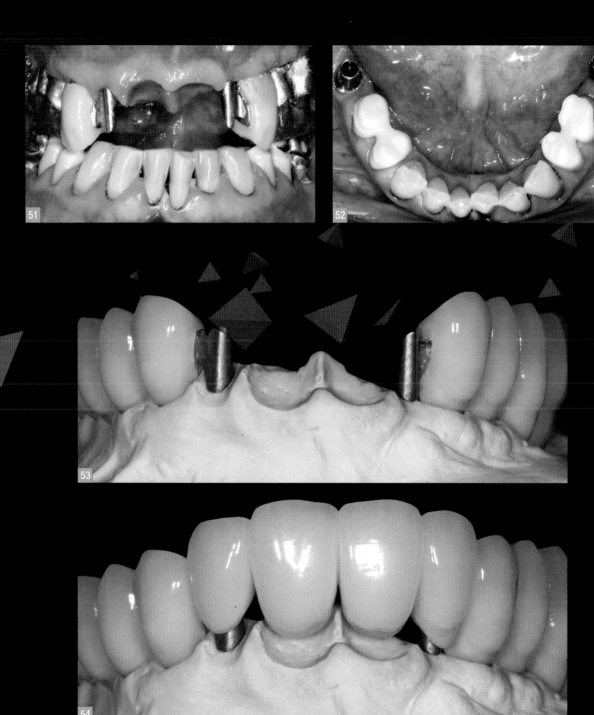

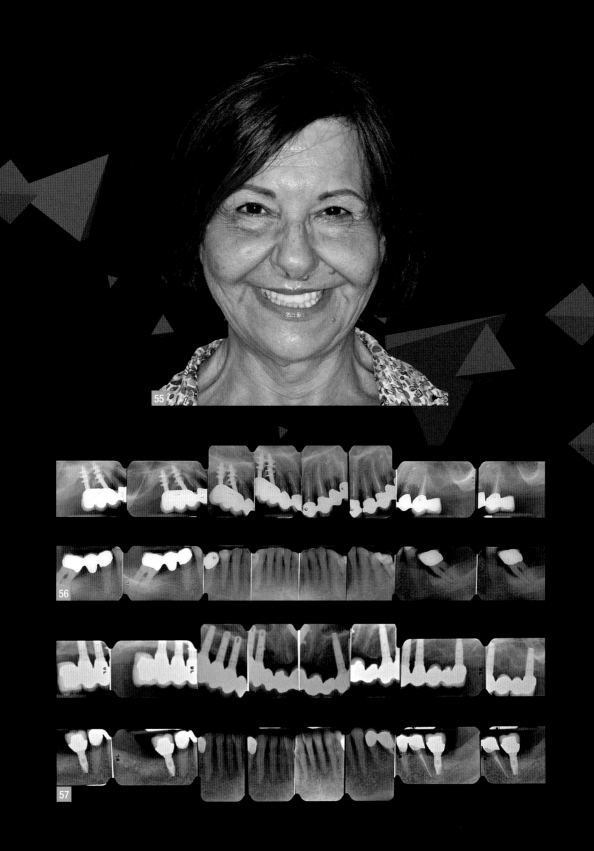

图55～图57 最终修复体与患者的面形和微笑完美融合（图55）。治疗前X线片（图56）和治疗后X线片（图

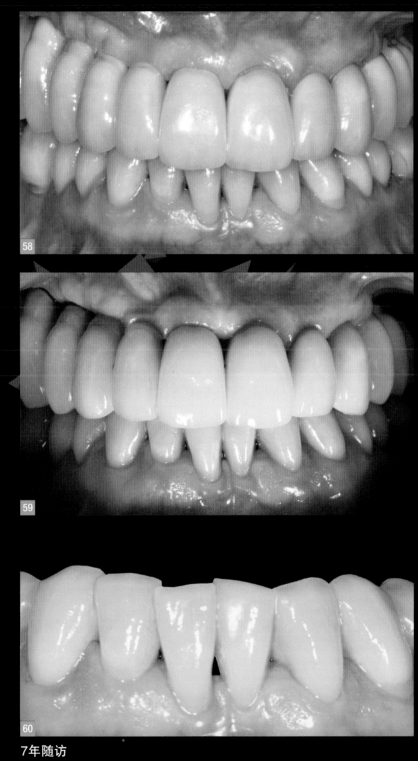

7年随访

图58～图60 随访7年以来，最终修复体使用稳定。

图61 模拟自然的能力是有限的。相对于复杂的天然牙解剖结构，陶瓷材料是一种简单的替换。这就是为什么临床医生和技师必须仔细实施工作流程中的每一步，并需要深度了解他们所用材料的特性，来获得最好的结果。

氧化锆

对于制作一个固定修复体而言，金属-陶瓷仍然是金标准。多年来，从功能和美观上来看，含有或不含金属的压铸陶瓷已经成为制作高质量修复体最好的材料，并且是金属支架上陶瓷贴面唯一的可替代选择。在任何情况下，金属-陶瓷都是一种需要储备大量牙科专业知识的材料，特别是在支架设计时，获得足够的厚度来保证支撑和强度。材料的美学表现与许多参数有关，比如所修复牙齿的空间和位置。最近几年，氧化锆出现在牙科市场，并成为现代牙科学的转折点。20世纪90年代早期，氧化锆作为牙科材料开始进行使用，并随CAD/CAM技术的快速发展而得以迅速发展[5]。在牙科领域的应用从预制根管桩、正畸托槽以及CAD/CAM制作的义齿支架到预成基台和由纯氧化锆制成的种植体。

氧化锆，在化学上是氧化物，在技术上是一种陶瓷材料，它既不溶于水也没有细胞毒性，具有较低的细菌附着，

具有阻射性以及较低的腐蚀性[5,14-17]。纯氧化锆是一种多晶体结构，根据温度可以呈现为3种不同的结晶状态：单斜晶体（室温到1170℃）、四方晶体（1170～2370℃）以及立方晶体（2370℃到熔点）。加入稳定剂比如钇元素和氧化铈，可在室温状态下阻止晶体相的转化而维持在氧化锆晶体最稳定的四方晶相或者立方晶相[18]。这样，其机械特性得以控制[19]。

相比于其他陶瓷材料，所谓的钇稳定四方多晶氧化锆陶瓷（Y-TZP）显示了更好的机械特性。这就解释了为什么今天会在不同的全瓷牙科修复体类型中选择Y-TZP作为陶瓷材料。首次，我们可以应用一种经过理化特性设计的材料来制作所有类型和尺寸的结构。没有金属就会消除不透光性，使修复体非常接近于天然牙（图61）。另外，预备的深度不会影响最终结果，可以做任何类型的修复体边缘，并有理想的美学效果。事实上，即便是最小的预备量，存在由零点几毫米厚度的固位边缘，氧化锆就可保持较高的强度，并可以在预烧结阶段进行遮色[20-21]。

氧化锆的5个主要特性：

1. 美观。
2. 生物相容性：氧化锆的使用经过了许多研究的科学支持，并且在临床股髋关节假体中大量使用。
3. 良好的理化特性：氧化锆密度低（6.08g/cm³），相对于其他金合金（15g/cm³）。这导致氧化锆修复体比大多数的PFM结构的重量下降近50%。

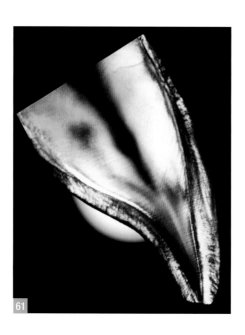

61

特别当在制作整体氧化锆修复体时。虽然如此大的修复体看起来会很重，但比起其他相同尺寸的整体金属结构，要轻很多[22]。

4. 熔点为2680℃（2953°K）：烧结（热烧结）在1570℃左右完成，高于长石质陶瓷贴面的温度，这意味着在饰瓷过程中，结构仍然保持绝对稳定。

5. 高强度（1200MPa）和抗折强度（8~10MPa）：这两个基本特点可以实现桥体和长跨度修复体的制作[23]。

氧化锆区别于其他牙科材料的是它另外4个显著的优势：

1. 美学因素并有较高的抵抗力，特别是在半透明方面是其他材料不能达到的（图62）。

2. 生物相容性。

3. 离子稳定性。

4. 低比重。

市面上可以用于技工室CAM制作的氧化锆晶块有不同的透明度，技师应该了解这些区别。已经发表了一些有关氧化锆热稳定性的研究。最初数据显示在口内行使功能10年后，氧化锆虽然挠曲强度可能有所降低，但仍然维持自身的特性。

对于抗腐蚀性，初期研究显示了非常有趣的结果：整体氧化锆在咬合时表现为低程度的磨损；它是使用在与天然牙的咬合接触区的一种较好的材料，因为它可以保护牙釉质[24]。

在苏黎世大学的一项研究中，对天然牙、PFM牙冠、陶瓷以及整体氧化锆的咬合面进行了模拟磨耗试验。该测试在不同温度的水环境中做了5遍，通过50N·cm力量下循环作用120万次。该试验旨在模拟患者口内5年的使用情况。如果经过合适的抛光，整体氧化锆表现出最低的磨耗，并对对颌牙的磨损更少。陶瓷冠对对颌牙的磨损程度最高。学者们总结到：在磨耗方面，相对于其他的材料，整体氧化锆效果最好[25]。

图62 氧化锆的光学效应是这种材料的一个显著特点。

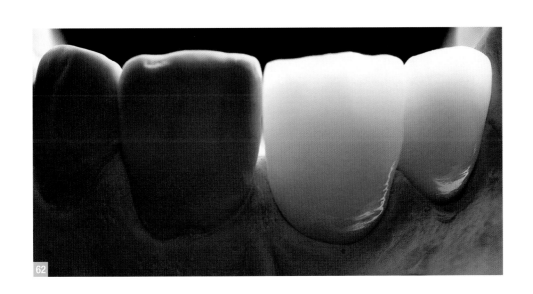

图63，图64 氧化锆在牙支持式修复体的成功应用，鼓励了临床医生在种植体支持式修复体中使用氧化锆陶瓷。作为一种核心材料，它可以满足美观以及机械需求，用来制作所有陶瓷类修复体。在以往报道的任何牙科陶瓷材料中，它的机械特性是最好的。

关于氧化锆的文献回顾

如前所述，氧化锆陶瓷材料由于其理想的物理、机械、生物以及化学特性，在生物医学中吸引了相当大的关注[26-27]。20世纪90年代早期，氧化锆进入到牙科领域，并随CAD/CAM技术的应用而广泛使用起来[26-28]。

氧化锆陶瓷在制作牙支持式修复体的成功应用，促进了临床医生将其使用于种植体支持的修复体上。首先，临床研究结果证实氧化锆作为基台和支架材料来制作种植体支持的牙冠与固定修复体具有很高可靠性[29-30]（图63，图64）。

然而，氧化锆种植体支持式修复体的临床问题有饰面瓷的折裂（崩瓷），这是最常见的机械并发症[30-31]。另外关于在种植领域使用氧化锆作为合金的替代体，对氧化锆长期稳定性的忧虑引发了争论[32-33]。

2012年，Guess等[34]对1990—2010年期间所有发表的文献数据进行了回顾，提出总结有关性能、加工制作、临床优缺点以及氧化锆基台和种植体固定修复体支架存留的现有认识。

前面已经讲到，氧化锆是一种多晶体材料，可有3种形式。其熔点为2680℃，在低于2370℃时以立方晶体结构存在，并向四方晶体结构转化。

在1170℃以下，存在四方晶体 – 单斜晶体之间的转化，并伴有3%～5%体积的膨胀，这种变化可导致较高的内部应力。将氧化钇（Y_2O_3；3moL%）加入纯氧化锆中来控制体积的膨胀，并在室温下将其稳定在四方晶相。这种部分稳定的氧化锆有较高的初期抗折强度和断裂韧性。裂纹尖端的拉应力会导致四方晶相向单斜晶相转化，并伴随3%～5%的局部膨胀。这种体积的增加导致了裂纹尖端压应力的增加，与内部拉应力相抵消。

这种现象称为相变增韧和阻碍裂纹扩展现象。但是，在存在较高应力下，裂纹仍会裂开。这种强化机制不能阻止裂纹的进展；只是使裂纹裂开变得困难一些。对于牙科学，Y–TZP的机械特性很有吸引力，也就是说它的化学和尺寸稳定，机械强度以及折裂韧性高。氧化锆的阻射性类似于金属，这就增强了放射线评估能力，比如对边缘完整性、多余粘接剂的去除以及对继发龋的评估判断。Y–TZP可以通过两种CAD/CAM方式进行制作。第一种方式，设计一个扩大的基底/支架，并从一个均质的空白氧化锆坯体块中研磨。在烧结过程中这种支架结构的线性收缩率为20%～25%，直到收缩量达到所需要的最后尺寸。在这种稍软的、预烧结的材料上研磨，不仅缩短了时间，也减少了对研磨工具的损耗。第二种方式，尽管可以在完全烧结完成的预制氧化锆块上直接研磨获得最后的氧化锆支架，但研磨全烧结完成的氧化锆可能会损害其微结构以及材料的强度。Lava（3M Espe）使用了一种高挠曲强度、高抗

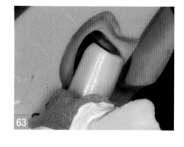

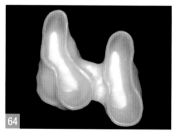

折强度以及低弹性模量的Y－TZP支架，相对于氧化铝，当受到拉应力时表现出相变增韧。

通过非接触光学扫描一个模型，5分钟可扫描一颗牙冠，12分钟可扫描一个三单位固定修复体。通过CAD软件设计一个扩大的支架，在一块软质预烧结的瓷块上进行研磨。

35分钟可研磨一颗牙冠，75分钟可研磨一个三单位固定局部义齿，内冠和支架可以有7种颜色，最后在一个特定的烧结炉中烧结8小时。其他的CAD/CAM系统也可以用来设计和研磨氧化锆修复体。Cercon（Dentsply Ceramco）要求通过传统的雕蜡技术来设计Y-TZP支架，然后扫描蜡型。DCS Precident（DCS Dental）使用全烧结DC锆石陶瓷（DCS Dental），这种陶瓷包含了95％二氧化锆，通过5％Y_2O_3进行部分稳定。Denzir（Decim）从部分烧结的氧化钇瓷块中设计并研磨陶瓷嵌体。Zfx使用了Katana（Kuraray）多层预烧结氧化锆。

氧化锆陶瓷的机械特性

氧化锆是一种致密的单晶体同质材料，拥有低导热性、低磨损性以及良好的阻射性[35]。由于其自我修复的相变转化[37-42]（图65），Y－TZP表现出高挠曲强度（900～1200MPa）[18,36]以及抗折强度（9～10MPa m0.5）[36]。

利用CAD/CAM技术制作氧化锆基台以及牙冠和固定修复体的内部结构

毛坯工业化生产以及可重复一致的CAM技术的优点使它可以很大程度上消除人工操作的不准确性，并明显

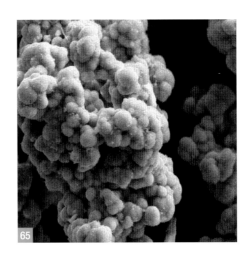

图65 扫描电镜下氧化锆的微观图像。

提高CAD/CAM制作的氧化锆陶瓷修复体的可靠性和成本效益[38]。CAD/CAM技术替代了传统技工程序中劳动密集型的蜡型制作、铸造以及支架焊接。随着贵金属的成本不断上涨，从成本角度来看，全瓷修复体相对于传统修复体更有竞争性，特别是大量支架应用于种植领域后[43]。

氧化锆的两种研磨方式：①从预烧结的瓷块上研磨；②从致密的完成烧结的瓷块上研磨[43]。

预烧结系统包括Zirconia Effect（Zfx）、Cercon、Lava、Procera（Nobel Biocare）、Etkon（straumann）、Cerec（Sirona）、IPS e.max ZirCAD（Ivoclar Vivadent），以及Vita In-Ceram YZ Cubes（Vita Zahnfabrik）。从致密的完成烧结的氧化锆块中研磨支架结构，直接获得所需的尺寸。这类系统有DC Zirkon和Denzir。

然而，由于完全烧结氧化锆的硬度极大，研磨周期相对预烧结瓷块的研磨过程要长。另外，在研磨过程中在支架内部发生的微折裂在之前已经进行了讨论[27]。如今，预烧结研磨方法被许多制作厂家所青睐。

图66 经过13个月的使用，氧化锆基的种植牙冠表面饰瓷折断。

图67 折裂区域的扫描电镜观察。

图68 指示剂显示由调骀造成的粗糙表面，是最容易形成初始折裂的位点，其中在下颌磨牙功能尖的外侧面最为明显。

图69 高倍镜下可以看到更细节的唇侧崩瓷，显示临床医生调磨的咬合接触区与饰瓷中的折裂纹相连接。图66~图69由Guess等[34]授权下复印。

使用氧化锆作为修复材料的考量

低温退化

氧化锆修复体的一个主要缺点是材料本身的加速老化[44]。在潮湿的环境中，相对低的温度比如150~400℃下，氧化锆颗粒会自发缓慢地从四方晶相向更稳定的单斜晶相转化。这种老化现象被称为低温退化。这个过程最早出现在表面颗粒，然后向材料内部扩展，导致自身挠曲强度的降低，出现推向自发毁灭性失败的风险[45-46]。这个问题主要发生在那些没有进行饰瓷的内冠或一个支架的局部位置，以及暴露于口腔环境中的氧化锆种植基台。由于现有的临床证据限于5年观察期，氧化锆支架老化和长期临床表现的关系需要在未来的研究中加以评估[35]。

饰瓷失败

有许多原因会导致氧化锆饰瓷的失败，主要的原因也已经被讨论，比如热膨胀系数（CTE）的不匹配以及饰瓷和氧化锆内部结构的粘接强度[35]。所有的氧化锆品牌都存在崩瓷的可能，即便是使用了特殊制作的饰瓷，比如通过改良热膨胀系数（CTE）的陶瓷来兼容氧化锆（>11×10⁻⁶/K）。所有报道的临床折裂仅仅为粘接的失败，且限于饰瓷材料，而没有饰瓷的分层或者裂纹界面扩展的发生（图66~图69）。

这种类型的失败提示了在氧化锆核与饰面材料之间不充分的界面粘接，这些也已经在最近的体外剪切粘接实验中证实[47]。

相对于高强度的内核强度（900MPa），饰面材料的强度较弱（挠曲强度为90~120MPa），饰瓷在行使咀嚼功能时，低负荷状态下易发生失败。所以，增加饰瓷的强度可以减少崩瓷的发生。然而，随着玻璃陶瓷块的发展，可将饰瓷压铸到氧化锆支架上，但这些通过改进微结构以及饰瓷的机械特性的尝试并没有导致稳定性的增加[47-48]。在压铸陶瓷到氧化锆固定修复体的临床实验中已有报道粘接饰面折裂（崩瓷）的发生[49]。

Swain[50]于2009年提出由于回温导致的残余应力是氧化锆饰瓷崩瓷的

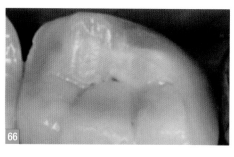

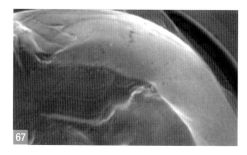

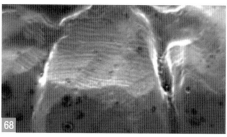

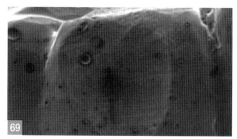

主要原因。

3种因素会导致这些残余应力的产生[51]，总结如下：

- 氧化锆与饰瓷热膨胀系数不匹配：饰瓷和下方支架之间的热膨胀匹配是避免烧结后发生折裂的关键。
- 饰瓷的厚度。
- 冷却速度。

从熔炉里面取出烧结完成修复体的冷却速度会在饰瓷内部产生明显的热梯度，并与氧化锆的低导热性直接相关[52]。由于其冷却速度比金属合金和氧化铝陶瓷更慢，故崩瓷发生得更少。在陶瓷玻璃相温度之上时，修复体的缓慢冷却会阻止在瓷的表面之下产生较高的残余应力。根据大多数厂家建议，应在最后烧结或者上釉之后再降低冷却速度。没有发现崩瓷与牙齿预备边缘线、基牙的活力、对颌牙或咬合类型有相关性。

支架设计

毫无疑问，CAD/CAM技术已经改变了内部支持结构与饰瓷的制作方式，替代了大多数常用技术并成为技师工作的参考。然而，全瓷修复体的支架设计更多地基于经验性指南而非临床相关的科学数据。对于氧化锆基修复体的理想设计，仅有相当少量的科学数据发表[50]。

已有许多有待临床商榷的可影响崩瓷的支架设计用于制作后牙区种植体支持式固定修复体[52]。基于有限元分析的数据，种植体支持式氧化锆固定修复体的支架形态，特别是桥体连接区的形态会影响其应力的分布、抗折强度以及折裂的方式[53]。

由于不合适的支架设计，导致对饰瓷缺少均匀的支撑，被认为是崩瓷的一个影响因素。

因为广泛的基台间距离增加以及由于骨丧失导致的颌间距离增加，支架设计成为牙种植学特别关注的一个方面。当CAD/CAM技术第一次应用到牙科时，由于牙冠基底厚度均一，还有固定修复体杆状连接体导致了饰瓷层过厚（>2.5mm）。从传统PFM技术中借鉴而来的一种改良式个性化氧化锆基底设计为饰瓷提供了充足的支持[54]（图70～图77）。

图70，图71 2005年，一名34岁患者初诊时，主诉上颌左侧固定局部义齿脱落、牙齿敏感以及美观问题。可见夜磨牙、磨损以及因过往饮食紊乱而导致的酸蚀症等不良影响。患者为高位笑线，右下唇不对称，以及前牙间隙逐步增大。

图72 牙周以及种植治疗结束后的口内照片，注意刃状边缘使基牙得以良好保存，相对于治疗开始时，美学区牙齿和种植体之间的龈缘水平得以改善。

图73 第二副临时修复体。患者验证了其美观和功能之后，作为制作最终修复体的参考导板。

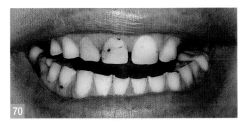

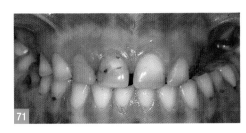

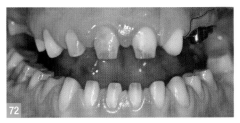

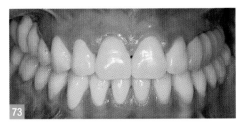

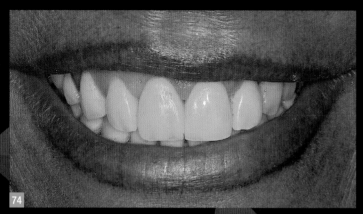

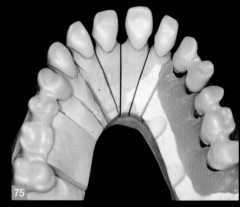

第三副临时修复体

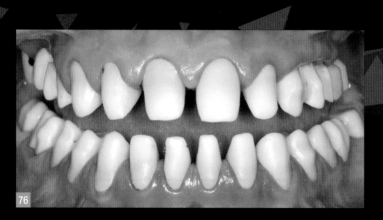

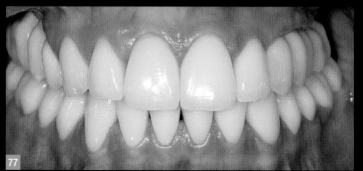

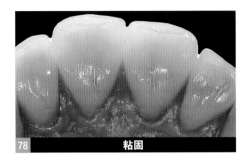

78 粘固

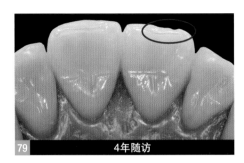

79 4年随访

然而，改良的支架设计对于残余应力的影响仍需要在未来研究中加以证实。由于氧化锆的低导热性，可能需要评估现有氧化锆支架饰瓷的烧结程序并予以改进，来避免饰瓷的欠烧结[56]（图78，图79以及表1）。Guess

等[34]于2012年发表了一篇文献综述，其结论是：在对临床失败模式以及临床长期表现有越来越多的认识之前，在这个特殊的问题上，还不能自信地做出准确的临床建议（图80~图105）。

图78，图79 尽管小心翼翼佩戴了最终修复体，仍可以看到4年以后发生了崩瓷，这和文献中报道的时间一致。在单冠上的崩瓷发生于边缘嵴，在此处下颌中切牙牙尖与上颌中切牙牙尖相对抗，以及由于前牙引导的应力区，崩瓷发生于上颌左侧中切牙的切嵴。

图80，图81 2008年，在上一个病例完成修复3年后，一名55岁女性患者，主诉有严重的美学和牙周问题。患者佩戴上颌可摘局部义齿，但由于上颌左侧侧切牙牙冠脱落后导致不能继续使用。另外，患者对松动、扇形移位并伸长的上颌右侧侧切牙很烦恼。另外可见由于副功能导致的上颌中切牙切嵴的磨损以及由于牙齿丧失多年导致的上颌左侧牙槽嵴萎缩。由于对颌为可摘局部义齿的树脂冠，下颌左侧牙齿可见伸长高出殆平面。图81可见上颌4颗切牙牙龈不对称，薄龈生物型，上颌右侧前磨牙区牙槽嵴水平向缺损，下颌右侧第二前磨牙角化组织缺失。

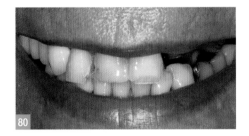

80

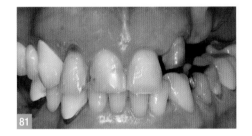

81

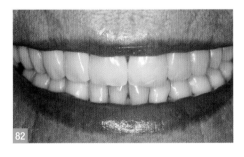

82

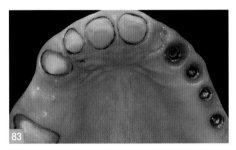

83

图82，图83 在矫正性外科手术完成后，戴入第二副临时修复体来评估美学和功能，并将其转移到最终修复体上。可见正确的切缘和殆平面、殆曲线、口腔卫生通道，以及正确的中线位置。如果所有的治疗计划均得以仔细实施，在取模当天，边缘组织会是健康的，所有的正确信息也会被成功地转移到技师手中。

临床研究	材料	修复体数量（个）	随访（年）	成功率	崩瓷率
Beuer[59]	氧化锆－陶瓷	22	3	100%	9.1%
Roediger等[20]	氧化锆－陶瓷	91	4	94%	11.8%
Beuer等[57]	氧化锆－陶瓷和压铸玻璃陶瓷	21	3	95%	10%
Raigrodski和Chiche[11]	氧化锆－陶瓷	20	3	100%	25%
Sailer等[22]	氧化锆陶瓷和PFM	67（氧化锆36；PFM31）	3	100%	氧化锆25%；PFM19.4%

表1 氧化锆-陶瓷修复体的文献证据

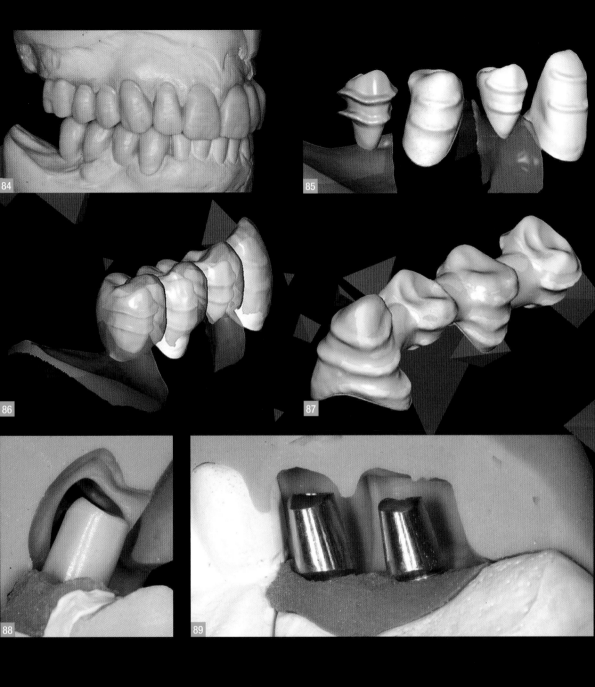

图84～图87　基于第二副临时修复体的蜡型分析制作修复导板。有远中游离端的下颌右侧局部义齿需特别分析。蜡型和石膏模型经过双扫描后，技师即可通过CAD设计支架的细节，并利用透明修复导板进行参考。覆盖舌神经支配区域的最远中连接体和支架部分经过加强以减少折断的风险。在上一个病例治疗后3年，相关材料的知识以及相关软件的功能已经完全改变。在大多数关键区域，比如边缘嵴，有着更好美学特性的氧化锆材料可作为牙本质层来更好地支持饰瓷。

图88，图89　根据蜡型分析制作硅橡胶导板，在硅橡胶引导下制作最终个性化种植基台。使用高美学的氧化锆基底设计了2个基台（图88）。另外在后牙区设计了2个钛金属基台（图89），因为在此区域负荷更为重要，美观相对次要。

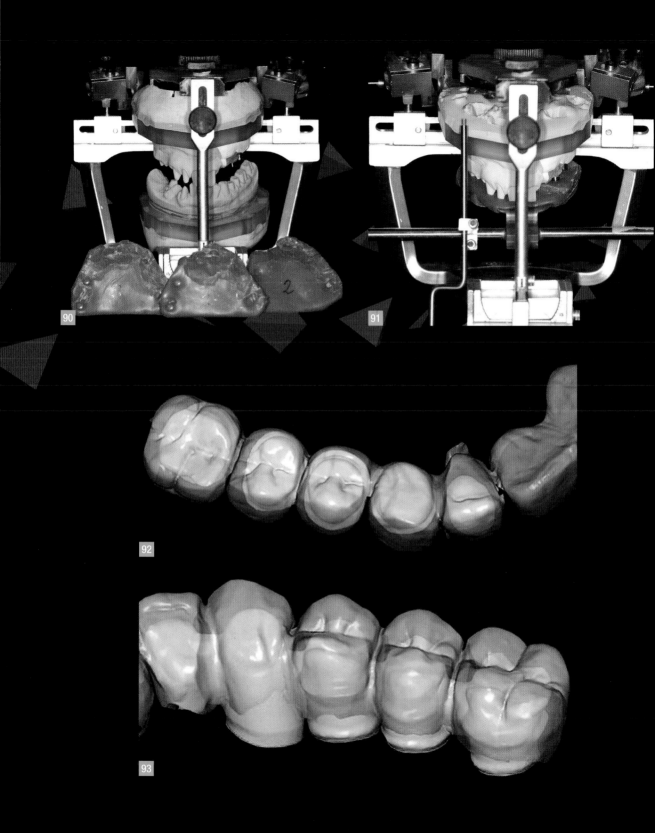

图90 ～ 图93 图示为牙科CAD设计的过程细节，展示如何实现上颌左侧象限的种植体支持式支架结构。再次注意软件虚拟的不同透明度的修复体，使工作流程更简单和更精确。

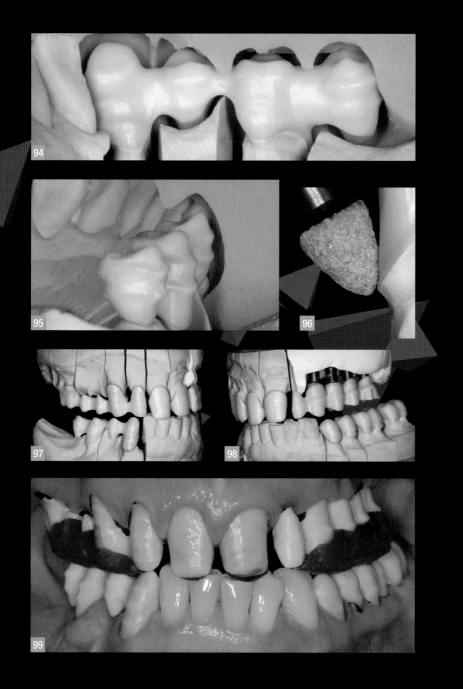

图94，图95 下颌右侧支架在工作模型上就位。通过硅橡胶检查可见，使用半透明的氧化锆材料，技师可以将支架的连接体扩展到咬合面的水平，来增加支架强度。

图96 支架在石膏上就位之后，技师必须使用中颗粒旋转器械在低速下完成基底的边缘，注意不要对氧化锆支架过度产热。使用高速手机，虽然有水降温，仍然是危险的并且难以控制。通常提醒那些使用高速手机的医生，水流所降温区域很可能由于高速的金刚砂车针已经产生了过高的温度[58-59]。

图97，图98 氧化锆支架完成后在工作模型上的侧面观。由于材料透明性的改善，相对于之前的病例，如何设计基

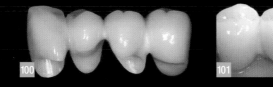

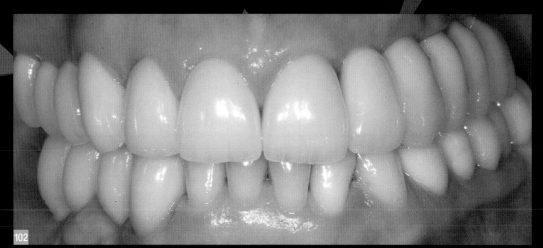

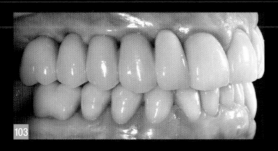

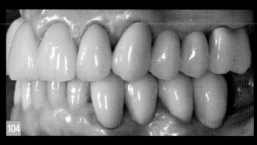

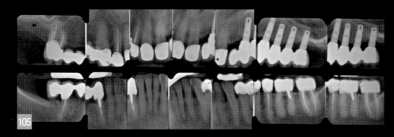

图100，图101　四单位氧化锆-陶瓷修复体完成并粘固。清楚可见支架延伸到连接体区的边缘嵴，没有影响最终修复体的美观。半透明材料作为牙本质层，同时保持了修复体最薄弱位置的强度。合理的支架设计可为饰瓷提供更好的支撑，能够更好地承担咀嚼负荷，并避免崩瓷的发生。

图102　通过矫正性手术和修复治疗之后，恢复了正确的殆平面以及和谐对称的龈牙比例。氧化锆结构提高了龈牙边缘的透光性，此区域的材料厚度也被大幅度减少，容易获得良好的美学效果。

图103～图105　通过5年回访，各方面都很稳定。对于薄龈生物型牙龈有轻微的退缩是正常的，但是没有崩瓷或者脱层。支架设计的改进提高了最终修复体的强度。对照放射线片可见精确的修复体以及稳定的牙齿和种植体周围骨组织。

图106 美学区单颗天然牙的氧化锆内冠。通过特殊设计提供了切缘水平的强度[60-61]。

图107 除了暴露的切缘区域，氧化锆内冠进行美学饰瓷[60-61]。

图108 后牙区单颗天然牙的氧化锆-陶瓷局部固定修复体。在内冠牙尖和轴面处进行设计以支持饰瓷[60-61]。

图109 氧化锆支架表面进行美学饰瓷。图106~图109由Drs Mauro和Cristiano Broseghini授权下复印。

1983年Shoher和Whiteman，对于传统的金属-陶瓷固定局部修复体提出了一个类似的概念[62]。但是，必须减少金属支架的体积来获得充足的瓷层厚度，以获得更自然的外观，而氧化锆支架的浅颜色使技师可以将支架延伸到修复体特殊部位的外表面，比如前牙切嵴和后牙牙尖区。在这些区域，横断面的应力被认为是导致崩瓷的高危险因素。有人推测氧化锆支持的区域可将美学陶瓷中横断面拉应力转化为压应力，而饰瓷可以更好地抵抗压应力[60]。伴随着临床医生和技师对氧化锆的认识与经验的不断增加，美学功能区保护概念只是在最近几年发展起来的一种方式（图106，图107）；有一个类似的概念也被研究和发展，叫氧化锆内层板（ZIL），是由作者团队成员Luca和Matteo Dondi在同一时期提出（图108，图109）。

固定种植修复设计的考量

种植体支持式固定修复体的治疗选择有单冠或者局部固定义齿，通过一级种植体夹板连接（螺丝固位修复体）或者二级种植体夹板连接（单颗基台，粘接固位修复体）。由于技术的优势，我们可以制作螺丝固位氧化锆全瓷固定局部义齿。为了方便修复体取下，通过使用钛基底，将这种固定局部义齿设计和制作成一段式或两段式的氧化锆支架。氧化锆内部结构可从一个氧化锆块中研磨，做成种植体水平或基台水平。然后直接烤瓷到基台或者氧化锆支架上，修复基台或者局部固定义齿螺丝固位于种植体上。

如果没有得到内部结构的良好支撑，由于瓷层在螺丝开口处是不连续性的，所以这些修复体可能的并发症有饰瓷崩瓷[63]。有关多螺丝固位氧化锆支架存留率的长期临床数据现在

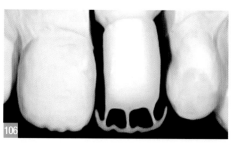

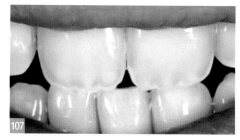

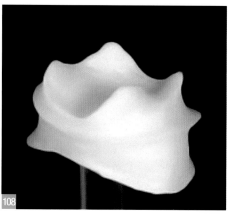

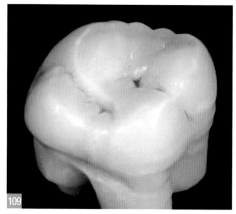

是缺乏的，只可以查到少量的病例报告[64-65]。

尽管科学证据有限，一些厂家可以制作种植体支持式、多单位、螺丝固位、氧化锆支架的全牙弓修复体。虽然个性化瓷基台的粘接固位修复体可以弥补种植体的不平行，但是由于过多残余粘接剂可能导致种植体周围炎以及粘接剂去除困难，这是它们固有的生物学风险，也是这类修复体的缺点。目前尚无可靠的科学证据会更支持哪一种方案[66]。

悬臂可能会导致上部结构有更高风险的工艺并发症。体外数据显示，氧化锆基的悬臂修复体的抗折强度更差；因此，并不推荐它们作为一种治疗替代方案[67]。

氧化锆基台

如今，主流的种植体厂家为美学种植修复体均提供氧化锆基台。基台可以是预制的或者是个性化的，能够在加工厂通过手工方式或使用CAD/CAM技术进行制作。氧化锆基台是致密烧结高纯度氧化铝（Al₂O₃）基台的继承。

相对于后者，氧化锆基台是阻射的，有更高的抗折力[68]。作为一种基台材料，氧化锆对于结缔组织以及上皮组织的生物相容性是至关重要的。为了确定生物材料－组织界面的生物相容性，已有体外细胞培养的研究进行报道[69]。如今我们已经知道，相对于金属基底，陶瓷材料包括氧化锆是高生物相容性并且不易菌斑堆积的材料[15]。

氧化锆基台另外一个重要的特性是必须有合适的抗力来抵抗咀嚼压力。报道称，在美学区平均负荷力大约为206N·cm，最大咬合力可达290N·cm。在一项体外试验中，比较了没有预备的钛加强氧化锆、纯氧化铝以及钛基台。经过疲劳和静态负荷试验，折断负荷中值分别为294N·cm（氧化锆）、239N·cm（氧化铝）、324N·cm（钛基台）[70]。学者总结到钛加强氧化锆基台表现出同金属基台类似的结果，因此对于前牙区单颗种植体的修复，可以作为美学的替代选择。在另外一项体外试验中，测试了不同的种植体－氧化锆基台连接的负荷疲劳表现。虽然种植系统之间没有显著差异，但种植体直径之间存在差异（图110，图111）。

图110，图111 工作模型上，上颌右侧尖牙位点全氧化锆基台以及最终的氧化锆牙冠。修复体与牙龈完美融合，粉红色和白色美学与邻牙完美协调。Luca Dondi，DMD，CDT授权发表。

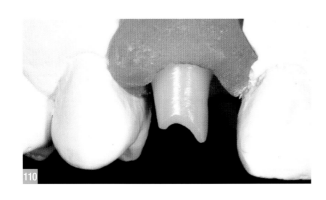

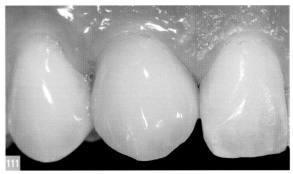

学者总结到，在负荷疲劳试验中，氧化锆基台的表现取决于基台的直径[71]。最近技工室研究的系统性综述报道了在有和没有修复体下种植体基台的强度，其中筛选出9个技工室研究聚焦于氧化锆基台。

在所筛选的研究中大多使用了种植体支持式单冠，而没有对种植体支持式固定局部义齿中氧化锆基台的相关测试。没有经过疲劳负荷样本的抗折数值与经过疲劳负荷样本的抗折数值范围分别为131~737N·cm和57~593N·cm。由于试验设计的不均质性以及不同的研究采取了不同的测试方式，并不能得出一个荟萃分析数据。应该注意到，在所筛选的技工研究中，在测试的氧化锆基台中没有尺寸上的改变。一般来讲，临床使用预制的氧化锆基台需要进行研磨并减少了基台壁的厚度。可以预料已预备的氧化锆基台的抗力与未预备基台可能有所不同。然而，最新的文献中并没有提供相关问题的信息。因此，需要进一步研究研磨操作对氧化锆基台抗

力的影响，以及确认最小的厚度来保证长期稳定。除了单冠，缺乏对修复系统中氧化锆基台的认识以及基台设计对其抗力的影响，提示需要在临床应用之前，在技工室环境下对这些参数进行更进一步的评估（表2）。

有关氧化锆基台临床效果的信息很少。在6个月到4年的观察期内，氧化锆基台的存留率为100%（表2）。虽然短期结果振奋人心，仍需要长期有关氧化锆基台的临床数据。

临床方案推荐

在种植领域，氧化锆作为支架材料有许多会影响到其临床表现的基础方面需要阐述[72]。牙科团队应遵循一套精准的步骤制作氧化锆基修复体，作为支架材料，氧化锆对于表面改良、不合适的技工和临床处理是高度敏感的[73]。任何减法操作，比如喷砂或研磨内表面来增加粗糙度来达到粘接目的，或者在最终氧化锆陶瓷烧结完成后为获得更好就位而做的调整，更可能会导致材料从四方晶体向单斜晶体状态的改变。

这种相变最初会增加修复体的强度[74-75]。然而，当在那个区域开始有裂纹时，将不再会有相变增韧机制

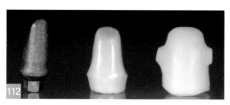

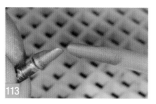

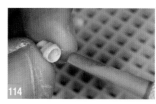

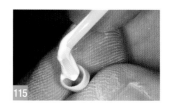

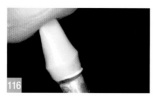

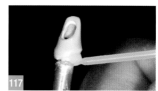

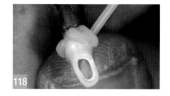

来抵抗裂纹的增大[76-77]。另外，用高或者中低压力研磨或喷砂表面会导致表面的微折裂[78]，这种微折裂最终会不利于修复体的长期表现并导致不可预期的失败[79]。另外，已有报道，喷砂会导致边缘缺损并造成牙冠和基台之间的空隙；因此，在粘接之前喷砂操作仍是存在广泛争论的，并且在文献中也有不同观点。需要长期临床研究来阐述是否这种内表面的处理是值得临床关注的。基于目前所提到的几点，在技工和临床使用时，烧结后的氧化锆内部结构的表面改性，应仅限于必需的时候（图112～图121）。

最近发表的临床数据显示，由于研磨或咬合功能作用，牙支持式、氧化锆修复体饰瓷的崩瓷普遍与饰瓷表面的粗糙度有关[80]。崩瓷扩展分析显示，大多数固定局部义齿崩瓷的发生是从咬合区的粗糙面而来。

咬合功能过程中，微折裂的扩展会导致饰瓷的失败；因此，有必要特别关注氧化锆修复体的静态和动态咬合。

咬合调整仅可以使用精细的金刚砂车针，并使用一系列硅橡胶工具进行抛光。

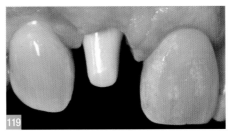

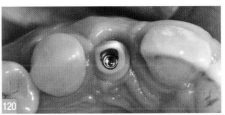

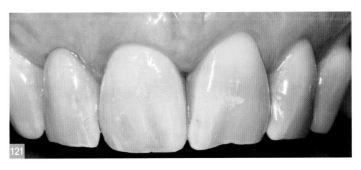

图119，图120 氧化锆基底粘接于钛基台的临床试验。边缘线水平位于龈下1mm，来保证一个合适的穿龈轮廓。

图121 上颌右侧侧切牙最终修复体就位，完美模拟了天然牙。

学者	种植系统	基台	基台材料	修复体	修复体材料	疲劳负荷	平均折断负荷
Att等[81]	Nobel Replace, Nobel Biocare	Esthetic Zirconia (Nobel Biocare)	氧化锆	SC/上颌切牙	氧化铝全瓷	TCML	470
Att等[82]	Nobel Replace, Nobel Biocare	Esthetic Zirconia (Nobel Biocare)	氧化锆	SC/上颌切牙	氧化铝全瓷	TCML	593
Butz等[70]	Osseotite (Biomet 3i)	ZiReal	氧化锆–钛	SC/上颌切牙	非贵金属	TCML	—
Gehrke等[83]	Xive (Dentsply) Xive Xive (Dentsply) Xive	Cercon Cercon	氧化锆 氧化锆	SC/上颌切牙	—	TCML 否	269 672
Sailer等[29]	Standard Straumann (Straumann) Brånemark standard Replace Standard Straumann (Straumann)	CARES Procera Procera Zirabut	氧化锆 氧化锆 氧化锆 氧化锆	SC/上颌切牙	全瓷	否	378 416 490 246
Sundh和Sjögren[84]	Straumann Straumann	Denzir M Denzir	氧化镁–氧化锆 氧化锆	陶瓷复制品	陶瓷	否	430 470
Wiskott等[85]	Nobel Replace, Nobel Biocare	Esthetic Zirconia (Nobel Biocare)	氧化锆	—	—	TCML	56
Yildirim等[86]	Standard Straumann (Straumann)	Wahlwend	氧化锆	SC/上颌切牙	玻璃陶瓷	否	738

SC = 单冠；TCML = 热循环和机械负荷；—— = 未提及
表2 氧化锆基台的抗折强度：技工室研究结果

参考文献

[1] Preti G. Riabilitazione Protesica III. Torino, Italy: UTET, 2004:369–409.

[2] Scurria MS, Bader JD, Shugars DA. Meta-analysis of fixed partial denture survival: Prostheses and abutments. J Prosthet Dent 1998;79:459–464.

[3] Creugers NH, Käyser AF, van't Hof MA. A meta-analysis of durability data on conventional fixed bridges. Community Dent Oral Epidemiol 1994;22:448–452.

[4] Liu Pr, Essig ME. Panorama of dental CAD/CAM restorative systems. Compend Contin Educ Dent 2008;29:482–488.

[5] Denry I, Kelly JR. State of the art of zirconia for dental applications. Dent Mater 2008;24:299–307.

[6] Beuer F, Edelhoff D. Digital dentistry: An overview of recent developments for CAD/CAM generated restorations. Br Dent J 2008;204:505–511.

[7] Holm C, Tidehag P, Tillberg A, Molin M. Longevity and quality of FDPs: A retrospective study of restorations 30, 20, and 10 years after insertion. Int J Prosthodont 2003;16:283–289.

[8] Ozcan M. Clinical study on the reasons for and locations of failures of metal-ceramic restorations and survival of repairs. Int J Prosthodont 2002;15:299–302.

[9] Bayetto K, Logan RM. Sjögren's syndrome: A review of etiology, pathogenesis, diagnosis and management. Aust Dent J 2010;55(suppl1):39–47.

[10] Dondi L. Una riabilitazione protesica in lega e ceramica presso fusa. Dent Dialogue XIIII 2006;(3):37–44.

[11] Raigrodski AJ, Chiche GJ. The efficacy of posterior three-unit zirconium oxide based ceramic fixed partial dental prostheses: A prospective clinical pilot study. J Prosthet Dent 2006;96:237–244.

[12] Raigrodski AJ, Chiche GJ. Clinical efficacy of veneered zirconium dioxide based posterior partial fixed dental prostheses: Five-year results. J Prosthet Dent 2012;108:21–22.

[13] Conrad HJ, Seong WJ, Pesun IJ. Ceramic materials and systems with clinical recommendations: A systematic review. J Prosthet Dent 2007;98:389–404.

[14] Rimondini L, Cerroni L, Carrassi A, Torricelli P. Bacterial colonization of zirconia ceramic surfaces: An in vitro and in vivo study. Int J Oral Maxillofac Implants 2002;17:793–798.

[15] Scarano A, Piattelli M, Caputi S, Favero GA, Piattelli A. Bacterial adhesion on commercially pure titanium and zirconium oxide disks: An in vivo human study. J Periodontol 2004;75:292–296.

[16] Bottino MA, Baldissara P, Valandro LF, Galhano GA, Scotti R. Effects of mechanical cycling on the bonding of zirconia and fiber posts to human root dentin. J Adhes Dent 2007;9:327–331.

[17] Lughi V, Sergo V. Low temperature degradation, aging, of zirconia: A critical review of the relevant aspects in dentistry. Dent Mater 2010;26:807–820.

[18] Piconi C, Maccauro G. Zirconia as a ceramic biomaterial. Biomaterials 1999;20:1–25.

[19] Zaronc F, Russo S, Sorrentino R. From porcelain-fused-to-metal to zirconia: Clinical and experimental considerations. Dent Mater 2011;27:83–96.

[20] Roediger M, Gersdorff N, Huels A, Rinke S. Prospective evaluation of zirconia posterior fixed partial dentures: Four-year clinical results. Int J Prosthodont 2010;23:141–148.

[21] Beuer F, Edelhoff D, Gernet W, Sorensen JA. Three-year clinical prospective evaluation of zirconia-based posterior fixed dental prostheses (FDPs). Clin Oral Investig 2009;13:445–451.

[22] Sailer I, Gottnerb J, Kanelb S, Hammerle CH. Randomized controlled clinical trial of zirconia-ceramic and metal-ceramic posterior fixed dental prosthesis: A 3-year follow-up. Int J Prosthodont 2009;22:553–560.

[23] Chevalier J. What future for zirconia as a biomaterial? Biomaterials 2006;27:535–543.

[24] Scherrer SS. Fatigue behavior in water of Y-TZP zirconia ceramics after abrasion with 30 μm silica-coated aluminia particles. Dent Mater 2011;27:28–42.

[25] Zilio A. Zirconia: The Power of Light. Brescia, Italy: Teamwork Media, 2013.

[26] Christel P, Meunier A, Dorlot JM, et al. Biomechanical compatibility and design of ceramic implants for orthopedic surgery. Ann N Y Acad Sci 1988;523:234–256.

[27] Akagawa Y, Ichikawa Y, Nikai H, Tsuru H. Interface histology of unloaded and early loaded partially stabilized zirconia endosseous implant in initial bone healing. J Prosthet Dent 1993;69:599–604.

[28] Denry I, Kelly JR. State of the art of zirconia for dental applications. Dent Mater 2008;24:299–307.

[29] Sailer I, Philipp A, Zembic A, Pjetursson BE, Hammerle CH, Zwahlen M. A systematic review of the performance of ceramic and metal implant abutments supporting fixed implant reconstructions. Clin Oral Implants Res 2009;20(Suppl 4):4–31.

[30] Kohal RJ, Knauf M, Butz F, Strub JR. Long-term evaluation of all-ceramic reconstructions on zirconia implants. Presented at the 13th International College of Prosthodontists Conference, Cape Town, South Africa, Sept 2009.

[31] Nothdurft FP, Pospiech PR. Zirconium dioxide implant abutments for posterior single-tooth replacement: First results. J Periodontol 2009;80:2065–2072.

[32] Chevalier J, Gremillard L, Deville S. Low-temperature degradation of zirconia and implications for biomedical implants. Annu Rev Mater Res 2007;37:1–32.

[33] Vagkopoulou T, Koutayas SO, Koidis P, Strub JR. Zirconia in dentistry: Part 1. Discovering the nature of an upcoming bioceramic. Eur J Esthet Dent 2009;4:130–151.

[34] Guess P, Att W, Strub JR. Zirconia in fixed implant prosthodontics. Clin Implant Dent Relat Res 2012;14:633–645.

[35] Manicone PF, Rossi Iommetti P, Raffaelli L. An overview of zirconia ceramics: Basic properties and clinical applications. J Dent 2007;35:819–826.

[36] Christel P, Meunier A, Heller M, Torre JP, Peille CN. Mechanical properties and short-term in-vivo evaluation of yttrium-oxide-partially-stabilized zirconia. J Biomed Mater Res 1989;23:45–61.

[37] Meyenberg KH, Luthy H, Scharer P. Zirconia posts: A new all-ceramic concept for nonvital abutment teeth. J Esthet Dent 1995;7:73–80.

[38] Tinschert J, Natt G, Hassenpflug S, Spiekermann H. Status of current CAD/CAM technology in dental medicine. Int J Comput Dent 2004;7:25–45.

[39] Sturzenegger BFA, Luthy H, Schumacher M, et al. Clinical evaluation of zirconium oxide bridges in the posterior segments fabricated with the DCM System. Acta Med Dent Helv 2000;5:131–139.

[40] Bergler M, Holst S, Blatz MB, Eitner S, Wichmann M. CAD/CAM and telescopic technology: Design options for implant-supported overdentures. Eur J Esthet Dent 2008;3:66–88.

[41] Glauser R, Sailer I, Wohlwend A, Studer S, Schibli M, Scharer P. Experimental zirconia abutments for implant-supported single-tooth restorations in esthetically demanding regions: 4-year results of a prospective clinical study. Int J Prosthodont 2004;17:285–290.

[42] Wenz HJ, Bartsch J, Wolfart S, Kern M. Osseointegration and clinical success of zirconia dental implants: A systematic review. Int J Prosthodont 2008;21:27–36.

[43] Raigrodski AJ. Contemporary all-ceramic fixed partial dentures: A review. Dent Clin North Am 2004;48:531–544.

[44] Kobayashi K, Kuwajima H, Masaki T. Phase change and mechanical properties of ZrO2-Y2O3 solid electrolyte afteraging. Solid State Ionics 1981;3:489–493.

[45] Kelly JR, Denry I. Stabilized zirconia as a structural ceramic: An overview. Dent Mater 2008;24:289–298.

[46] Kim JW, Covel NS, Guess PC, Rekow ED, Zhang Y. Concerns of hydrothermal degradation in CAD/CAM Zirconia. J Dent Res 2010;89:91–95.

[47] Tsalouchou E, Cattell MJ, Knowles JC, Pittayachawan P, McDonald A. Fatigue and fracture properties of yttria partially stabilized zirconia crown systems. Dent Mater 2007;24:308–318.

[48] Guess PC, Zhang Y, Thompson VP. Effect of

veneering techniques on damage and reliability of Y-TZP trilayers. Eur J Esthet Dent 2009;4:262–276.

[49] Molin MK, Karlsson SL. Five-year clinical prospective evaluation of zirconia-based Denzir 3-unit FPDs. Int J Prosthodont 2008;21:223–227.

[50] Swain MV. Unstable cracking (chipping) of veneering porcelain on all-ceramic dental crowns and fixed partial dentures. Acta Biomater 2009;5:1668–1677.

[51] Fischer J, Stawarzcyk B, Trottmann A, Hammerle CH. Impact of thermal misfit on shear strength of veneering ceramic/zirconia composites. Dent Mater 2009;25:419–423.

[52] Birkby I, Stevens R. Applications of zirconia ceramics. Key Eng Mater 1996;122–124:527–557.

[53] Tsumita M, Kokubo Y, von Steyern PV, Fukushima S. Effect of framework chapo on tho fracturo strength of implant-supported all-ceramic fixed partial dentures in the molar region. J Prosthodont 2008;17:274–285.

[54] Marchack B, Futatsuki Y, Marchack C, White S. Customization of milled zirconia copings for all-ceramic crowns: A clinical report. J Prosthet Dent 2008;99:163–173.

[55] Agnini A, Dondi L. Utilizzo della Zirconia in un approccio multidisciplinare. Quintessenza Int 2009;25(4):37–54.

[56] Tholey MJ, Swain MV, Thiel N. SEM observations of porcelain Y-TZP interface. Dent Mater 2009;25:857–862.

[57] Beuer F, Stimmelmayr M, Gernet W, Edelhoff D, Güh JF, Naumann M. Prospective study of zirconia-based restorations: 3-year clinical results. Quintessence Int 2010;41:631–637.

[58] Dondi L. Realizzazione del profilo di emergenza con le tecnologie CAD/CAM. Quintessenza Odontotecnica 2010;2:66–75.

[59] Dondi L. La stratificazione della ceramica sulle strutture in Ossido di Zirconio. Quintessenza Odontotecnica 2011;5:96–104.

[60] Ferencz JL, Silva NRFA, Navarro J. High-Strength Ceramics: Interdisciplinary Perspectives. Chicago: Quintessence, 2014.

[61] Broseghini C, Broseghini M, Gracis S, Vigolo P. Aesthetic functional area protection concept for prevention of ceramic chipping with zirconia frameworks. Int J Prosthodont 2014;27:174–176.

[62] Shoher I, Whiteman AE. Reinforced porcelain system: A new concept in ceramometal restorations. J Prosthet Dent 1983;50:489–496.

[63] Hegenbarth EA, Holst S. Esthetic alumina and zirconia rehabilitation: A team approach to treatment planning and material selection. Eur J Esthet Dent 2007;2:370–388.

[64] Dunn DB. The use of a zirconia custom implant-supported fixed partial denture prosthesis to treat implant failure in the anterior maxilla: A clinical report. J Prosthet Dent 2008;100:415–421.

[65] Chang PP, Hegenbarth EA, Lang LA. Maxillary zirconia implant fixod partial donturoo oppooing an acrylic resin implant fixed complete denture: A two-year clinical report. J Prosthet Dent 2007;97:321–330.

[66] Torrado E, Ercoli C, Al Mardini M, Graser GN, Tallents RH, Cordaro L. A comparison of the porcelain fracture resistance of screw-retained and cement-retained implant-supported metal-ceramic crowns. J Prosthet Dent 2004;91:532–537.

[67] Ohlmann B, Marienburg K, Rammelsberg P. Fracture load values of all-ceramic cantilevered FDPs with different framework designs. Int J Prosthodont 2009;22:49–52.

[68] Kohal RJ, Att W, Bachle M, Butz F. Ceramic abutments and ceramic oral implants. An update. Periodontol 2000 2008;47:224–243.

[69] Meyer U, Buchter A, Wiesmann HP, Joos U, Jones DB. Basic reactions of osteoblasts on structured material surfaces. Eur Cell Mater 2005;9:39–49.

[70] Butz F, Heydecke G, Okutan M, Strub JR. Survival rate, fracture strength and failure mode of ceramic implant abutments after chewing simulation. J Oral Rehabil 2005;32:838–843.

[71] Nguyen H, Tan KB, Nicholls JL. Load fatigue

performance of implant ceramic abutment combination. Int J Oral Maxillofac Implants 2009;24:636–646.

[72] Cavalcanti AN, Foxton RM, Watson TF, Oliveira MT, Giannini M, Marchi GM. Y-TZP ceramics: Key concepts for clinical application. Oper Dent 2009;34:344–351.

[73] Luthardt RG, Holzhuter MS, Rudolph H, Herold V, Walter MH. CAD/CAM-machining effects on Y-TZP zirconia. Dent Mater 2004;20:655–662.

[74] Kosmac T, Oblak C, Jevnikar P, Funduk N, Marion L. Strength and reliability of surface treated Y-TZP dental ceramics. J Biomed Mater Res 2000;53:304–313.

[75] Kosmac T, Oblak C, Jevnikar P, Funduk N, Marion L. The effect of surface grinding and sandblasting on flexural strength and reliability of Y-TZP zirconia ceramic. Dent Mater 1999;15:426–433.

[76] Shah K, Holloway JA, Denry IL. Effect of coloring with various metal oxides on the micro-structure, color, and flexural strength of 3Y-TZP. J Biomed Mater Res B Appl Biomater 2008;87:329–337.

[77] Rekow D, Thompson VP. Engineering long-term clinical success of advanced ceramic prostheses. J Mater Sci Mater Med 2007;18:47–56.

[78] Zhang Y, Lawn BR, Malament KA, Thompson VP, Rekow ED. Damage accumulation and fatigue life of particle-abraded ceramics. Int J Prosthodont 2006;19:442–448.

[79] Wang H, Aboushelib MN, Feilzer AJ. Strength influencing variables on CAD/CAM zirconia frameworks. Dent Mater 2008;24:633–638.

[80] Hobkirk JA, Wiskott HW. Ceramics in implant dentistry (Working Group 1). Clin Oral Implants Res 2009;20(Suppl 4):55–57.

[81] Att W, Kurun S, Gerds T, Strub JR. Fracture resistance of single-tooth implant-supported all-ceramic restorations after exposure to the artificial mouth. J Oral Rehabil 2006;33:380–386.

[82] Att W, Kurun S, Gerds T, Strub JR. Fracture resistance of single-tooth implant-supported all-ceramic restorations: An in vitro study. J Prosthet Dent 2006;95:111–116.

[83] Gehrke P, Dhom G, Brunner J, Wolf D, Degidi M, Piattelli A. Zirconium implant abutments: Fracture strength and influence of cyclic loading on retaining-screw loosening. Quintessence Int 2006;37:19–26.

[84] Sundh A, Sjögren G. A study of the bending resistance of implant-supported reinforced alumina and machined zirconia abutments and copies. Dent Mater 2008;24:611–617.

[85] Wiskott HW, Jaquet R, Scherrer SS, Belser UC. Resistance of internal-connection implant connectors under rotational fatigue loading. Int J Oral Maxillofac Implants 2007;22:249–257.

[86] Yildirim M, Fischer H, Marx R, Edelhoff D. In vivo fracture resistance of implant-supported all-ceramic restorations. J Prosthet Dent 2003;90:325–331.

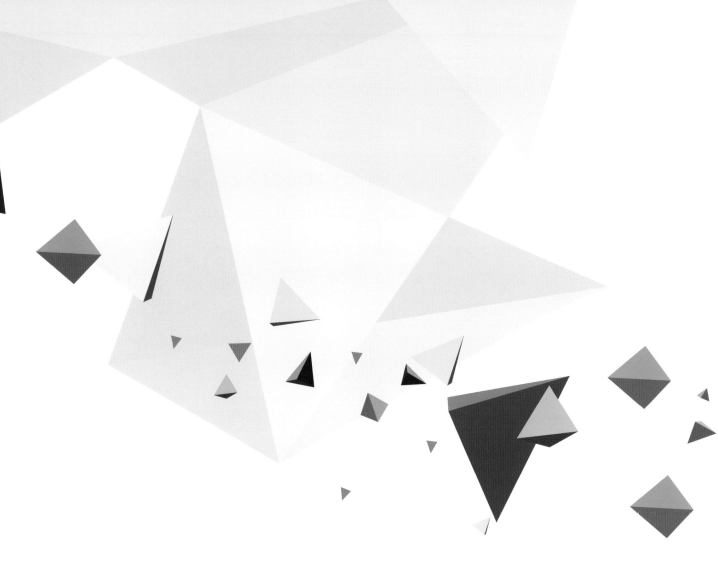

第2章　诊断和沟通
DIAGNOSIS AND COMMUNICATION

CHAPTER 02

许多时候，人们并不知道他们想要什么，直到你为他们呈现出来。

Steve Jobs

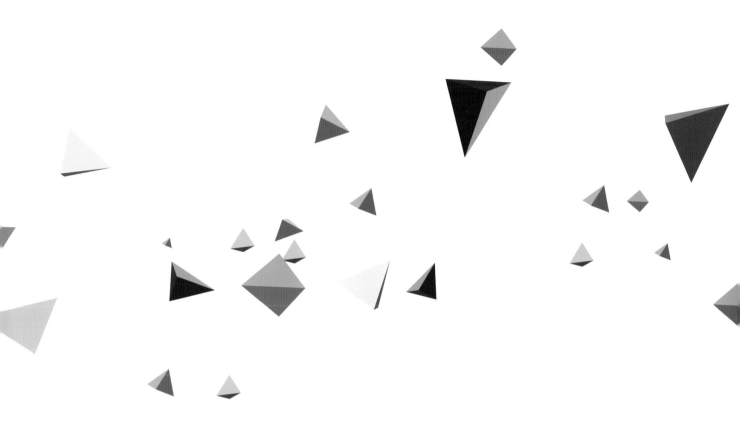

牌科材料和技术的不断变革，使我们能够通过微创方式，高效地恢复牙齿的外形和功能。然而，由于微笑设计和患者个性之间的不协调，最后的美学效果可能并不能满足患者的预期。患者可能会感觉所修复的牙齿并不能真正地属于他／她，如果没有相应的知识，我们可能很难识别产生这种不协调的根源在哪。

几十年来，牙医根据性别、个性以及年龄[1-4]等参数来寻找与面部和谐的牙齿外形；然而，真正成功的效果却是难以预料的。2012年，Paolucci等[5]提出了牙科颜面管理的概念，旨在帮助临床医生制作出的修复体不仅能满足美学要求，也能考虑到修复体对患者社会心理学的影响，如情感、身份认同感、行为举止和自尊。反过来，经过治疗后，这些因素也影响了他人对患者的印象[6-7]。

颜面管理来源于法语词汇"visage"，是"面部"的意思，这个概念从来没有被准确定义过，直到在艺术家Philip Hallawell推广和发展下。颜面管理包含了拍摄可以表达患者身份认同感的个性化照片。本概念所使用的方法论来源于视觉艺术语言的原则，遵从一些比如心理学、神经生物学、人类学和社会学的约束。通过颜面管理可以决定哪一种情感或者个性是患者想通过他们的外表所表达的，而在牙科领域，则是想通过微笑来表达的。

图1 颜面管理包括拍摄一张个性化人像照片，来表达一个人的身份感觉[5]。

图2 在牙科病例中，颜面管理可以决定哪一种情感或者个性是患者想通过他们的外表所表达的，在牙科领域，则是想通过微笑来表达的。由Paolucci等[5]授权下复印。

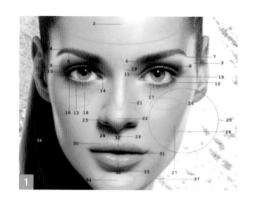

应用颜面管理的概念，医生可以设计一种融合了患者的外貌、个性和愿望的微笑。为了将这些特质转移到牙齿形态中，从而达到心理和牙面部的协调，其中一个重大挑战就是发现这些个性特质以及愿望。这个目标的达成就是我们所谓的美学（图1，图2）。

可以说牙科学已经通过不断的发展来满足患者越来越高的美学要求。仅仅没有口腔生物和功能方面的问题已经不再足够。

患者需要与其身体特征相融合，并与性格情绪相协调的美丽微笑。为了获得这样的效果，牙医需要成为一名现代化专业人员，不仅是一名好牙医，而应该成为一名能够实现微笑的设计师。计算机辅助设计软件逐渐成为医技之间主要的沟通手段，并且是向患者展示改善其微笑可能性的一个有用工具。尽管现代的微笑设计能够应用科技来制作和设计一个理想的微笑，但牙科技师仍离不开一些基础的概念以及面部和牙面部美学的原理。

现代牙医和牙科技师需要紧跟牙科的新发展，并不断将新技术、新材料加入医疗设备中。另外，所有的团队成员应主动参与到治疗计划过程中，以保证为患者提供最好的结果。

因此，团队成员之间需要不断地沟通。技师也应理解基本的临床操作程序，以目标为导向的沟通方案是流畅工作流程的必要前提，也是高质量医患关怀的需要。

牙医也应该意识到，结合技师的视角，一些关键的治疗步骤能够在很大程度上得以改进，比如诊断蜡型、mock-up制作、比色、材料选择、预备体设计以及临时修复体的制作。

本章介绍了微笑设计的原理并回顾了一些永恒的概念，并介绍了一个新的Step By Step技术将数字化科技结合到微笑设计过程当中，使微笑设计在3~4分钟之内完成。

微笑分析和美学设计

有3种方法来界定牙面部美学：

- 传统的牙齿和面部美学可包含有宏观要素和微观要素（图3~图5）。宏观美学包含面部、唇、牙龈、牙齿之间的相互关系以及这些关系的良好表现。微观美学包含每一颗个性化牙齿的美学和牙齿颜色、形状的良好表现。

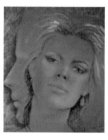
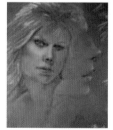
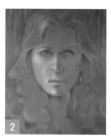
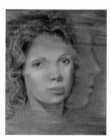

- 在历史上，微笑设计概念和微笑参数为美学治疗提供了帮助。这些对形状、颜色和牙齿／美学要素的具体测量有助于将微笑设计的信息在牙医、技师和患者之间传递。然而，牙科美学包含了一个更广泛的区域，即"美学区"。

- Rufenacht[8]将微笑分析分为面部美学、牙面部美学以及牙齿美学，同时包含了上面提及的宏观和微观要素。美学可进一步分为5个水平：面部美学、口面部美学、口腔美学、红白美学和牙齿美学[8-11]（表1）。

初步微笑分析：面部美学和口面部美学评估

　　微笑分析过程从宏观水平开始：首先检查患者的面部，进而分析个别的牙齿，最后到材料选择的考量。各个角度的照片（正面和矢状位）有利于进行宏观分析。

　　在宏观水平，可用面部要素来评估外形和对称性，但重点是牙科治疗是怎样来影响这些面部要素（图3～图5）。

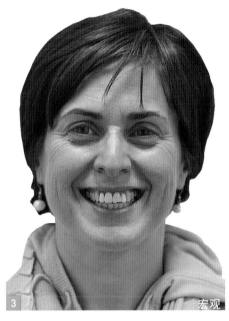

3 宏观

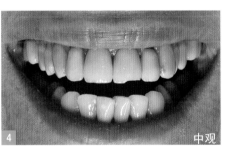

4 中观

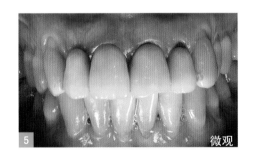

5 微观

图3～图5 重要的正面宏观美学要素是上下颌𬌗平面和面部平行参考线的关系，比如瞳孔、鼻翼连线，以及正中联合、牙齿和面中线的一致性与垂直性。一旦评估完成，就可以进入到唇齿分析（中观美学）和牙齿分析（微观美学）。

美学水平	微笑分析的组成
面部美学	牙齿和面形的协调
口面部美学	牙齿、口腔、牙龈和面部的关系，包括面中线和牙齿中线的一致性
口腔美学	唇、齿和牙龈方面，包括唇和牙弓、牙龈以及牙齿的关系
红白美学	牙龈和整体牙齿以及个别位点的关系
牙齿美学	宏观和微观牙齿美学，包括所有牙齿之间以及个别牙齿美学的协调

表1 微笑分析和美学设计的组成

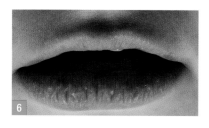 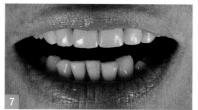 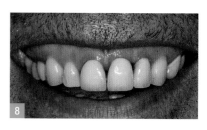

图6~图8 评估上颌切缘位置是建立口腔美学的始发点。

图9 中切牙、侧切牙和尖牙牙龈的对称性对于美学来说是非常重要的。考虑这类患者的美学问题，当牙龈连线在中线两侧相对水平和对称就是获得了一个理想的结果。

在进行宏观分析时，检查面部三等分的均衡性。如果在任何一个区域表现出不均衡，面部和/或微笑就会表现出不美观。

这些评估能够帮助决定所需治疗的范围和类型，以获得想要的美观改变。

口腔美学评估

牙齿、牙龈和唇部的关系被认为是口腔美学，一般也是治疗计划最开始的区域。只有理解了切缘位置与许多相关标记之后，才能确定理想的上颌切缘位置（图6~图8）。

以下是确定理想切缘位置的几个问题：

• 在面部，上颌切缘位置应放在何处？

• 在静态和动态情况下，什么样的牙齿外形是合适的？

• 什么样的颌间关系和齿间关系是合适的（牙齿的长度、大小以及牙弓形状）？

• 这种理想的位置仅仅通过修复治疗可以实现吗？还是需要辅助正畸治疗吗？

对于一个美学的微笑，当患者大笑时暴露不超过2mm的牙龈是理想状态[12]。另外，切缘应非常接近或者几乎接触下唇，且不会超过2mm的距离。这些指南有一定的主观性，但可作为确定合适切缘位置的出发点。

红白美学评估

在文献中，龈缘的位置特别是扇形形态有诸多讨论。牙龈高度确定后，那些与中切牙、侧切牙、尖牙的上下关系被认为是美学参数。但是，这也导致了一种错误的看法，就是侧切牙龈缘应比中切牙龈缘更靠近切端。

当然，在大多数美学的齿间关系中，4颗切牙的龈缘位置大约沿着同一条线，侧切牙龈缘可能会稍微偏切端一点。

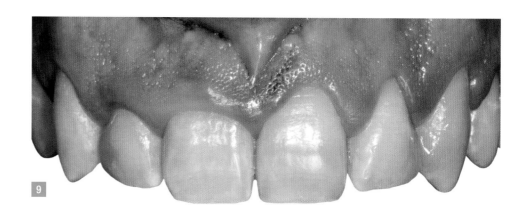

牙龈形态（或扇形）应呈一种放射状弧形，非常类似于切缘线。扇形牙龈应在牙齿表面覆盖4~5mm的范围[13]。正常的牙龈外形与中线的位置有关。在微笑设计时，虽然是常考虑的第一个问题，但不如牙齿和牙龈形态、牙齿形状或者笑线更重要（图9）。

在考虑调整中线位置来进行微笑设计时，有许多条件应该遵守：

• 2颗中切牙是非常重要的，中线的移动应建立美学的颌间关系和齿间关系。

• 如果牙齿中线偏离面中线4mm以内，在美学上是可以接受的。

• 当头部在自然休息位时，中线应该是垂直的。

数字化微笑设计的方法

牙齿、口内和口周组织、面形、微笑以及整个人体之间的协调共同组成了一个理想的美学整体；因此，成功的修复重建必须要将艺术化的技巧和相关知识融合起来，来看整体的复杂性，以及在整个面部环境下使我们的设计和牙齿因素相协调[14]。如今，

美和美学更多地与尺寸、比例和对称相关，这些在古代文明就已经被认为是重要的，由于数字化技术的突飞猛进，使其变得更加可测量。

理想的美学结果依靠团队合作。一个理想的治疗是多学科治疗的结果，其本身是具有挑战的，因为实施一个方案需要团队成员进行充分的沟通。一个全口重建的治疗计划更是如此，因为有许多选择和步骤需要去配合与控制，才能获得一个成功的结果。进行微笑设计仅仅是一个开端。仔细地将这种设计融入功能当中是获得成功的关键。

从问卷和检查表中收集诊断数据的重要性不容多言[15-16]；但是，如果不能准确地将其转移到修复设计中，有许多信息可能就丢失了。

必须用这些诊断数据来指导后续的治疗过程[17]，将所有患者的需求、愿望以及功能和生物学问题结合到一个整体的美学治疗设计当中[18-19]。

数字化微笑设计（DSD）是一个多用途的概念工具，可以提高诊断的可视化，促进交流以及提高治疗的可预期性（图10）。

图10 数字化微笑设计概念可以帮助牙医乃至整个牙科团队来更好地浏览患者的美学问题以及设计可能的解决方案，例如在这个多学科病例中。

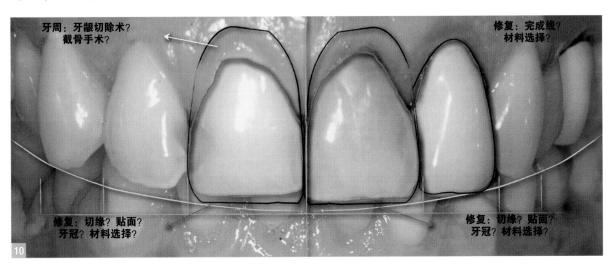

图11，图12 数字化牙科学使牙医能够满足患者的要求：快速、舒适，以及可预期的修复体来满足患者的美观需求。Vincenzo Musella，DMD，CDT授权发表。

通过DSD，可仔细地分析患者面部和牙齿特点，连同一些在临床、摄影或者诊断模型分析过程中有可能会被忽略的关键因素。

预先在口外和口内的数码照片上画出参考线与外形，能够使诊断可视化，帮助修复团队评估病例的局限和危险因素，包括对称性、不协调性以及违反美学原则的情况（图11，图12）。

DSD方案的特点是多学科医生团队之间高效沟通，包括牙科技师在内。团队成员可以明确并找到软硬组织形态的差异，通过使用图片注释来讨论制订最佳的方案。每一名团队成员可以在幻灯中添加信息，以标注的形式或使用音频录音，因此使过程更为简化。在诊断和治疗过程中，在任何需要回顾、修改或者增加要素的时候，所有的团队成员均可获得这些信息。采用DSD方法能够使诊断更高效，治疗计划更适合特殊病例的需要。努力使用DSD的回报就是更具有逻辑性和明确的治疗顺序，更加节约

治疗过程中的时间、材料以及消耗。

DSD探索并展示了一个更人性化、情感化和艺术化的牙科景象，进而增强了在社会中的职业角色；毕竟，生命中没有多少东西比健康、自然、自信和漂亮的微笑更重要了。

在进行微笑信息转移时，将患者的愿望考虑进去是非常重要的。最基本的问题是：患者想要表达一个怎样的微笑？现在可以根据一些个性特点进行不同的微笑设计。关键就是要找到哪一种设计与患者的形态和心理方面更协调。DSD的目的是使这一过程更加简便，在医患之间打开一个交流的通道。另外一个不能被低估的方面是，患者应该加入治疗计划过程中，包括治疗顺序、治疗本身以及后期维护（图13）。

为了更快、更好地获得最终效果，牙科团队之间良好的沟通也是至关重要的一个因素。感谢最新的和广泛使用的技术产品，比如平板电脑。我们能够使用临床图片进行可视化的交流，来促进团队内的评估，促进美学效果的可预期性，同时减少临床研讨的次数[20-23]。

DSD概念在全世界范围内传播迅速，主要是因为其简单；它不要任何设备，特别是软件或者大型投入。所有的信息都基于数码照片（图14）以及患者面部美学分析的影片，这些可以帮助更好地理解牙齿、牙龈、唇部和面部在动态中的关系。

通过简单地演示软件［例如Keynote（苹果电脑）或PPT（微软）］收集信息即可进行数字化微笑设计，并通过网络与团队其他成员分享信息。

然后为患者制作一个可展示治疗

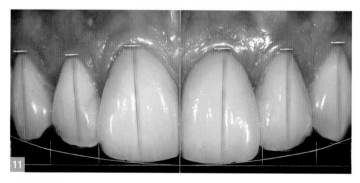
11

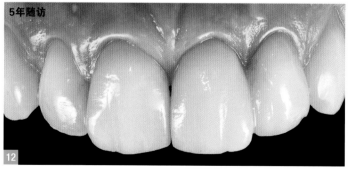
5年随访
12

方案的可视化演示文稿，将数字化设计转化成一些可以被患者进行测试和审核的东西，以提高治疗的接受度。

本章的目的是介绍DSD工作流程，它对患者和团队成员的帮助，以及这种方法是怎样来改变我们日常的临床惯例（图15）。

DSD方案

DSD方案的优势可体现在以下几个方面：

- 美学诊断。
- 交流。
- 反馈。
- 患者管理。
- 教育。

美学诊断

在医生第一次评估有美学要求的新患者时，有许多关键因素可能会被忽略。而一张数码照片和数字化分析方案就可以让牙医能够可视化并分析一些他/她可能没有注意到的临床问题。通过使用演示软件可以轻松画出参考线和外形。

交流

传统上是由牙科技师实施微笑设计。技师通过修复体蜡型并遵照医生书写或者电话给予的指示和指导，来设计牙齿形态和牙齿排列。但是，在许多病例中，技师并没有获得充足的信息来发挥技术上最大的优势。结果就是，最终修复体好像没有完全满足患者的要求。

只有当主治医生或修复团队成员与患者有一段较为亲近的接触，并为微笑设计负责时，结果可能会更好。

这种个性化可以更好地将患者个人的偏好以及形态和心理特点交到技

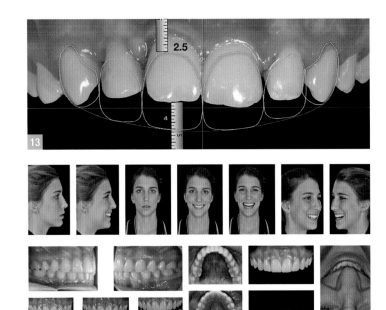

师手中，从而将修复体从可接受水平提高到超乎寻常[7-8,11]。

成功的修复治疗包括对4个治疗维度的控制：美学、功能、结构和生物学。对于美学，有4个主要的问题必须加以控制，以增加可预期性并满足患者的期望：水平参考线、面中线、微笑设计（牙齿形态和排列）以及颜色。问题是如何准确地将这些信息从面部和口腔模型转移到最终修复体上（图16～图18）。DSD方案的主要目的就是使这个过程更加简便。

由面部引导的微笑设计
中线、殆平面、微笑曲线、颊廊、唇部支持/面部轮廓

更好的学科间理解
功能/生物学/结构，正畸/牙体牙髓/牙周/正颌手术

团队交流
实现日常交流方案

与患者互动
有人情味的牙科和微笑设计过程

图13 与患者和团队内部的交流是一个重要的因素，并能够影响治疗结果，特别在复杂和多学科牙科治疗病例中。实际上，有效的交流不是关注在市场，而应该是转达患者口内状况的合适信息，可以促进治疗的满意度。

图14 完整的数码照片集。有一个拍照方案来开始分析并确定哪些会用来诊断和与患者交流的要素是重要的。这里展示的一套照片是第一次DSD照片集；现在已经减少到6张照片和3段视频来更进一步简化第一次就诊。照片是特别重要的分析和治疗计划要素。现代数码相机很大程度简化了图片的获取。

图15 技师的4个目标，这些目标引导了Christian Coachman与Livio Yoshinaga创造和制订DSD方案。

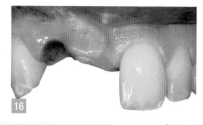 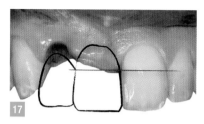 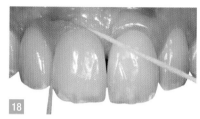

图16~图18 团队交流。DSD工具可以使治疗中涉及的专科医生之间多学科的信息分享更简单、更快速和更有用。

图19 通过一个简单、直接的方式，DSD方法对于帮助患者理解治疗计划中最细微并且最技术细节的原因也是有用的。

有了这些有价值的信息在手，技师在制作三维蜡型时会更加高效，在所提供的参数下更加关注于提高展示解剖特点，包括参考平面、面部和牙齿中线、理想的切缘位置、唇部动态表现、基本牙齿排列和切平面[4,6,12]。

通过mock-up或临时修复体，可以将这些信息从蜡型传递到试戴阶段，然后进行最终修复体设计和试戴，并尽快地用来引导进一步的治疗。有效的治疗计划能够帮助整个牙科团队明确挑战并减少整体治疗时间[8]。

事实上，在多学科治疗中，在治疗计划所涉及的不同专业人员之间共享信息，会很大程度上改善最终修复体的质量；另外，患者更喜欢沟通能力强的专业人士[24-25]。事实上，牙科沟通技巧能够帮助避免任何患者的不满意，因为患者预期已被恰当地解决[26]。

反馈

在每一个治疗阶段，DSD可以对所获得结果进行准确的评估。治疗的过程通过照片、视频、注释、图表和图示被整理在幻灯片中。在任何时候，团队成员可以通过幻灯演示来跟踪和分析为患者所提供的治疗。通过数字化标尺、图示以及参考线，可以轻松地进行治疗前后图片的对比。

这些对比可以帮助决定是否成功地遵循了原始的治疗计划，或者是否需要其他一些联合程序来改进最终结果。牙科技师也可以获得有关牙齿形状、排列和颜色的反馈，来进行一些必要的改进。这种反复的验证保证了最终优秀的结果并为整个多学科团队提供了一个很棒的学习工具。DSD工具也可作为治疗过程中有价值的资料库。医生可以重新回顾数年前的治疗，并从过去的结果中得到启迪。

患者管理

DSD可作为营销工具来激励患者，作为一种宣教工具来帮助解释治疗过程中的相关问题，也是对比前后照片变化的评估工具。另外，以往治疗的幻灯库可以解释患者所需治疗的可能性。因为DSD使患者可以看到导致了他们口面部问题的许多因素，所以治疗计划的演示文稿会更高效。每一个病例所体现的问题可以直接在患者自己的照片上进行叠加（图19）。临床医生可以解释病例的严重性，介绍治疗策略、讨论预后，并制定病例管理建议；另外，通过视觉化展示和对过去以及未来治疗的理解，DSD对提高患者的接受度有很大帮助。

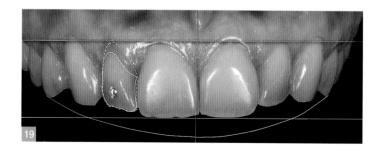

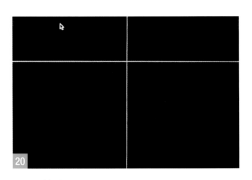

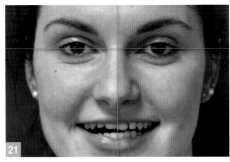

教育

通过DSD制作的个人病例集可以与患者或同行分享,合适的病例可以进行报告和演讲。通过结合临床病例的幻灯片,DSD可增加演讲的视觉冲击力。观众也可以更好地理解所讨论的概念,演讲者也可以减少激光笔的使用。

DSD工作流程

本书作者使用Keynote软件进行DSD操作;但是,类似的软件如PPT也可以用于这项技术。Keynote可以更简单地对数字化图片进行处理,在临床和技工照片上加入一些线条、形状以及测量。3张基本的照片是必需的:大笑时牙齿分离的正面照片,休息位正面照,牙齿分离的全上颌牙弓缩放照片。

建议患者拍摄3段视频,根据视频医生可以提示他/她讲出关注点和期望。

同时,视频应拍摄到所有的牙齿和微笑角度,包括45°和轮廓观。下载照片和视频,并将其插入到演示幻灯中。

然后进行DSD流程的如下步骤:

1. 十字交叉线:在幻灯中央放置2条标记线,形成一个十字(图20)。将牙齿分离的面部照片放在这些线后面。

2. 数字化面弓:在微笑设计过程中,将正面微笑照片与水平参考线联系起来是非常重要的步骤。瞳孔连线是第一条参考线,用来建立水平面,但并非是唯一的一条参考线。必须将面部作为一个整体进行分析后,才能决定最佳的水平参考线以获得协调。在决定了水平参考线之后,根据面部的特征,如眉间、鼻子和颏部,画出面中线(图21)。

3. 微笑分析:将水平线拖拽到唇部,初步评估微笑状态下面部的表现关系。将这些线和面部照片成组,这时,医生在缩放图片时不会失去线条和照片之间的参考关系。中线和咬合平面的偏移或倾斜很容易就被察觉出来(图22)。

4. 微笑模拟:在这个阶段,可以模拟决定切缘的位置、倾斜、移动、牙齿比例以及软组织轮廓。

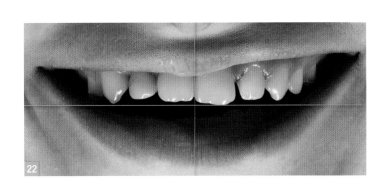

图23 将十字交叉线转移到口内照片上：将标记线和面部照片成组并缩放后，分析大小、倾斜角度、切缘位置以及中线位置。

图24 结合了十字交叉线的口内照片可以用来测量并确定上颌右侧中切牙真实的长宽比例。

图25 有理想长宽比例（80%）的矩形框置于中切牙上面，可与治疗前的比例对比。

5. 将十字交叉线转移到口内照片上：为了分析口内照片与面部参考线的相关性，使用在微笑照片上绘制的3条转移线，将十字交叉线转移到可伸缩图片上（图23）。有必要校正图片的4个特点：大小、倾斜角度、切缘位置以及中线位置。

6. 测量牙齿比例：测量中切牙的长宽比例是了解如何更好重现微笑的第一步。放置一个矩形框在两颗中切牙的边缘。患者中切牙的比例可以与文献中理想的比例进行对比（图24，图25）[2-7,9]。然后，根据每一个特殊病例交流后的需要进行标

画。例如，可在图片上画出牙齿轮廓（图26，图27），或者将已有的牙齿外形进行复制粘贴。根据下面一些因素选择牙齿外形：形态/心理学面谈和患者愿望、面部特征，以及美学期望[11,13]。

7. 白色和粉红色美学评估：画完外形和参考线之后，医生应清楚地理解有关上颌的美学要素，如牙齿比例和笑线、面中线和牙齿中线的偏差、中线和𬌗平面的倾斜、软组织不协调、龈乳头高度、龈缘水平以及牙齿轴向（图26，图27）。

8. 数字化标尺校正：通过在模型

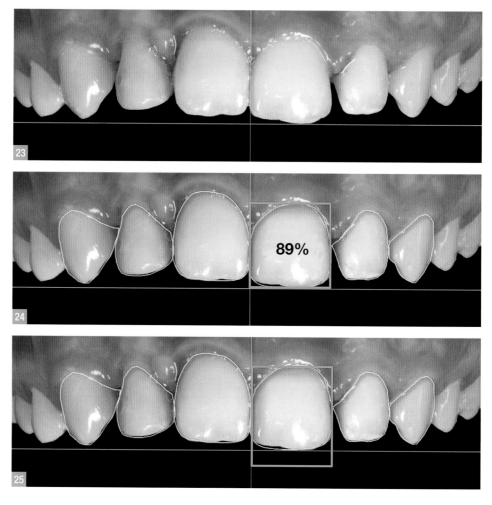

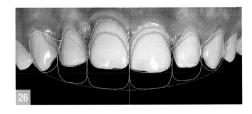

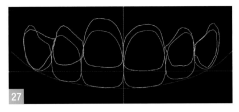

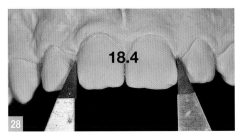

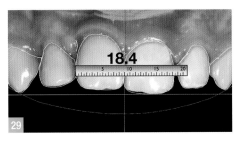

上测量一颗中切牙的长度或者两颗中切牙的距离，将数据转移到计算机中，就可以在口内照片上对数字化标尺进行校正（图28，图29）。数字化标尺校正后，医生可以在图片上进行随意测量。

9. 将十字交叉线转移到模型上：第一步，将口内照片上的水平线移动至6颗前牙的牙龈边缘。通过数字化标尺测量水平线与每一颗牙齿龈缘的距离，将这些测量值记录在幻灯上。然后使用卡尺将数值转移到模型上。和数字化图片上展示的一样，在模型上距龈缘相同距离处用铅笔进行标记。将这些标记点连接起来，形成一条牙

齿上方的水平线。第二步是转移垂直中线。由于垂直线必须与水平线垂直，仅需要一个点即可确定垂直线的位置。通过计算机测量在切缘处牙齿中线和面中线的距离，并通过卡尺将距离转移到模型上。第三步，经过这个参考点画一条垂直于水平线的垂直线。在模型上完成十字交叉线后，就能够转移所有需要的信息，比如龈缘、牙根覆盖、冠延长、切缘减少以及牙齿宽度。在这个阶段，技师将根据所需的信息制作一个精确的蜡型，这个蜡型将同时适用于幻灯照片和模型上（图30）。

图26，图27 最后的牙齿轮廓，可见术前状态和理想设计之间的关系。在诊断和交流过程中，这种视觉效果能够对于团队成员和患者理解需要解决的问题有很大帮助。

图28 在模型上测量两颗中切牙之间的距离。

图29 将测量数据转移到计算机中进行数字化标尺的校准，通过把数字化标尺压缩或伸长来准确地匹配模型上测量的数据。数字化标尺是一张尺子样的图片，可以将其拖拽到幻灯之上，在任何需要的时候进行使用。

图30 可以测量牙齿颈部的术前位置和理想位置之间的区别。在本病例中可见许多复杂情况。为了理想的效果，4颗上颌中切牙需要伸长，所以与正畸医生交流是很重要的；一旦正畸治疗结束，这些牙齿可能需要进行修复性冠延长。

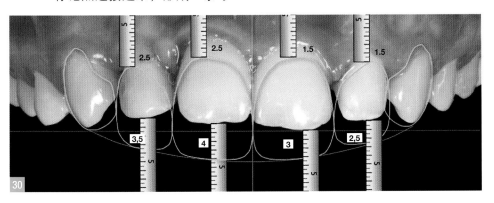

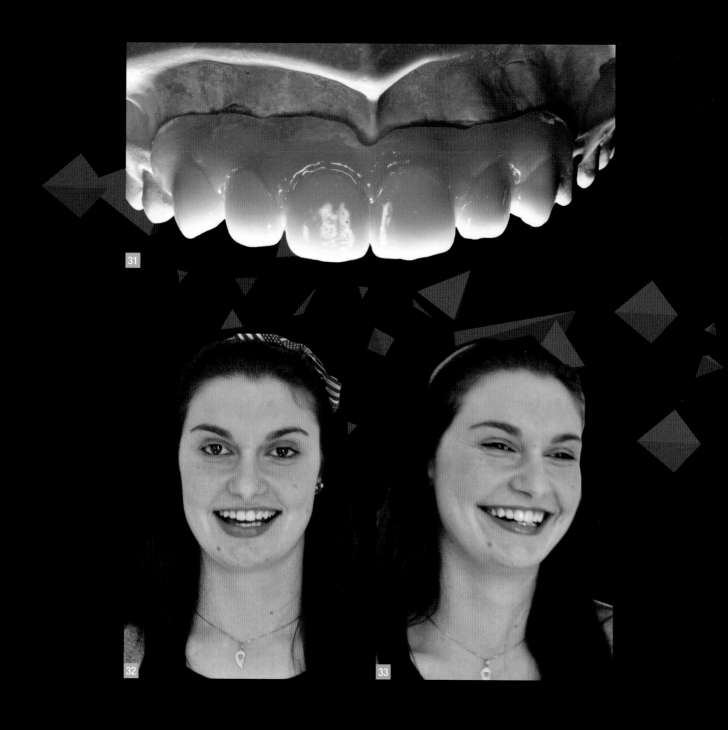

图31　所有的测量都转移到了模型上；使用十字交叉线和形态/心理设计作为指导制作诊断蜡型。在计算机上测量新的切牙长度，并通过卡尺转移到蜡型上。注意为了给患者提供一个准确的视觉呈现，在DSD模板演化的导板引导下，技师同时建立了"粉红色美学"。

图32，图33　将临时修复体就位于患者口内，试戴。注意在模型上进行的比例校正改善了患者的微笑，患者可以形象地看到最终的结果。

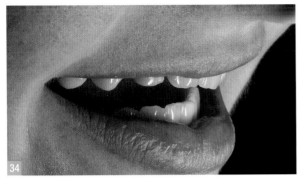
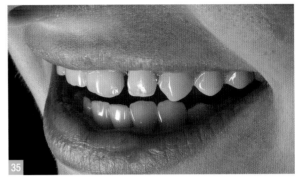
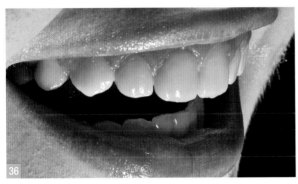
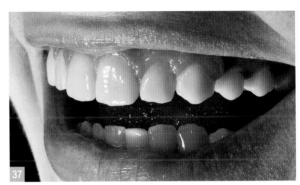

在这次就诊中,与患者沟通是非常关键的。一旦mock-up就位,这时不应先给他一面镜子。而是拍摄和初诊照片相同的照片,之后将几张前后的照片在一个更大、画质更好的屏幕上向患者展示。这种方法在视觉上的影响,可证明患者的生活和微笑是如何被改变的(图31~图37)。

在此次就诊以及在第一次就诊期间,患者说话或微笑时拍摄录像是非常有用的。通过分析姿势位微笑和发自内心的高兴的微笑,牙齿、唇线高度以及微笑宽度不同,文献显示基于自发微笑的动态特性,视频应该成为诊断考虑的基础。

对于手术、正畸以及修复程序,诊断蜡型则是一个重要的参考。在这个蜡型之上可以制作许多导板来指导一些临床程序,比如手术模板、正畸导板、种植导板、冠延长导板以及备牙导板。

评价DSD方案以及蜡型精确性的下一个重要步骤是临床试戴。根据病例的复杂程度,通过使用一个直接诊断蜡型或临时修复体进行临床试戴。

与患者确认之后,可根据需要调整修复程序。如果所有的这些步骤都经过合适和仔细的实施,最终的结果会超过患者的预期。

DSD概念目标

DSD是为了设计、计划、售卖以及更好的牙科表现而出现。DSD的哲学是制造了一个牙科的新招牌——微笑设计师。由于微笑设计是修复治疗计划中的主要原理,所以在牙科团队中这种新的角色可能代表了一个关键角色,提高了修复体的可预期性并方便了医患沟通(图38,图39)。

形态/心理、牙齿形态和患者个性

图34~图37 不同角度的笑线。注意,在美学区白色和粉红色组分的正确比例是多么重要。只有通过精准的饰面才能让患者充分理解治疗的复杂性以及病例治疗的可能性。

图38，图39 理想的方案是分析患者面部的DSD标线，并把它们转移到口内，将牙齿、牙龈、唇和面部结合起来。

图40 现有的简化的照相方案已经能够收集足够的信息，以便开始在诊断蜡型上工作。事实上，视频可以简单地通过智能手机进行拍摄，比拍照片更快、更节约时间。显然，照片通常是静态的，这也是为什么在工作方案中包含了视频：它们可以直观地提供更多的信息，特别是考虑到运动轨迹时。

图41 DSD方法需要一个视频方案。微笑的动态运动可以提供静态图像不能传达的信息。

设计
在工作模型上进行面部分析。简化的照片方案包括4张DSD照片，以及动态微笑设计的视频方案，这些可通过平板或智能手机进行录制

DSD技术
数字化面弓，面部和口内照片重叠，数字化标尺，参考线，从二维模型图片到蜡型的三维数字化过程

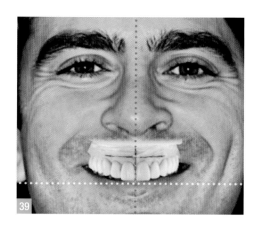

38

39

之间的关系都已经被常规应用，因此DSD方案可让每一名患者获得完美笑容。事实上，每一个笑容都有自己的特点，微笑设计师需要与患者进行交流，在一个更高的水平来理解患者想通过微笑来表达的内容。并将这些信息转移到技师手中，他们可以根据患者的要求个性化制作牙齿。患者也感受到了整个牙科团队正在做一项针对其个性需求的事情（图40）。

DSD需要患者就诊两次；第一次就诊通常包括简短的视频录制、诊断印模制取、面弓转移、咬合记录获取

以及简练的照片检查。操作简便和可承受性的数字化图片以及普通智能手机拍摄的数字化视频使收集这些必需数据仅需要几分钟时间，避免了患者在牙椅上长时间地等待[27]。

如前所述，在第一次就诊和第二次就诊期间，微笑设计师就可与牙科团队的其他成员进行"头脑风暴"，在DSD图片上画出参考线并评估牙齿的比例、牙龈对称性、咬合平面以及牙齿形态来制作美学蜡型，通过蜡型为患者提供一个准确而完整的答案（图41~图46）。

在这种情况下，需要特别注意的是研究模型，它是美学诊断和计划的基础。因此，在印模制取时应给予最大的关注。除了牙齿之外，牙槽突也需要准确地显现出来，同样灌注石膏模型也需要特别注意。必须选择合适的、颜色温和的高质量石膏；另外模型也可以通过浸泡得到进一步精炼。基于这个考虑，使用浸浴或糊剂（Stone Glaze，GC），可使模型有更好的可塑表现。从第一次与患者面谈开始，不仅仅要进行美学交流，也需要面对较高的成本消耗，但一个好的模型常常会产生一个积极的效果[28]（图47~图50）。

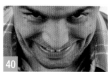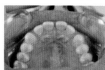

40

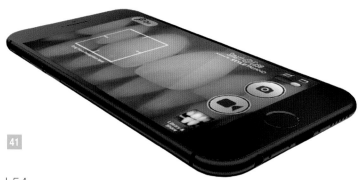

41

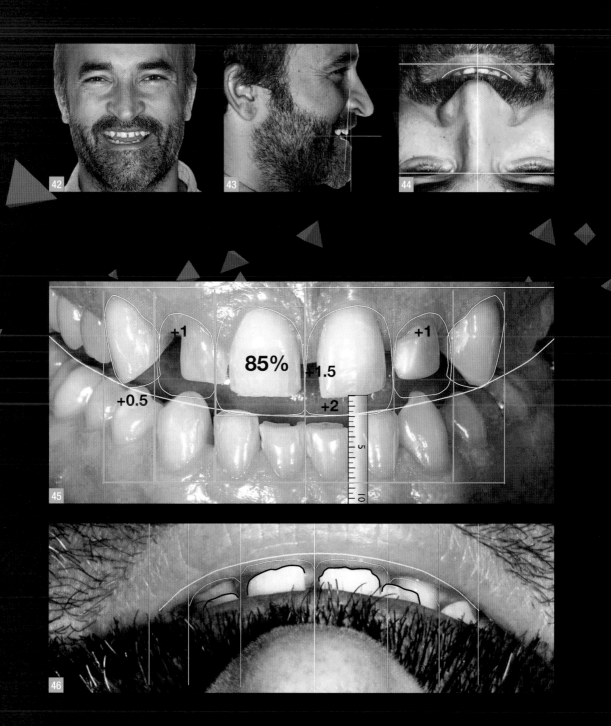

图42 ~ 图46 从DSD视角基于面部产生的治疗计划呈现于此，包含了3张最重要的照片。12点钟（倒转相）视角可以进行牙齿中线和切缘位置的评估，也是进行美学病例的首要因素，咬合面通常会与下唇的形态一致。

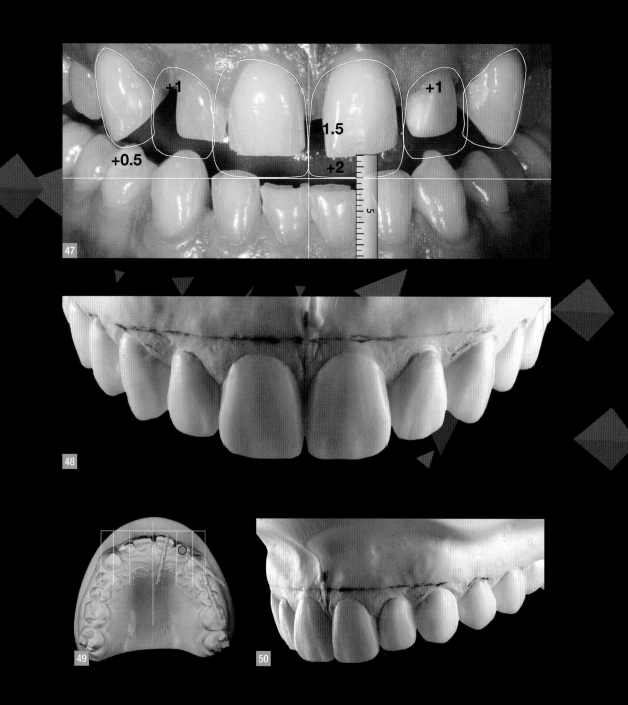

图47，图48 从数字化照片到研究模型，再到美学蜡型的转变，总结了DSD方案的第一阶段。现在，在患者口中进行微笑设计"驱动测试"的所有准备都已完毕。

图49 研究模型殆面观的数字化标尺可以对牙齿间隙进行校正评估，以便交流，比如，与正畸医生在诊断阶段"头

微笑设计的驱动测试

有情感地对患者设计一些东西是DSD方法的一个支点。创造所谓的情感牙科，这会获益于给患者提供的显著的视觉效果，是患者更容易接受治疗建议的关键，也可以提高诊室内临床专业上的成功。在mock-up就诊期间应避免咬合调整，尽可能准确的病例设计是DSD的4个主要概念之一（图51~图55）。

临床医生和技师以及其他团队成员在不同的地点工作是常态：基于不同原因，他们实际上是很难聚集在一个诊所一个房间进行每一个病例设计。这也是为什么数字化和在线交流与视频交流一同，是当今团队内交流最常用的方式，更方便于进行多学科的治疗计划。每一个病例分配给一个病例管理员，通过使用廉价的软件制作幻灯片，比如Keynote或PPT。为每一名患者制作一个演示文稿，病例管理员使用方便的文件共享程序如Dropbox（Dropbox公司）或iCloud（Apple），将其与团队成员进行在线共享。通过这种网络方式，每一名成员都可以了解这个病例，并可以通过画图和塑形、测量以及评估比例、制作影像图片、添加文本以及视频文件

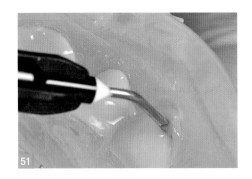

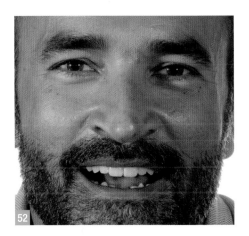

图51~55 临床mock-up可以给患者提供显著的视觉效果，使患者更容易接受我们的治疗建议。

对图片进行修改，并安排和确定一个治疗时间轴。病例管理员会综述这个文件，然后和患者约第二次就诊，同时为其呈现一个完整的多学科治疗计划（图56~图58）。

在智能手机和平板电脑上可以使用DSD软件更加方便了团队的治疗流程。实际上，每个人可以不在诊所内就参与到治疗计划中，促进了数字化"头脑风暴"。

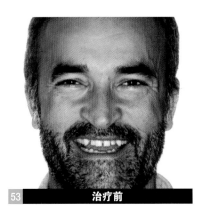

治疗前

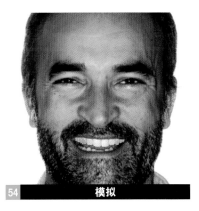

模拟

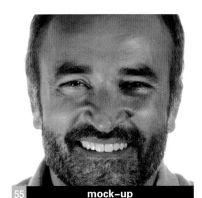

mock-up

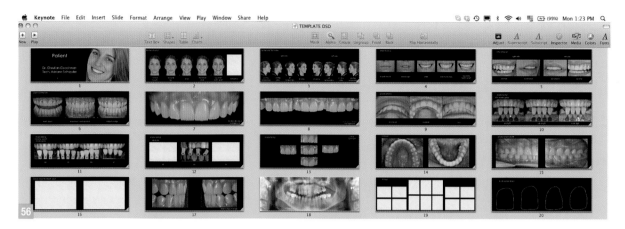

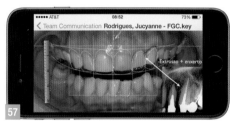

图56 为每一名患者制作一个演示文稿，团队成员之间可以在线共享并交流。

图57，图58 团队成员可以在演示文稿中进行添加信息标注或图片注释，使团队交流更加高效。

图59 医生和患者之间积极地互动是获得患者关注并使其有情感地加入治疗计划中的关键。

图60，图61 常常在教育演示中使用视频来展示一个新的微笑，可以积极地改变他们的社交生活，这是一种使患者有情感地加入治疗计划中来的方式。

计划

通过幻灯演示来解释治疗计划并同团队成员进行数字化交流

使用软件比如Dropbox，WhatsApp进行在线交流，方便制订一个跨学科治疗计划

可能是通过全科医生进行正畸分析

白色和粉红色美学分析

诊断蜡型

将功能融合到DSD中

在治疗安排和向患者解释治疗方案之前制订治疗计划

随着智能手机的普及使用，应用软件如WhatsApp，使团队成员之间的交流更加方便，并避免了一些不必要的电话沟通。

最新广泛传播的技术例如平板电脑，使临床医生可以用更有力的方法来改进与患者和团队的交流。总而言之，通过快速高效地应用程序，这些新的技术工具简化了临床图片的处理，并不需要任何培训或特殊的设备，并且非常低廉、随时可用。即使那些没有计算机技能的医生也会获得一个快速的学习曲线。这些科技也可以和其他设备通过WiFi网络进行交互。在展示治疗计划之前通过与患者建立感情连接，销售一种

治疗愿景，也是表达治疗的可能性以及团队工作质量的关键。为了达到这个目的，简单的艺术化椅旁肖像、有感情的视频、根据患者需要实施一个mock-up策略以及教育性质的演示，这些都是为满足患者要求并建立一个积极关系的手段（图59~图61）。

DSD是牙科营销全新的一种视角，在这里，与患者的接洽方式已经完全被革新，同时增加了医生的价值以及牙科

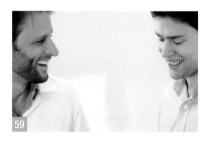

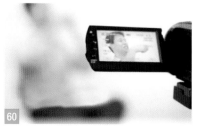

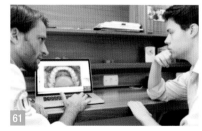

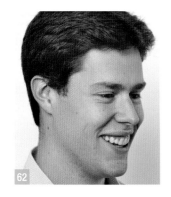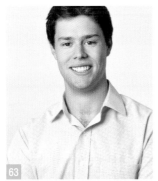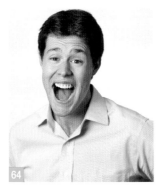

图62～图69　与让他们通过镜子看自己相比，简单的艺术化肖像和并排的照片会对患者有更高的视觉效果，照镜子观察只会放大美学饰面上微小的瑕疵。

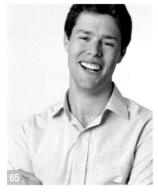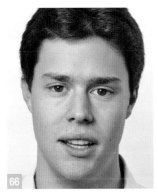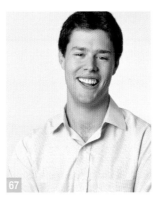

的价值。

在第二次就诊时，DSD展示了一个与众不同的、特别的医患沟通（图62～图69）。一个高效的沟通过程是患者满意并获得修复成功的关键；在医疗情景中，已经表现出对最终结果的积极影响[29-31]。对牙齿问题的可视化以及通过美学饰面获得改进结果的可视化，会给患者带来深刻的印象，增加了患者

教育的有效性和医患之间积极的沟通交流。可视化交流已经显示出是医患沟通的最有效方案；然而，传统的可视化手段（例如，图册和模型）通常不会准确地表现患者个性化的口腔情况，从而减弱了沟通的有效性[32]。

一旦患者接受了我们所建议的治疗方案，牙科团队必须通过最佳的配合和实施来获得一个成功的修复效果。

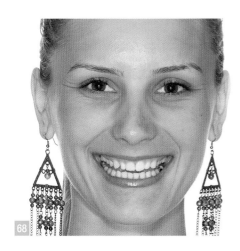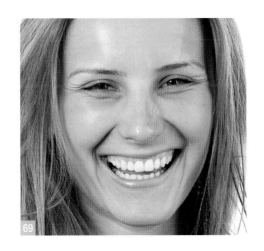

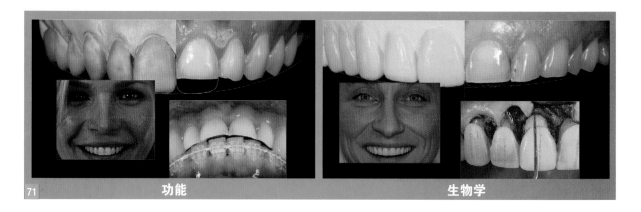

功能　　　　　　　　　　　　生物学

图70　DSD方案的第4个和最后一个目标是正确地执行那些已经给患者准确设计和计划的方案。为了做到这些，DSD作为一个互动工具连接了牙科学的不同分支，并在治疗计划的不同阶段作为一种质控系统。

图71　DSD和牙周病。这两个病例是DSD方案如何使用来提供多学科信息，给牙科团队的不同成员的例子。病例由Christian Coachman医生、Galip Gurel医生（左）和Erik Van Dooren医生（右）共同完成。

图72～图74　DSD和正畸。在治疗过程中，注意治疗前图片的标记线和绘图是如何引导正畸医生治疗的。病例由Christian Coachman医生和Andrea Ricci医生完成。

执行

DSD软件和3D排齐

DSD和CAD/CAM修复体与面部融合

DSD和外科种植导板

DSD和牙周冠延长及移植导板

正畸、牙周以及修复质量控制的DSD关联软件

DSD也展示了它在临床治疗过程中的可能性，即在治疗计划的每一个阶段，它都可以用作一个工具来改善临床程序（图70，图71）。

事实上，DSD作为一个有效的质控工具，在通过软组织处理来评估是否冠延长或者引导组织移植程序及其效果时、在合适的正畸治疗时、在检查许多修复尝试的精准性时都会非常有用。

DSD方法可以有如下相互作用：

- 牙周：在冠延长术，牙龈切除术或者移植程序中指导软组织处理。
- 种植：通过使用微笑设计师设计的外科模板，DSD可以和手术导板软件融合，获得更精准的种植体植入。
- 正畸：标记线和绘图能够引导特定牙齿移动到理想的位置（图72～图74）。
- 正颌手术。
- 修复：为了一种微创的方法，基于诊断蜡型的硅橡胶阴模可以更好地控制修复体的厚度，保留更多的天然牙体组织（图75，图76）。
- 技工室技师：在把工件交给医生之前使用DSD手段进行质量控制。

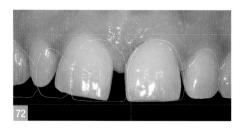

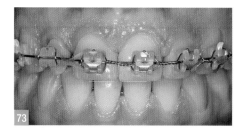

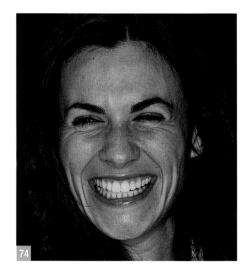

不需要任何口内调整，即刻可获得面部协调，但是从功能和生物学将设计转化为一个治疗方案，将会通过跨学科团队来实施，并依赖于病例的复杂程度。病例由Christian Coachman医生和Marcelo Calamita医生完成。

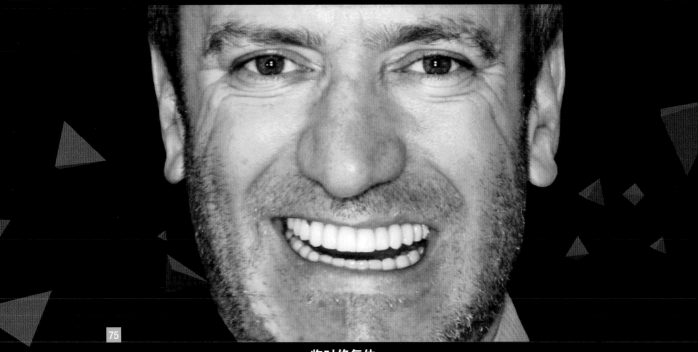

临时修复体

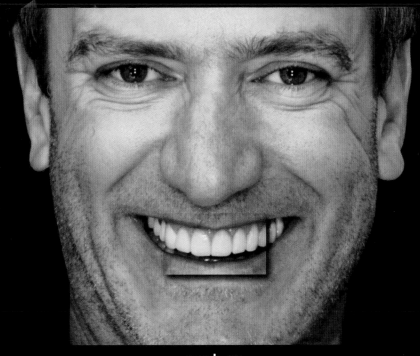

mock-up

图75，图76 DSD用作第一副临时修复体的质量控制，可见修复体有许多不足之处，比如牙弓倾斜和移位以及不正确的牙齿轴向、大小和比例，软组织表现，切端外展隙，邻间解剖。从美学的角度，DSD可以对患者的微笑进行再设计，不需要任何口内调整，即刻可获得面部协调，但是从功能和生物学将设计转化为一个治疗方案，将会通过跨学科团队来实施，并依赖于病例的复杂程度。病例由Christian Coachman医生和Marcelo Calamita医生完成。

图77~图79 面部评估和侧面微笑分析明显可见切牙磨损以及前后区域不同的牙龈暴露量。

图80 最大牙尖交错位口内分析可见覆盖不足以及上颌切牙内倾。

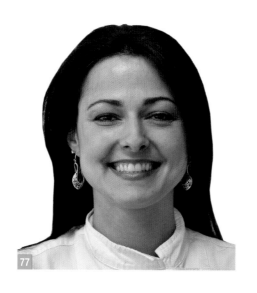

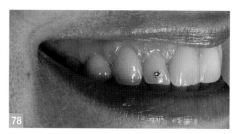

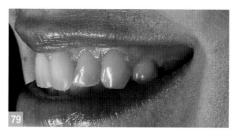

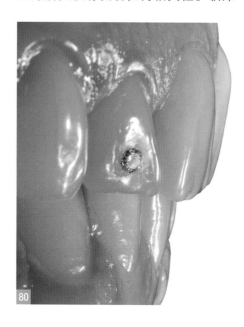

随后会介绍两个临床病例，病例中使用了DSD方法，可让牙科团队来确认、理解并解决这两位患者的问题和需求。

第一个病例是一名年轻患者，35岁，有特殊的美学要求。她对于自己的微笑不再满意，因为最近几年她注意到上颌前牙牙齿变短，并且前后牙之间总体的牙龈暴露有差异（图77~图79）。患者已经意识到夜间磨牙并且最近自己发现白天也会磨牙。全身病史没有发现任何相关性。临床

咬合检查可见覆盖1mm、覆𬌗2mm，正中关系位和最大牙尖交错位之间有1mm差距。在磨牙过程中，在上颌牙齿的近中面以及下颌牙齿的远中面可以检查到下颌前部的快速移位，患者意识到，她在副功能咬合时也有相同的快速移动，这也导致了上颌切牙的磨损（图80）。

通过这些评估，在后部区域进行任何美学修复之前，这些移动必须要进行校正，以避免特定的失败。咬合校正会保证更好的稳定性以及更大的前牙息止𬌗间隙，以建立合适的修复前导。临床检查也可发现后部异常的被动萌出（前磨牙）以及相对于对侧牙齿，在右侧尖牙、侧切牙以及中切牙之间牙龈不对称，可能是由于磨耗的增加以及右侧侧方运动过程中突出的副功能导致的补偿。

这时，通过图片和视频收集所有的美学信息，拍摄了全口放射线片，评估牙周状况以及在正中关系位将研究模型上𬌗架。一旦完成了这些步骤之后，微笑设计师就可以开始他的工作了[33-34]（图81~图85）。

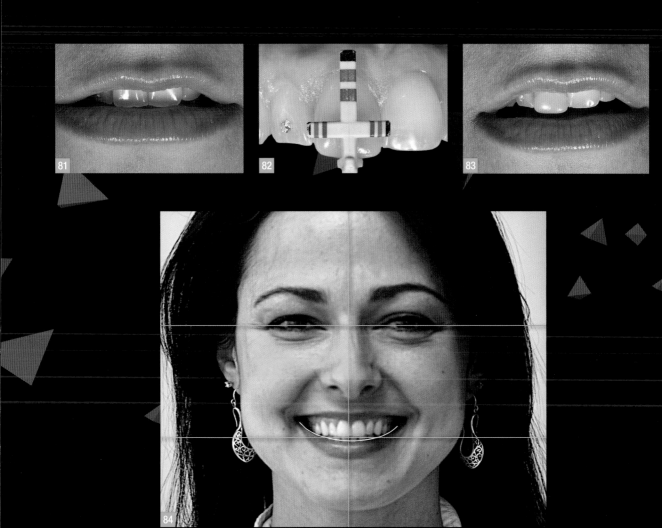

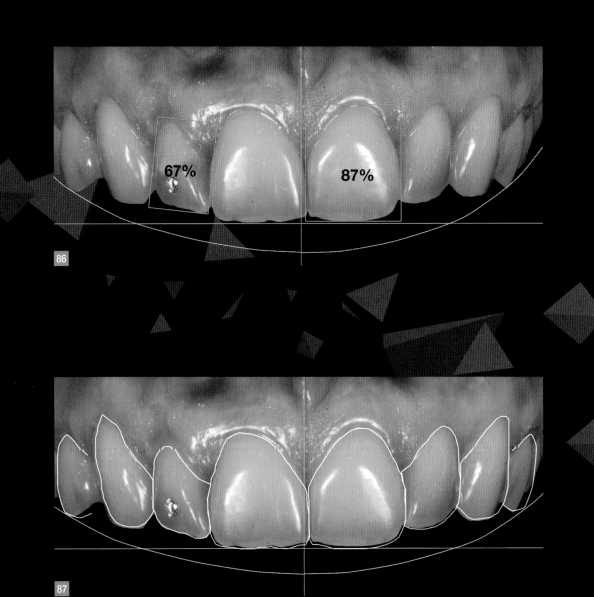

86

87

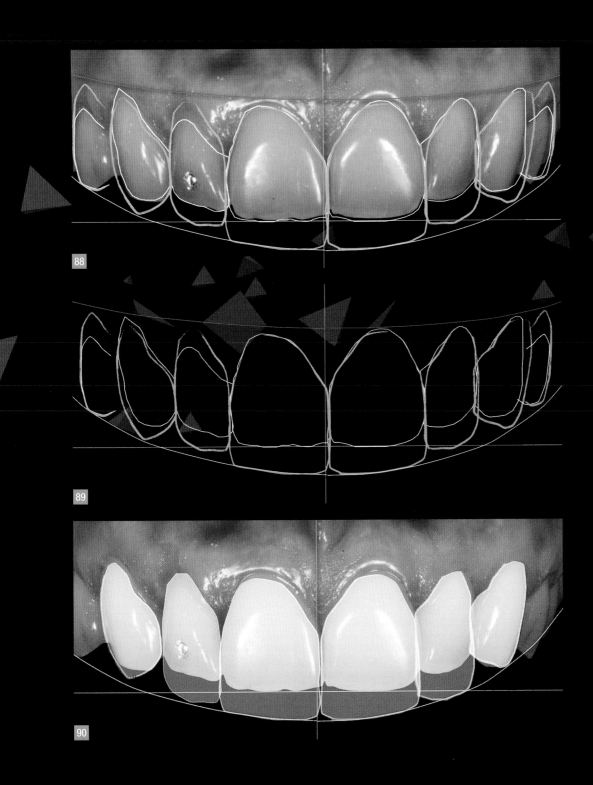

图88~图90 在口内照片上画出牙齿的轮廓，选择DSD软件自带的模型并根据形态/心理学面谈和患者需求进行调整以适应患者的微笑。有一些图片可用于对患者交流、激励、教育以及与技师分享，说明根据下唇的形态和位置，前牙边缘嵴应位于什么位置。这种方法可以使患者获得一个虚拟的mock-up，并为随后的治疗提供重要的信息。为前牙的形态和大小确定初步标志是设计阶段的关键要素；然而，这些需要验证并通过临时修复体确认相关方面的功能。

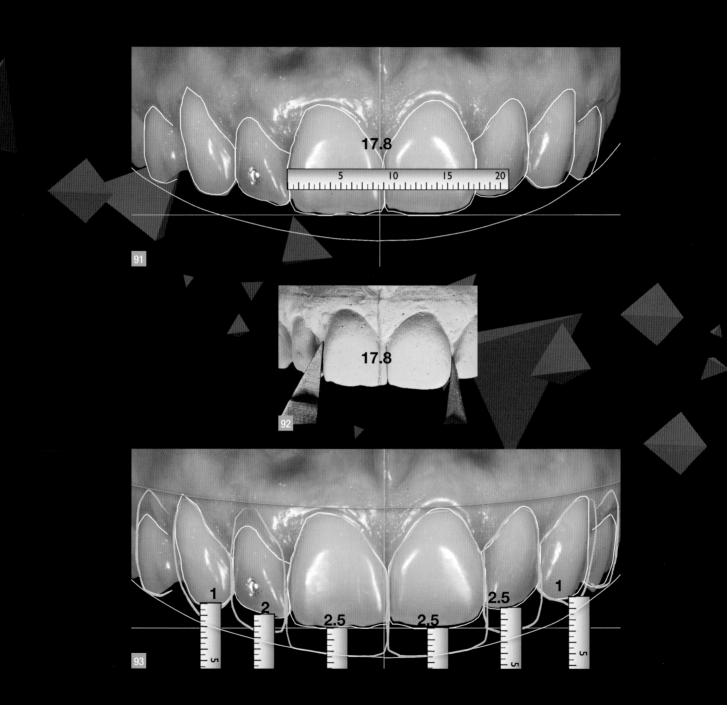

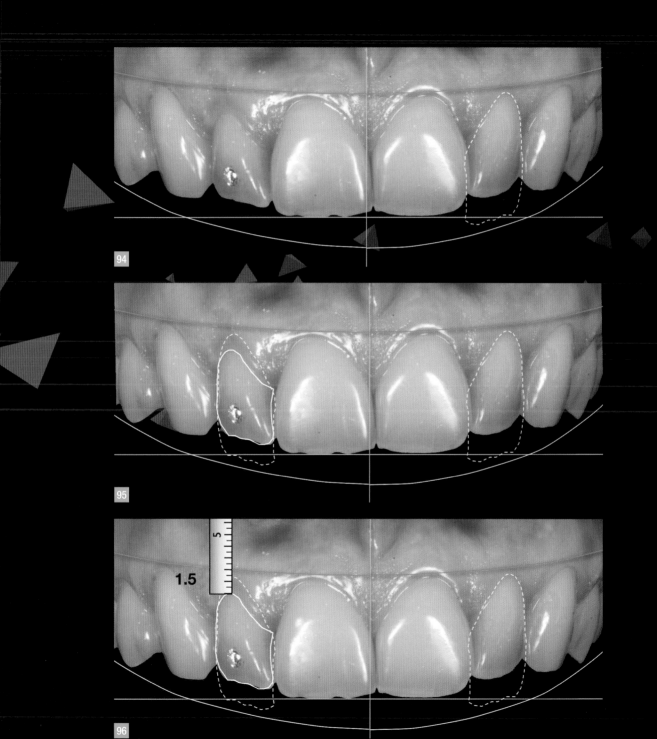

94

95

96

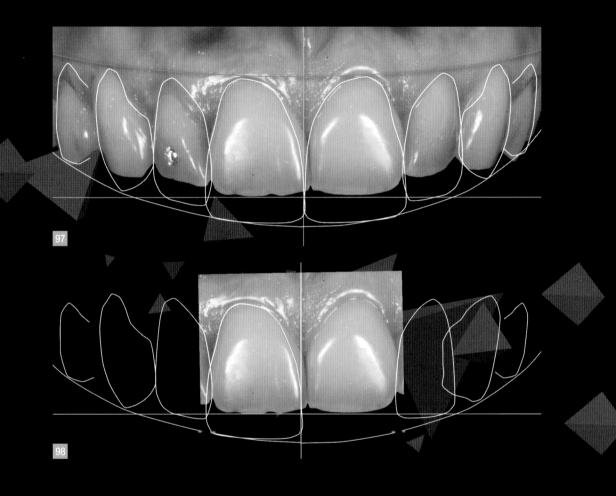

97

98

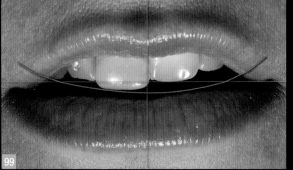

99

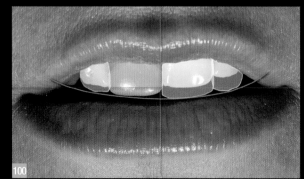

100

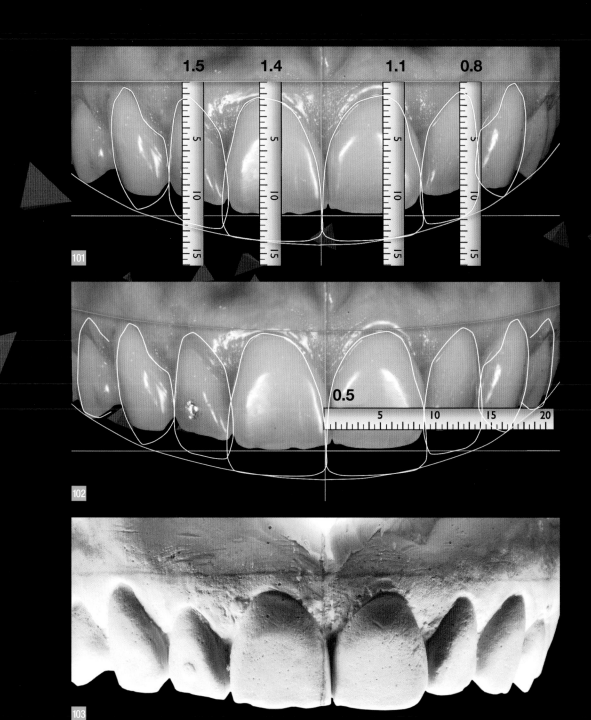

图104～图106 mock-up阴模中注射可流动树脂并放置于患者口内。

图107，图108 前后口内照片。注意覆𬌗、覆盖的改变以及牙齿颊侧凸度的增加。

一旦完成数字化评估（图86～图104），微笑设计师将文件发送到技师手中，随后技师会在正中关系位𬌗架上进行咬合调整，之后开始设计诊断蜡型并制备硅橡胶倒模进行直接

mock-up。下一个重要的步骤是评估DSD的准确性以及临床试戴蜡型。然后预约患者，直接进行mock-up，不需要进行任何咬合调整，然后拍摄照片给患者，让患者参与到治疗中来，并在每一步激励她。牙齿和软组织所有准确的美学校正得以确定之后，基于患者面形和牙齿形态来恢复一个合适的微笑表现，这些信息也都转移到研究模型中。之后，在正中关系位调磨早接触点，在原始的垂直距离下使模型稳定在正中𬌗位（图105～图111）。

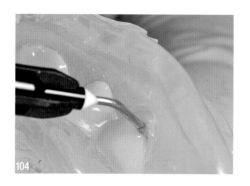

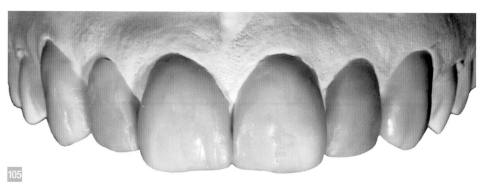

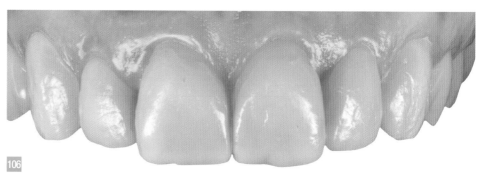

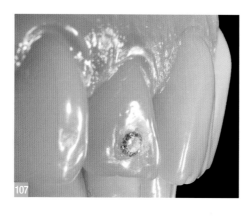

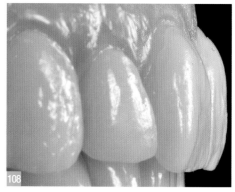

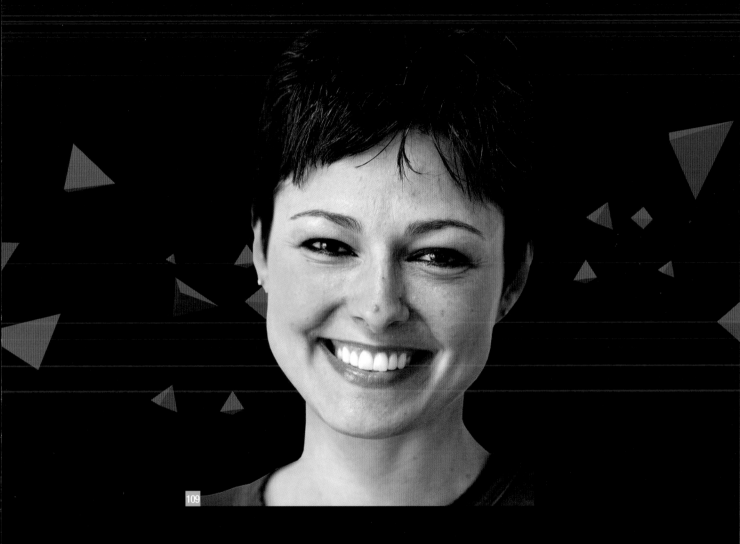

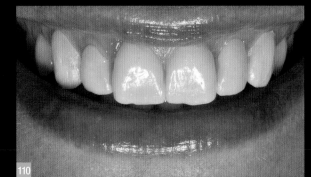

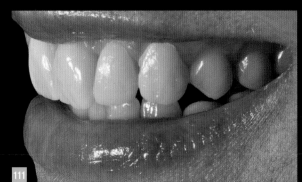

在下一次就诊时，在正中关系位调𬌗，消除上颌牙齿近中面和下颌牙齿远中面的早接触点，建立稳定的后牙咬合接触，在正中𬌗时有同步接触点，在动态运动中无干扰。咬合稳定之后，下一步就是重新建立合适牙龈对称（图112～图128）。

软组织成熟2个月之后，将树脂mock-up重新就位，在患者接受的牙齿形态下尽量保守地进行牙齿预备（图129，图130）。

龈沟内放置000号排龈线推开软

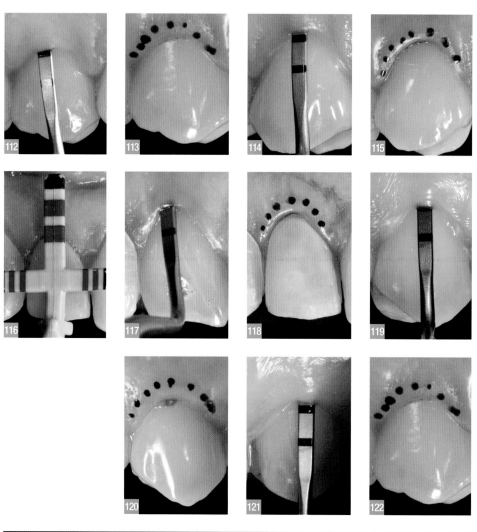

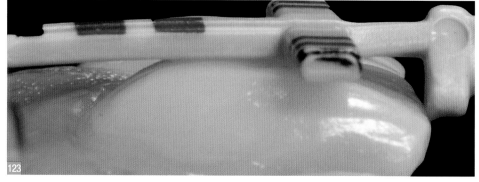

组织，避免在牙齿预备过程中损伤牙龈。

　　用车针在颈部1/3去除0.4mm，在中1/3去除0.7mm，在切1/3去除1.5mm，并尽量保留牙釉质。然后制备一条肩台完成线以90°角结尾，在硅橡胶倒模的指导下保证牙齿之间间隙合适，以便于戴入贴面并在唇侧中部保留尽可能多的牙釉质（图131，图132）。

　　完成预备之后，仔细修整所有的锐利边缘（图133，图134）；预备体的几何形态会帮助医生在粘接过程中更好地就位贴面。然后制取印模，并连同对颌牙送到技工室。

　　将唇侧牙釉质进行局部处理后，将树脂mock-up进行粘固，作为临时修复体使用2周时间，直到最终修复体完成。

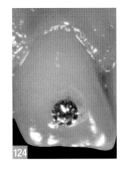 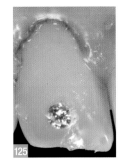 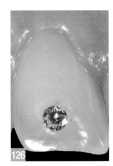

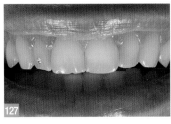 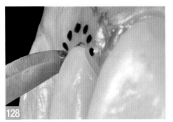

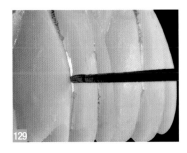 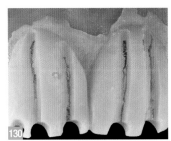

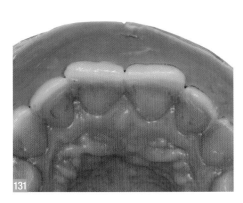

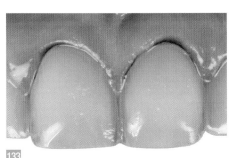

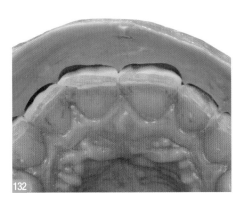

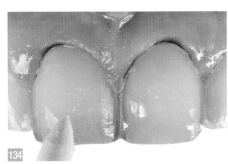

图124~图128 牙周手术（牙龈切除术）的细节，通过手术来恢复口内前后部区域的合适对称性。

图129，图130 在mock-up的唇侧面制备垂直沟来指导牙齿预备。

图131，图132 在诊断蜡型上制取硅橡胶倒模并引导牙齿预备。硅橡胶倒模可为正确的厚度预备提供指导。

图133，图134 牙齿预备后以及通过软橡胶轮抛光后的细节。注意大量的牙体组织得以保存。

图135～图141 长石质陶瓷贴面的内面通过氢氟酸（10%）进行处理，橡皮障下粘接过程图片展示[37]。

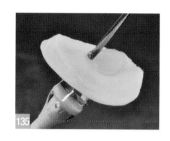 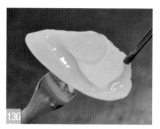 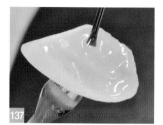

在印模内灌注石膏，技师去除基牙后并用耐火材料将其复制，制作"牙槽骨"模型。这种类型的模型既可以使用可拆卸的基牙，也维持了软组织参考。然后，根据硅橡胶引导提供的参考，并根据技师艺术化的技巧，开始层加长石质陶瓷。经过不同的烘烤程序以及最后上釉，最后从耐火材料上取下贴面并送到医生手中。

粘接当天（图138～图141），去除mock-up，使用试戴糊剂检测贴面。一旦确认色彩正确并适合粘固，放置橡皮障，牙面使用37%磷酸处理30秒，涂布处理剂以及粘接剂。同时，玻璃陶瓷表面使用10%氢氟酸处理1分钟（图135～图137），然后放到超声清洗机中使用纯酒精震荡5分钟，最后硅烷化处理1分钟。表面处理完成后，使用在美学试戴时检测为正确色度的美学树脂粘接剂完成粘接（图140，图141）。将涂布粘接剂的贴面正确就位，去除多余粘接剂，然后用光固化灯对每个表面照1分钟。之后使用流动的封闭剂，在无氧状态下光固化最后一层树脂，进行最后的聚合步骤。2周之后，检查咬合和软组织。在DSD过程中，由微笑设计师完成所有的评估内容，并在整个治疗阶段引导牙科团队的治疗，使最终修复体满足患者的要求（图142～图145）。

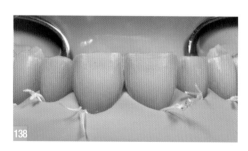 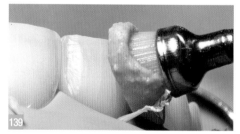

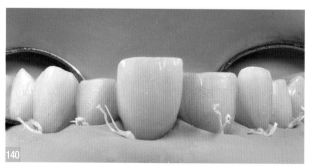 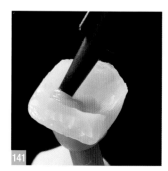

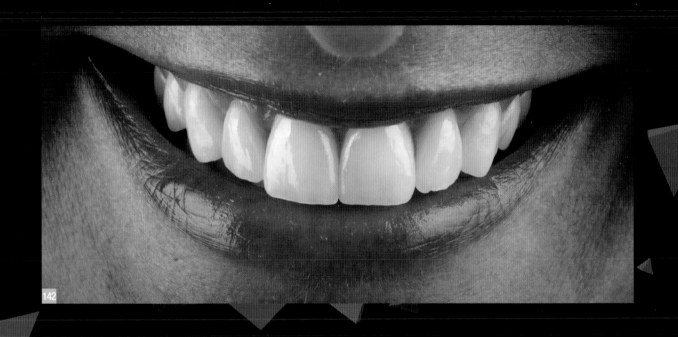

142

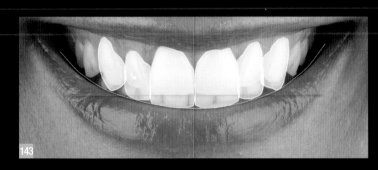

143

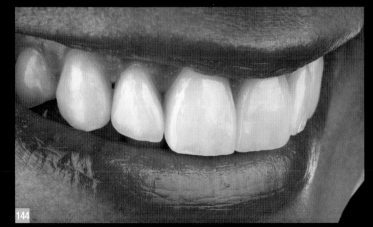

144

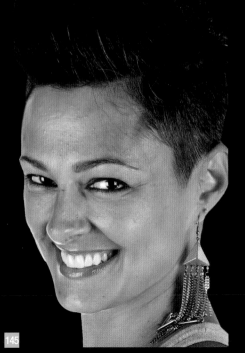

145

图146~图148 这个病例由Christian Coachman医生、Erick Van Dooren和Murilo Calgaro医生联合治疗。患者在接受了全口重建之后仍有许多美学和功能问题。龈牙复合体将会是获得一个成功的最终修复重建一个关键。开始一个病例分析，关键是从面部分析开始，因为微笑照片不能完全鉴别倾斜问题。

下面这个病例比前一个更复杂，因为其牙齿倾斜和移位是永久的（图146~图171）。这个病例由Christian Coachman医生、Erick Van Dooren和Murilo Calgaro医生联合设计和修复。患者之前接受过全口重建。然而，牙周病、生物学、功能以及美学等许多问题仍然存在。通过观察患者，清楚可见现有的修复体并没有考虑到患者的面部特征，这也诠释了在病例分析中的一个错误是如何导致整个修复过程的失败。

这是首要关键的方面，不仅仅针对这个特殊的修复案例，其实也是对每一名来到诊室的患者。

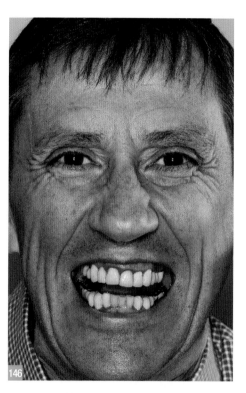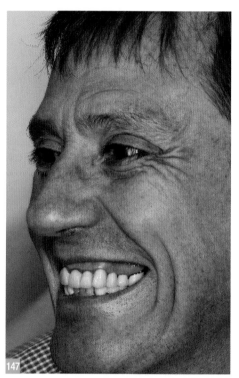

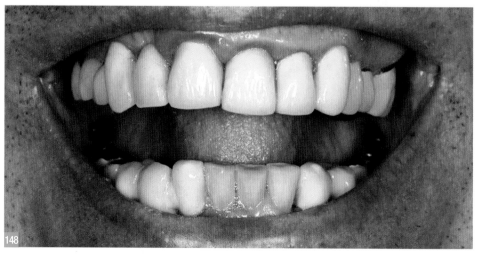

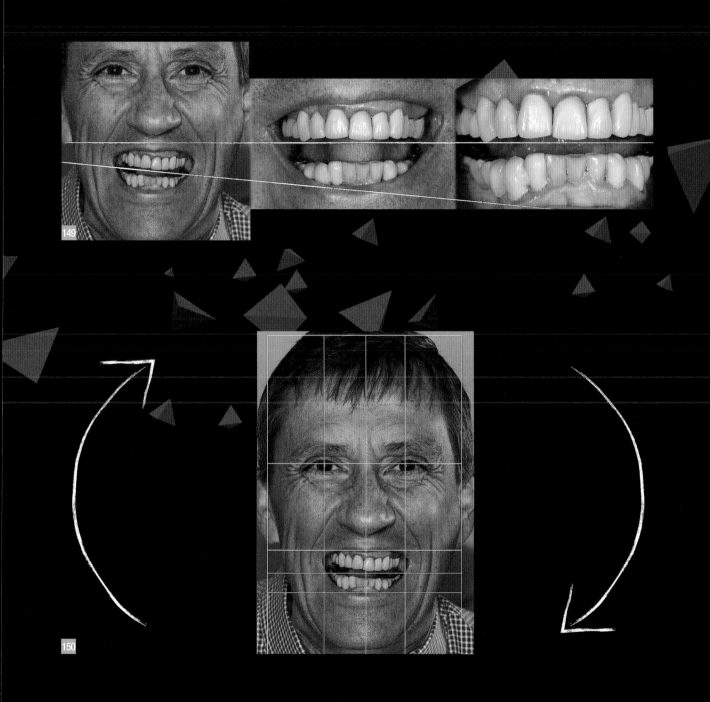

图149 通过面部分析可以清楚地看到倾斜的问题，但在微笑照片和口内照片中却并不明显。这就是为什么拍摄面部照片是关键，并在患者面部环境下，花费时间描画标记线和分析现有的修复体。

图150 当涉及美学时，传统的面弓并非严格需要。在转移研究模型时，面弓有一定的局限。理想的方案是有这样一个参考，以某种方式结合患者的面部，并且在治疗的每个阶段可以重复。

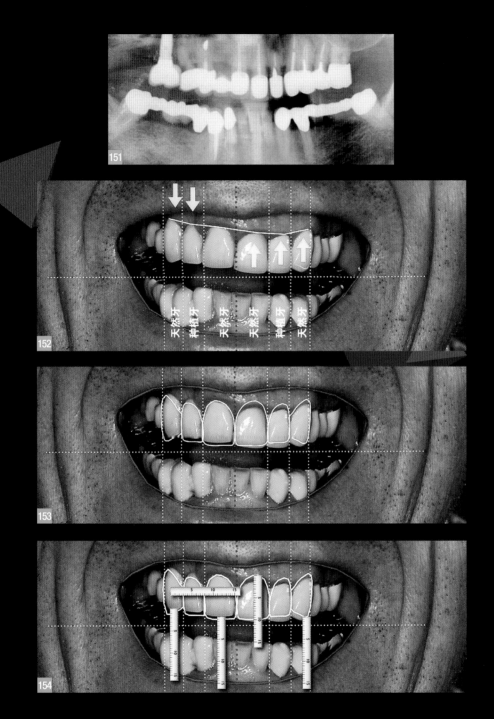

图151　在这个复杂重建的病例中，关键是收集所有必需的信息来做出一个正确的诊断，并连同诊断蜡型，一起指导后续的治疗计划。

图152～图154　面部分析参考线转移到微笑照片中，来精确地分析面部参考和牙齿参考因素之间的冲突，研究倾斜、软组织水平、红白美学、牙齿中线以及下颌移位。这些标记图画、图形和分析结合所有其他收集的信息（照片集、放射线片、研究模型和用药史）能够帮助微笑设计师与团队之间对治疗计划程序的沟通，并向患者解释，在他的状态下可以做到的治疗。所有的这些图片通过基础的幻灯完成；不需要特殊的软件，而是Keynote和PPT，使DSD更简单地融入日常工作中。

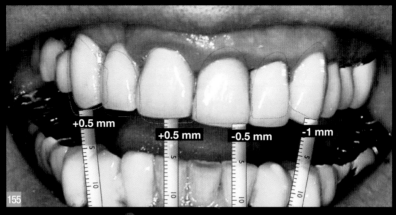

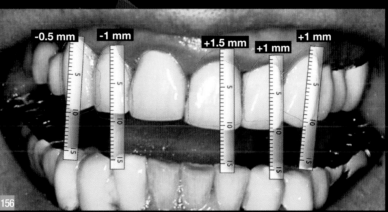

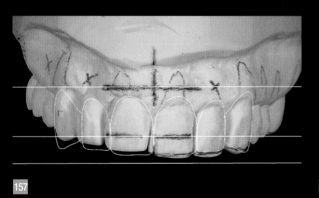

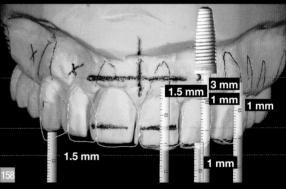

图155，图156 一旦确定了切缘位置（本病例中，上颌左侧侧切牙选作参考牙齿），微笑设计师可以用数字化标尺来确定牙齿和软组织需要延长的范围。然后将这些信息转移到模型上，技师就可以着手开始制作诊断蜡型。

图157，图158 在DSD方案中，将所有的参考数据移交到技工室是一个非常重要的步骤。能够轻松地与技师交流是很关键的，然后技师将会确切知道该做什么来重新设计这个病例，从诊断蜡型到第一副临时修复体再到最终修复体。这种连接在传统方案中是缺失的：如何将转移标线和图形从数字化状态转移到模型上。在幻灯上使用数字化标尺来做一些基础的测量就可以完成这些，而且也没有遗漏在初次评估时所收集到的信息。

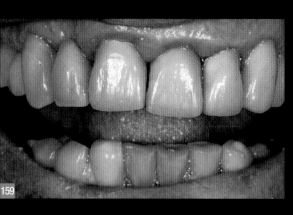
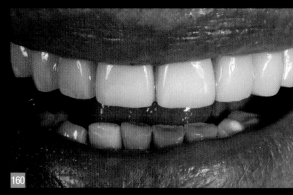

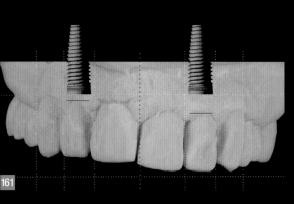
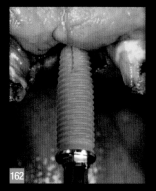
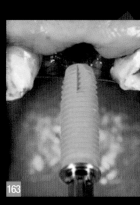

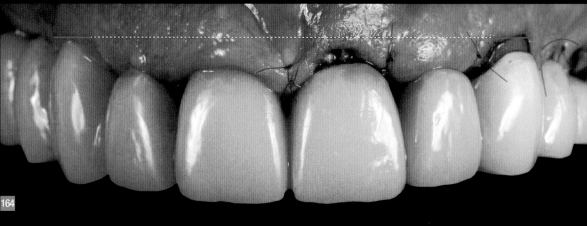

图159，图160　试戴预约。多亏了团队合作，患者体验到新笑容带来的视觉效果。殆平面现在是正确的，倾斜和移位问题得以消除，现在患者更有信心来接受治疗计划。DSD方案的另外一个关键是仔细制作诊断蜡型每一步，来避免在第二次就诊过程中在患者口内有任何调整。

图161~图164　现在治疗计划继续向前；从数字化图片上建立，然后转移到模型上帮助引导种植体植入、冠延长以及调整临时修复体的形态。

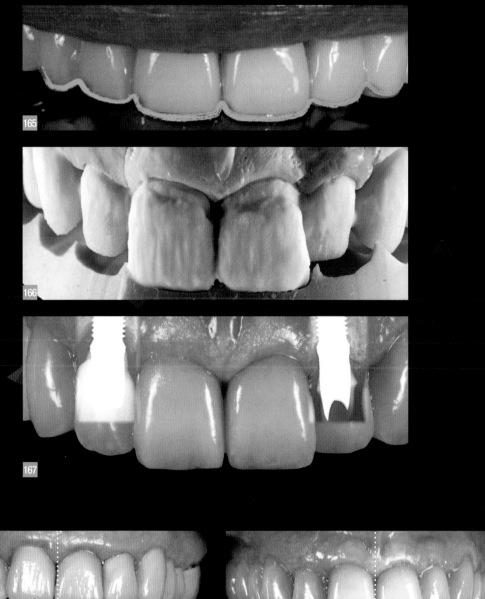

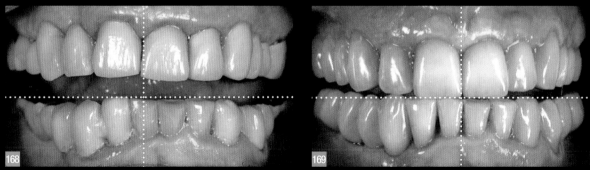

图165，图166 在治疗程序的许多阶段，DSD通过其在塑形最终修复体的质控作用来辅助牙科团队。

图167～图169 最终修复体就位后。注意二硅酸锂修复体与健康的软组织状态的完美融合。再一次，红白美学融合在一起从而获得了最终修复的美学成功。

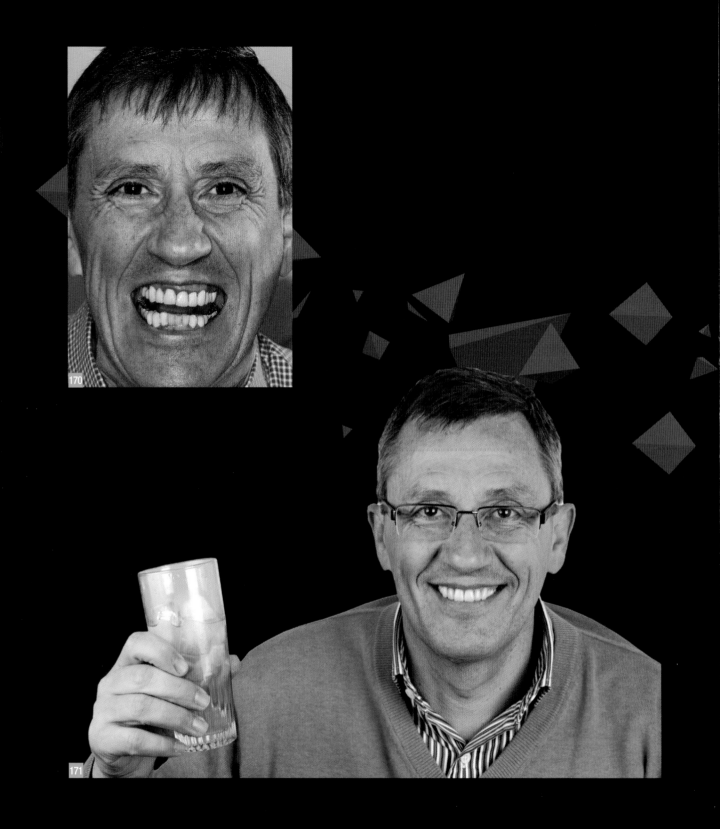

图170，图171   这些照片展示了患者微笑的改变，患者对效果非常满意。

总结下来，DSD概念的根本目的是通过3个途径来帮助医生：

1. 改进计划和设计美学微笑的流程。
2. 促进病例所涉及专业人员之间的交流。
3. 促进与患者的交流，增加患者在微笑设计时的参与度，激励并教育他们认识治疗的益处。

笔者坚信通过可视化交流可以促进这3个关键方面，使美学问题更形象并方便理解。因此，在日常病例设计中，基于可视化交流的DSD可促进员工和患者之间的交流。对于成功更重要的是，除了类似DSD的工具之外，对微笑设计的深度认知，与新的和创新的牙科技术相配合，让医生去诊断、计划、操作并恢复美丽愉悦的微笑。同时，数字化牙科学使牙医可以为患者提供所需：快速、舒适以及可预期的修复体来满足他们的美学需求。

新的革命性概念，是DSD方案和新的数字化软件的连接。它出现于2014年早期，目的是让所有的人可以使用从DSD方案中演化出来的信息，不仅仅是病例治疗计划、与患者和团队其他成员的沟通，也包括了把绘图和标记线带入到数字化世界，将它们从一个二维的图片比如计算机屏幕中的图片，转变成一个3D（三维）图像。与所有的计算机辅助设计/计算机辅助制造（CAD/CAM）软件程序相兼容，例如：Zfx软件（Zfx）、Cerec（Sirona）以及TRIOS（3Shape）。总之，这款软件可以读取并校正微笑设计师做出的绘图和标记线，并转移到患者口腔的3D模型中。也可以同正畸软件一起使用，如Invisalign（Align科技）或者Incognito（3M）；手术导板软件；正颌手术软件，使专业人员可以使用所有可用的信息来引导治疗。诊断蜡型也可以完全通过数字化完成，通过使用DSD衍生出来的信息、患者的图片以及CAD/CAM软件的数字化工具（图172～图175）。

DSD互联

DSD互联（DSD科技）是一个全

图172 DSD互联的工作流程。从微笑设计开始，通过Cerec软件将标记线和绘图添加到三维模型上；从这开始，技师开始在三维塑形并设计诊断蜡型。

图173～图175 举例说明如何使用DSD互联软件。通过与诊断图片软件以及计算机引导手术相结合，就能够利用CAD/CAM技术的优势来达到诊断的目的。将标记线和图片同想要的牙齿体积相重叠，能够在数字化诊断蜡型阶段直接帮助到牙科技师。

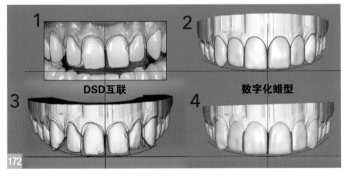

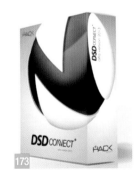

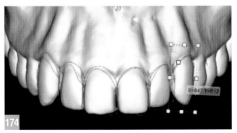

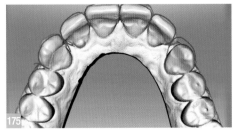

治疗计划中的四张视图。包括正面照、轮廓照、咬合照以及12点钟照。在每一个视图中，可以画出每一颗牙齿应在的位置。黑线标记牙齿的最终位置和形态；红线代表治疗时牙齿的位置；绿线代表需要牙齿移动的位置。

DSD的4个视角

DSD的创作者确定了一名微笑设计师在开始一个治疗计划时在计算机屏幕中应有的4个视角（图176～图179）。包括了患者的4张照片［正面照，轮廓照，咬合照以及12点钟（倒转相）］；在每一个视角中，微笑设计师可以画出每一颗牙齿应在的位置。首先，用黑线标记牙齿的最终位置和形态以及面部参考线。然后画一条红线来确定在治疗时牙齿的位置；这条红线将会是校正患者3D图像的关键。

如果微笑设计师相信正畸对于这名患者是必需的，画一条绿线来精确显示牙齿移动；联合正畸软件会非

常有用，也多亏了DSD互联，因为软件本身能够读取这种从红色到绿色改变，并根据标记线精确地做出必需的移动。再一次，DSD方案简化了团队内的交流；事实上，我们注意到，在咬合照中，尖牙没有通过绿线标画。这就建议正畸医生，基于微笑设计，修复医生不需要这两颗牙齿有任何的移动，这是对于这个特殊治疗提供给正畸医生的关键信息。看一下这张轮廓照，清楚可见这位患者需要最薄的贴面，需要最少备牙或不备牙。

在12点钟（倒转相）位置，是微笑设计的最好的视角之一，技师有最好的视角来检查切缘，并决定将虚拟或传统的诊断蜡型放置于何处。将

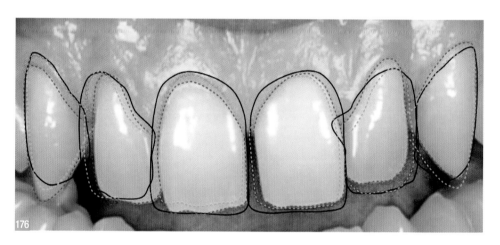

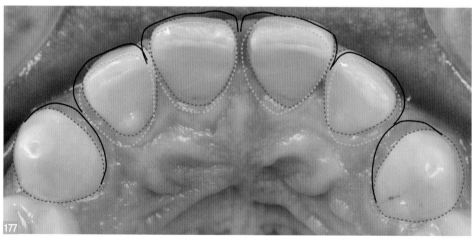

这个特殊的视角输入到CAD/CAM软件中，使用DSD互联中虚拟的正畸程序，将图片、标记线、绘图以及口腔3D模型进行重叠，技师就可以设计一个虚拟的蜡型。DSD互联的应用像幽灵软件一样，可以同任何一种数字化软件相兼容。

结论

"许多时候，人们不知道他们想要什么，直到你为他们呈现出来"。Steve Jobs这句名言总结了DSD概念的基本原理。在当今社会，事物变化迅速，人们常常有多重角色去扮演，也有许多地方去旅游。结果就是，可用于照顾自己的时间非常有限。每一个人都关注于交际，不断繁荣的社交网络、论坛以及博客已经证明了这一点。在过去，交流会对患者有很大的影响，特别是需要进行心理管理时，医生并没有给予足够的关注。但是现在事情已经发生改变，部分原因是不断增加的竞争，这种竞争来自由牙科专业人士提供的高质量服务的普及。在过去，"好"牙医只是少数，而今天平均服务质量已经得到很大程度的提高；结果，牙科社区的成员正在认识到他们应给予更多的关注来管理他们的形象和营销工作。

由来自巴西Christian Coachman医生创造的DSD概念，可能会很大程度影响我们的日常实践惯例，不仅从临床的角度来看，也从一个更相关的角度，即交流的角度。

但是与谁交流呢？主要是与医生，但更大一部分也是和患者、团队，包括技师。DSD可进行临床和美学方面的诊断，那些美学方面如果没有花费很多时间进行患者分析是不容易被察觉的。DSD的准确诊断是令人印象深刻的，并且会带来独一无二的优势，比如节约患者时间而不会以牺牲病例的成功为代价。事实上要记住，如今，患者在牙椅的时间越少，他们会更满意，这很重要。

DSD解放了患者。在经过一个简短的就诊，包括一段简短的视频采访、诊断印模、面弓、咬合记录以及简单的照片检查。通过简便、可负担的数码摄影技术使收集数据只需数分钟。DSD方案可对病例进行仔细的分析，而不需要在第一次和第二次就诊期间，让患者再次坐在牙椅上，并可以为团队其他成员提供"头脑风暴"的机会。也可以给患者提供准确和完整的回复。在第二次就诊期间，DSD因为可以与患者进行高效的沟通而变得更为不同寻常。通过美学修复计

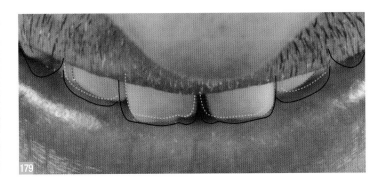

图180 第一次和第二次就诊之间的信息处理是DSD方案的核心。

划，我们可以看到问题和解决方案，其所带来的影响极大改进了医患之间的关系。

计算机屏幕上的图片和图示能够形象地解释治疗计划、时机、收益甚至是一些不足，而不是医生努力进行口头解释问题和建议方案。通过这种方式，通过教育和激励，沟通的效果会变得更好（图180）。

根据全世界著名医生的经验，结合快速变革的DSD手段，已经得出了结论：如果DSD概念可以常规和系统性地使用，这是一个可以在治疗的所有阶段帮助到所有团队成员的工具。

从第一次就诊到最后修复体粘固，所有医生和患者都可以使用DSD去理解美学的要素，制订一个治疗计划以及涉及多学科的最佳治疗顺序。涉及解决美学和功能问题时，DSD也

显著改善了团队成员之间的交流，特别是改善了修复医生和技师之间的交流。口外照片上标画的线条和形状为医生提供了所需的信息，来进行合适的评估患者面部的整体美学，并如前面所讨论，可以转移到口内照片中。

DSD使医生开阔了看待病例的视野，理解了限制，强调了美学问题并可预览到最后的结果，同时可以持续地对临床步骤进行再评估，也为医生提供了额外的学习机会。总而言之，最佳的患者教育，医生在伦理上正确地选择治疗方案，满足每一个病例的美学要求和功能需求，这些原因很好地解释了为什么DSD能够被认为是一种哲学。最后但很重要的是，它提高了患者对治疗方案的接受度，增加了牙科诊所在临床专业上取得成功的可能性。

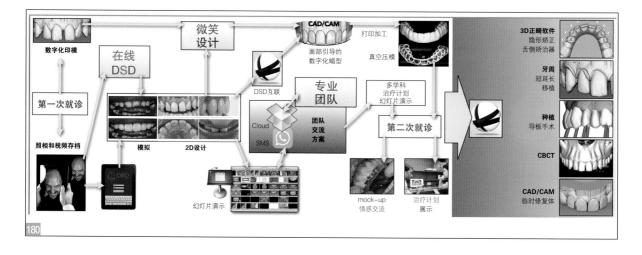

参考文献

[1] Frush JP, Fisher RD. Introduction to dentogenic restorations. J Prosthet Dent 1955;5:586–595.

[2] Frush JP, Fisher RD. How dentogenic restorations interpret the sex factor. J Prosthet Dent 1956;6:160–172.

[3] Frush JP, Fisher RD. How dentogenic interprets the personality factor. J Prosthet Dent 1956;6:441–449.

[4] Frush JP, Fisher RD. The age factor in dentogenics. J Prosthet Dent 1957;7:5–13.

[5] Paolucci B, Calamita M, Coachman C, et al. The art of dental composition. Quintessence Dent Technol 2012;35:187–200.

[6] Hallawell P. Visagismo. Harmonia e Estética. São Paulo: Senac, 2003.

[7] Paolucci B. Visagismo e odontologia. In: Hallawell P (ed). Visagismo integrado: identidade, estilo, beleza. São Paulo: Senac, 2009:243–250.

[8] Rufenacht CR. Principles of Esthetic Integration. Chicago: Quintessence, 2000.

[9] McLaren EA, Tran Cao P. Smile analysis and esthetic design: "In the zone." Inside Dent 2009;5:46–48.

[10] McLaren EA, Rifkin R. Macroesthetics: Facial and dentofacial analysis. J Calif Dent Assoc 2002;30:839–846.

[11] McLaren EA, Culp L. Smile analysis: The Photoshop smile design technique. Part 1. J Cosmet Dent 2013;29:94–108.

[12] Kokich VO, Kiyak HA, Shapiro PA. Comparing the perception of dentists and lay people to altered dental esthetics. J Esthet Dent 1999;11:311–324.

[13] Davis NC. Smile design. Dent Clin North Am 2007;51:299–318.

[14] Goldstein RE. Esthetics in Dentistry. Vol 1: Principles, Communication, Treatment Methods, ed 2. Ontario: BC Decker, 1998.

[15] Coachman C, Van Dooren E, Gürel G, Landsberg CJ, Calamita MA, Bichacho N. Smile design: From digital treatment planning to clinical reality. In: Cohen M (ed). Interdisciplinary Treatment Planning. Vol 2: Comprehensive Case Studies. Chicago: Quintessence, 2012:119–174.

[16] Gürel G. The Science and Art of Porcelain Laminate Veneers. Chicago: Quintessence, 2003.

[17] Dawson PE. Functional Occlusion: From TMJ to Smile Design. St Louis: Mosby, 2007.

[18] Spear FM. The maxillary central incisor edge: A key to esthetic and functional treatment planning. Compend Contin Educ Dent 1999;20:512–516.

[19] Kois JC. Diagnostically driven interdisciplinary treatment planning. Seattle Study Club J 2002;6:28–34.

[20] Imburgia M. Patient and team communication in the iPad Era—A practical appraisal. Int J Esthet Dent 2014;9:26–38.

[21] Imburgia M. IPad in Odontoiatria. Milan: Quintessenza, 2013.

[22] Murray H, Locker D, Mock D, Tenenbaum H. Patient satisfaction with a consultation at a cranio-facial pain unit. Community Dent Health 1997;14:69–73.

[23] Mellor AC, Milgrom P. Dentists' attitudes toward frustrating patient visits: Relationship to satisfaction and malpractice complaints. Community Dent Oral Epidemiol 1995;23:15–19.

[24] Street RL. Patient satisfaction with dentists' communicative style. Health Commun 1989;1:137–154.

[25] Lahti S, Tuutti H, Hausen H. Opinions of different subgroups of dentists and patient about the ideal dentist and the ideal patient. Community Dent Oral Epidemiol 1995;23:89–94.

[26] de Lima EA, dos Santos MB, Marchini L. Patients' expectations of and satisfaction with implant-supported fixed partial dentures and single crowns. Int J Prosthodont 2012;25:484–490.

[27] Kurbad A. Smile Design: ausilio alla comunicazione con il paziente nella riabilitazione estetica. Quintessenza Odontotecnica 2014;6:50–69.

[28] Van Der Geld P. Tooth display and lip position during spontaneous and posed smiling in adults. Acta Odontol Scan 2008;66:207–213.

[29] Roter D, Stewart M, Putnam SM, Lipkin M, Stiles WB, Inui TS. Communication patterns of primary care physicians. J Am Med Assoc 1997;277:350–356.

[30] Savage R, Amstrong D. Effect of general practitioner's consulting style on patient's satisfaction: A controlled study. Br Med J 1990;30:968–970.

[31] Williams S, Weinman J, Dale J. Doctor-patient communication and patient satisfaction: A review. Fam Pract 1998;15:480–492.

[32] Rothwell DJ. In the Company of Others: An Introduction to Communication, ed 3. New York: Oxford University Press, 2010.

[33] Chiche GJ, Pinault A. Esthetics of Anterior Fixed Prosthodontics. Chicago: Quintessence, 1996.

[34] Fradeani M. Esthetic Rehabilitation in Fixed Prosthodontics. Vol 1: Esthetic Analysis: A Systematic Approach to Prosthetic Treatment. Chicago: Quintessence, 2004.

[35] Chu SJ. A biometric approach to predictable treatment of clinical crown discrepancies. Pract Proced Aesthet Dent 2007;19:401–409.

[36] Chu SJ. Range and mean distribution frequency of individual tooth width of the maxillary anterior dentition. Pract Proced Aesthet Dent 2007;19:209–215.

[37] Magne P, Belser U. Bonded Porcelain Restorations in the Anterior Dentition: A Biomimetic Approach. Chicago: Quintessence, 2002.

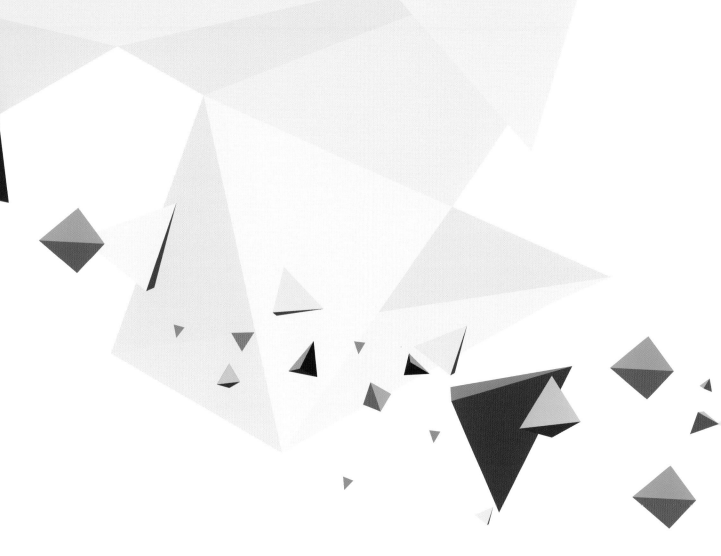

第3章　数字化印模
THE DIGITAL IMPRESSION

CHAPTER 03

在美国，每年会制取40万副印模；90%边缘记录不完整；这意味着，有36万颗牙冠的边缘有缺陷。

Gordon Christensen

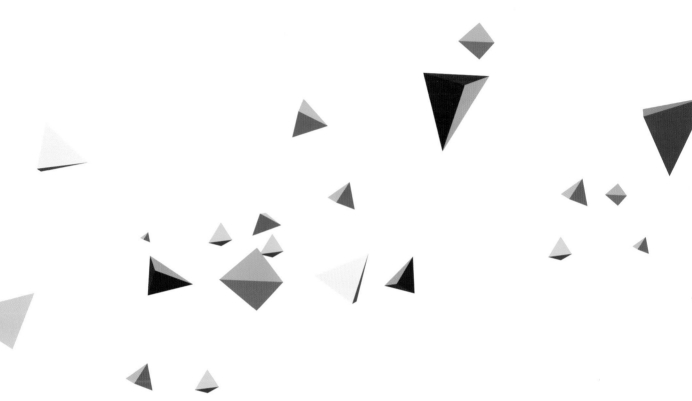

从20世纪80年代开始，利用数字化牙科技术（DDT）来制作牙科修复体一直在发展之中[1]，其中包括了计算机辅助设计/计算机辅助制造（CAD/CAM）。从20世纪90年代早期开始表明DDT已经快速发展并渗透到牙科领域中[1-2]。

现在市面上有许多数字化诊断软件，例如由Christian Coachman和Livio Yoshinaga共同创造和设计的数字化微笑设计（DSD）软件，利用数字化工具来检查一些功能参数并确定牙齿形状，在这个美学时代变得越来越重要；数字化𬌗架和个性化基台；结合三维CT评估的计算机引导手术可以在治疗前后给手术医生提供有价值的信息。在过去几年，一些数字化印模的软件程序开发出来，并在从传统固定修复体到DDT的过渡进程中扮演重要的角色，因为它们代表了全数字

化修复体制作中最后几步中的一步，其中全程数字化这是现代牙科的目标。实际上，医技沟通的首要手段是口内印模[3]。

数字化牙科印模设备已经引入到行业中，并有可能消除制作牙冠和固定修复体时所需的传统印模操作。并且，这种直接采集系统已经得到持续改进，改进得更微创、更快速，并且比传统方式更精确。另外，传统印模方案中的许多关键步骤，在数字化印模时可予以省略。

实际上，数字化技术可以减少一些椅旁操作的时间，比如托盘选择，灌注石膏的时间，消毒以及运送到技工室。另外，数字化图片储存更方便。这些新兴的数字化概念在牙医当中正在引起不断增加的兴趣，让医生们来思考改变其印模技术的可能[4-5]。

图1 数字化牙科革命。现代牙科学的目标是创造一个完整的数字化工作流程。

一些临床医生常常面临着这样的一种困境，一方面想跟上专业技术的发展，同时又对数字化印模技术和相关诊室内的修复体研磨技术没有把握（图1）。

数字化印模的优势展示如下：

1. 提高患者的接受度。

2. 减少印模材料的变形。

3. 3D预览预备体。

4. 成本降低和时效性[4]。

种植修复的数字化印模将会允许（图2）：

1. 虚拟评估种植修复空间。

2. 评估修复边缘的深度。

3. 在进行技工操作前获取穿龈轮廓[6]。

数字化印模在正畸领域已经成功应用了许多年，软件有iOC/OrthoCAD（Cadent）、OrthoPlex（Dentsply）、SureSmile（Orametrix）以及RapidForm（EMS）。20世纪80年代牙科修复学引入了第一台数字化口内扫描仪，由瑞士牙医Werner Mörmann和一名意大利电气工程师Marco Brandestini所研发，并于1987年研发出Cerec（Sirona）。这是第一套用于牙科修复体制作的商用CAD/CAM系统[2,7]。

从那时起，许多公司的研发部门都改进了他们的技术，并制造诊室内的口内扫描仪器，增加了仪器的使用便捷性，制作出精准的牙科修复体。这些系统能够捕获牙齿预备体的3D虚拟图片；通过这些图片可直接制作修复体（使用CAD/CAM系统），或者制作精准的工作模型，然后在技工室内制作修复体[1]。今天，在世界范围内有11款可进行口腔修复的口内扫描设备：4款在美国制造，2款在以色列，2款在德国，意大利、瑞士、丹麦各有1款。一般来讲，这些扫描仪尝试克服传统印模过程中的问题和不足，比如印模的不稳定性、石膏灌注、边缘撕裂以及模型和印模之间几何形状和尺寸的误差。

使用这些设备的最主要好处是模型精准，可获得3D档案并进行模拟手术以及简化流程。现有设备是由数个非接触式光学技术所驱动，比如共焦显微镜、光学相干断层扫描、摄影测量法、主动和被动立体视觉和三角测量、干扰量度法以及相移原则。基本上，所有的设备结合了一些所列举的图像技术来减少口内扫描时的一些干扰源，例如目标表面的光学特性（目标材料的透光性以及不同的反射性，比如牙齿、牙龈、预备体以及复合体）、湿度以及随机的运动。另外，也使用了许多类型的结构光源和光学组件[8]。

牙科诊室内可用的数字化系统一

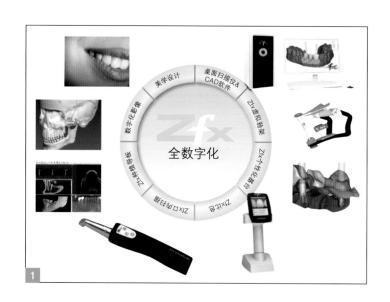

般可以分为两类：数字化印模系统和椅旁CAD/CAM系统。两种类型必须能够通过扫描仪或相机精准记录口内情况，并存储为计算机数据文件。

在记录了数据之后，计算机系统所做的就是予以区分：

• 数字化印模系统可将记录的数据文件传送到牙科加工厂进行修复体制作。一旦加工厂下载了文件，他们就能够制作模型。一旦加工厂有了模型，就可以用传统的加工流程来制作修复体。或者，加工厂使用CAD程序中的文件来制作一个能够在模型上进一步加工的全形态修复体或者基底。最常见的一些数字化印模系统有Lava椅旁口内扫描仪（C.O.S.; 3M Espe）、iTero系统（Cadent）、Zfx系统（Zfx），以及TRIOS（3Shape）。相对于传统方式，这些印模系统加快了整体的工作流程，可以在短时间内戴入最终修复

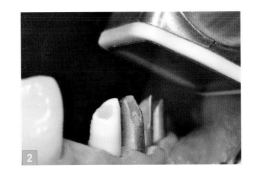

体（图3~图5）。

• Cerec采集中心（AC；Sirona）以及E4D牙科系统（E4D科技）是两款椅旁CAD/CAM系统（图6）。它们可以在诊室内完成图像采集、设计以及研磨制作3个步骤，在一次就诊期间就可以制作出全形态修复体。两者都有厂家特定的软件程序，可制作单颗牙齿的陶瓷或树脂嵌体、高嵌体、贴面以及牙冠。当然也可用作单纯的数字化印模系统。选择哪种方式取决于牙科诊所的体制以及最初投资的定位。

图2 为了制作临时修复体，在扫描过程中扫描仪镜片的位置细节[9]。

图3~图5 Lava、iTero以及TRIOS是最常见的数字化印模系统。

图6 Cerec AC是两款可用的椅旁CAD/CAM系统之一。

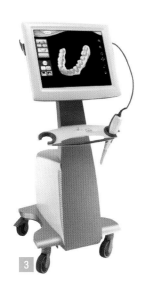
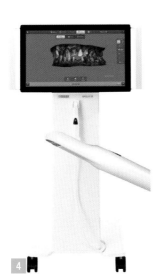
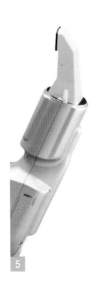
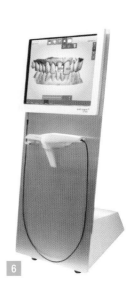

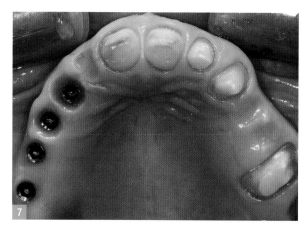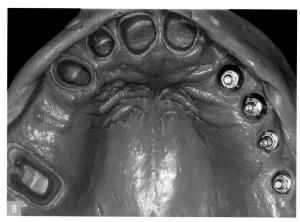

图7，图8 制取一个好的印模是临床工作流程中最关键的步骤。

在固定修复学中，一个准确可靠的印模是获得长期合适修复体的重要要求之一[10]。在讨论数字化印模时，与传统方式相比较，通常有一个争论就是传统方式会更准确，并且学习使用新的数字化工具需要必需的和耗时的学习曲线。

当然我们也应注意到，传统技术也会有许多难点，也涉及学习曲线才能避免所有的不足[11]。事实上，最近的文献调查指出，在英国，牙科技师认为许多印模并不是"可接受"的；根据Storey和Coward的报道，44.2%的口内记录并不满意，因为在修复预备体水平上存在缺陷[12]。通过仔细地评估传统印模流程发现，许多印模步骤是可能的误差来源，这也再一次说明，拥有一个可遵循的方案是至关重要的，可以帮助操作者减少错误的发生[13]（图7，图8）。临床医生应保证所取的印模包含了所有的必要信息，并且是可读的，比如预备体的细节，

没有气泡和水滴，并覆盖所有的关键部位。

在一项研究中，Samet等[14]评估了193副印模，分别送到了11个不同的加工厂。记录了如下影响因素：材料、技术、印模托盘类型、预备体的数量，然后评估了制作固定修复体的印模技术的质量，描述了临床错误的频率，并分析了各因素之间的相关性（表1，表2）。

结果总结如下：
- 缺乏精度。
- 托盘材料脱模。
- 二步法取模时重体的暴露。

事实上，在制作一个合适修复体过程中，制备一个印模是最关键的步骤。

一个完美的印模应是：
- 准确地复制临床情况。
- 边缘完整、无气泡。
- 一次正确。

气泡类型	原因	解决办法
位于颊舌侧表面	· 未充分使用轻体材料并有间隙 · 室温较高以及固化不完全	· 在关键区域放入充足量的材料 · 在指定的温度下储存材料以保存材料的黏度和硬度
位于近远中面	· 流体液压力低，材料对邻面的适应性低	· 使用个别托盘 · 使用结合重体/轻体的技术或二步法取模
多个，随机分布	· 不正确的手动混合，使材料内有气体残留 · 不正确的自动调拌（工作尖没有在材料中）	· 重新手动混合 · 维修调拌器尖部或者将注射器置入
位于龈沟区域	· 水分、化学品或龈沟液污染 · 止血不充分	· 使用双线技术来改善水分的隔离和吸收 · 彻底冲洗并干燥
位于预备体边缘处	· 不正确地放置轻体材料：在开始和结束时轻体材料没有重叠 · 凝固时间错误：导致某些区域轻体材料缺少结合	· 在基牙360°周围完全充填轻体材料 · 在复杂的病例中使用慢凝固的材料；冷却印模材料来延长工作时间

表1　传统印模制取时常见缺损（气泡）的原因和解决办法

问题	原因	解决办法
托盘和牙齿/预备体之间的材料发生变形	· 材料在完全固化前托盘发生移动/滑动 · 二步法重衬时，不正确地放置托盘，或者选择的托盘大小或形状不合适 · 托盘戴入不准确或对托盘多余的压力 · 患者牙弓与托盘有摩擦	· 在印模过程中禁止托盘移动。在印模重衬之前增加材料的分离间隙 · 使用个别托盘或仔细选择标准托盘 · 试戴托盘并决定如何正确地就位，然后进行印模操作 · 印模时让患者保持张口
撕裂/撕脱	· 未完全固化前移除材料 · 倒凹过大 · 龈缘不合适的位移（龈沟内区域过紧） · 污染 · 使用低撕裂强度的材料	· 使用个别托盘 · 使用结合重体/轻体的技术或二步法取模 · 使用硅橡胶取模时，不要让手套直接接触材料 · 使用高撕裂强度的材料 · 正确地排放软组织
分层	· 高黏度和低黏度材料之间固化时间的不协调 · 材料之间的污染 · 环境温度较高	· 遵循制造商建议的操作时间 · 止血控制和排龈；防止轻体、重体材料之间的污染 · 将印模材料冷却

表2　传统印模中其他常见缺损的原因和解决办法

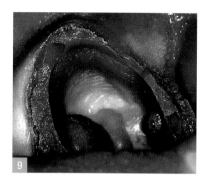
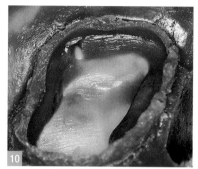
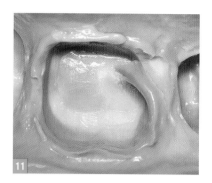

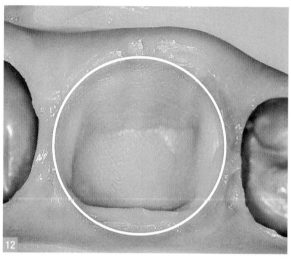
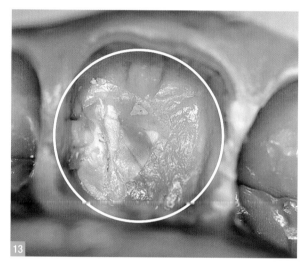

图9 ~ 图11 问题发生但有时不能解决，比如材料不完全固化，托盘暴露，轻体、重体的不合适混合，或者细节的完全缺失。

图12 ~ 图14 托盘和流体材料结合不良、缺少印模细节、储存不合适以及运输方式是最终传统印模缺少精度的原因。

在进行印模操作时，许多临床决策对于印模的准确性是关键的，比如：

• 选择托盘以及使用相关的粘接剂来避免材料脱模；实际上，仅仅是从口内取出托盘，就有可能导致变形的发生。

• 所选择印模材料的质量会很大程度影响硬石膏的表面。

• 灌模之前，有必要消除解剖倒凹，在避免印模变形下使模型更容易脱位[15]。

最常见的临床误差是不完整的复制口内情况，比如：在预备边缘处有间隙和撕裂，流动材料移位或从预备区域溢出，变形，由于血液和唾液导致的缺损，托盘暴露，不完全的印模材料凝固，托盘和材料结合不良以及模型有缺陷（图9 ~ 图11）。

另外，传统印模之后的操作也有可能是不精确的原因：不充分的消毒可能会影响表面质量，细节的复制，以及尺寸的稳定性。事实上，在灌模并将印模给到技师之前，在诊所内需要有特定的消毒方案。应根据厂家的指南来明确哪一种消毒产品会损害印模。然而，研究发现临床医生对此操作关心的比例很低。在一些国家，这个比例低至57%，但妨碍大家遵守指南的因素不得而知[16]。

室温下储存印模能够避免变形。如果存储温度低，会延长凝固反应并改变材料的黏度，影响表面质量（细节再现）以及尺寸稳定性（图12～图14）。

通常建议用水冲洗聚醚印模并干燥后才能送到加工厂，避免将其和藻酸盐印模材一同放置在袋子中，也要避免阳光直射下储存，防止印模质量的下降。

将印模送到牙科加工厂后，印模受温度影响会很明显。温度从4℃至40℃可以导致1～18mm尺寸的变化[17]。另外，在取模到灌注石膏模型期间，室温、表面湿度以及消毒措施都可能会导致额外的变形[18-19]。

模型制作是另外一个步骤，可能导致不可控的模型膨胀、气泡以及折断。显然，如果这些缺陷发生在一个关键区域，比如预备边缘和基牙的轴面与殆面，修复体将不能很好地就位。在传统方法中，根据时机和所用的材料，以及材料本身的稳定性，有不同的印模技术分类。

牙医能够对于许多技术有深度的

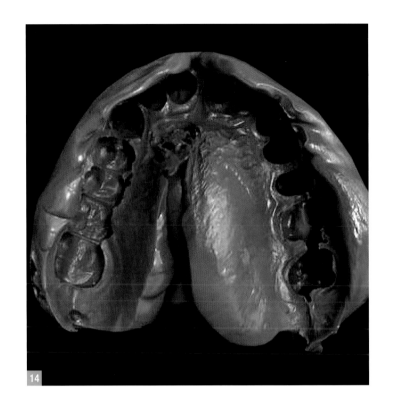

14

细节知识是很重要的，这样就可以有更适合于临床情况的选择（图15，图16）。

图15，图16 不准确的石膏模型的例子。石膏模型有孔洞，有小瘤子，基牙的边缘线和切嵴有气泡。

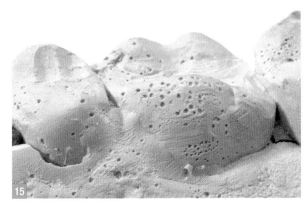

15

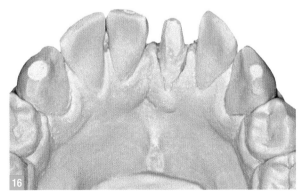

16

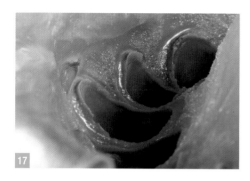

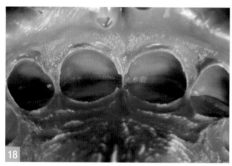

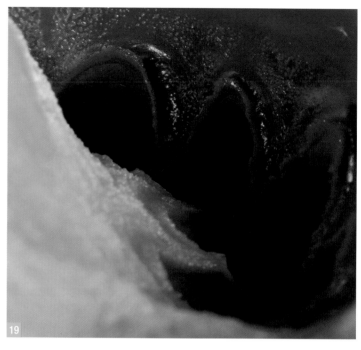

图17～图19 进行瓷贴面修复的最终聚醚印模。

印模的一个主要作用是完整地记录预备体的细节和邻近组织，例如，过度预备的肩台完成线、牙龈组织结构（图17～图21）。这就是为什么在进行成功修复重建时，制取一个精确的包含细节的最终印模是一个关键步骤。

制订一套印模方案是必需的，需考虑如下：

1. 保证修复体肩台水平组织的健康。

2. 使用机械或化学的办法，保证充分地推开边缘软组织。如果使用化学制剂，则冲洗并充分干燥。

3. 根据印模技术和指征选择合适的托盘和流动黏度的材料以及合适的工作时间（常规或快速）。

4. 使用能够合适就位的刚性印模托盘。

5. 完全涂抹托盘粘接剂并干燥（至少15分钟），然后制取印模。

6. 保证材料混合均匀一致（例如，使用自动调拌机）。

7. 托盘内放置足够的印模材料，不能混有气泡。

8. 使用不阻碍印模材料固化的手套。

9. 使用不同的计时器来提示工作时间（2～2.5分钟）和固化时间（5～6分钟）。

10. 口内注射流动材料时为避免空气进入，应将注射器尖部保持在材料内。

11. 就位托盘时应控制垂直压力，避免牙齿/组织与托盘底部接触，造成垂直移动。

12. 从牙齿预备体和种植体基台开始，用气枪将轻体材料吹到龈沟内并在基牙周围覆盖满轻体材料。

13. 避免任何可能会移动托盘位置

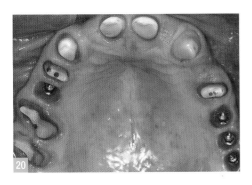

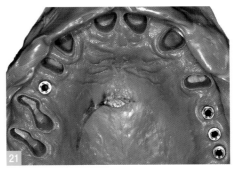

图20，图21 在一个复杂的牙周病病例中，最终的聚醚印模包括了预备的牙齿和种植体。

图22 同传统印模一样，数字化印模对于血液和水分是敏感的；因此，软组织必须是健康的。

并导致变形的移动。

14. 保持托盘和材料有足够的工作时间。

15. 根据基牙位置，正确地将托盘从口内取出。

16. 在取出托盘时避免单边旋转。

17. 核实印模材料的表面没有托盘的暴露，如果暴露，那将提示托盘与软硬组织有接触，在这个区域可能会不准确。

18. 保证托盘没有暴露，那意味着托盘接触了牙齿组织或软组织，所记录的信息有可能不准确。

19. 检查托盘和材料之间合适的混合，以及与托盘的结合。

20. 根据厂家指导进行印模的消毒。

21. 消毒后，用水冲洗印模并干燥后送至加工厂。

22. 准确的印模材料品牌以及消毒方案必须与加工厂进行沟通。

文献中的数字化印模

　　所有的数字化印模系统和椅旁CAD/CAM系统均依靠准确记录口内数据的能力，有许多相机的通用原则可以对结果产生影响。

　　1. 同传统印模材料一样，数字化印模对于湿度污染也很敏感。被血液和唾液遮盖的牙齿表面和龈牙边缘会阻碍相机进行准确记录。好的话，相机将水分记录为错误的表面形态；坏的话，在有水分的区域表现为无可获取数据。这两种情况下，均不能制作一个精确的修复体。

　　2. 第二个原则是不充分地处理和推开软组织会妨碍边缘区域影像的获取，导致相机不能准确记录。理想的状态是相机扫描可以穿透软组织，但现有系统都做不到。数码相机只能记录镜头所能直接看到的数据[10,20]（图22）。

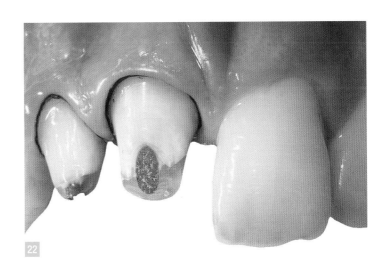

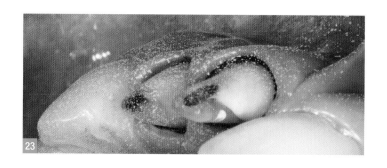

图23 中切牙和侧切牙预备后即刻进行数字化印模。对于不同反射特性的表面，在扫描区域喷涂细粉末可以保证其完整性。

图24，图25 使用数字化印模（iTero），在研究模型上安放可扫描印模帽（图24）以及虚拟模型（图25）。由Lee和Gallucci[24]授权下复印。

有许多研究调查了数字化印模在牙支持式固定修复体的效率和准确性[21-22]。最近，发表了更多标准化和随机研究，例如Syrek等[23]发表的一篇研究评估了全数字化制作的陶瓷牙冠，结果发现，口内扫描制作的牙冠其边缘的适合性和邻接区显著优于硅橡胶印模制作的牙冠，对于咬合而言，两者表现相当（图23）。

2011年，博洛尼业大学的Monaco等[25]通过临床实验测试了单颗全瓷氧化锆牙冠的准确性，通过利用主动波前采样技术的数字化口内印模，来测量牙冠的边缘和内部适合性，发现同传统方式制作一样，通过数字化工作流程制作的单冠有足够的精度。

2013年，Almeida e Silva等[26]发表了一篇基于数字化和传统技术制作的四单位氧化锆固定修复体的对比分析，发现两组支架均表现出临床可接受的边缘适合性，相对于那些通过传统印模制作，数字化制作的桥体有更好的内部适合性。

更特别的是，通过回顾每个固位体的表面，数字化印模在前磨牙的近中和磨牙远中面表现出更好的边缘和内部适合性。对于数字化印模进行种植修复的效率、准确性以及临床的可行性方面，还没有任何标准化和随机临床研究。在这种特定的大环境下，对于传统方案的改良，DDT验证是理解新技术所带来影响的主要方法。

在过去10年中，牙种植已经完全融入患者修复治疗以及牙齿重建当中。牙种植工业也已经开始开发工具来方便地使用口内扫描仪，并制取种植数字化印模。

尽管印模材料[13]和模型[27-28]存在变形，但在临床实践中已证明，传统印模制取的工作流程可用来进行种植修复体的制作[29]。

然而随着可扫描的印模帽出现，现在口内扫描仪可作为传统印模的替代方案。Del Corso等[30]在体外研究中发现，相对于传统印模制取，口内扫描是一种有效的选择。Karl等[31]最近发表的一项临床研究发现，通过使用预制的组件和替代体，牙种植的口内数字化可以获得与传统印模制取和工作模型灌注相同的精度。

2013年，Lee和Gallucci[24]评估了相对于传统印模制作的单颗种植修复体、数字化印模的效率、难度以及操

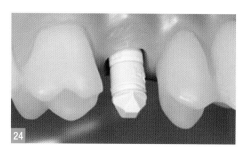

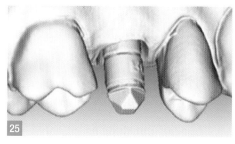

作者的倾向。本研究一个有趣的方面是，参与者都是牙科学生，他们之前没有接触过传统或数字化种植印模。这种均质的分组可以通过一个客观的、没有偏移的方式来调查这些印模技术的工作效率。

这是十分重要的，因为从一个包含了有经验医生的不同研究群体中多得出的结果，可能会难以理解。另外，比起开窗印模，传统方案（非开窗印模）虽然不够精确但是却方便学习（图24，图25）。这项研究得出的结论是，相对于传统印模，当评估整体治疗时间时，数字化印模是一种更高效的技术；相对于数字化方案，通过准备、取模以及重新取模来完成一个可接受的传统印模需要更多的时间。

数字化印模可以进行额外的再次

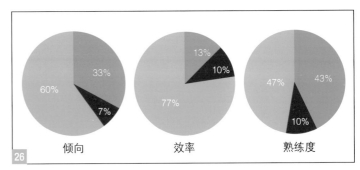

26

蓝色=数字化方式；红色=传统方式；绿色=二选一

扫描，而不必重复整个印模，使治疗时间缩短。对于没有经验的2年牙科学生而言，相对于传统操作方法，数字化印模的困难水平低。

根据参与者的观点，数字化印模是更推荐和高效的技术（图26）。相对于数字化印模方法，传统印模方法需要更多的经验来获得相同水平的熟练度（表3，表4）。

图26 对比两组取模方式，学生的倾向、效率以及熟练度的比例[24]。

	传统方式	数字化方式	二选一
参与人数（%）	3（10%）	23（77%）	4（13%）
传统方式工作时间	21:54 ± 1:52	26:17 ± 7:32	17:38 ± 1:57
传统方式再次取模时间	2:59 ± 5:10	8:42 ± 6:50	0:00 ± 0:00
数字化方式工作时间	16:33 ± 7:06	12:10 ± 3:18	11:19 ± 2:05
数字化方式再次扫描时间	1:03 ± 1:25	1:38 ± 1:06	2:17 ± 0:36

表3 每一种印模方式所耗用时间（分：秒；平均值±标准差），基于参与者效率的结果（在时间和难度水平测量）[24]

	传统方式	数字化方式	P值
效率			
准备时间	4:42 ± 1:25（2:50 ~ 8:06）	3:35 ± 0:58（2:24 ~ 6:42）	<0.001*
工作时间	20:00 ± 6:37（11:18 ~ 34:50）	8:54 ± 3:12（5:34 ~ 19:44）	<0.001*
再次取模/再次扫描时间	6:58 ± 6:56（0 ~ 21:37）	1:40 ± 1:05（0 ~ 5:20）	0.003
整体治疗时间	24:42 ± 7:18（14:28 ~ 41:24）	12:29 ± 3:46（8:16 ~ 24:23）	<0.001*
整体取模/扫描数量	21	67	<0.001*
参与者需要重取/重扫	17/30（56%）	29/30（96%）	—
难度			
VAS（0 ~ 100）	43.12 ± 18.46（0 ~ 73.68）	30.63 ± 17.57（0 ~ 77.89）	<0.001*

表4 总体消耗时间（分：秒），重取/重扫次数，以及每种印模方式的难度[24]

VAS=可视化模拟测量。时长和VAS数据括号内表示为平均值±标准差范围。*统计学差异 $P \leq 0.05$

P	AU1	IOSU1	P	AU2	IOSU2	P	AL1	IOSL1	P	AL2	IOSL2
1	12	12	10	12	25	13	12	25	22	12	24
2	14	25	11	15	40	14	14	20	23	12	35
3	10	15	12	12	20	15	12	15	24	15	40
4	10	40				16	15	25	25	12	35
5	14	25				17	15	20	26	10	40
6	12	18				18	18	10	27	12	18
7	12	20				19	12	18			
8	10	20				20	12	17			
9	10	15				21	10	16			

表5 在Wismeijer等[32]的研究中，传统印模和口内扫描的时间对比（分钟）

P=患者编号；A=印模制取；IOS=口内扫描；U=上颌；L=下颌；1/2=种植体数目

图27 计算机辅助印模制取（CAI）[16]。Zfx口内扫描仪。

2013年，Wismeijer等[32]指出这种数字化方式的另外一个重要方面：患者的接受度。更特别的是，本文评估了患者相对于数字化技术，是否认为传统印模技术是一种更笨重的办法。结论是，尽管研究基于相对小群体的患者，但倾向于口内扫描的患者明显较多。这主要是因为传统印模操时味道不佳，以及相关的准备工作。然而，患者却认为口内扫描的持续时间更长（表5）。

数字化工作流程

CAD/CAM系统基本由3个主要部分组成：

1. 数据采集单位，获取预备体的设计以及周围组织结构。

2. 数据处理软件，设计一个解剖的虚拟修复体或支架，并生成所有的研磨参数。

3. 通过自动生产设备制作修复体[4]。

前两个组成构成了CAD阶段，而第三个部分是CAM阶段。这3个部分通过精密地结合来指示CAD/CAM系统的成功。

根据共享CAD数据的能力，CAD/CAM系统目前能够被分为两个不同的组别：开放的CAD/CAM系统以及封闭的CAD/CAM系统[2]。封闭的系统中融合了所有步骤，不允许不同系统之间的互换。对于这种封闭的系统，非常依赖其生产者来升级所有的软件。另外，对于开放的系统，可以让专业人员选择不同的CAD和CAM进行结合[33~34]。

数字化信息的传递不需要消毒，地面运输，或者制作石膏模型上殆架。因此，尺寸不准确的可能性被消除或者被减少。

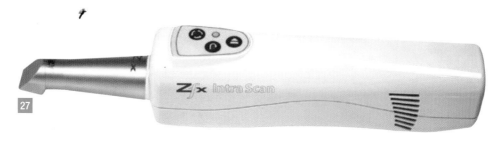

27

Zfx口内扫描仪

Zfx口内扫描仪是一款轻便的设备，通过线缆连接一台笔记本电脑，重量仅600g。所有的扫描技术均合并到手柄中，不需要复杂的工作站（图27）。对于所有的数字化系统，其中一个常规组件是口内相机（扫描仪），用来记录口内情况的数据文件。记录数字化文件而不再需要取传统修复印模，这在临床工作流程上是一个典型的转变范例。

共焦显微镜是口内扫描系统背后的技术，是由一系列单张重叠的图片进行实时连接的技术，可使口内扫描仪从口内采集3D的数码数据，并直接读取软硬组织形态。共焦显微镜是一种光学成像技术，可用来增加光学分辨率，原理是使用点照明和一个空间小孔来消除比焦平面更厚的标本上的散焦光，这与显微成像形成了对比（图30，图31）。这就可以通过采集的图片来重建3D结构。这种共焦图像技术的原理是由Marvin Minsky[35]于1957年提出，目的是解决传统宽视野的荧光显微镜的一些局限。在传统的荧光显微镜中（例如，宽视野），整个标本是平均布满了来自光源的光线。标本全部在光线下同时被激活，并且所产生的荧光被显微镜图像感测器或相机检测到，其中包括一个大的不聚焦的背景区域。相反，共焦显微镜使用一个照明点和一个针孔，利用感测器之前的一个光学共轭平面来消除散焦信号。这种结构命名为共焦柄（图28）。只有非常接近于共焦平面的荧光光线能够被感知到，因此图像的光学分辨率，特别是在样本深度方

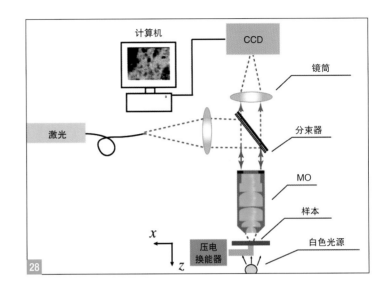

向比宽视野显微镜更好。

但是，由于许多从样本来的荧光光线在针孔处被阻挡，因此共焦显微镜在增加了分辨率同时付出了降低信号的代价；因此，常需要较长时间的曝光。

因为样本中一次只用一个点被照明，因此在标本中的二维（2D）或3D图像需要在一个规则的光栅之上（例如，一个矩形的平行扫描线）进行扫描。共焦平面可达到的厚度主要由被物镜光圈所分开光线的波长来决定，但也由标本的光学特性所决定。这种薄的光学切片使这些类型的显微镜特别擅长3D图像和样本的表面分析（图29）。

图28 共焦显微镜工作的原理图。

图29 通过一个共焦显微镜测量1欧元硬币的局部表面轮廓。

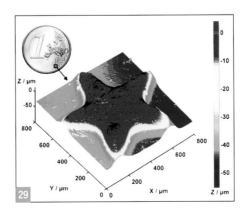

系统要点

从多个角度来看，Zfx系统有许多特点：

- 可以生成与市面所有主流的牙科CAD设备兼容的STL文件（标准的三角测量语言），是一个开放的系统，可吸引更多医生使用不同系统。在数字化时代的伊始，数据文件是在一个封闭结构中进行设计，例如数字化文件只能被相同厂家的设备读取和使用，并制作修复体。这就给牙科加工厂带来了一些问题，他们必须有每一个厂家的系统才能处理所有从许许多多医生那里传来的数据文件。

- 额外使用植物基粉末不再是必需。只有在医生想要使扫描过程更快的时候才需要。

- 在数字化印模时，开始/停止按钮为医生提供了随时停止的可能性，检查并继续印模或者如果需要的话，重新开始。

- 在扫描时有重力传感器来把握方向。

- 根据硬件，单张扫描的时间不足0.1秒，最多每分钟可以拍摄28张。每秒的扫描速度是18～28张的3D扫描图像。相对于传统的牙科扫描仪，这种非常快速的采集速率可以进行实时3D视频的采取，更类似于一个视频摄像机。

- 手柄相对很轻，大约1.3磅（1lb ≈ 0.454kg），非常容易在诊室间操作。

- 传感器像素（X×Y）：144μm×90μm；尺寸像素：50μm×86μm；对于物体像素（X×Y）：66μm×120μm。

- 扫描视野（在物体上；X×Y×Z）：10.4×9.6×1.8mm^3，这是单个基牙三维空间上精确的扫描视野。

- 更重要的是，这个系统使用专利的实时压合技术，每一个单独的扫描通过可控的重叠在屏幕上形成一个实时的三维动画视频；换句话说，相机拍摄了一系列单张照片，通过彼此重叠，然后通过计算机软件程序压合在一起，形成一个单体3D虚拟模型。数码图片重叠的数量会决定计算机上虚拟模型的大小；因此，工作模型上需要更多的牙齿，就需要更多的图像来记录它。对于一个病例而言，图像记录的数目没有图像记录的有效性重要；所需时间越长，操作区域就必须有很好的隔离隔湿来保证采集照片的精确（图32，图33）。

- 系统使用智能的像素传感器，这是一种包括了一个集成电路的图像传感器，其中包含了一组像素传感器，每一个像素包含了一个光电探测器和一个有源放大器（图34，图35）。

- 在扫描时，因为所有的事情都与颜色相关，所以软件很容易理解并在印模

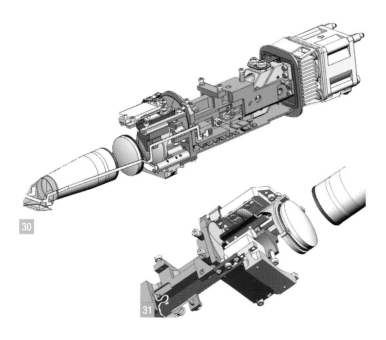

30

31

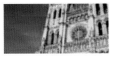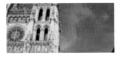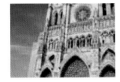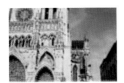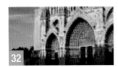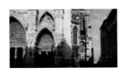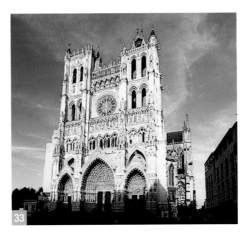

图32，图33 将不同的扫描实时结合起来制作一个完整的画面。

图34，图35 在系统内颜色密码的引导下，操作者沿着颌弓移动扫描仪，在计算机屏幕的中央区域建立起3D模型（灰色）：橙色=最新增加的点；黑色＝没有获取的点，丧失的信息；绿色＝模型中采集到的点，是相机中的实际表现；蓝色＝模型中已经出现的点，尽管它们在相机的视野范围内，但并没有被相机固定；通常说明在失去压合之前，最近通过相机记录的部分模型；灰色＝模型中已经获取的点。在扫描时，屏幕右上方有绿色图标，临床医生能够在特定的时刻准确看到扫描仪所扫描的内容。

制取时指导医生操作。

- 通过直接移动手柄，扫描仪内部的加速器可以全面控制在扫描过程中功能。通过这种方式，操作者不需要移动计算机或显示器来输入指令或回看所采集的数据（图36，图37）。
- 手柄可以使用浸满了乙醇丙醇的软布进行消毒。也建议使用厂家提供的一次性套子。

- 一旦完成了扫描，临床医生可以去除不需要的区域来减小文件的大小（图41～图44）。
- 将患者的个人信息、修复计划以及多个扫描文件发送到技工厂。由于所采集点的精准，牙科技师可以在CAD/CAM程序中使用表面STL文件。

图36，图37 如果扫描仪丢失了信号，医生会在屏幕上看到这个图像。信号丧失后，在3D模型上会显示一个蓝色区域，显示了最后获取的扫描图片，右侧的图像会立即变成红色。为了重新开始扫描，着重扫描最近的区域使系统重新进行扫描连接。此时，扫描仪会恢复采集3D数据，蓝色区域会变成绿色，屏幕右上方的红色标记也会变成绿色。不需要严格选择与屏幕上显示的蓝色区域相同的方向来识别扫描区域，但是角度不应大于90°。

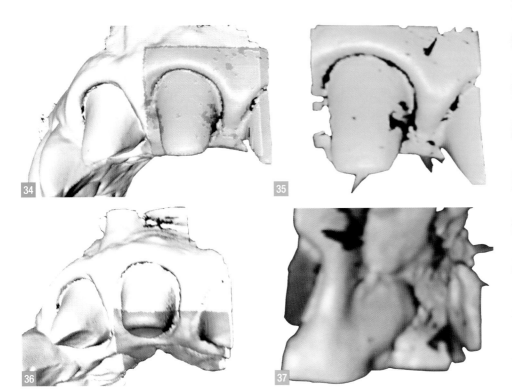

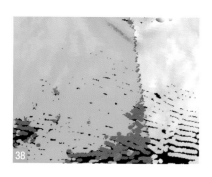 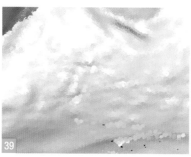 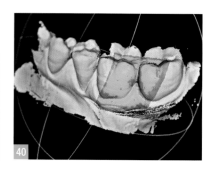

图38 低密度（扫描过程中）。

图39 较高密度（垂直扫描）。

图40 当扫描仪停止后，可通过移动鼠标来3D观察结果；通过实时轻松的旋转、移动以及缩放图片，在三维轴向快速检测扫描的质量。必须从不同的角度来分析扫描结果以避免缺陷。

图41～图44 通过去除不必要的数据来降低数据的大小对于加快处理过程是重要的。向导程序可在每一步引导操作者。

- 如图38、图39所示，当设备正在从上方扫描一个倾斜区域时，一些区域可能需要填充，结果就是数据点的密度降低了。如果需要更多的数据点，扫描仪需要旋转至垂直于倾斜平面，这时缺失的点会被扫描上了。
- 检查扫描结果是非常重要的操作（图40～图44），类似于在制取传统印模时，检查硅橡胶或聚醚材料有无缺损，来避免修复过程中的问题。同样，有必要在进入下一步之前分析扫描结果。需要检查几个关键的点，比如基牙预备的边缘、每一个预备体的邻牙（来决定邻接区）以及对颌牙的咬合面（为最终牙冠提供正确的功能信息）。

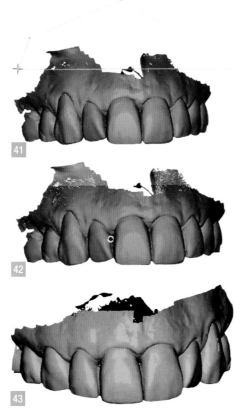

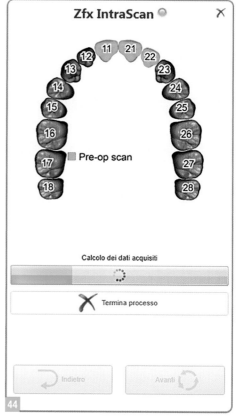

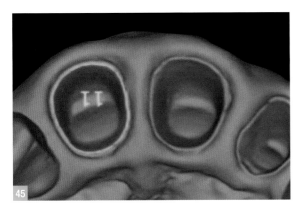
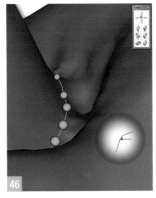
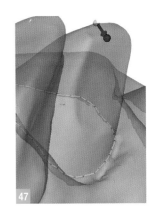

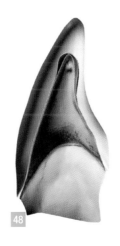
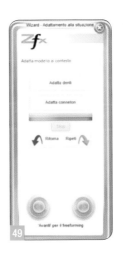

- 数字化印模最大的一个优势是，在将文件发送给技师之前，临床医生可以即刻确定基牙的完成线（自动识别肩台完成线，手动确定刃状完成线）。通过软件屏幕上的向导和2D位置引导，这个过程变得更简化、更精确（图45，图46）。另外，Zfx系统可让操作者检查切端的厚度以及预备体的锥度来生成正确的研磨策略，生产一个精确的没有任何间隙的支架和修复体（图47，图48）。

- 许多医生非常关注一个点是，相机通常比牙科手机或光固化灯要大很多，因此提出了这个问题，即需要多大的空间来使相机适合口腔采集，例如采集上颌磨牙远中颊侧部分，以及下颌磨牙的远中舌侧部分。Zfx系统通过45°激光束解决了这个问题。相机体部包含了所有的技术并方便握持，也方便在扫描过程中任意地移动或转动（图49）。

- Zfx数字化系统可以在没有额外喷粉下工作。

- 基于计算机技术的应用，Zfx数字化系统为临床牙医提供了一个独一无二的替代技术。这也代表了牙科临床工作流程的明显变化。每一种数字化系统公司都已经开发了唯一的软件程序来处理数字化印模，同时可以设计和研磨修复体。Zfx软件允许操作者记录患者的基本身份信息，并为扫描过程提供引导，然后通过线上定制表，电子化传输所记录的数字化文件到牙科加工厂并制作修复体。

图45，图46 在很大程度上，修复医生能够标记预备体的完成线，然后将文件发送到技工室。在这张图中，可以看到二维的引导（气泡内部），它代表了基牙的矢状位（黑线），通过蓝色箭头帮助医生确定最终预备体。

图47，图48 CAM研磨策略包含了使用不同尺寸的钻针从一个毛坯料块上实施减法。因此，为了使预备体有正确的厚度和锥度，了解基牙的尺寸是很重要的。通过这种方式，加工厂能够生产精确密合的修复体，这些都可以影响到修复体的持久性。Federico Boni授权发表。

图49 根据修复治疗计划，技师选择最合适的研磨策略。现在钻针最小的直径是0.5mm。

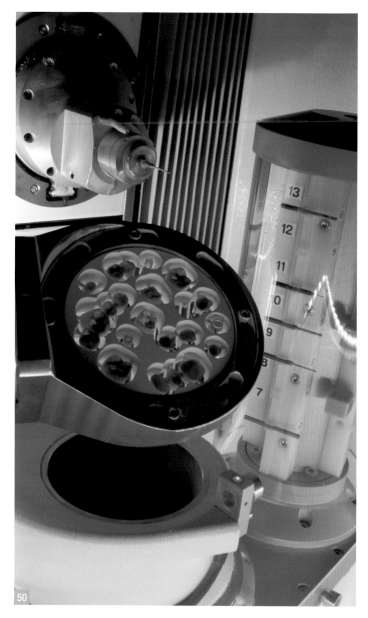

图50 五轴研磨设备保证了所有的材料在一个干燥或湿润的环境中研磨。

软件的学习曲线很短，因为在记录一个数字化印模的过程中很少有变化，并且数据的输入是直接的。通过手边的计算机，根据临床病例的特殊需要，CAD程序就可以提供许多非常形象的辅助工具来设计和定做修复体。Zfx系统的主要工具，例如向导程序，可在每一步引导操作者操作。

在临床制作印模时，除了一些固有误差之外，包括与技工室交换信息在内，可能会发生许多问题，所以有必要通过标准化程序进行纠正，来提交和处理印模，例如，注意弹性复原的时间、合适的消毒程序以及材料和厂商要求的时间限制[36]。

- 为了避免这些问题，Zfx Dental-Net是唯一的一个集研磨中心、技工室和牙医的在线平台，在每一个治疗过程中，使他们有机会来控制和保护数据交换。
- 每一个扫描不会有额外的加工费用。
- 五轴的Zfx研磨仪器（图50）能够加快速度并保持精度，比如室内研磨树脂、复合物、蜡型以及其他的软材料；氧化锆；二硅酸锂。这个仪器能够在诊室内经济可行地生产小的氧化锆和二硅酸锂支架，还有长期使用的聚甲基丙烯酸甲酯临时修复体和蜡型结构，而更复杂的修复体在研磨中心生产。

通过椅旁数字化系统，对简单病例进行诊室内修复体研磨，能够给临床医生带来许多优势，因为这些修复体可以在一次就诊时戴入，这也是许多患者认为的最大优点。另外，不用第二次就诊意味着他们接受更少的麻醉注射[37]。

但是，并不是诊室内数字化工作流程的每一个方面都是积极的；学习使用设备并融入诊室的常规治疗需要时间和额外的付出。考虑到已经产生的经济投入，为了保持熟练地使用软硬件，医生和团队成员必须经常使用这些设备。

对于种植修复体，Zfx系统提供了一个有特别特点的可扫描种植印模杆。

1. 可指示冠根向位置以及种植体

颈部的轴向。

2. 完美匹配，没有任何修复容忍度。

3. 有4mm或7mm两个深度钛基底，以保证更好地适应不同的龈沟形态。

4. 在多颗种植牙的螺丝固位种植修复病例中，通过测力钥匙将可扫描的印模帽拧在种植体上是很重要的，这种测力钥匙可提供一致的扭矩，并检测种植体的正确位置，保证最终螺丝固位修复体的被动就位。

在该系统的学习过程中，作者总结了一个特殊的扫描方案，包含3个步骤并确定重要和不重要的区域（图51~图64）。

重要区域

包含所治疗的区域是很重要的，如扫描表面和预备体边缘、修复体的接触点，以及邻牙和对颌牙的咬合形态。3D数字化模型的这些区域不应有任何间隙，因为，这将影响最终印模的质量。

不太重要区域

距离预备体较远的颈部区域和离目标区域较远的邻面区域，是扫描中不太重要的区域。这些区域扫描中的间隙不会影响最终的质量。

扫描流程

步骤1：确定目标区域

在开始之前，在心理上确定在预备体和种植体周围采集区域的范围。确保包括了所有区域和技工室可能需

要的信息是非常重要的。

步骤2：全面扫描

从远中区域开始采集，然后45°倾斜扫描仪，缓慢流畅地移动拍摄目标牙齿的殆面和舌面，然后回到开始点，关注在殆面和颊侧面。在这个阶段，临床医生不需要担心一些间隙，在下一步这些间隙会被补充扫描。

步骤3：检查和结束阶段

在结束采集之前，关键是对数据的确认。检查是否有重叠的目标影响了数据，比如舌头或脸颊。现在能够补充扫描在步骤2阶段剩余的空白区域。一旦完成后，采集结束。

如果扫描的表面已被阻挡（例如，如果患者将舌头放置在扫描仪和目标牙齿之间），通过简单地按手柄背面的按钮进行再次扫描。根据扫描仪背部按钮的被按的次数，屏幕上的图像和扫描会恢复到原状。

图51，图52 2008年，一名29岁患者来诊，述4个月之前由于根折拔除了上颌左侧中切牙，然后行活动义齿修复。患者要求获得一个更舒适的固定修复体。在口内检查时，很明显低位笑线，下唇较薄；在缺牙区牙槽嵴水平，相对于对侧牙齿，水平向软组织丧失约2mm，垂直向软组织丧失约3mm。邻近的侧切牙切端缺损并且唇向倾斜。比起左侧中切牙和侧切牙，右侧中切牙的龈缘更靠近冠方，邻牙的牙周附着正常。

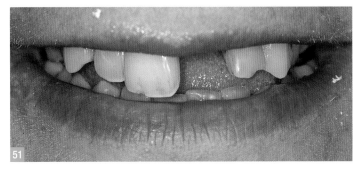

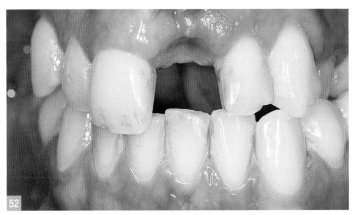

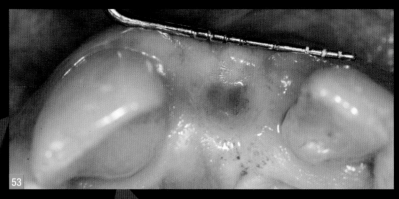

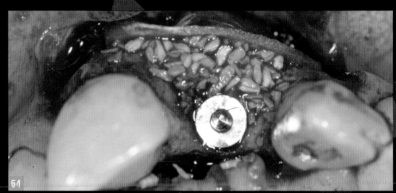

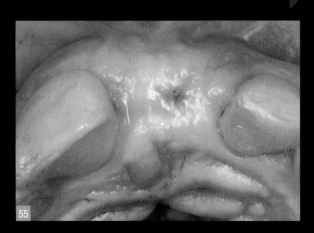

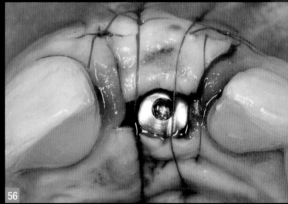

图53~图56 经过深入的诊断检查（CBCT扫描、口内根尖片，以及在殆架上研究模型），决定制作一个临时粘接的马里兰局部义齿来即刻改善患者的舒适度，并在治疗计划阶段可以方便移除；尽管存在临床难点，但计划仅进行两个手术步骤，一是种植体植入同时引导骨再生（GBR），6个月之后行二期手术。第一次手术翻瓣，在上颌右侧中切牙的远中和左侧侧切牙远中设计两个"曲棍"（J形）切口，在腭侧正中切口，翻开牙槽嵴顶全厚瓣，暴露下方骨面。在以修复为导向手术导板的辅助下引导种植体植入，可见二壁型骨缺损并且在颊侧有6颗种植体螺纹暴露，放置同种异体骨和胶原膜进行GBR，通过2个膜钉固定，过度校正骨缺损。然后减张组织瓣，行深部和浅表的骨膜切口来切断肌肉纤维以获得初期关闭，使用Gore-Tex（W.LGore）缝线通过内部水平褥式缝合和简单表浅缝合。6个月之后可见没有软组织缺损或感染，通过保留龈乳头切口和改良旋转瓣技术来增加颊侧软组织轮廓厚度，然后安放愈合基台。

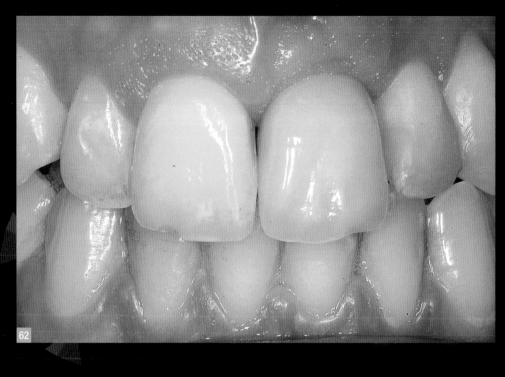

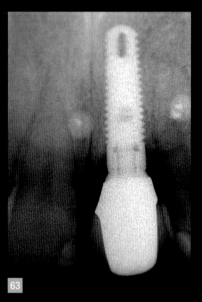

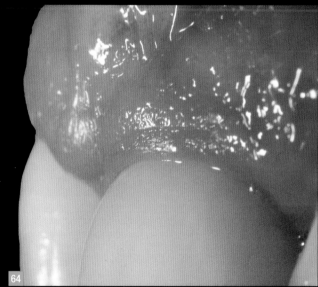

用自酸蚀双固化粘接剂粘固。由于种植体周围软组织正
年后临床和放射线随访确认软硬组织稳定以及修复体
仅是获取了修复体原型，但结合了整体牙科数字化工

图65，图66 通过扭力扳手固定可扫描印模帽。细节可见可扫描印模帽的形状，印模帽可以被软件识别并提示种植体的尺寸和位置。

图67 数字化印模时可扫描印模帽就位的细节照片。在扫描过程中45°放置扫描仪，必须同时采集到印模帽和种植体周围组织。

图68，图69 制作工作模型的印模不精确会导致修复体制作的误差。

图70 需要一个扫描方案来增加扫描数据的准确性。

图71，图72 数字化印模可获得一个真实的复制，这对于临床医生和患者都有许多优势。

图73～图75 在设计基台和最终种植修复体同时，技师可以通过CAD软件控制所有的主要变量，比如修复体螺丝通道的倾斜、龈沟形态以及修复息止验间隙。

图76～图79 一例牙周和修复联合病例的数字化口内印模。

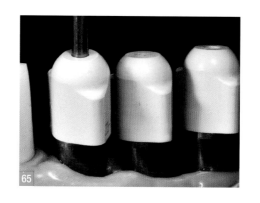

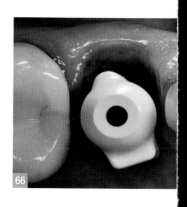

今天，口内扫描系统的主要问题是获取更高的精确性，特别是对于较大的扫描区域，并简化临床操作。2013年，Ender和Mehl[38]发表了一项体外研究，目的是研究全牙列不同扫描策略的准确性。对一个参考工作模型进行数字化印模，使用Lava C.O.S.、Cerec Bluecam，以及不喷粉口内扫描系统如iTero。

他们的结论是，在现代的口内扫描系统中，如果使用了合适的扫描策略，全牙列印模也能获得良好的准确性（图65～图67），不喷粉扫描系统和需要表面预处理的扫描系统可以获得相同水平的精确度。

如前已经讨论过的，在种植学中，印模的精度对于获得修复体和种植体的被动就位以及预防机械和生物

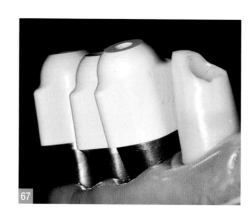

学失败是关键的，因为在不□体组件之间的界面存在不匹□会降低稳定性[39-41]。

修复体长期的存留能□赖于在修复体和基台之间就□性；在自然牙列的修复中，□和间隙会增加菌斑积聚和微□布，降低修复强度。种植体□修复体的边缘和内部合适□估，通过不同的材料、边缘□制作工艺。

虽然种植体不会导致□龋或牙本质过敏问题，但不□修复体就位也可能有长期的□响种植体与软硬组织复合体□物整合。不良的边缘合适性□斑定植的增加并改变龈下微生□的组成。在生物可接受的不□以及可靠的匹配评估方法得□前，我们的目标应是获取最□性[42]。

一般来讲，制作修复体□每一步临床和技工室步骤都□致误差的产生，比如印模制□灌注[43-44]（图68，图69）。

每一个不精确通常是累□终的不匹配程度是这个系统□差的结果。

LUCA DONDI, DMD, CDT

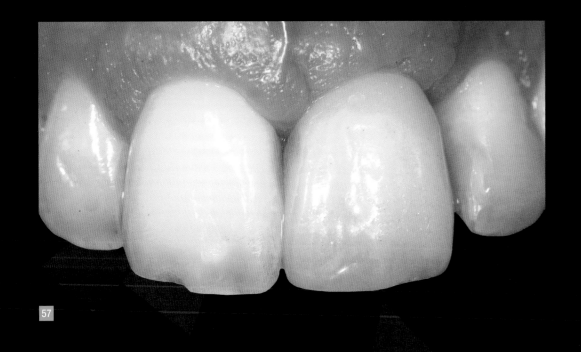

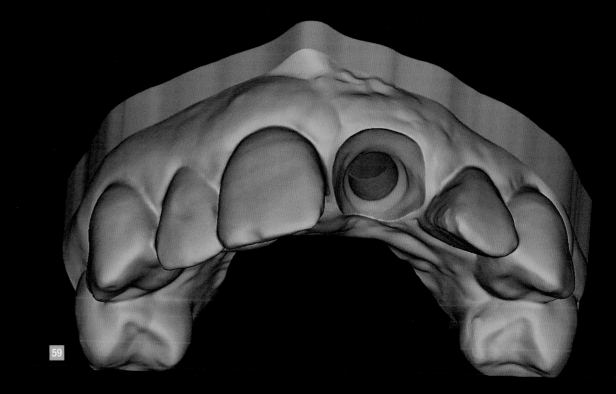

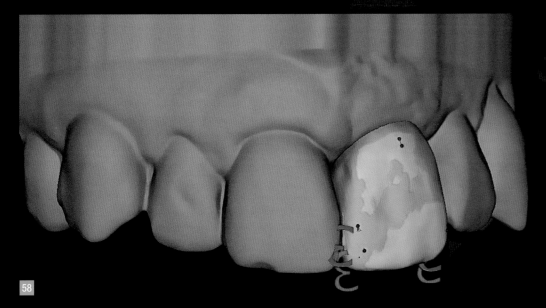

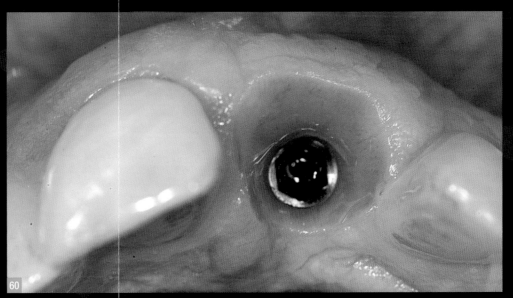

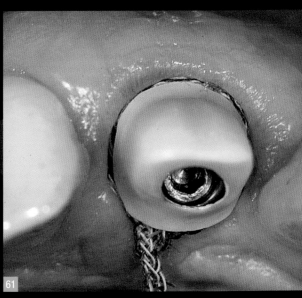

图57，图58　经过3周愈合，在上颌左侧中切牙处戴入螺丝固位临时修复体。之后对种植体周围软组织穿龈轮廓进行成形，之后制取最终数字化印模。

图59～图61　该病例首先进行一个原型的数字化扫描，将关键数据转移到技师手中，比如龈沟的形态、功能性临时修复体的正确形态、种植体位置和尺寸。然后通过CAD系统，技师设计合适的基台、颈部完成线以及0.3mm厚的氧化锆内冠。龈沟形态的细节照片可见相对于对侧切牙，上颌左侧中切牙正确的穿龈轮廓。在粘固之前，口内基台的特写照片可见排龈线在完成线根方，这样可以方便取出多余的粘接剂。

图62～图64　粘接当天，在处理了不同的基板之后使用……确的位置和形态，修复体与周围牙齿组织融合良好。6……组件出色的精确性。数字化印模，尽管在这个病例中仅……作流程，也表现出出色的可靠性。

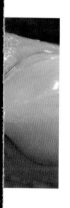

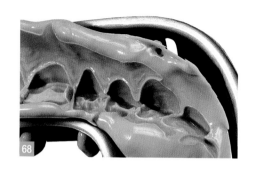

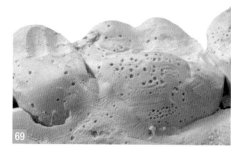

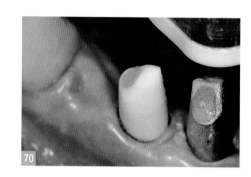

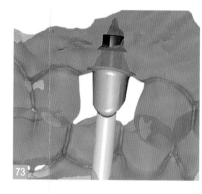

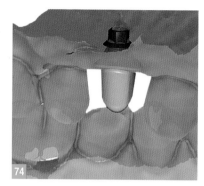

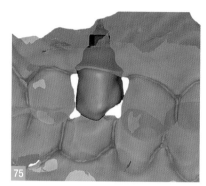

同的种植
配，可能

力直接依
位的准确
边缘缺陷
生物的分
和牙固位
性已被评
设计以及

比如继发
良的种植
影响，影
整体的生
会导致菌
物群落
匹配阈值
以确定之
大的精确

本需要的
部可能导
取和模型

加的，最
中合并误

Swain在回顾种植体支持的固定修复体的制作方法时总结到，在获得种植支架良好就位方面，CAD/CAM技术将会是最恒定并且最低技术敏感性的方法[45]。

尽管CAD/CAM可能会制作被动就位的修复体，但对于技工室内的CAD/CAM系统，传统印模制取和工作模型制作仍然是一个前提[46]。

如前所讨论，除了有更好的准确度之外，对于开业者而言，口内扫描可以提供更舒适和更高效的工作流程并降低治疗的成本[47-48]（图65，图66）。

对于口内扫描数据采集精度方面，有一些数据是可用的（图68~图70）。

2010年，Syrek等[23]对比了通过口内数字化印模和传统硅橡胶印模制作的全瓷单冠，结果显示口内数字化有更好的边缘合适性。

另外，Henkel[11]在一项类似的文献中说明，在一个盲法研究中，相对于传统印模方式制作，更推荐使用口内扫描技术制作单冠。2012年，Karl和Taylor[41,47]发表了一项研究发现，基于现有技术，仍不能获得种植体支持固定修复体绝对的被动就位（例如，通过任何探测器记录均为0微动）。

然而，他发现，考虑到检测不就位以及评估不匹配的生物容忍度的能力有限，在研究中所有被评估的数字化修复体均可以被划分为优秀。他也指出使用了预制转移组件和技工替代体来制作工作模型，牙科种植的口内数字化至少和传统取模有相同的精度（图71，图72）。

在最近的一项研究中，同一个学者研究了材料选择对于种植体支持固定修复体的被动就位的影响，显示所用的核心材料的影响很小。

总而言之，今天的开业者可以保证，现今的口内数字化系统在制作固定的义齿和种植体修复体上至少和传统印模技术有一样的精确性（图73~图75）。

结论

鉴于至今为止所有的考虑，可以说牙齿和种植牙的数字化印模代表了一个新技术，由于它的精确性得以在牙科操作中迅速使用，至今，对于短跨度的固定局部修复体，其临床效果增加并减少了对于最终修复体的调改。它避免了传统印模方式的缺点，比如气泡，并消除了重新印模制取的需要，因为在采集过程中，屏幕上的实时显示可使操作者来检查错误。

其他的优势是加快了生产时间，降低了材料成本和崩瓷。这是对于操作者和患者而言都是明显的优势。并且患者会体验到 个简便的数字化印模就诊，不需要将令人不悦的材料放在口腔中持续一段时间，并有可能会导致咽反射。

另外其他的优势是减少了就诊次数，否则在不精确的病例中需要重复取模；较高的精确性和修复体的适合性；在扫描过程中，患者可以更多参

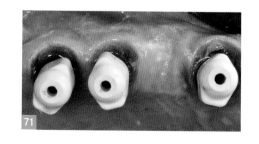

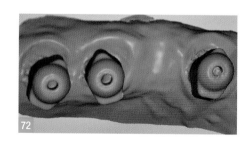

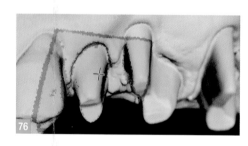

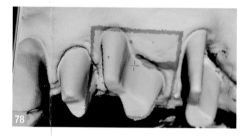

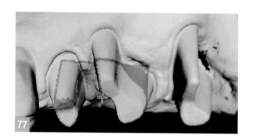

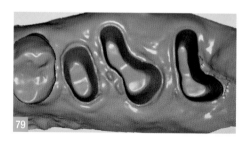

与其中，在屏幕上直接看到他/她口内的情况（图76~图79）。

整个过程的最终目标是使用最新一代材料，通过高性能的研磨程序或激光烧结程序来制作最终修复体，避免典型的传统金属铸造过程中的风险。

对于临床医生而言，与传统方式相比，数字化口内印模也会有许多优点，如更快、更少依赖操作的程序，促进了精确性以及理想临床结果的获得，同时降低了技师在操作过程中可能的错误。最后，减少了材料成本和崩瓷：所有的信息都在线传输，文件

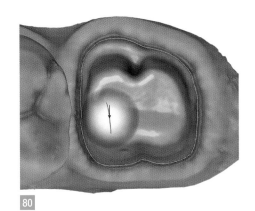

能够从地球的一端实时的传输到另外一端（图80~图83），方便了牙科诊室之间的合作，而不用考虑地理因素。

图80 口内扫描仪的一个显著优势就是能够在扫描完成后即刻确定预备体的边缘。本病例中，操作者制备了一个刃状完成线，在软件的帮助下，手动画出完成线。

图81~图83 CAD软件使操作者能在许多不同的角度展示相同的文件；从成组的点，到这些点的三角测量，然后到最终STL文件的平面和实体观。

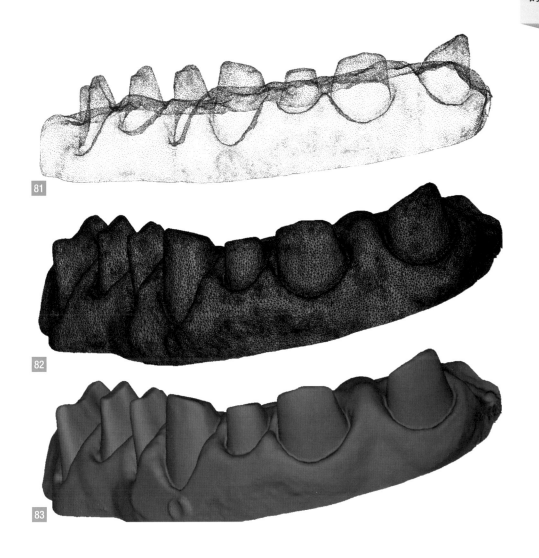

参考文献

[1] Priest G. Developing optimal tissue profiles implant-level provisional restorations. Dent Today 2005;24:96,98,100.

[2] Miyazaki T, Hotta Y, Kunii J, Kuriyama S, Tamaki Y. A review of dental CAD/CAM: Current status and future perspectives from 20 years of experience. Dent Mater J 2009;28:44–56.

[3] Mitchem C. Why digital impressions? Accuracy and productivity. Dent Compare 2009 March; 24.

[4] Guth J, Edelhoff D, Beuer F, Scweiger J. IntraOrale digitale Erfassung - Der Logische Einstieg in die CAD/CAM Fertingungskette. Quintessence Zahntech 2009;35:1156–1166.

[5] Seelbach P, Wostmann B. Accuracy of digital and conventional impression techniques and workflow. Clinic Oral Investig 2013;17:1759–1764.

[6] Patel N. Integrating three-dimensional digital technologies for comprehensive implant dentistry. J Am Dent Assoc 2010;141(Suppl 2):20S–24S.

[7] Mörmann WH, Brandestini M. Cerec-System: Computerized inlays, onlays and shell veneers [in German]. Zahnartztl Mitt 1987;77:2400–2405.

[8] Logozzo S, Franceschini G, Kilpelä A, Caponi M, Governi L, Blois L. A comparative analysis of intraoral 3D digital scanners for restorative dentistry. Internet J Med Technol https://ispub.com/IJMT/5/1/10082.

[9] Mutaz B, Habal MD. Optical impression systems for CAD/CAM restorations. J Craniofac Surg 2012;23:575–579.

[10] Fasbinder DJ. Digital dentistry: Innovation for restorative treatment. Compend Contin Educ Dent 2010;31:2–11.

[11] Henkel GL. A comparison of fixed prostheses generated from conventional vs digitally scanned dental impressions. Compend Contin Educ Dent 2007;28:422–431.

[12] Storey D, Coward TJ. The quality of impressions for crowns and bridges: An assessment of the work received at three commercial dental laboratories, assessing the quality of the impressions of prepared teeth. Eur J Prosthodont Restor Dent 2013;21:53–57.

[13] Vrespa D, Ferretti G, Manca E, Torquati Gritti U. I materiali da Impronta. Dentista Moderno 2014:30–44.

[14] Samet N, Shohat M, Livny A, Weiss EL. A clinical evaluation of fixed partial denture impressions. J Prosthet Dent 2005;94:112–117.

[15] Thongthammachat S, Moore BK, Barco MT, Hovijitra S, Brown DT, Andres CJ. Dimensional accuracy of dental casts: Influence of tray material, impression material, and time. J Prosthodont 2002;11:98–108.

[16] Riva G, Augusti G, Ferretti G, Torquati Gritti U. Criticità nella collaborazione tra protesista ed odontotecnico. Dentista Moderno 2014;(6):28–39.

[17] Afsharzand Z, Rashedi B, Petropoulos VC. Communication between the dental laboratory technician and dentist: Work authorization for fixed partial dentures. J Prosthodont 2006;15:123–128.

[18] Corso M, Abanomy A, Di Canzio J, Zurakowski D, Morgano SM. The effect of temperature changes on the dimensional stability of polyvinyl siloxane and polyether impression materials. J Prosthet Dent 1998;79:626–631.

[19] Rodriguez JM, Bartlett DW. The dimensional stability of impression materials and its effect on in vitro tooth wear studies. Dent Mater 2011;27:253–258.

[20] Pak HS. Influence of porcelain veneer on the marginal fit of Digident and Lava CAD/CAM Zirconia ceramic crowns. J Adv Prosthodont 2010;2:33–38.

[21] Glassman S. Digital impressions for the fabrication of aesthetic ceramic restorations: A case report. Pract Proced Aesthet Dent 2009;21:60–64.

[22] Persson AS, Odén A, Andersson M, Sandborgh-Englund G. Digitization of simulated clinical dental impressions: Virtual three-dimensional analysis of exactness. Dent Mater 2009;25:929–936.

[23] Syrek A, Reich G, Ranftl D, Klein C, Cerny B,

Brodesser J. Clinical evaluation of all-ceramic crowns fabricated from intraoral digital impressions based on the principle of active wavefront sampling. J Dent 2010;38:553–559.

[24]Lee SJ, Gallucci GO. Digital vs. conventional implant impressions: Efficiency outcomes. Clin Oral Implants Res 2013;24:111–115.

[25]Monaco C, Cardelli P, Scotti R, Valandro LF. Pilot evaluation of four experimental conditioning treatments to improve the bond strength between resin cement and Y-TZP ceramic. J Prosthodont 2011;20:97–100.

[26]Almeida e Silva JS, Erdelt K, Edelhoff D, et al. Marginal and internal fit of four-unit zirconia fixed dental prostheses based on digital and conventional impression techniques. Clin Oral Investig 2014;18:515–523.

[27]Johnson GH, Craig RG. Accuracy of four types of rubber impression materials compared with time of pour and a repeat pour of models. J Prosthet Dent 1985;53:484–490.

[28]Millstein PL. Determining the accuracy of gypsum casts made from type IV dental stone. J Oral Rehabil 1992;19:239–243.

[29]Faria AC, Rodrigues RC, Macedo AP, Mattos Mda G, Ribeiro RF. Accuracy of stone casts obtained by different impression materials. Braz Oral Res 2008;22:293–298.

[30]Del Corso M, Abà G, Vazquez L, Dargaud J, Dohan Ehrenfest DM. Optical three-dimensional scanning acquisition of the position of osseointegrated implants: an in vitro study to determine method accuracy and operational feasibility. Clin Implant Dent Relat Res 2009;11:214–221.

[31]Karl M, Graef F, Schubinski P, Taylor T. Effect of intraoral scanning on the passivity of fit of implant-supported fixed dental prostheses. Quintessence Int 2012;43:555–562.

[32]Wismeijer D, Mans R, van Genuchten M, Reijers HA. Patients' preferences when comparing analogue implant impressions using a polyether impression material versus digital impressions (Intraoral Scan) of dental implants.

Clin Oral Implants Res 2014;25:1113–1118.

[33]Scotti R, Caldari M, Galhano G, et al. Sistemas CAM e CAD/CAM em Protese Odontologica. In: Bottino MA, Valandro LF, Faria R (eds). Percepcao estetica em próteses livres de metal em dentes naturais e implantes, vol 1. Sao Paulo: Artes Medicas, 2008:543–635.

[34]Correia ARM, Sampaio Fernandes JCA, Cardoso JAP, et al. CAD/CAM: Informatics applied to fixed prosthodontics. Rev Odontol UNESP 2006;35:183–189.

[35]Minsky M. Memoir on inventing the confocal scanning microscope. Scanning 2000;10:128–138.

[36]Lynch CD, Allen PF. Quality of written prescriptions and master impressions for fixed and removable prosthodontics: A comparative study. Br Dent J 2005;198:17–20.

[37]Christensen GJ. Impressions are changing: Deciding on conventional, digital or digital plus in-office milling. J Am Dent Assoc 2009;140:1301–1304.

[38]Ender A, Mehl A. Influence of scanning strategies on the accuracy of digital intraoral scanning systems. Int J Comput Dent 2013;16:11–21.

[39]Rodgers C. A worldwide leader in digital dentistry. Inside Dent 2012;8(7):68.

[40]Sharkely S, Kelly A, Quinn F. A radiographic analysis of implant component misfit. Int J Oral Maxillofacial Implants 2011:26;807–815.

[41]Karl M, Taylor T. A methodology to study the effects of prostheses misfit over time: An in vivo model. Int J Oral Maxillofac Implants 2009;24:689–694.

[42]Gomes EA, Assuncao WG, Tabata LF, Barao VA, Delben JA, De Sousa EA. Effect of passive fit absence in the prosthesis/implant/ retaining screw system: A two-dimensional finite element analysis. J Craniofac Surg 2009;20:2000–2005.

[43]Abduo J, Bennani V, Swain M. Assessing the fit of implant fixed prostheses: A critical review. Int J Maxillofac Implants 2010;25:506–515.

[44] De Sousa SA, Mesquita MF. Passive fit of

frameworks in titanium and palladium silver alloy submitted the laser welding. J Oral Rehabil 2008;35:123 127.

[45] Hjalmarsson L, Örtorp A, Smedlberg JI, Jemt T. Precision of fit to implants: A comparison of Cresco and Procera implant bridge frameworks. Clin Implant Dent Relat Res 2010;12:271–280.

[46] Swain M. Fit of screw retained fixed implant frameworks fabricated by different methods. A systematic review. Int J Prosthdont 2011:24;207–220.

[47] Karl M, Taylor T. Effect of material selection on the passivity of fit of implant-supported restorations created with computer-aided design/computer-assisted manufacture technology. Int J Oral Maxillofac Implants 2011;26:739–745.

[48] Garg AH. Cadent Itero's digital systems for dental impressions: The end of trays and putty? Dent Implantol Update 2008;19:1–4.

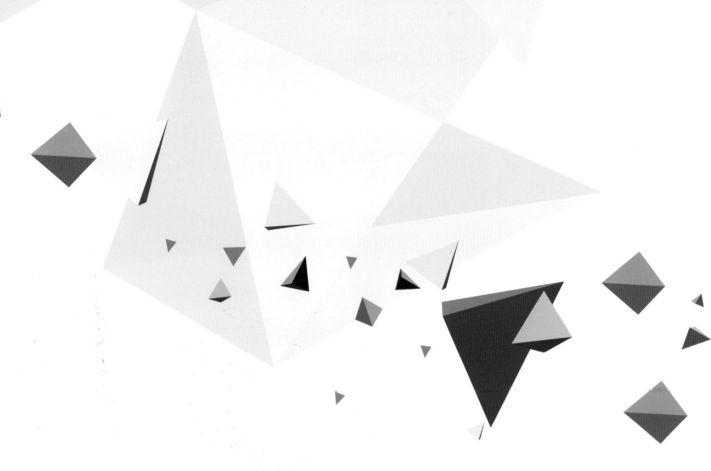

第4章 学习曲线

THE LEARNING CURVE

CHAPTER 04

很明显，高价值的信息通常来自临床研究。然而，在缺乏临床证据的情况下，信息选择的标准至少应该基于临床的合理性和患者的需求。

Carlo Poggio

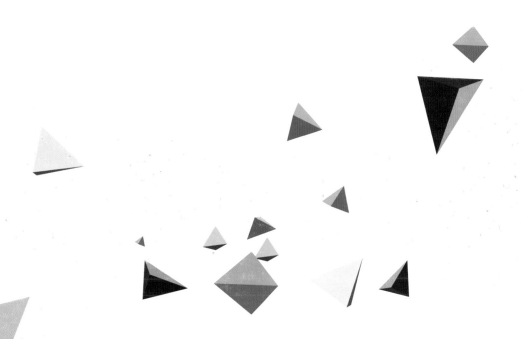

各种新技术的诞生对口腔义齿加工厂来说是一个真正的挑战，同时它们也改变了口腔医生的工作流程，提供了各种各样的改良机会，例如使用口内扫描仪以及使用氧化锆作为修复材料的能力。口腔技师的传统知识必须与这种一类新软件有机结合，以使患者的修复体制作更精确，并具有更长的预期寿命。口腔医生和技师的教育背景、专业知识以及沟通协作能力是获得良好的美学效果和功能的关键。然而传统因素，例如对材料及其特性的深入了解和仔细实施的临床程序，仍然对修复体的成功并获得满意的结果至关重要。尽管新技术给口腔医生和技师带来了巨大的益处，标准化的临床流程和操作经验仍然是成功的关键。本章我们将要回答的问题是新技术在何时、何地以及如何乃至为什么会进入各种复杂和简单病例的临床工作流程（图1～图3）。事实上，越来越多的数字化技术和计算机软件系统已被用于口腔修复治疗。总体来说，所有当前的系统都遵循计算机辅助设计/计算机辅助制造（CAD/CAM）的基本工作流程来制作修复体。

图1　Zfx口内扫描仪。

图2　计算机辅助设计（CAD）工作模型。

图3　氧化锆块在Zfx五轴研磨设备中研磨。

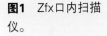

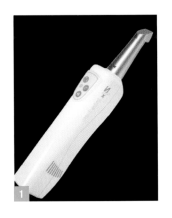

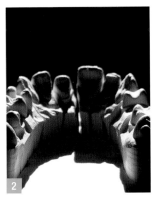

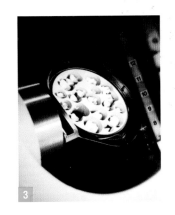

图4 数字化工作流程。Federico Boni 医生授权发表。

这项工作流程主要有3个步骤组成（图4）：

1. 第一步是数字化拍摄或记录口腔内情况（计算机辅助印模）。
2. 使用软件程序（CAD）完成预期修复的个性化设计。
3. 最后的程序需要一台机器，通过减法或加法（CAM）生成在CAD中绘制和设计的对象，该对象可以是整个修复体或修复体支架。在后一种情况下，将从同一个文件中制作一个工件，以使技术人员能够通过陶瓷来完成最终的修复体（图2）。

一些制造商已经开发出相应设备以实现CAD/CAM工作流程。当有经验的口腔医生决定是否要在医院或诊所投资CAD/CAM相关设备时，考虑最多的是不同厂家设备之间功能的差异。

但是，最终修复体的精度是数字化系统设备中最重要的方面。

制作修复体的速度和便捷程度并不是最关键的考虑因素。最受关注的是对于患者来说，修复体的功能和外观如何。

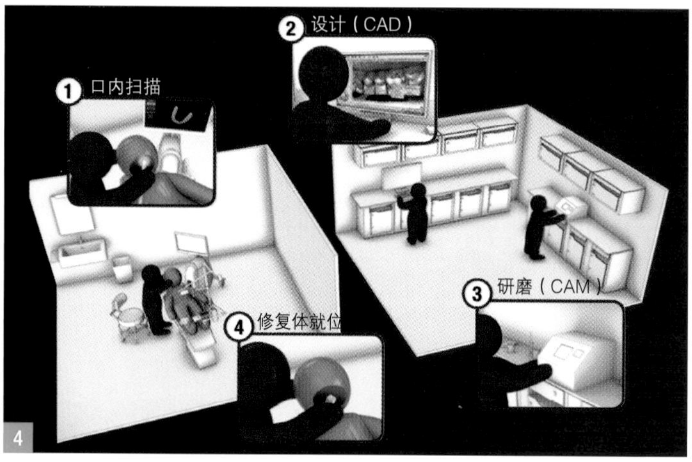

就像任何新事物一样，学习使用设备并将其应用到诊疗工作中需要付出时间和努力。

在这一章中，笔者展示了他们的个人学习曲线，从他们最早的数字化病例开始，通过这些新技术给牙科团队的工作流程带来的所有发展和好处。如在商业世界、牙科行业的所有新投资一样，流程都是在最后才实施的。必须强调的是，所解释的技术和概念在我们知识的这一点上似乎是有效的，并且可以根据材料特征和个人能力朝着一个或另一个方向发展。

下面的分析并不是第一次使用这项新技术时就想到的，而是基于日常观察的结果，制订了解决日常问题的针对性方案。

每天学习一点技术是一种漫长而苛刻的方法，促成了临床方案的发展并可为每个临床病例的优缺点进行技术分析。

学习曲线

以下病例是作者团队使用全数字化工作流程治疗的第一批患者，并评估了所有的优点和缺点，特别是在引进口内扫描仪并进入日常临床和技术流程后。无论牙科团队采用传统方式还是数字化方式，从一开始进行细致的数据收集以及与技师及时共享信息都是整体治疗工作的关键步骤。了解我们手上病例的特点，例如在所有的病例中，是否有必要来完全重建患者的咬合，这是反复出现的主题。

第一个病例是一名32岁的男性患者，于2011年来就诊，口内有2颗12

① 口内扫描
② 设计（CAD）
③ 研磨（CAM）
④ 修复体就位

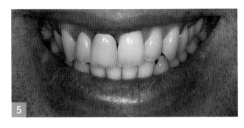

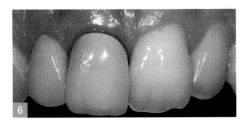

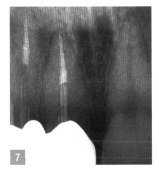

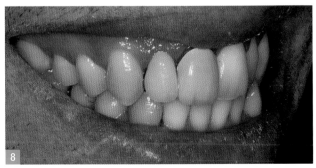

图5 牙面分析显示出了该高位笑线患者的美学问题。

图6 微观美学分析显示：牙齿中线倾斜；牙体比例欠佳；11切缘突出于切缘平面；4颗切牙的牙龈不对称。

图7 根尖片显示12年前的根管治疗，无根尖病变迹象。

图8 右侧面观可见患者为高位笑线以及牙龈边缘处牙根上金属的灰色表现。

图9 对f和v的语音分析显示了11切缘位置不正确。

年前因外伤而制作的金属烤瓷冠（图5）。宏观和微观美学分析显示：中线向右倾斜；修复体金属黑色边缘暴露；高位笑线；牙比例和牙龈对称性完全不协调（图5，图6）。

Step By Step标准化的治疗流程，对于满足患者的需求至关重要。为了进行正确的诊断，需要从以下几点获得足够的信息：影像学检查，完整的照片信息，在最大牙尖交错位上殆架的研究模型，以及患者的动机和需求。此外，所有这些参数必须从治疗一开始就与技师及其他团队成员共享。

在本病例中，X线根尖片未显示12、11根尖病变。基于治疗结束于12年前以及患者没有主诉症状，牙体牙髓医生决定不对2个基牙进行再治疗（图7）。

在创建诊断蜡型之前，一套完善的摄影资料会为口腔医生和技师提供多种指示，尤其是在美学区。对于笑线的评估，不仅要从正面观察，还要从侧面观察，这是很重要的。根据

Hochman等[1]于2012年发表的一项研究，在动态微笑时，87%的低位笑线患者可见到牙间乳头。可以通过侧面微笑照片进行评估。

在本病例中，患者在右侧面观中具有高位笑线。11最明显的美学问题是原有冠的金属边缘及其根部暗色的暴露，这显然是多年以来牙龈退缩的结果（图8）。

语音分析不仅用静态照片进行，而且要通过视频，这样可以动态评估现有修复体的情况，并可见11的切缘需要更向根方。在发f音期间，患者不自然地接触下唇（图9）。这一信息也应与牙科技术人员共享，以正确地设计诊断蜡型。

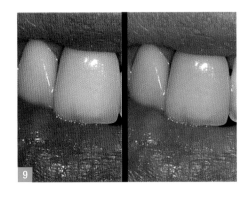

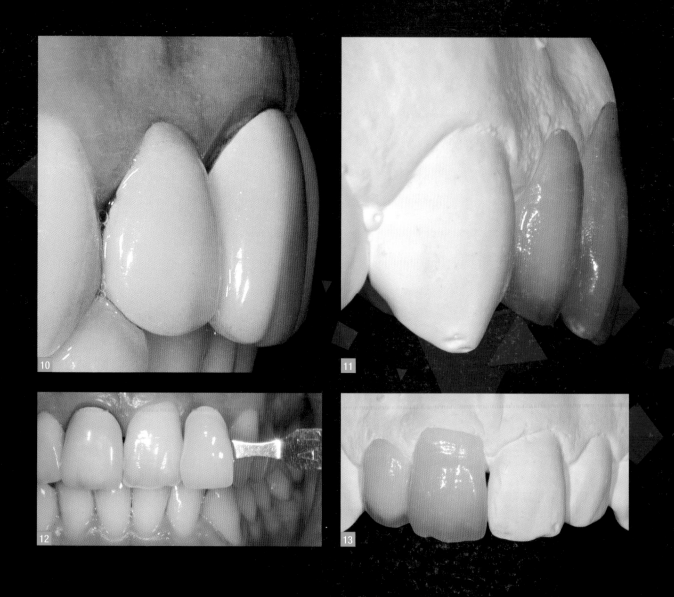

图10 摄影在治疗设计中起着至关重要的作用，尤其是在涉及美学区的病例。侧面观可见11比21更加偏向唇侧。

图11 注意11修正后的轮廓和切缘。临时修复是评估患者功能和美学解决方案的重要步骤。

图12 除了从初步治疗计划中收集的临床信息以及对视频和照片的观察分析之外，在比色方面与技师及时沟通也是重要的一步。在此基础上，技师会制作诊断蜡型，从而进行临时修复。

图13 11的临时修复体。通过对11近中面的轻微修整来矫正牙齿中线。技师所呈现的牙齿特征可以在切1/3明显看到。

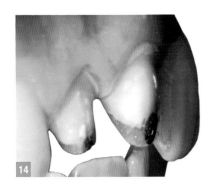
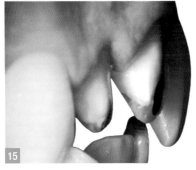
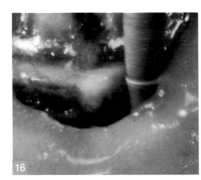

针对本病例的治疗方案是将2个金属烤瓷冠替换为两个氧化锆全瓷冠，以充分利用氧化锆的机械和美学特性（图10，图11）。目的就是满足患者的美学需求和期望。去除旧的修复体后，基牙呈现出无角肩台边缘线（图14）。患者之前已经用复合树脂和碳纤维桩进行了修复，几乎没有剩余的牙体结构以及存在唇侧倒凹。因此基牙使用刃状肩台边缘线重新预备（图15），在龈沟内使用火焰状车针去除倒凹（图16）。

在基牙的初步预备过程中，通常会无意中刮除龈沟上皮，导致血凝块形成，当临时修复体完成并抛光后，血凝块会受到保护和稳定。在基牙的垂直壁和龈沟壁之间形成的空间一部分地被临时体的穿龈轮廓所占据，一部分被结缔组织中产生的血凝块所占据，从而增加了其厚度。在对临时修复体的龈沟内部分进行重衬后，仅需添加几滴流动树脂材料即可改变其凸度，从而调节边缘组织并使它们进入正确的位置（图17）。不过由于压力，最初会导致软组织缺血发白（图18，图19）。

为了对美学修复体进行最佳的处理，技师必须掌握有关患者牙体形状和颜色的必要信息。同时，发送具有

不同曝光度（曝光不足和曝光过度）并且可能带有偏振滤镜的照片也很重要，以便更好地突出显示所有美学细节（色相、亮度和饱和度），然后在临时修复体以及最终修复体中准确再现这些参数（图12，图13）。

正确的临时修复体对治疗计划的成功至关重要，并且可以改善患者的沟通意愿和依从性（图20～图22）。

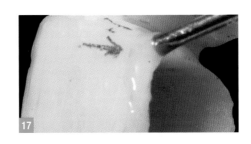
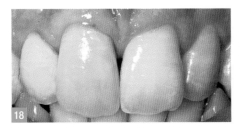
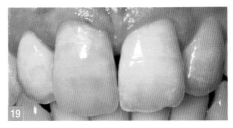

图14 去除旧的牙冠后，可以看到已预备过的无角肩台、11唇侧倒凹以及少量剩余的牙体组织。

图15 选择龈下刃状肩台边缘线是一种比较保守的做法，有利于临时修复体形成良好的龈缘轮廓。牙釉质的缺乏、基牙的良好初期固位以及不透明的根管桩，使我们最终选择了氧化锆内冠来制作修复体。

图16 在龈沟内使用火焰状车针预备基牙。

图17 在11临时修复体龈缘轮廓的最远中凸起上添加一些流体树脂，推牙龈向根方，使其与邻近中切牙对称。

图18，图19 相隔5分钟的两张照片。注意观察组织如何适应新的临时修复体的形态，让我们可以通过修复体来修整牙龈不对称。

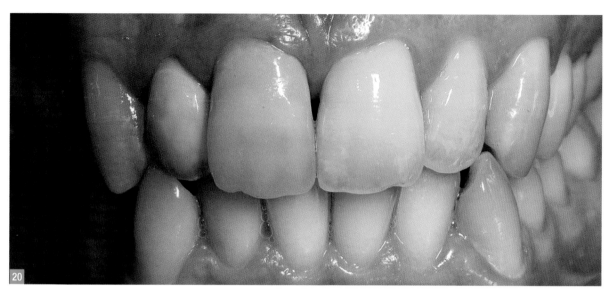

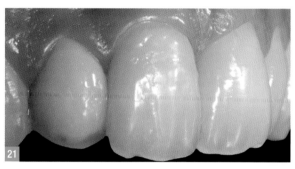

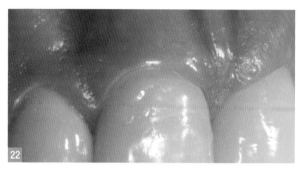

图20 临时修复体已在基牙预备的同时用丙烯酸树脂（Palavit and Paladur, Heraeus Kulzer）进行了重衬。一定要创造一个非常准确和重衬良好的边缘，以最佳地适应牙龈组织。

图21 戴入临时修复体后2个月，可以看到由于正确的外形，修复体在美学上的效果完美；细微的表面宏观形态；在切1/3正确的牙釉质效果。

图22 重衬后2个月复诊，龈缘组织对12、11临时修复体具有良好的适应性。

在取最终模型之前，必须意识到，牢固的粘接不能弥补牙体预备不良的问题。当材料粘接能力存疑时，牙体的预备对于修复体长期存留至关重要。这就是为什么无论采用哪种技术来取模，牙体的预备都必须符合所选修复材料的要求，并设计为有利于修复体的固位形和抗力形。在本病例中选择氧化锆作为内冠材料，氧化锆是不可酸蚀，因此不能粘固于基牙上。

口腔修复学的一个公认的原则是，最终修复体的精确度取决于最终印模的精确度。这个概念对于数字化印模技术同样适用，即最终修复体的精确度取决于数据记录的精确度。

本病例的特殊性是在牙体预备过程中存在龈下刃状肩台，而挑战则在于数字化系统捕获龈下区域细节的能力，以允许制作出良好的龈缘轮廓，以及临时修复体（图23）。

与使用数字化系统一个共同关注点是它们能在多大程度上记录龈缘。如前所述，相机将记录镜头可见的数据；因此，记录龈下的程度取决于暴露显示的程度。

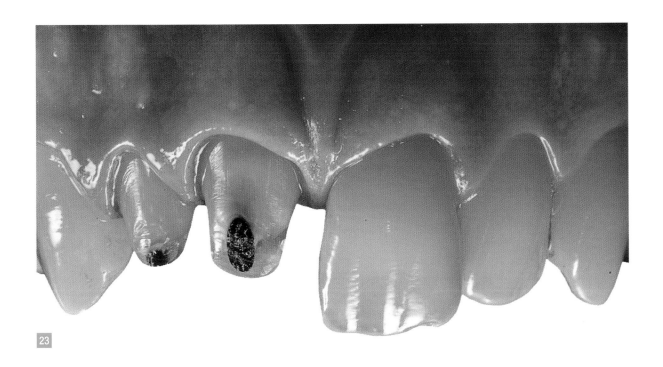

23

当时，笔者还处于学习曲线的最开始阶段，这个案例对于确定后面病例的扫描方案非常有帮助。事实上，本病例研究所采用的策略源自作者对传统印模程序的了解。偏冠方的排龈线被移除后，按照传统的方案扫描2个基牙。但是在当时，由于软件的内存，口内扫描仪一次能扫描一个基牙。我们可以利用这一优点，在去除第二根排龈线后软组织塌陷掩盖之前，使激光束达到牙龈沟的深部（图24，图25）。在刃状基牙预备的情况下，这一方面对于改善牙冠穿龈轮廓

的管理非常重要。方案中因扫描策略的错误导致基底稍微变短，但是一旦放在工作模型上也是非常精确的。最初，人们认为激光束在龈沟中穿透的可能性很小，但当在随后临床病例改变了策略后，问题就解决了。

在本病例研究中犯下的策略性错误使我们不得不在接下来的修复阶段选择使用聚醚印模来制作基底。然后在氧化锆基底上上瓷，并在口腔中仔细检查之后，牙科技师完成这项工作（图26）。

图23 临时修复体的准确制作结合有效的患者激励和口腔卫生措施，使得在最终印模时获得最佳的软组织质量。

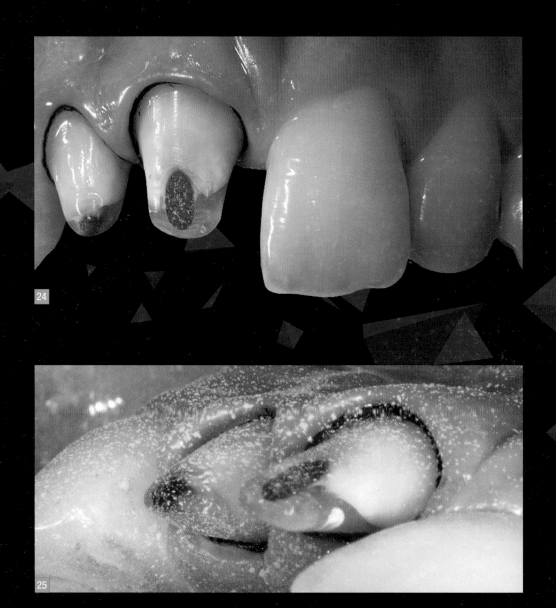

图24 在取最终印模之前，将000号排龈线就位，以推开龈缘组织。在此阶段，重要的是要有健康的组织，以防出现颈缘渗出或出血，从而影响光学扫描仪捕获肩台边缘线的图像。

图25 进行数字化印模前的临床状况。注意刚刚移除的0号排龈线，000号排龈线在位，表面喷粉可以提高扫描速度。可以看到基牙和龈沟之间的空间被最终修复体的穿龈轮廓所占据。

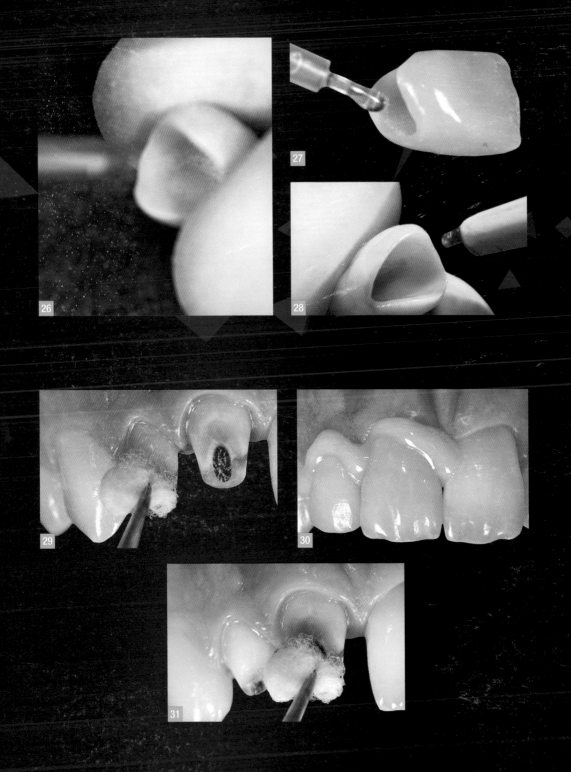

图26~图28 首先在1bar（1bar=100kPa）的压力下用二氧化硅对冠的内表面进行处理，然后使用Scotchbond Universal Adhesive（3M Espe）进行硅烷化。

图29~图31 清洁基牙，并使用无色的自粘接粘接剂固位最终修复体。

129

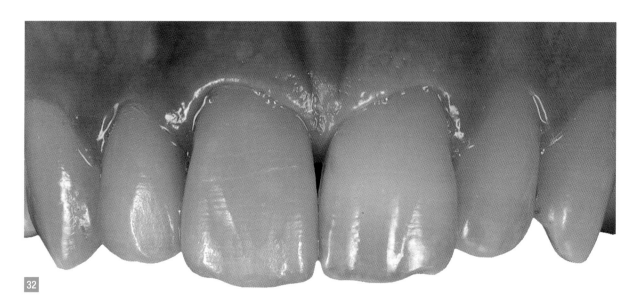

32

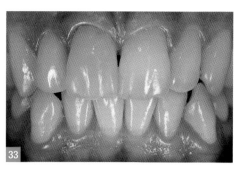

33

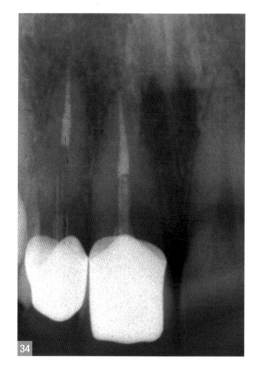

34

图32，图33 在试戴期间的美学分析，对接触点和切导进行了仔细监测，以便在前伸运动中更好地分布两颗中切牙的咬合负荷。

图34 影像学检查。

粘接阶段的重要性不容小视。对材料特性的了解可以做出更合适的粘接选择。在本病例中，我们选择氧化锆为修复材料，并且已知它是一种多晶材料，是不可酸蚀的，仅通过无黏着力的方案进行粘接（图27～图39）。因此，基牙的初步固位对于避免远期并发症是非常重要的。

事实上，对于氧化锆修复体，硅烷化后其化学黏附力也是不行的，并且用陶瓷上常规使用的酸蚀剂处理也不能获得足够的粗糙化。已经提出了许多处理方法，例如氧化锆硅烷化，其似乎改善了树脂与内冠的粘接，并且主要用于短和锥形基牙的病例中[1]。

然而迄今为止，还没有基于循证医学的氧化锆临床粘接方案；彻底清洁修复体[2]被认为是有必要的，而且通过低压力气载颗粒进行的表面处理有更好的效果，而非使用化学或具有酸蚀作用的清洁剂。体外测试表明，使用特定的预处理可以提高强度，但无论如何都必须充分遵守传统机械固位的原则[3]。

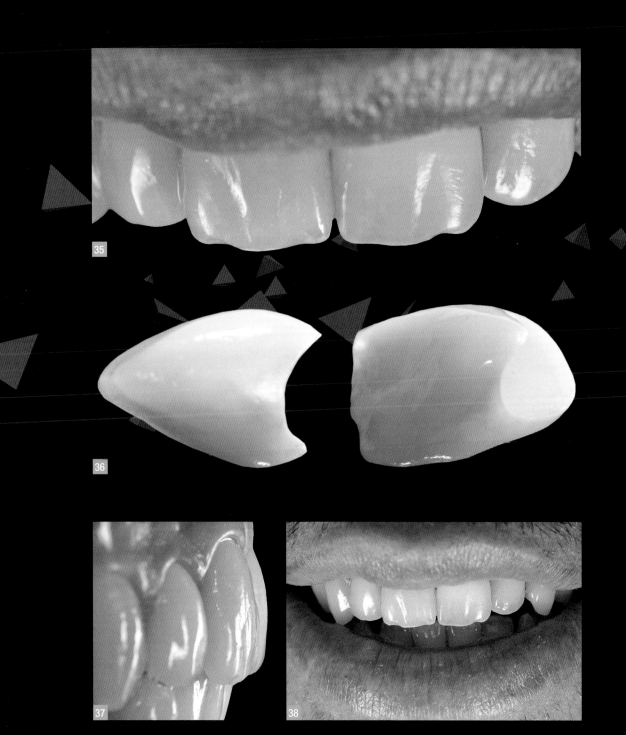

图35 ~ 图38 最终修复体就位。图37显示了穿龈轮廓的正确设计使牙冠与牙龈组织良好适应[4-5]。

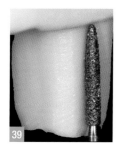
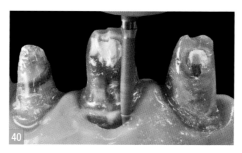
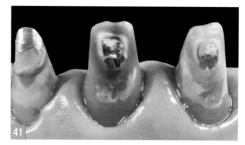

图39~图41 基于保留最大限度的牙体组织进行刃状肩台边缘预备，尤其是在基牙的颈部区域。正如在本病例中所示，基牙颈部剩余牙体组织非常少。

图42，图43 在牙体预备的第一阶段，将火焰状车针像牙周探针那样定位在牙根的龈沟内，与基牙成一定角度。去除天然牙根的倒凹后，车针会重新对准基牙。在这个阶段，刮除龈沟内壁是难以避免的。

刃状边缘预备：新材料的可能性

刃状或羽状边缘预备通常可以定义为垂直向预备，对应是修复体的肩台或斜面的终点线[6]。这些牙齿准备与锐利的修复体边缘有关（图40~图45）。尽管在牙周病累及的患牙被用作基牙进行固定修复时，通常选择这种方法，但这也代表了一种相比肩台边缘预备更加微创的牙体预备方式，可用于其他临床情况下，例如经过牙髓治疗的患牙或当年轻恒牙需要改变颜色或形状，或者患酸蚀症或病理性磨损的牙齿[7]。

刃状肩台预备可以在釉牙骨质交界处（CEJ）附近的颈部区域保留更多的牙体组织，包括更多的釉质。此外，由于在牙髓和颈部备牙区域（牙髓最敏感的区域）之间保持了良好的距离，该方法可有助于减少活髓牙中的牙髓刺激[8]。在文献中[5]，关于刃状肩台预备的观点存在争议，主要是因为穿龈轮廓的凸度会随之增加[9]。然而在日常的临床实践中，这些问题没有真正的临床意义，并且不构成影响牙周健康或修复体强度的具体危险因素，假如有适当的临床和技术要求。随着时间的推移，刃状肩台的组织反应被认为是良好的，可以具有稳定的牙龈位置并且没有炎症迹象（图18）。

这种现象可以通过获得性解剖来解释，即创建了与天然牙CEJ相似的修复体CEJ[10-11]。

修复体的边缘会产生一个凸起，就像天然牙的CEJ一样，在根部和冠部之间的轮廓倾斜度总是会发生变化的。这种轻微的边缘凸起为牙周组织提供了支撑，确保了牙龈轮廓的良好

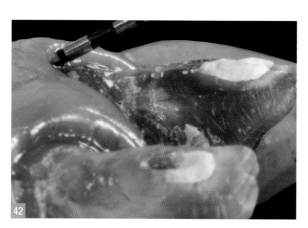
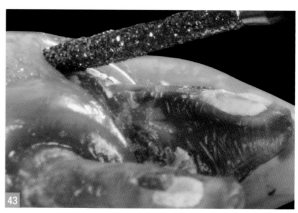

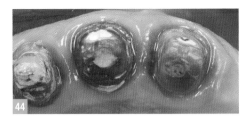 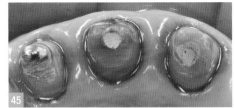

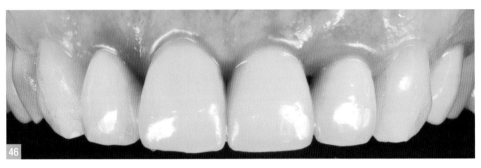

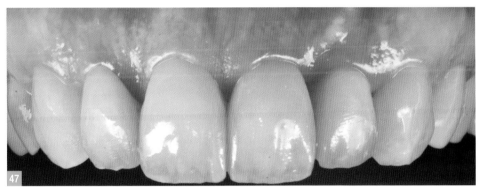

图44，图45 从咬合面观察，注意牙体预备后在龈沟内垂直向获得的额外空间。该空间一部分被血凝块占据，一部分将被新的临时修复体CEJ占据。

图46，图47 在治疗前及2周后的临床表现，经过初步的刃状肩台预备，拔除22并戴入临时修复体。技工室操作由Laura Morselli，CDT完成。

图48 当使用牙周受累的牙用作固定修复体的基牙时，通常需要用刃状肩台预备。

稳定性。

　　修复体边缘仍保持位于龈沟内的浅层部分，且不会损坏牙周附着（图46，图47）[12]。此外，刃状肩台属于高精度预备[13]，这会对龈缘组织的健康产生有利影响，并有助于降低龋坏的发生率。

　　各种体外研究已采用有限元模型来评估牙冠内的应力分布以及不同变量的影响，例如粘接剂的类型和厚度、修复体的厚度、预备体的支持、负荷位置以及边缘线的类型[14]。最后得出结论，刃状边缘预备可减少在边缘区产生的应力。

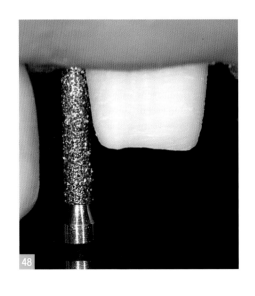

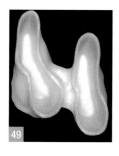

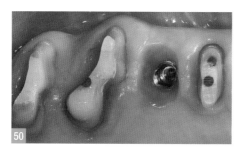

图49，图50 在这2个氧化锆内冠中，存在用于边缘加固的凸缘；这些内冠必须精确且被动就位于采用了刃状肩台边缘预备的2个根切后的基牙上。修复体边缘的厚度会在解剖恢复阶段予以优化。实际上，氧化锆是一种非常坚硬的材料，但其弹性极限不如优质合金，因此足够的厚度非常重要，以避免对支架和陶瓷涂层的破坏性应力。这样的厚度还能够以最佳的解剖学状态来支持瓷层。

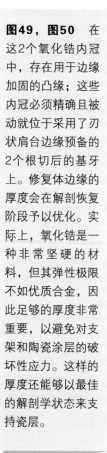

尽管有这些体外研究结论，但尚无科学证据证实刃状肩台边缘线会在临床实践中导致非金属牙冠的失败，如氧化锆和二硅酸锂。这种预备方法显然更适用于全瓷修复体，但是根据最近发表的几篇文章[15-16]，依据特定的临床情况选择最佳的肩台边缘线制备方法，其适应证已经扩大，尤其是在美学重要的区域[17-18]。所以在使用刃状肩台边缘线时，无论是选择氧化锆还是二硅酸锂，通过适当的殆面厚度和适当凸度来提供边缘区域的强化，可以保证最终修复体的强度（图49，图50）。

氧化锆和新技术

如今，氧化锆已成为使临床医生用来解决大多数修复病例的材料，它取代了金属合金并具有陶瓷材料的美学特性[16,19]。大约10年前，当CAD/CAM技术应用在口腔技工流程中时，这种材料开始被考虑用于临床，这得益于CAD/CAM技术可以使用传统上难以用手工方式处理的材料[16,19]。有了这些新技术，技师可以使用这种具有良好物理特性的材料，在任何类型的牙体预备中制作牙冠和局部义齿，并具有更好的美学优势，其颜色范围可以从纯白色到较深的牙本质色[20]。

公司都希望能快速销售出一种能

够彻底改变现代牙科的材料，这种材料不需要牙科技术人员和公司再实施特殊的操作，他们也专注于开发有正确特性的饰瓷，来与具有非常低导热性的材料结合在一起，比如氧化锆。多年来，尽管在材料性能和美观方面取得了显著改善，但全瓷修复体的整体临床性能仍无法与金属−陶瓷修复体相媲美[21-22]。开发用于后牙区域的高强度陶瓷一直是学者不断研究的领域[23-24]。钇稳定四方多晶氧化锆陶瓷（Y−TZP）结构被引入作为核心陶瓷，以减少修复体的整体断裂。在短期和中期临床研究中，它的高机械性[25-26]能使Y−TZP成功地用作核心陶瓷材料，并很少报告出现支架折裂。尽管Y−TZP提供了强度，但这些修复体的临床成功率却因饰瓷的折裂而降低。结果，大多数有关单冠和局部义齿的循证医学数据仍提示其具有很高的失败率，范围在10%～30%之间，大多数是由于饰瓷的折裂。由于反复的咬合接触、磨损和疲劳，微折裂的产生似乎加速了全瓷修复体的断裂[8]。另外，材料相关的因素比如上瓷技术以及核心/支架设计导致不均一的瓷层支撑可能会影响饰瓷Y−TZP修复体的临床表现[18,27]。

因此，考虑到失败的多种原因，有学者提出并评估了在Y−TZP修复体上提高饰瓷性能的尝试。然而当第一套CAD/CAM系统推向市场时，大多数软件系统都不允许进行核心设计修改。由于氧化锆内核统一的结构以及需要制作解剖学上正确的牙冠[16]，导致了瓷层厚度过大（有时>2.5mm）（图51）。

随后尝试了氧化锆支架设计的修改，例如将氧化锆颈部从腭侧延伸至邻间区域。这种预防措施源于金属陶瓷技术[18,26]。在过去的几年中，数家公司致力于改进其材料，使其与氧化锆结构更加兼容，此外，软件制造商还制定了更具动态性的程序，以允许技师定制其支架设计，为患者制订个体化治疗方案，包括特定的牙解剖形态、功能和美学。虽然技师可以使许多生产过程标准化和工业化，从而提高某些半成品的质量，但是，在追求符合每名患者最佳功能和美学效果的高质量定制产品时，最大限度地进行个性化设计和制作仍然是必不可少的。饰瓷应用技术的改良是克服粘接失败的另外一种尝试[17]。为了将现有的压铸技术的优势与氧化锆基底的高强度相结合，开发了用于将饰瓷压铸到氧化锆上的玻璃陶瓷块。在临床研究中已经描述了此技术应用的矛盾结果，在一项研究中没有发现失败的

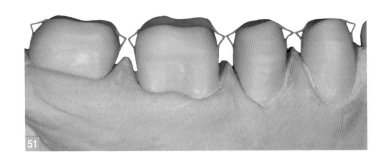

报道[16]，而在其他研究中，24～48个月后的崩瓷率分别为27%～49%和13%[17-18]。考虑到压铸与手工分层饰瓷之间结果的差异，以及对内冠设计改良的理解，Guess等[17]在纽约大学生物材料与仿生学系进行的一项研究，试图评估磨牙牙冠的可靠性和失败模式，具有均匀厚度或解剖学设计的支架并用手工分层或可压铸的饰瓷。该研究猜测，与手工分层上瓷方法相比，压铸饰瓷技术可以提高传统或解剖设计支架的可靠性（图52）。

图51 最初的氧化锆支架设计类似于金属烤瓷冠的支架。注意技师为基底设计的线性解剖形态，为连接体和𬌗面牙尖增加支撑。

图52 在近中舌尖处颊舌向剖开牙冠，显示出传统设计牙冠（A）和解剖学设计牙冠（B）在内冠设计上的差异。p=瓷层；c=粘接剂；s=树脂基质。注意内冠/饰瓷厚度比和饰瓷支撑的差别，尤其是在舌尖处。与传统设计的牙冠相比，无论采用何种饰瓷技术，解剖设计的内冠增加了支撑，从而导致折裂尺寸明显减小。（C）带有解剖内冠的手工分层饰瓷冠的咬合面观。咬合路径可以证明在进行运动疲劳测试时牙尖的磨损（虚线箭头）。（D）邻面观可见饰面崩瓷的深度（指针）。（E）咬合面观可见饰瓷压铸在解剖内冠上，该内冠在疲劳测试后损坏。（F）粘接失败的深度（指针）。经许可从Guess等[17]转载。

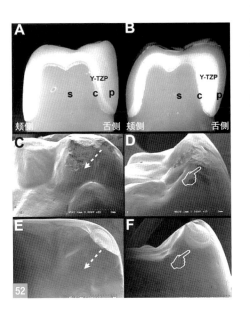

可靠性	Vita PM9 传统设计	Vita PM9 解剖设计	Vita VM9 传统设计	Vita VM9 解剖设计
90%置信上限	0.65	0.99	1.00	1.00
值	0.60	0.98	0.99	1.00
90%置信下限	0.33	0.87	0.98	0.99

表1 不同修复体的可靠性评估

与传统内冠压铸陶瓷冠相比，手工分层饰瓷的修复体的可靠性（200N下5万次循环）更佳，不同组的机械表现没有明显差异

分析选择后牙全瓷冠是一种特别有趣的挑战，难点在于理解应力集中和在负荷下从受损到折裂的演化。牙齿在行使功能时涉及咀嚼过程中的牙齿接触（Hertzian负荷）和咬合力分布[17]。因此，由于反复的咬合接触，全瓷咬合面都会受到应力磨损，从而导致缓慢的裂纹扩展[16]（表1）。

了解了这些，Guess等在他们的研究中重现了这种复杂的、破坏的产生和积累的机械场景。他们在水中，将全瓷单冠粘接到标准预备的下颌磨牙预备体上，并进行口腔运动疲劳载荷[16-17]。

牙冠的几何形状在疲劳测试中起着关键作用。修复体的设计很大程度上依赖对颌牙齿以及个别技师的技术和选择。因此，CAD/CAM制作氧化锆支架的过程以及相关饰瓷技术就变得非常重要[15]。整个牙冠的厚度与抗折裂性息息相关。文献中建议全瓷修复体的最小总厚度为1.5mm[7]（图53）。

由于饰面瓷材料的挠曲强度（80~120MPa）与高强度核心材料（900~1200MPa）相比较弱，因此在复杂功能拉伸过程中，饰瓷在低负荷下更容易发生失败。因此，可以推测在0.5mmY-TZP内冠上使用较厚饰面瓷层发生折断所需的力量显著低于改良Y-TZP内冠上的较薄的饰面瓷层[17]。

这些发现在Wada等[70]的研究中得到了证实。其中较高的抗折裂性与增加的内冠-饰瓷厚度比有关。已有研究证明，在Y-TZP支架上较厚的饰面瓷层具有很低的热扩散率，在简化的平面几何形状中，它们更容易在表面下产生高的残余应力，一旦通过调殆或咬合将其释放出来，可能会导致裂纹扩展和修复体失败[14]。但是，在修复

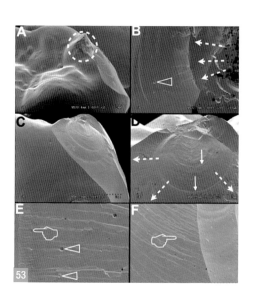

体出现临床相关的疲劳现象而解剖学形态正确时，很难解决该问题，在这种情况下，对失败模式的评估可以与临床观察到的失败进行合理的比较[14,16,18]（图54）。

无论采用何种饰瓷技术，在解剖内冠中观察到的折裂尺寸均较小，这可能是由于改善的瓷支撑和均匀的内冠–饰瓷厚度比所致。这种减小的折裂尺寸在临床上更为方便修理（通过修复或再抛光）。特别是随着氧化锆系统的推出，人们认为材料的高强度将允许制造更小的下部结构和薄而均匀的上部结构，而不需要任何形式的瓷层支持。

饰瓷过厚或内冠支撑不足，可能是由于医生或加工厂产生的误差，例如牙体预备过多或过少、支架设计的软件缺陷、技师无法制作CAD所设计的支架，或忽略了饰瓷厚度[3]。对失败的氧化锆基修复体进行扫描分析证实，折裂的起因可归因于最初错误的支架设计；因此，如题目显示，对于可预期的长期成功上有较高的临床表现[19]。

Guess等所做的研究表明[17]，在解剖设计正确的磨牙牙冠中，饰瓷–内冠厚度比对折裂范围大小起主要作用。在牙尖区域由改良内冠来提供解剖支撑大大降低了低负荷时折裂的发生。薄层的弱饰瓷被下方的氧化锆材料支撑。

现已表明，由于不会妨碍功能或美观，在解剖学支架设计上的饰瓷折裂尺寸和范围的减小使其可行椅旁修复。大多数患者甚至可能都没有意识到这些微小折裂[1]。

饰面瓷少量缺失可以通过口腔内抛光修复体表面来解决。此外，由于热特性不同导致的额外应力可能是由于不规则的饰瓷厚度以及相关内冠–饰瓷厚度比例[17]。为了产生均匀的热分布，可能需要对氧化锆饰瓷工艺现有烧制程序进行评估。

总之，在现代口腔医学中，可以规范流程并提高某些产品的质量，但是，技师运用他们的知识和经验来实现高质量修复，通过个性化设计来满足功能和美学要求仍然是至关重要的。以下图片说明了通过使用高透明度和宽范围颜色的高质量氧化锆，制作出陶瓷支撑结构，这种结构能够很好地承担咀嚼力和动态咬合，并且具有极高抵抗折裂的瓷层。

这也说明最终修复体的质量取决于一个创新的方案，其中操作步骤十分关键，但是不能完全脱离技师和牙医的知识与技术。

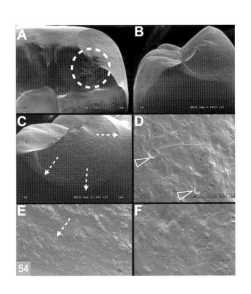

图54 传统内冠通过手工分层，饰瓷因疲劳出现粘接失败（扫描电镜照片）。（A）咬合面显示了凹陷的滑动接触区域（虚线圈），产生类似塑料的变形和磨损。（B和C）邻面观显示了裂缝（虚线箭头）的延伸方向从咬合接触区域到崩瓷边缘。（D~F）放大图C中虚线箭头指示的区域（从右上按顺时针方向）。经许可从Guess等[17]转载。

扫描二维码，见视频1

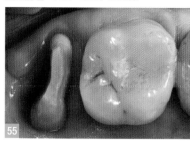

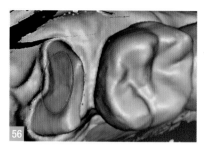

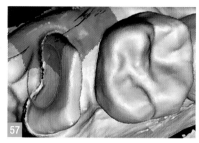

图55～图57 组织愈合后，半月状牙根的咬合面观。

图58 该系统由于45°倾斜的激光束，因此即使在后牙区域也容易进行正确的口内扫描。

图59 该软件使技师能够在获得数据后立即检查并在必要时纠正临床医生制备的外形。

该患者在27的远中出现了Ⅱ型根分叉病变，需要进行牙髓治疗，并在初步的基牙预备中去除了远中颊根。随后，为了消除远中骨内的二壁型骨缺损并恢复良好的软硬组织轮廓进行了通过骨修整手术[29]。经过一段时间的组织成熟期后，在这个病例中，我们决定使用数字化流程制取最终印模。

数字化印模的巨大优势之一在本病例中得到了很好的展示（图55）。数字化系统可以实时检测到在基牙之间最终的缺陷或倒凹。实际上在这个病例中，通过在屏幕上显示的三维模型，临床医生可以注意到在远中有一个小倒凹，这在后牙中很难察觉到（图56）。重新调整预备体后重新扫描（图57）。这节省了总体治疗计划中临床和加工的时间，最重要的是，节省了患者的时间。

新的个性化基牙设计：氧化锆内层板（ZIL）

27氧化锆全瓷冠的实现一开始需要制作一个正确的临时修复体，并由临床医生和患者进行试戴。随后，通过图像和口内扫描将数据传输给技师；此外，还会发送基牙、对颌牙、咬合关系和临时牙的扫描数据。

只有这样，才能设计出合适的解剖内冠，由于该材料具有出色的美学

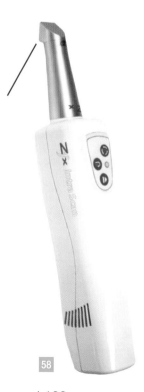

和机械特性，因此可以用作牙本质层并更好地支撑工作尖，从而使氧化锆陶瓷复合修复体的强度达到最大。此外，支架可以延伸到最美观的区域，为半透明的材料留下足够的薄层空间。能够使用计算机软件来设计制作新支架，是新技术为技师和医生提供的另一个有益之处。在加工厂第一个步骤中，首先注意修复体的颈部边缘（图58，图59）。随后，根据患者试戴过的临时修复体，技师开始在最大牙尖交错位制作一个精确的数字化解剖蜡型。通过软件的特定功能，可以将修复体减少多达1.3mm，同时保持0.5mm的最小厚度，从而获得较高强度的下部结构（图60～图62）。

因为可以在屏幕上同时看到内冠和最终修复体的解剖形状，我们可以修改内冠设计，利用氧化锆来支撑承受较大应力的区域，同时还要考虑到咬合以及垂直向和水平向的副功能受力[18,26]（图63～图70）。

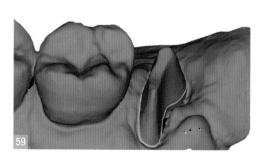

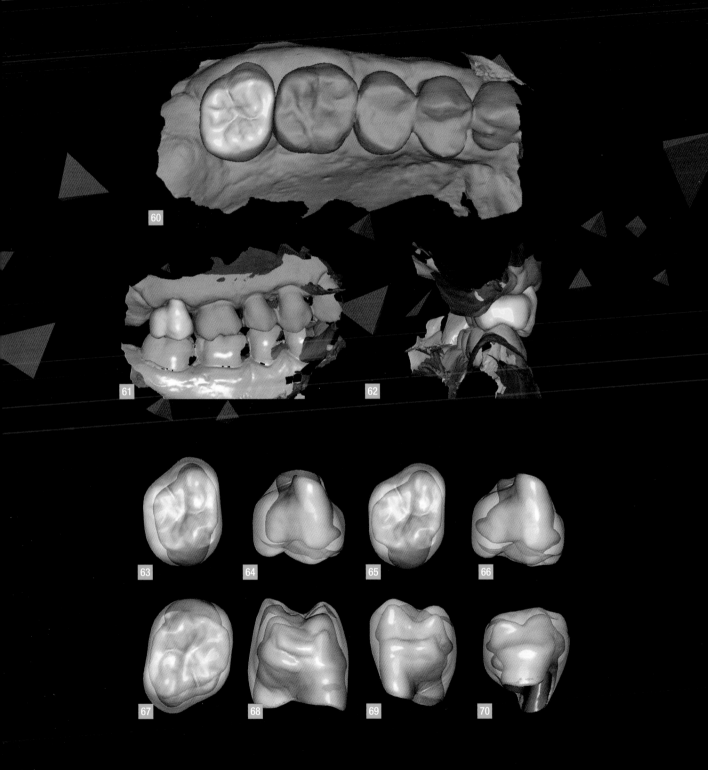

图60 ~ 图62   最大牙尖交错位的数字化修复体蜡型，从不同角度观看以及与对颌牙齿的关系。

图63 ~ 图66   技师现在可以区分各种组件，通过使用不同的透明度，从而显示内冠的解剖形态和最终修复体。

图67 ~ 图70   考虑到咬合力、垂直向和水平向力，技师可以修改内冠设计，用氧化锆来支撑承受较大应力的区域。

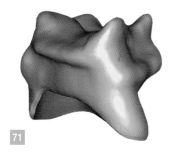 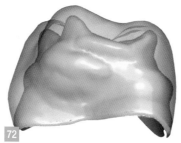 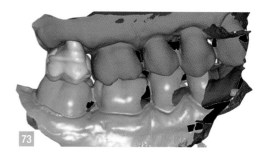

图71 遵循ZIL概念的最终内冠设计。

图72，图73 最终内冠设计的各种数字化视图。观察饰瓷是如何增加接触和粘接面积，以及软件如何使技师控制所有美学和功能参数。

图74 临床试戴，注意内冠特殊的解剖形状。

由于解剖学原因，边缘嵴最容易受到崩裂的影响，因为它们对抗对颌牙的中央尖，通常建议从边缘嵴开始设计。在完成受力区之后，技师关注于通过制作冠中部的支持边缘来对牙尖进行理想的支撑，这种边缘非常接近受力区，类似天然牙牙本质颈部的支撑，因此，适合设计半透明的牙本质色氧化锆（图71~图78）。

笔者和Lucu与Matteo Dondi将这种特定的支架定义为氧化锆内层板（ZIL），可有效支撑瓷层，同时确保良好的美学效果。因为它将完全结合在牙本质区域中并被半透明的瓷层完全覆盖，在某些区域其厚度仅为0.2~0.3mm。

此类结构的另一个特性是，除了增加瓷的接触和粘接表面之外，它还增加并区分了瓷的收缩中心，以便具有更好的压铸效果并减小烧结时边缘的收缩。为了在牙科结构内更好地隐蔽自身，这种解剖上明显的内冠需要具有专门的上瓷技术，并需要使用具有与天然牙本质非常相似的色度和半透明特性的材料来实现。而这恰恰是目前市场上最好的半透明氧化锆材料的特征之一；这种材料因其自身在陶瓷冠内隐蔽的能力而屡屡产生惊艳的效果，最重要的是有专门用于此内冠设计的分层上瓷技术。

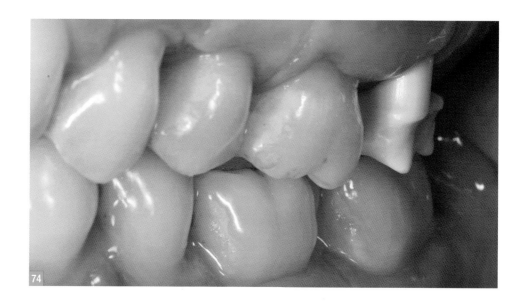

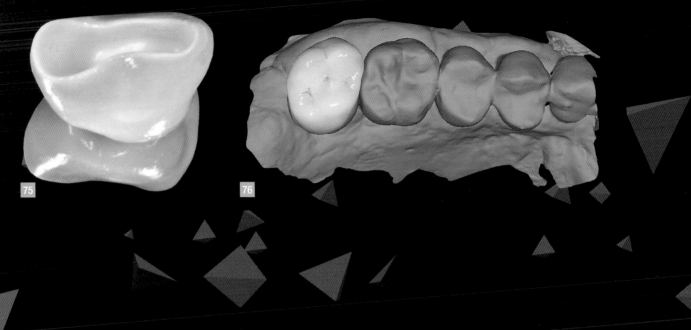

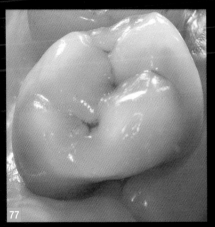

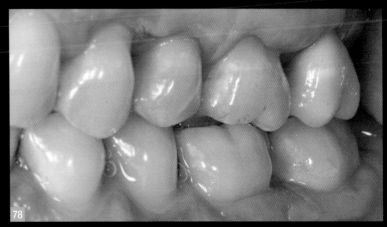

图75 最终修复体完成。由于远中颊根的切除和使用了氧化锆边缘，导致了牙冠特殊的解剖形态，从而为牙冠提供了更大的抗力形。

图76 数字化和传统知识必须结合在一起，才能成功实现最终的修复。注意观察最终修复体如何呈现在数字化模型上。

图77，图78 最终修复体就位。注意牙冠远中的特殊形状，有利于患者自行保持卫生，并形成了相对于邻牙组织边缘正确的龈缘轮廓。

扫描二维码,见视频2

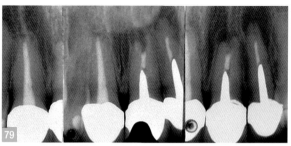

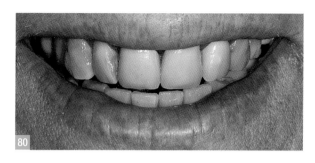

图79 X线根尖片显示了3个基牙的牙髓问题。

图80,图81 该患者的平均笑线,患者从美学角度对自己的微笑抱怨不已,对10年前修复的3颗金–树脂冠的显著变色很不满意。这些照片清楚地显示了这些美学问题。在微笑的时候,唇部的阴影效应放大了金属烤瓷冠造成的较差的软组织透光性。注意观察牙龈边缘的灰色,这正是微笑时最关键的区域。透明的高质量氧化锆可能是解决此问题的最佳解决方案之一。

图82,图83 本病例使用了DSD。这种数字化系统为临床医生和技师提供了如何治疗病例的大量信息;此外,它是与患者交流的一种好工具,由于形象的展示,使其可以轻松理解并最终接受建议的治疗计划(请参阅第2章)。

可以在前牙使用ZIL吗?

在前牙区域中设计ZIL支架与在后牙区域中设计ZIL支架在理念上是相同的。主要区别在于,当使用氧化锆作为牙本质层时或者陶瓷透明度比较低,内冠的设计和精度对于最终修复体至关重要。因此,临床医生通过数字化扫描一个美学和功能均正确的临时修复体作为开始,就是这项技术流程的一个最大的优势。

2012年,一名53岁患者对她的微笑状况不满意。我们收集了所有必要的信息,例如完整的照片、DSD设计的3段视频、相关部位的根尖影像、制作诊断蜡型的模型以及数字化美学分析。大约10年前,患者11、21、22 3个牙位上佩戴了3个金–树脂冠,现在因为变色、较平的切牙平面、中切牙和侧切牙之间的牙龈不对称以及龈牙交界处的灰色光晕而产生了美学问题(图79~图83)。

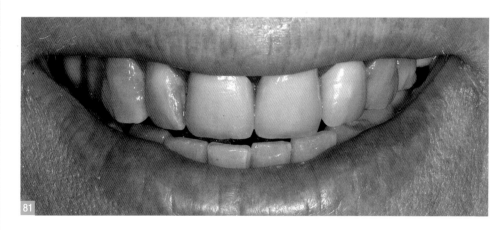

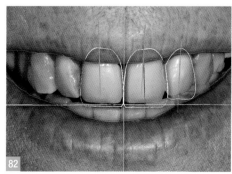

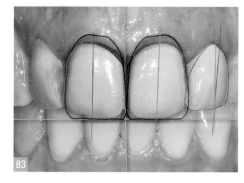

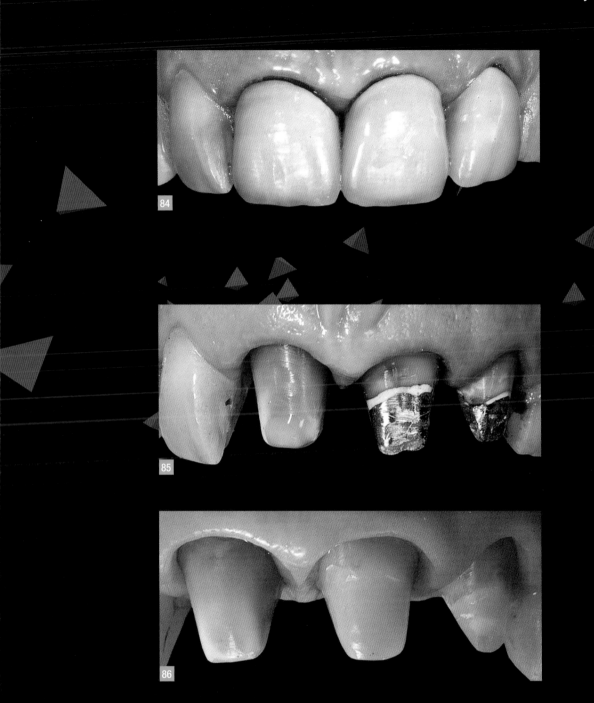

图84 在微观美学层面，中切牙和侧切牙之间的牙龈不对称。对于这种情况，如果可能的话，最好通过基牙的刃状肩台预备和临时修复体的良好穿龈轮廓来改善牙龈修复美学。

图85 带有刃状肩台边缘线的基牙初步预备细节；仅有少量存留的牙体结构。

图86 牙髓再治疗和充填后的最终修复基牙。它们具有良好的初始固位力和光滑制备的几何形状，并经过完美抛光以保证最终的印模效果。

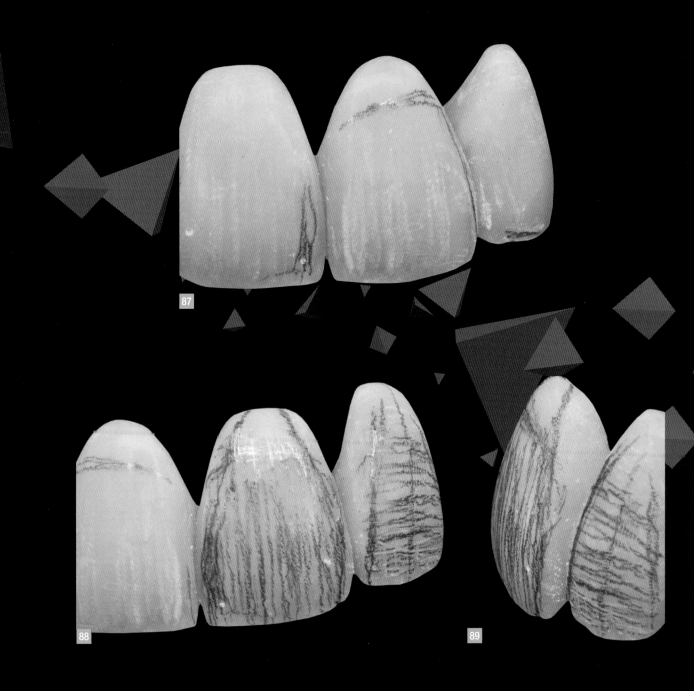

图87～图89   在临时修复的最后阶段，绘制过渡线和微纹理以校准外形并提供三维牙齿形态。

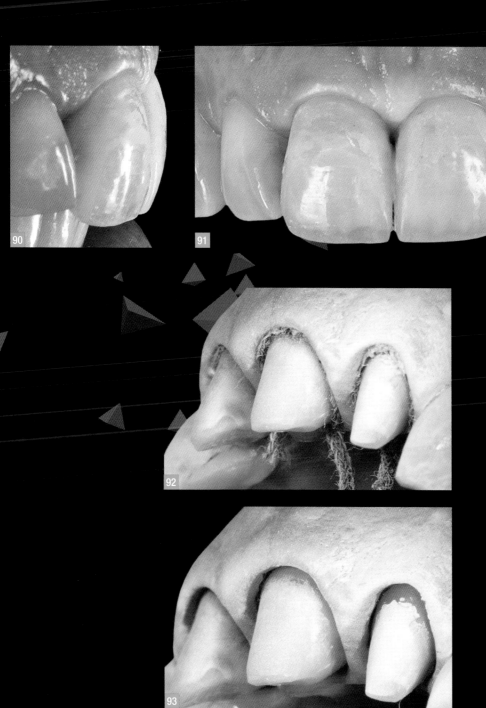

90

91

92

93

无论采取常规还是数字化方式，临时修复体的试戴、完善和验证是最终印模的前提，必须记录所有必要的解剖学信息以制作最终修复体。此时，患者已经处于修复计划的后期：检查咬合方案，并且膜龈组织稳定。由于对修复体CEJ的正确处理，边缘组织形成新的对称性外观。

类似这样的美学区病例最佳处理方式的另一个重要细节是颜色的选择。一定要牢记，制造商提供的色阶通常与固化或烧结后材料的颜色不符，因此建议进行单独的牙本质和牙釉质选色；有些甚至可以叠加，以优化色度和数值的评估与更改。基于这个原因，在临时以及最终修复阶段，笔者更喜欢制作与修复时实际使用材料一样的个性化的树脂或陶瓷小样。根据选择，有许多专用的工具可以通过减小厚度来制备样本。必须在抛光阶段对材料进行妥善处理，以完全显示出色相、饱和度和亮度[30]（图84~图91）。

在进行数字化印模时，重要的是要牢记有效的工作流程，要明确有些区域对于扫描至关重要，例如备牙区的表面和边缘、修复体的接触点以及对颌牙的殆面形态。有些区域相对不那么重要，如果没有完全扫描，最终的扫描质量将不会降低，例如远离备牙区域和目标区域的部分。

扫描流程的3个步骤是：

1. 确定目标区域。
2. 全面扫描。
3. 检查和结束阶段。

必须反复重复这些操作，以使其更具有可预测性且耗时更少，尤其是对于患者而言。

诸如此类的病例展示了数字化工作流程的另一个巨大优势。与之前的情况不同，排龈线的去除和对基牙冠部扫描一次性完成。这样可以避免在扫描基牙之前边缘龈组织塌陷，从而增加了设备读取每个基牙龈沟内部结构的可能性（图92，图93）。用传统方法，这显然是不可能的（表2）。实际上，临床医生只有一次机会对所有基牙进行取模。在使用刃状肩台边缘预备的情况下，此优点显得尤为重要，在这种情况下，拥有一个可以读取龈沟深处的印模，对于通过牙冠的穿缘轮廓来进行组织塑形是至关重要的。临床医生进行扫描，清除不必要的部分，以完成修复工作，经过处理之后，将这些扫描数据保存在软件存储器中，并在工作流程结束时合并为一个文件，该文件将通过iCloud（Apple）平台发送到口腔加工厂。从预备好的牙齿图像开始，注意颈缘的边缘线，使用该软件精确地叠加临时修复体，从而获得最终修复体的数字模型（图94~图98）。

图94，图95 临时修复体扫描后的处理过程。始终位于屏幕左侧的"流程向导"可在流程的每个步骤中为临床医生提供帮助。

图96 在计算机上手动描绘11预备的边缘线。

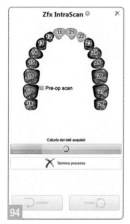

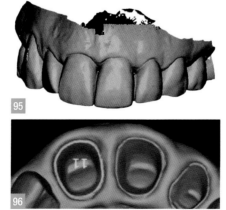

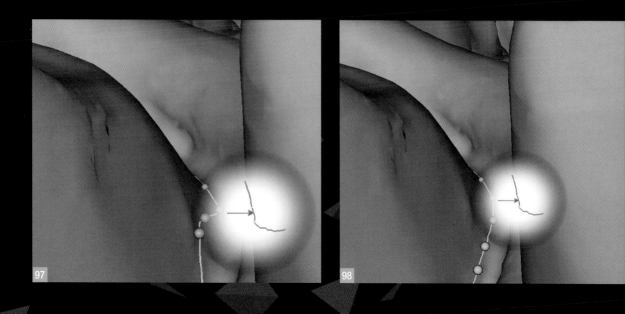

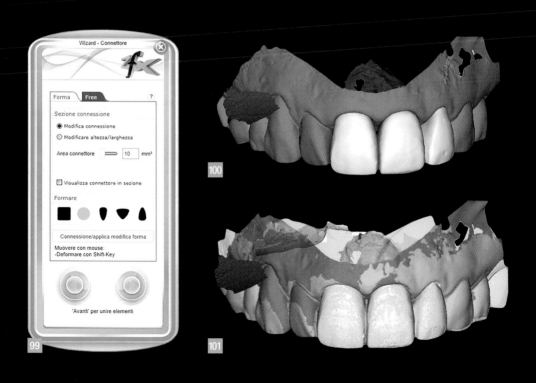

图97，图98 二维深度位置指引可以帮助操作者定义正确肩台边缘线。箭头指示模型的垂直壁和龈沟底部之间的过渡区域。

图99 ~ 图101 临时修复体数据与最终基牙数据的叠加瞬间。图100显示了如何根据临时修复体来获取最终的解剖结构。这个过程强调了对于工作流程的下一个阶段来说，临时修复体的正确处理非常重要。

图102 一旦匹配完成，现在由技师进行控制。该软件将执行标准的解剖学减少，技师可以从此处开始根据需要自定义内冠设计。

图103，图104 对前牙的ZIL支架进行建模，使用氧化锆形成半透明的切牙区域，并形成牙本质突起，仅保留半透明和乳白色的区域。

图105 ZIL支架设计在21上。氧化锆延伸至切端区域，有时延伸卫边缘区域，为最终牙冠提供了强度。在这方面，技师的传统知识与数字技化术需要结合在一起。ZIL非常适合本病例设计的需求。

图106 内冠烧结完成，染色并表面饰长石质陶瓷，准备用于临床试戴。

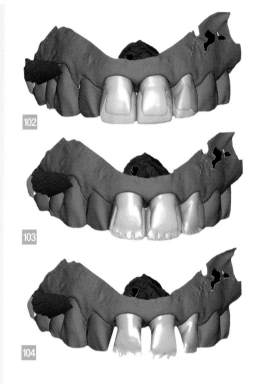

从最终基牙的印模开始，可以精确地叠加临时修复体的图像，从而获得反映了临时模型的最终模型（图99～图101）。在需要的部位，模型可以减少多达1.3mm，直到达到0.3mm的最小下部结构厚度为止，这足以使高质量的氧化锆呈现与牙本质相似的半透明性。通过使用邻近牙齿的图像以及在比色阶段实现的设计（称为"分层项目"），技师开始分层上瓷，进行个性化内冠设计（图102～图106）。

氧化锆延伸到切端，有时延伸

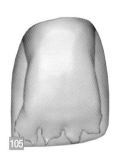

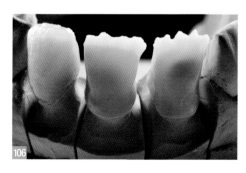

到龈缘区域，为最终的牙冠增添了强度，要注意这类个性化内冠的设计不应交给一个没有充足上瓷技术的操作者来制作。

在加工厂研磨毛坯材料并获得原始结构是重要的；可以在预烧结阶段就内冠的形式和颜色渗透方面对其进行最佳定制。现在，技师可以采用与所谓的整体陶瓷非常相似的方式来实现分层制作，强度会更高（图107～图110）。

烧结完成后，将内冠发送给临床医生进行试戴，检查边缘的被动就位性和精度。通过对一薄层透明衬层进行高温烘烤后进行饰瓷，这一层结构可以使饰瓷和内冠紧密联合。这一步骤之后，技师进行最后的上瓷。

与传统的金属陶瓷结构相比，氧化锆支架的试戴十顶较少。在金属内冠试戴时，可能需要对内表面进行许多调整来消除任何摩擦；金属支架甚至可以进行切割然后重新焊接到一起。而对于氧化锆结构，基本上很少需要调整，最大需要注意的就是不要产生可能导致折裂的操作，这种裂纹最开始为临界值下水平，但是随着时间最终会减弱修复体的机械强度。虽然不能进行补救可能是该材料的一个缺点，但是数字化技术，从印模到内冠和材料制作都可以保证更大程度的可预期性与精准度，因此较少需要校正措施（图111，图112）。

使用具有良好颜色对比度的试戴材料有助于识别并去除任何粗糙的摩擦区域（图113，图114）。如果可能，应在牙体结构上调改这些摩擦区域（图109，图110）。

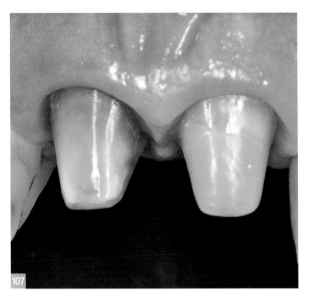

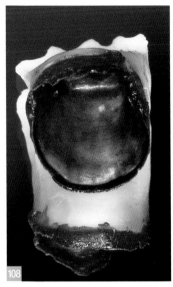

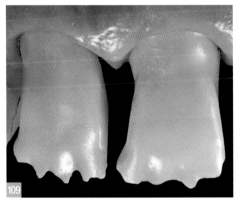

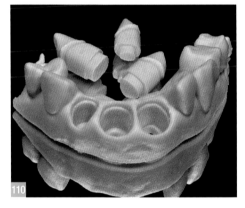

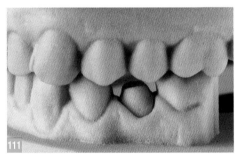

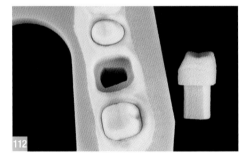

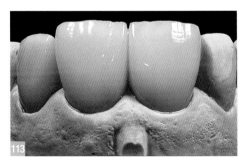

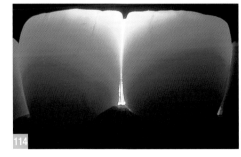

图107 ~ 图109 临床试戴内冠，使用黑色的就位检查剂检查上部修复体的被动就位。注意观察氧化锆的透明性（厚度为0.3mm），以及就位检查剂显示的黑色阴影。边缘密合的精度非常好。

图110 扫描后的7个工作日内即可获得数字模型。模型由切削的聚氨酯制成，这是一种非常精确且坚硬的材料。根据口内扫描文件在研磨中心完成模型制作。这些早期的模型有一些严重的缺陷，特别是在可拆卸代型的稳定性方面；随后选择制取内冠印模来完成美学上瓷。

图111，图112 新型尼龙烧结模型具有更高的精度，可实现全数字化工作流程。

图113，图114 模型上最终的氧化锆–陶瓷修复体，再一次可以看到氧化锆优异的光学品质。其相对透明性在最终修复的美学成功中起着关键作用。

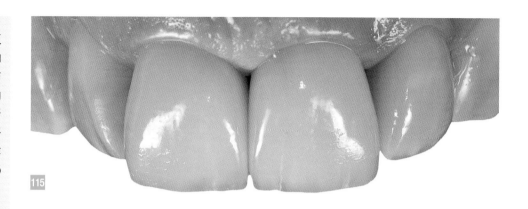

图115 最终修复体粘固。氧化锆的美学特性产生了与天然牙完全和谐的光学效果。注意牙冠与软组织有良好接触。技工室操作由Luca and Matteo Dondi，DMD，CDT完成。

图116 最终修复体就位后患者咬合情况。

图117 2年随访的X线根尖片，可见ZIL牙冠精确的密合以及成功的牙髓再治疗。牙髓治疗由Rita Gnoli医生完成。

在合适的位置为氧化锆内冠制取模型，技师制作石膏模型，并进行分层上瓷。很容易理解，如何使用上瓷技术并适合这种特殊的包括了少量的牙本质突起的内冠设计，根据区域不同设计为亚光或彩色，在最上面是牙釉质。如果有必要，可以在釉质内加入乳白色斑块效果[20]。在加热之前，最表层使用不同色彩的半透明斑块；这是提供修复体自然浓度的基础[18]。如果需要第二次高温处理以解决外形和颜色方面的小瑕疵，则通常在临床素瓷试戴后进行。氧化锆的特性可以产生与天然牙完全和谐的光学效果，并且不会对饰面瓷层产生负面影响（图115~图117）。

为了获得这样的效果，可以选择有优秀特性的高质量氧化锆材料，并将其使用在几乎所有的修复体上，甚至是最复杂的病例。

这种材料的主要优点在于以与天然牙非常相似的方式对光做出反射，再加上绝对重要的技术和物理性能，这两方面合二为一似乎预示着这种材料将成为未来的金标准。

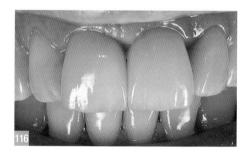

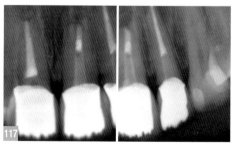

	传统方法	数字化方法
优点	精度佳	能够实时重新扫描；一次扫描一个基牙；可以建立数据库；患者舒适度较好
缺点	相邻基牙细节获取困难；患者舒适度差；难以保留数据	最初的学习曲线（耗时）；严格的扫描方案；后牙区难以操作

表2 天然牙列传统取模与数字化取模的对比

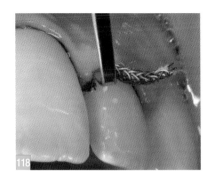
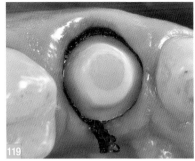
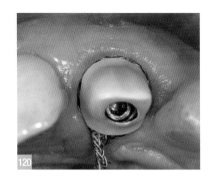

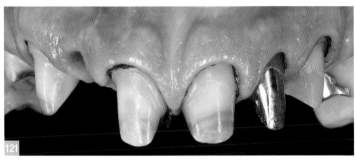
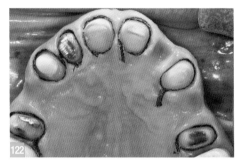

排龈：适应证、目的和技术

数字化印模与传统印模材料一样对液体污染敏感。血液和唾液遮挡相机拍摄牙齿表面或边缘，从而无法进行准确的记录。好的话，可以将水分记录成不准确的表面轮廓。而坏的话，在污染区域没有记录数据。无论哪种情况，都无法制作出精确的修复体。修复体边缘的位置也对印模技术有影响，这就是为什么必须遵循适当的适应证并使用合适的操作进行排龈。龈下边缘需要垂直向和水平向的排龈，以便于印模材料的流动或激光束穿透到龈下预备区域中。如果是龈上边缘则主要需要垂直向根向移位。此外，排龈技术也可以在一些先前步骤中应用，比如粘接阶段或修复戴牙之前的水平肩台预备（刃状或肩台状）（图118~图120）。排龈有几个目的；除了暴露牙体预备区域之外，它可以让临床医生控制水分包括龈沟液污染。龈沟内预备时，水平向软组织的充分移位减少了在传统印模过程中撕裂低黏度印模材料的可能性，并允许口内扫描仪的激光束在数字化印模时能够更深地穿透组织[1]。

尽管对牙周复合体的解剖学研究得出平均沟内间隙大小为0.7mm，但是每名患者都有内在的差异；此外，在同一牙位的颊、舌和邻间隙区域的龈沟深度也经常变化。在使用排龈线时，需要使用牙周探针测量龈沟，并评估边缘牙龈的生物型和龈缘的紧张度，还需要选择适当直径的排龈线以保证无创伤操作（图121，图122）。

图118~图120 使用浸过止血剂的排龈线，通过化学和机械的方式排龈。在粘接阶段排龈将有助于临床医生去除所有粘接剂。

图121，图122 仔细评估龈沟并确定其深度和生物型后，可以选择要使用的排龈线的直径和数量。

图123，图124 在数字化印模之前，注意如何使用双层排龈线将软组织进行水平向和垂直向移位。

关于排龈的技术，在临床上更广泛使用的是机械技术，使用专用工具轻轻地将排龈线插入龈沟中。排龈线可以分为3种主要类型，具有不同的膨胀能力、易于插入、不易碎裂并有吸收性。第一个投放市场的是双绞线，双绞线与编织线和麻花线有区别。双绞线具有高的液体吸收能力（有利于浸入止血的化学物质）并且对于边缘牙周膜创伤小；然而在另一方面，它们在插入和移出过程中更容易发生磨损与断裂，从而增加了在龈沟和印模中残留排龈线的风险。

这就是为什么现在认为最好用另外两种类型的排龈线来进行排龈，市面上提供了多种尺寸和直径的排龈线，医生以根据龈沟的原始尺寸进行选择。在较紧或较浅的龈沟或仅要求垂直方向的根向移位的情况下，建议使用单根排龈线；而较大的沟内空间需要首先插入较细规格的排龈线以密封龈沟的底部，然后再插入大直径的第二根排龈线。

第一根排龈线主要产生0.5~1.0mm的游离龈缘垂直移位，而第二根排龈线来提供水平和横向移位。第二根排龈线可能会从龈沟中部分露出，并在印模时将其移除。很显然，数字化流程的优势在于能够在去除排龈线同时一次扫描一个基牙，从而节省了更多时间，提高了效率，并有助于使用扫描仪进行完整读取龈沟内信息（图123，图124）。

尽管可以根据临床医生的喜好选择插入排龈线的器械，但市场上有专门用于此目的的排龈刀。推荐使用带有圆形边缘的薄型器械并滑动使用，以插入排龈线。同时还有带有锯齿状末端的排龈刀，通常呈矩形，有助于压紧排龈线。也可以使用化学制剂作为收敛止血剂，改善沟内的润滑度，方便压紧排龈线并增加组织扩张度（表3）。

在这样的病例中，更合适说是使用了机械和化学排龈技术相结合的方法。

最早作为溶液与排龈线结合的药

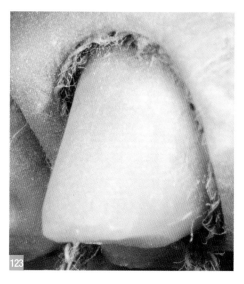

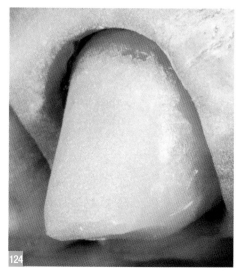

止血剂	使用时间（分钟）	副作用和禁忌证
消旋肾上腺素	5~10	心血管副作用；不要将其与硫酸铁混合，会产生深色沉淀难以去除
氯化铝	10	如果遵守使用时间，对牙周膜无副作用；可能抑制有机硅和聚醚的聚合
硫酸铝	10~15	对软组织有腐蚀性和刺激性，特别是浓度为25%时；硫含量可能会抑制有机硅聚合
硫酸铁	1~5	引起软组织的黄褐色色素沉着；可能会引起过敏症状；不能与肾上腺素混合

表3 止血剂及其浓度、使用时间、副作用和禁忌证

物之一是肾上腺素，常见为8%浓度外消旋混合物；尽管具有血管收缩和止血的作用，但该化合物仍可引起局部和全身性副作用，尤其是在心血管疾病患者中高浓度给药时。因此，在有多个基牙的情况下，最好使用其他制剂。

氯化铝具有收敛作用，并导致组织蛋白沉淀。该化学试剂被认为对牙周组织的危害最小，没有任何全身作用；但是它在控制出血方面效果较差。氯化铝有这样好的特点，但是在传统方案中有一个主要的缺点：它抑制了聚乙烯基硅氧烷和聚醚的完全聚合。在获得印模之前，冲洗和干燥被认为是至关重要的；但是，在大多数情况下，会残留一些残留物，从而导致印模中的严重误差。很显然，使用数字化方法可以完全避免这种问题。

硫酸铝是氯化铝的一种类似物，其作用机制与氯化铝相似；即使在移出排龈线后，它也可以保持龈沟的良好扩张，保存80%的初始位移。主要缺点是，如果浓度为25%或更高，会造成组织腐蚀和坏死，并且与氯化铝类似，另外因为可以干扰硅橡胶固化（因为有硫成分）以及为了获得清晰的表面细节，在取模之前需要冲洗和干燥组织。

硫酸铁的浓度通常在13%~15%之间，并且是极好的止血剂，也可以与氯化铝结合使用以增强组织收缩作用。但是由于其含铁，可以导致的牙龈组织接触后2~3天出现黄褐色或蓝色色素沉着以及牙本质过敏。同时也有病例报告了在使用这种化学物来简化粘接操作时，发生了陶瓷修复体变色的情况。此外，硫含量能够部分抑制聚乙烯基硅氧烷材料的聚合。尽管有些化学试剂都不能避免有副作用也没有最理想的选择，但是作为预防措施，使用时间最好不超过10分钟，然后再进行大量冲洗。通常，仅需4~5分钟即可获得良好的化学/机械排龈。

图125～图129 使用专用的极细注射头将排龈膏注入龈沟中。在所有基牙周围完成注射，观察2～5分钟，然后在印模前进行冲洗和干燥。

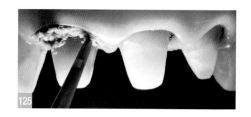

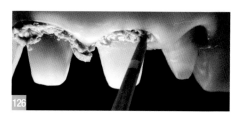

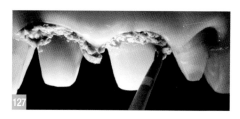

作为排龈线的替代方法，有些糊剂可用于扩张龈沟。从化学角度来看，这些硅橡胶材料与加聚型硅橡胶非常相似，其特征在于在硬化反应期间体积增加。一般情况下，它们没有止血作用，而其他一些商用品都与化合物有关，比如氯化铝。它们的设计目的旨在克服软组织回缩的某些局限性；特别是，最近的两篇文献指出它们的优势，就是它们可以更好地维持牙周健康，并减少对边缘组织的压力，以及减少对结合上皮的损害[21-23]。

制造商提到的好处之一是与排龈线充压相比，减少了椅旁时间，尤其是在多颗牙预备的情况下。

从临床角度来看，通过非常细的专用工作尖将排龈膏（通常以药筒或小瓶形式提供）放置或注入龈沟中；这种操作与排龈线压缩相比，因其采用自动化系统递送糊剂，使该技术对操作者技术的依赖性降低，患者所受的伤害也较小（图125～图129）。保持2～5分钟之后，临床医生可以冲洗和干燥预备体，然后开始进行传统或数字化印模的步骤。Prasanna等[24]已经评估了使用不同材料实现排龈的有效性，其中排龈糊剂在水平移位方面显示出一点优势（排龈糊剂为0.26mm，而排龈线为0.21mm）。通过使用棉卷压缩位于要记录的基牙周围的排龈糊剂，可以进一步促进水平向和垂直向移位。也可以将这些硅橡胶排龈糊剂与排龈线结合在一起使用，尽管在这种情况下，工作时间会延长；例如，如果我们需要将排龈线放入一个非常窄的龈沟内，预先使用排龈糊剂会便于龈沟的扩张和排龈线的插入（改良的单根排龈线技术）。在双层排龈线技术中，还可以在压完第一根排龈线之后立即使用排龈糊剂，以便于放置第二根较大直径的排龈线。

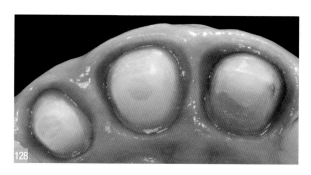

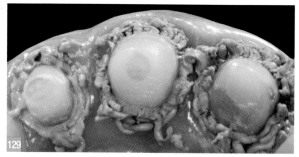

印模的目的

任何印模（无论是数字化还是常规）的目的都是将确切的临床情况复制到加工厂。根据印模对象是天然牙还是种植牙，临床转移的目标要求略有不同。

对于天然牙，检测预备体的形状、修复体边缘和缘下区域、软组织形态以及牙间比例至关重要。这表明，对天然牙列的传统方式印模需要一定的临床技能，而材料的选择对最终结果的意义并不大。而对于种植牙的印模程序，操作者必须转移种植体平台和基台的位置，并确定多个种植体、天然牙、修复体组件和牙槽黏膜之间的关系。与天然牙列印模相反，印模材料的特性和质量与临床医生的能力相比更为重要（图130~图132）。

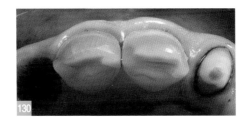

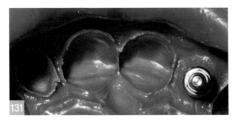

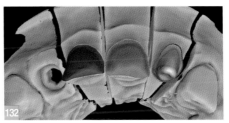

图130~图132 无论临床采用哪种方式来制取模型，将牙体预备体的细节和种植体的位置转移给加工厂技师的目的都不会改变。

图133 几家种植体公司已经为其种植系统开发了可用于数字化扫描的印模配件。

种植体与数字化印模

在最近的几十年中，牙种植学已完全整合到口腔修复治疗中。

种植领域已开始开发使用口内扫描仪进行种植体数字化印模的组件（图133）。在目前，种植牙印模的金标准仍是采用开口或闭口式托盘技术制作传统印模[25]。尽管印模材料[26]和模型[27]会变形，但传统的种植牙印模程序的工作流程已在临床实践中得以验证。然而，可扫描印模帽的引入能够使口内扫描仪代替传统印模。2009年，一项体外研究表明，口内扫描可以替代传统印模，配合使用预制的转移组件和替代体来制作工作模型，种植牙的数字化印模与常规印模几乎一样精确[13]。

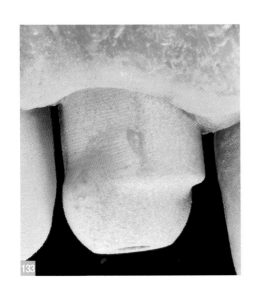

扫描二维码，见视频3

图134，图135 确定治疗计划时，应评估颊侧面及骀面视图。现如今，此类病例在美学上的成功也需要对颊腭侧进行评估。

图136 从X线根尖片和牙周探查可见24牙根的腭侧折裂。

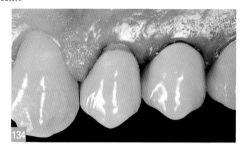

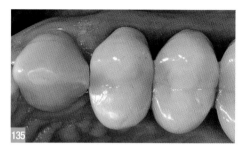

近年来，我们见证了加工厂如何朝着生产技术的数字化方向发展。最近，种植体公司已经为加工厂提供了可用于扫描的扫描帽，因此带有种植体替代体的模型也可以被扫描和数字化。在加工厂也可以通过这种过程进行CAD/CAM制作种植基台和修复体。这种发展为口内扫描仪引入牙科诊所并进行种植体支持修复体制作铺平了道路。特别是对于加工厂而言，这种方法将使工作变得更容易：因为数字化扫描直接来自临床，因此可以跳跃模型扫描这一步骤。临床上直接的口内扫描也将提高精确度，因为可通过更少的操作步骤来获得加工厂在CAD设计之前所需要的数字化模型。

Gallucci等[29]得出的结论是，与传统方式相比，种植患者对口内扫描的感觉更好。实际上，他们发现患者对口内扫描仪有明显的偏爱，尤其是在防止吞咽反射方面。

所有这些研究结果导致了数字化

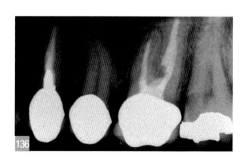

扫描技术在种植牙中的良好应用，且同时具有在天然牙上使用时所具有的所有优点。因此可以说，在天然牙上使用口内扫描仪所具有的优势也同时适用于种植牙修复中。

以下是2012年的一名43岁女性患者，主诉24疼痛。在这种情况下，最终成功的关键是在拔牙之前做出正确的诊断。临床医生应该记住有哪些可用选项以及应该做什么。

如今，为了使前牙修复体在美学上获得成功，它必须得到与相邻牙相协调的具有自然外观的牙龈组织的支撑[31-32]。但是，对于特定的治疗程序，例如即刻种植和即刻修复，种植体周围的牙龈组织状况在很大程度上受到牙龈组织的位置、质量和厚度的影响，因此必须在治疗前对其进行评估[32]（图134～图136）。软硬组织之间的不利关系可能会促使临床医生在治疗中进行正畸或牙周干预[33]。某些先前存在的软组织架构（例如，高位扇贝形牙龈）相对于平坦牙龈缘可能难以维护，并且可能需要对相邻牙齿进行额外的修复治疗以补偿龈乳头的缺失或不足。

最终的美学成功取决于很多因素，最关键的是红白美学之间的关系和平衡。

可以说，在现代口腔种植学中，美学取决于红色部分（软组织），而红色部分又取决于理想的牙齿（白色部分）形状。

为此，评估治疗计划的各个方面非常重要。在2012年，Chu等[32]评估了即刻种植和即刻修复情况下颊舌向轮廓的变化，并引入了一种全新的思维方式：双区概念。这个概念证明了为什么在早期不仅要获取颊部摄影而且要获取咬合向照片，才能开始评估将最终的修复体融入相邻牙所需要采取的措施（图135，图142），这一点至关重要。

标准化和深入的诊断流程是解决此类病例的第一步。

- 确定生物学宽度：有必要探测相邻牙，以检查是否有附着丧失，并对拟拔除牙齿进行"骨探查"。这些测量对于定义缺损的类型至关重要[34]（图137～图139）。

- 使用X线根尖片和锥形束计算机断层扫描（CBCT）评估，并结合临床探诊。这些对于可视化和评估要拔除的牙根非常有用，并通过CBCT分析牙根的骨量和牙根与牙槽突的位置关系。

- 确定牙龈生物型和先前存在的牙龈组织厚度，这会影响最终牙龈厚度和种植体周围软组织掩盖最终修复体的能力[35]（图140）。

- 评估颊侧骨的存在与否。来指导诊断拔牙窝的类型（Ⅰ型、Ⅱ型或Ⅲ型）。Ⅰ型的特征是拔牙后牙槽窝和的软组织完整。Ⅱ型的特征是颊侧骨板部分或全部缺失，软组织位置正确。Ⅲ型表现为颊侧骨板和周围软组织的全部或部分丧失，且邻牙出现附着丧失[34]（图141）。

一旦收集了所有诊断信息，就可以明确诊断并制订治疗计划。

图137～图139 对要拔除的牙进行骨探查，以评估生物学宽度。对相邻牙的骨探查也很关键，在该区域拔牙后丧失的骨会导致成为Ⅲ型拔牙窝。

图140 肉眼观察或使用专用牙周探针评估为薄龈生物型，表明手术和修复后唇面牙龈组织有退缩的倾向。

图141 评估骨的正确位置相对于牙龈边缘的位置，可以判断该病例为Ⅰ型拔牙窝。

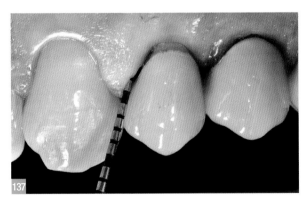

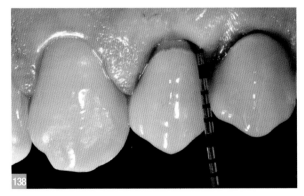

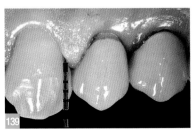

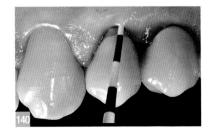

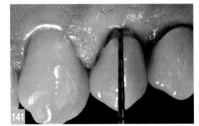

图142，图143　将骨膜留在原处不翻瓣，会降低拔牙窝的吸收率。

图144　唇侧骨板上只有3种血液供应来源：牙周韧带、唇侧骨膜和骨髓腔。随着牙齿的拔出，失去了由牙周膜来源的血供，如果再进行翻瓣，则来自骨膜的血供也会丧失。此外，由于在美学区的唇侧骨板薄，来自骨髓的血供很小或为零。aJE=结合上皮向根方的延伸。

参数	低美学风险	高美学风险
笑线	低位	高位
牙龈生物型	厚	薄
牙龈形态	扁平	扇贝形
牙位置	冠方	根方
牙体形态	方形	三角形
美学期望	低	高

表4　术前诊断：美学风险评估

本病例为薄龈生物型的Ⅰ型拔牙窝，采用的治疗计划为即刻植入种植体，并放置螺丝固位的、静态和动态咬合均无接触的临时修复体。由于并非所有拔牙部位都相同，Salama等[38]和Elian等[34]建议对拔牙位点进行分类，根据龈缘水平以及唇侧和不能保留患牙周围邻面骨制订针对特定部位的治疗方案设计。Elian等[34]和Salama等[38]证明了天然牙或种植牙周围邻间隙骨的位置与龈乳头的位置和形状的直接关系。如果存在上面列出的任何标准中的缺陷，则根据严重程度将其分类为Ⅱ型+Ⅲ型位点[34]。对于这样的受损部位，在种植体植入之前[36,41]或植入同时[33]，需要外科手术或正畸进行骨增量来重建缺失的软硬组织。但是，只要拔牙窝没有受到损伤，即具有美学上可接受的唇侧龈缘位置、邻间隙骨水平以及完整的唇侧骨板，则被认为是I型分类，可以采用软硬组织保存方案，同时针对该患者也要进行美学风险评估（表4）。

外科程序

修复体的自然外观和周围牙龈结构的稳定性是获得成功治疗结果的基础。这一切始于有策略地植入种植体和具需要有正常外形的临时修复体。1998年，Whorle[42]首次提出在美学区域的新鲜拔牙窝中即刻种植并进行即刻临时修复的概念，此后，该概念在理想的美学情况下被广泛采纳。在过去的10年中，许多研究将单颗牙即刻种植修复描述为可预测的手术，其成功率与延期种植修复的成功率相似。虽然已证明是一种成功的方法，但在修复后的第一年，据报道唇侧出现了轻度牙龈退缩和颊舌向轮廓缩小[37]。因此建议通过软组织增量手术来增加牙龈厚度使牙龈组织更能对抗退缩并弥补及颊腭侧三维轮廓的收缩。文献表明，不论在什么病例中，种植体周围软硬组织的形态变化是拔牙和种植体植入后发生的正常现象。

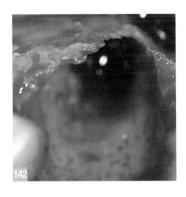

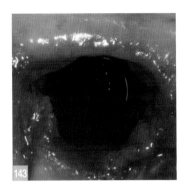

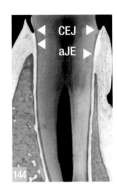

Tarnow等[31]提出了在种植同期在剩余间隙植骨的方案，可能会减少颊侧轮廓的改变，并可能增加种植体周围软组织的厚度[32]（图142）。

接下来介绍用于解决薄龈生物型病例的方案，用以减少拔牙后的颊侧轮廓变化，并尽可能增加种植体-基台界面冠方的软组织厚度（图143，图144）。这种方法包括在不翻瓣微创拔牙、使用信封技术在口内固定移植结缔组织移植物（CTG）、在骨壁和种植体之间植骨，以及如Chu所述在冠方软组织和种植体平台之间进行植骨。最后，戴入一个螺丝固位的临时修复体，用于密封修复体空间并支撑软组织。

牙齿拔除

拔牙的创伤应尽可能小，避免翻瓣并尽可能保留周围的软硬组织；在美学区域尤其如此，此处唇颊骨板较薄，骨内膜很少，不能保证足够的血管自我更新（图145，图146）。因此，必须避免翻瓣，以防止失去骨膜来源的血供，而骨膜是拔牙后唯一的血液供应来源[39]。尽管牙周膜是血供的第三种来源，但在拔牙过程中已完全去除了牙周膜。在复杂的单根牙拔除病例中使用的临床措施包括用外科车针以颊腭向分开牙根，这样在拔牙过程中不用按压颊侧骨板就可拔出牙根，以免造成骨壁骨折。关于磨牙和前磨牙，则建议在拔牙之前先将牙根分开，以避免根间隔或颊侧骨板骨折。在本病例中，使用15C的手术刀片进行牙槽嵴顶纤维的锐性分离，由于它是第一前磨牙，因此将根分成两部分，然后用专用拔牙钳将其微创摘除（图147）。

图145，图146 对于大约90%的患者，上颌前牙中的唇侧骨板的厚度在0.5～1mm之间或更小。这就是为什么唇侧骨板在颊腭向上容易出现明显吸收的原因，并且主要发生于翻瓣拔牙的病例报道。另外，由于骨板菲薄，不能够从骨膜获取良好的血供。

图147 微创拔除[24]。使用外科钻近远中向分开残留牙，用专用牙钳拔除2个牙根。该操作可以保留牙根间隔，这对于在种植体植入时获得初期稳定性至关重要。

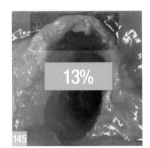

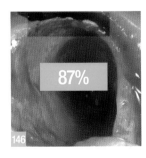

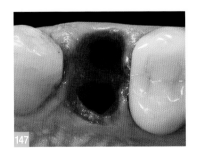

图148 该病例的
外科手术方案涉及
第一前磨牙，包括
在牙槽嵴中心进行
预备以利用根间隔
骨质。使用多孔小
梁金属4.1mm×
16mm种植体植入
并实现35N·cm的
初始稳定性，并行
即刻修复。该植体
独特的钽合金小梁
金属表面有助于加
速骨整合过程。

图149 多孔小梁
金属种植体的开发
是为了更好地适合
骨结构的天然生物
学特性。它的中段
由钽制成，钽是一
种高度生物相容性
的材料，通常在整
形外科领域使用。

种植体植入

拔除患牙后，牙槽嵴的高度和宽度会发生变化。这种现象是由于多种因素引起的：牙槽骨（束状骨）的吸收（它们同深部牙周组织有相同胚胎来源）、牙周膜血供不足以及由于牙缺失而导致的功能缺失。通常，在拔牙后的牙槽骨中，唇颊侧骨壁高度的降低更为明显[44]。

这种现象与颊侧骨过薄有关，也与颊侧骨骨髓的稀少有关（相较于舌/腭侧）。已有文献证明，牙槽突的主要轮廓变化发生在拔牙后的最初6个月内[28,42,45]。这种改变会干扰种植体植入的理想位置，并影响修复体的美学成功[40]。如果牙槽骨的解剖条件允许，则必须将种植体放置在牙槽骨的正确三维位点上。必须距游离龈缘顶端3~4mm，以获得足够的软组织高度，确保有足够的修复空间以形成临时和最终修复体的正确龈缘轮廓，并且近中和远中距相邻牙至少1.5mm，以防止种植体形成生物学宽度的过程导致邻牙牙周附着的丧失。在颊腭侧方向位点上，必须区分美学区域的拔牙窝和后牙区域的拔牙窝。

在大多数情况下，种植体的骨预备是沿腭侧骨方向进行的，以便将种植体根端锚固在拔牙窝的腭侧骨区域中。通常，正确的种植体三维位置可以在种植体和牙槽骨之间形成一个空间，即所谓的间隙，如果处理得当，它将可以实现完美的生物学愈合和修复体整合。如果未能完全满足这3个参数，则最终的美学效果可能会受到影响[39]。

在本病例中，当拔牙窝清创完成时，植入一个直径4.1mm的锥形种植体，其中间部分由小梁状的钽组成（多孔小梁金属植入物，Zimmer）。将其放置在拔牙窝的中央，位于根间隔处（冠方距龈缘3mm），从而获得35N·cm的初期稳定性。

骨小梁金属材料

锥形螺纹状种植体（Zimmer）是多孔小梁金属牙种植体，具有锥形、多螺纹、骨内设计，类似其前身，但采用小梁状金属对中段进行了改良。冠部、根部和内部结构是由钛合金（Ti-6Al-4V 5级）制成，而微结构表面则通过用羟基磷灰石喷砂（MTX，Zimmer；图148~图151）制成。

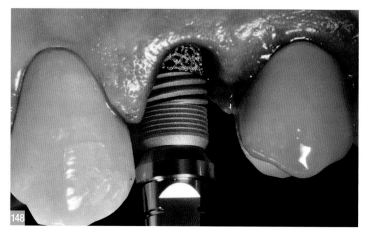

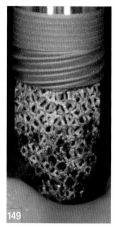

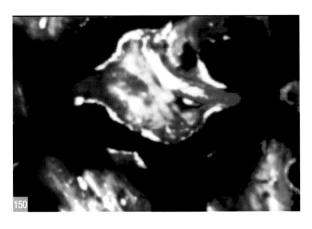

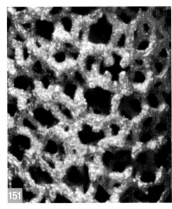

图150 多孔小梁金属材料内部的层状骨形成（三色染色，半偏振光）。编织骨组织成熟为板层骨是正常骨形成的指征。

图151 多孔小梁金属种植体的材料特性是通过将具有开放孔隙的海绵高温分解制成的，该多孔满足关于孔径、百分比和互连性的严格规格。通过复制网状玻璃碳（RVC）制成的原始海绵状骨的复制品，从而获得了与海绵状骨相似的互连孔隙率。RVC的成分需经过化学沉积过程，其中蒸发的钽分子一个一个地黏附到RVC的基材上，形成纳米纹理的表面形貌以实现小梁金属材料。在长达10天的时间里，需要几个周期近6000分钟的处理过程，以完成钽在碳载体上的沉积并产生所需的规格。

图152 将多孔小梁金属种植体放置在拔牙窝中部后，边缘剩余间隙为2.8mm。

冠部具有颈部微槽和内六角连接，摩擦就位连接，而根端部分具有自攻螺纹。在植体的中部，多孔小梁金属材料由钽（98%）制成，位于玻璃碳基底（2%）上。钽是一种具有高度生物相容性的金属，在半个多世纪的人体植入设备中已广泛使用，包括牙科种植体、整形外科植入物、神经外科手术、颅骨成形术、口腔颌面重建手术中使用的外科结扎夹、板、网、线以及用于起搏器的电极和许多其他临床应用。

据报道，钽不会导致与某些其他金属（例如镍、钴和铬）类似的细胞毒性，并且钽表现出较强的抗氧化性、抗腐蚀性和较小的离子析出。钽最初是Brånemark教授在早期骨骼生长研究时的首选生物材料，然而其高昂价格使钛成为当时更可行的材料。

和骨是否产生了结合[9]（图152）。在间隙 > 1.5mm的情况下，已经报道了结缔组织可以长入种植体的冠方界面，因此有些人建议间隙不能大于0.5mm[10]。但是，尚无关于二类创口愈合的报道数据，例如种植体放置在拔牙窝而没有翻瓣的病例。2011年，Tarnow和Chu[46]提供了临床和人体组织学证据，表明在唇颊侧骨板存在的情况下，种植体即刻植入尽管颊侧间隙较大（4.2mm）且没有一期缝合、植骨、屏障膜覆盖等临床流程，最终仍能愈合和骨整合。然而，在种植体植入时用骨移植材料填充残余间隙确实限制了拔牙后常规发生的因骨重塑而引起的唇颊侧骨吸收，从而有助于在最终修复体中保持适当的软组织美学（图152）。

间隙处理

将种植体放置在新鲜的拔牙窝中的一个难题是如何正确处理种植体植入后产生的边缘间隙，即种植体表面与唇颊侧骨板之间的水平空间。在大多数情况下，临床愈合似乎没有问题，但主要需要讨论的问题是种植体

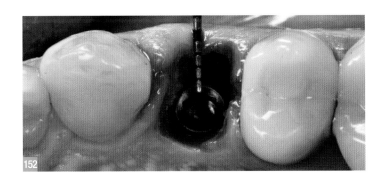

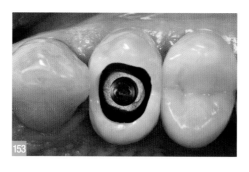

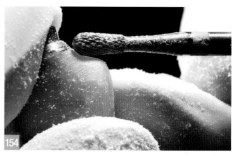

图153 预制适合缺牙区和咬合空间的临时冠,其咬合面是开放的,以检查与临时钛基台的密合就位,并可以在树脂固化后整体取下。

图154 临时修复体的龈下轮廓是凹形而不是凸形,以便为软组织提供更多的空间,同时使其与龈边缘接触的区域变平坦,以避免对唇侧牙龈施加压力。

图155 使用流动树脂重建临时冠的龈卜轮廓,使用毛刷成形,然后进行光固化。

图156 抛光临时修复体是整个治疗过程中最重要的步骤之一,可在创口愈合的早期阶段促进上皮的黏附。

图157 用小刷子将外用丙烯酸着色剂应用于临时修复体,但仅应使用于临时修复体的龈上区域。

临时修复体制作

一旦种植体处于正确的三维位置并获得初期稳定性(至少为35N·cm),下一步就是进行即刻临时修复。需要注意的是,在放置骨或软组织移植材料之前,必须先制作临时修复体,因为在手术过程中,移植材料必须保持完整且无污染。

花费足够时间进行正确地调改、清洁、塑形和抛光临时修复对于最终治疗成功至关重要。手动固位个性化制作的钛或塑料的临时基台,并用蓝色蜡在螺丝口处密封(图153)。预制的临时修复体使用丙烯酸树脂制作(Palavit和Paladur);在用橡皮障保护拔牙窝后,以正确的水平和垂直位置固定在基台上;并可以在取下之前进行固化。

在临时基台上放置足够的丙烯酸树脂材料来保证基台的机械强度是至关重要的;然而,材料不能到达邻牙接触区域的倒凹区,因为这样做将使临时修复体的移除极其困难,并且可能对种植体的稳定性产生影响。因此,种植体植入时最小应达到30~35N·cm的扭矩值,以便进行即刻临时修复。

随后将重衬的临时修复体消毒并放置在替代体上,用红色蜡笔标记邻面接触区,并借助黑毛笔用丙烯酸或复合树脂重建龈下轮廓。临时修复体的轮廓使用低速直手机成形(图154)。必须注意标记的邻接区域,该区域决定了修整丙烯酸树脂的颊侧范围。在前牙临时修复的病例中,必须在腭侧保留足够的树脂以保持临时牙修复的完整性、稳定性并固定于钛基台之上。

随后,使用直手机上的橡胶抛光工具然后使用浮石料对临时修复体进行完美的平整和抛光。表面着色剂应仅应用于临时修复体的龈上区域,以避免干扰软组织的愈合(图155~图157)。

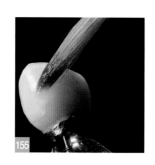

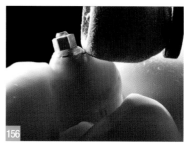

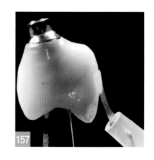

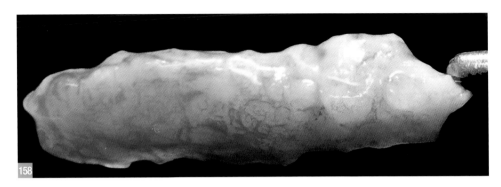

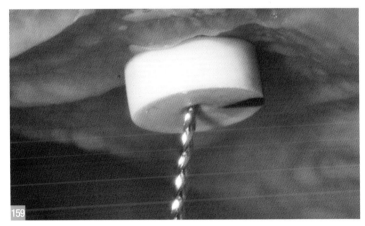

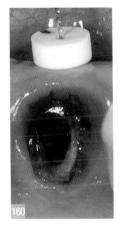

图158 已经提出使用CTG同时骨移植来补偿拔牙和即刻植入种植体后牙槽骨的体积变化。

图159，图160 在切取移植组织之前，建议先使用牙体扩大针评估腭侧供区的厚度以及要拔除的牙周围的牙龈厚度。最后，必须评估要获取的组织体积，这些与增量位点的牙根轮廓相关。

图161 应用单切口活门技术从腭黏膜上切取软组织。

将临时修复体固定在种植体上，并使用以下标准进行临床评估：

1. 修复体的颜色、形态和接触点必须正确。
2. 龈下外形必须能够支持软组织轮廓。
3. 牙尖接触位以及侧方、前伸咬合时，临时修复体必须没有咬合接触。

拍摄X线根尖片以确认临时修复体的就位。

结缔组织移植

Tarnow等[31-32]得出的结论是，薄龈生物型患者的美学并发症会有所增加；因此，在种植体植入术前、术中及术后，可能需要进行额外的外科手术以改善周围的软组织结构。

Rungcharassaeng等[47]推测，通过CTG移植手术可增加牙龈厚度，可以使其更能抵抗退缩。在种植体植入同期或种植体基台连接之前，使用CTG进行组织增量手术已被证明可以成功地维持软组织水平。通常方式是使用单切口活门技术从腭侧切取上皮下CTG（SCTG）（图158~图161）。

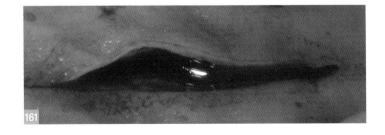

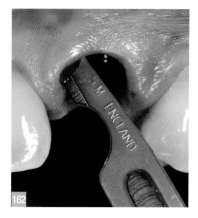
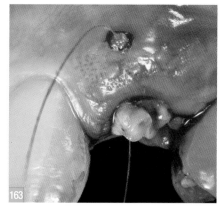
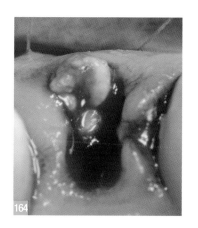

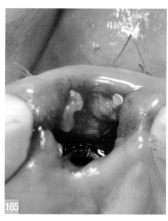
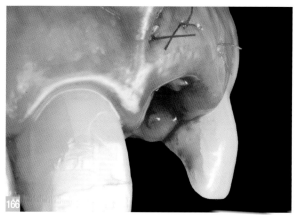

图162~图166 双层技术。使用5C手术刀行半厚切口，将移植组织放置在信封中，使用Vicryl 6.0以U形缝合微创固定。

图167~图170 为了过量重建该位点，可以使软组织的切取量增加1倍，从而增加软组织的体积并更好地代偿拔牙窝的改建。

在唇颊侧骨板表面的骨膜和拔牙位点的牙龈之间，用15C刀片在受区部位制备半厚的信封瓣，将SCTG插入制备好的信封瓣，并用可吸收缝线（Vicryl 6.0，Ethicon）固定。用湿纱布在SCTG上轻压10分钟，以最大限度地缩小血凝块（图162~图166）。

2013年，Caneva等[48]在动物模型上显示结缔组织移植物在4个月后仅能部分保留其体积，并得出结论：在更长的观察期后，黏膜移植的厚度可能会进一步减小。就改善增量效果而言，对该手术的价值产生了怀疑。为了代偿发生的体积收缩，该方案需要切取致密、双倍厚的结缔组织移植物（图167~图170），然而Rungcharassaeng等[47]观察到更高的坏死率（20%）。2012年的一项研究

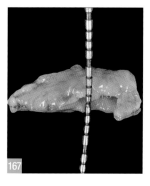
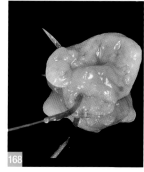
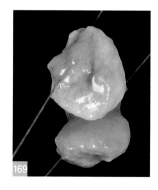
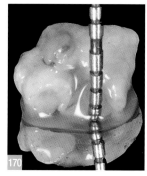

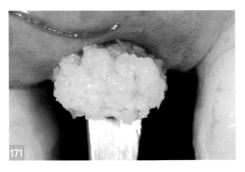

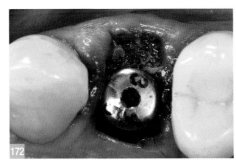

表明，种植同期进行双层SCTG移植程是一种技术敏感性较高的程序，其固有风险不容忽视：皮瓣的制备过薄、穿孔或SCTG的部分暴露可导致SCTG的部分或完全坏死。

骨增量

如前所述，应在植骨或结缔组织移植前制作临时修复体，因为义齿修复过程中移植材料必须保持完整且不受污染。为此，在取下临时修复体之后，将平坦的愈合基台放置在植体上。使用同种的松质骨移植材料（Puros，Zimmer）用于需要移植骨和软组织的区域（图171，图172）。基台必须足够高且较窄，以允许使用专用器械将骨移植物放置并靠在其上，直至牙龈的冠方边缘，从而最大限度地在唇颊侧间隙充填移植材料。然后取下基台，使骨移植物材料保持

原状，并将临时修复体固位于植体上，手动旋紧螺丝。

临时修复体的龈下轮廓应贴合并能支持软组织轮廓，有助于保护血凝块和骨移植物。在固位临时修复体的同时，将多余的骨移植材料去除至牙龈边缘水平，并拍摄术后放射线片。术后应开抗生素和止痛药。嘱咐患者用0.12%葡萄糖酸氯己定溶液（Dentosan，Zila Pharmaceuticals）含漱，避免在手术部位刷牙和负荷，并在手术后2周内保持流质饮食。在接下来的3个月中，建议软质饮食。总之可以得出结论，骨和结缔组织的移植以及临时修复体的同期使用在该方案的成功中起关键作用，该方案已被笔者定义为牙槽窝的理想再造（图173~图179）。在具有薄龈生物型的美学区域应采用该方案，可以尽可能减少拔牙后牙槽骨软硬组织的吸收。

图171 需要更多的研究来明确哪种骨移植材料最利于种植体周围软组织和硬组织轮廓的保存，以及对这些材料的长期的生物学反应。但是，将骨移植物置于唇颊侧间隙中有助于最大限度地减少唇颊侧骨轮廓变化量，对于美学效果非常重要。

图172 保持唇颊侧骨轮廓的关键要素是在治疗的愈合阶段对骨移植物的保护、封闭和维持，这些过程可能需要3~6个月的时间。

图173 愈合4个月后，首次去除临时修复体，可见种植体周围软组织的外观、高度和厚度。骨移植物作为一种支架起到稳定血凝块的作用并与软组织结合一体。

图174 临时修复体作为一种修复封闭在拔牙窝上可以在愈合周期中起到容纳、维持和保护凝血块及骨移植材料的作用。

图175 在本病例中，通过这种外科手术和修复方案，从愈合的早期就可以正确地维持组织的体积和轮廓。

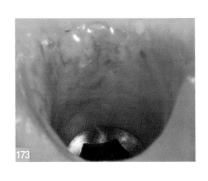

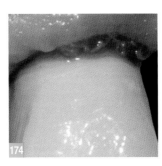

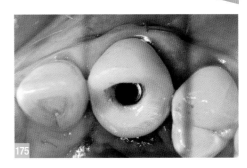

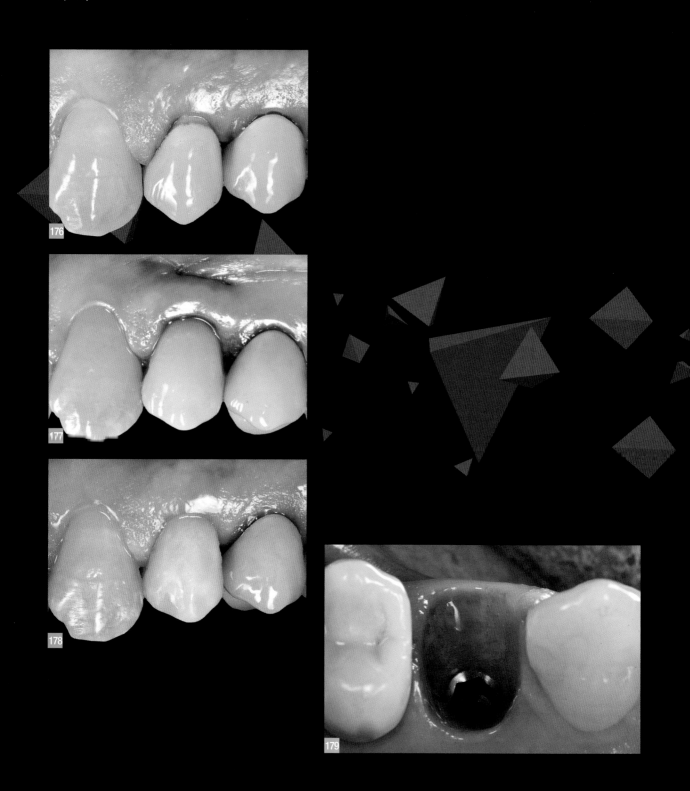

图176 初始位点状况。

图177 术后即刻。

图178 术后1周复诊。

图179 4个月复诊。尽管拔牙窝发生了改建，但由于在种植时同期使用结缔组织和骨移植物过量重建并即刻临时修复，种植体周围软硬组织的体积得到了完整地保存。

数字化印模

正如对天然牙列使用数字化印模所讨论的那样，重要的是要有一个清晰的工作流程以使临床医生更有效地工作。换句话说，精确的关键在于制订扫描策略，区分定义主要与次要区域并根据患者的口腔有正确扫描方法。

Zfx系统可提供具有特定特征的可扫描印模帽（图180）：

- 指示出了种植体的冠根向位置和倾斜度。
- 提供了内六角连接的确切位置。
- 提供的钛基底可无公差地精准贴合种植体冠方。
- 可提供4mm或7mm深度两种尺寸的钛基底，可在任何临床情况下使用，无论种植体周围组织的量如何。

- 以固定扭矩的扭力扳手拧到种植体上。当需要放置多颗种植体，通过夹板连接行螺丝固位固定修复时，这种预防措施就显得尤为重要。

技师工作流程

一旦获得正确的数字化印模，则需要检查和处理不同的扫描数据，并且将所有内容都通过iCloud平台从临床医生发送到技师，这样技师就可以开始工作了（图180）。第一步是对扫描牙齿结构的数据进行修整，复制出临时修复体的解剖结构，并进行任何所需的更改。拥有准确和正确的临时修复体有利于这一阶段工作流程（图181～图183）。

图180 锥形螺纹种植体的扫描用印模帽。

图181 根据邻牙和对颌牙关系，从软件的数字化数据库中选择前磨牙并放置在位。

图182，图183 外形参数与软件数据库中保存的牙齿匹配，完成后，程序向导将提醒技师继续进行下一步。

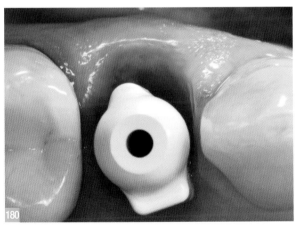

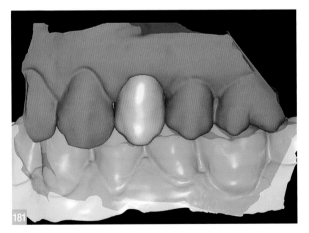

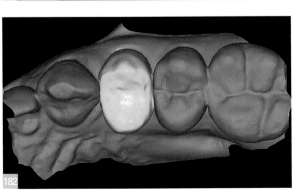

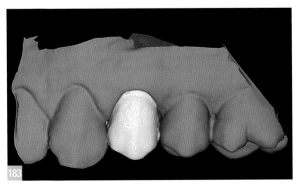

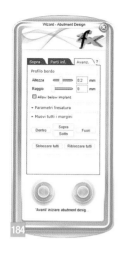

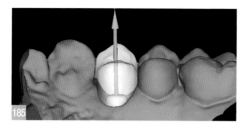

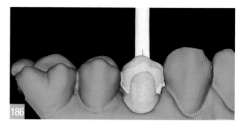

图184~图186 评估最终修复体内部螺丝孔的轴向，图像中的各种透明区域可帮助技师持续监控工作流程。由于种植体三维位置的准确，可以选择直接螺丝固位或粘接固位，在本病例中选择粘接固位。注意观察位于牙冠内部种植体基台的边缘线。

图187，图188 软件会自动生成一个解剖学内冠，技师可以对其进行自定义修改。

图189，图190 通过选择某个按钮，技师可以开始个性化设计下部结构。这时，设计一些近远中的凸起以更好地支撑边缘嵴的瓷层。

在临床流程中，需要非常重视种植体周围软组织的手术和修复处理。新技术使技师不仅可以保存临床医生所做的工作，还可以在未行临时修复体塑形的情况下设计正确的穿龈轮廓。在本病例研究中使用了粘接固位修复体，将种植体基台的肩台边缘线绘制在相当于牙龈边缘的确切位置（图184~图186）。处于美学考虑，可以将此边缘放置于颊侧龈缘下1mm，但是在腭侧和近远中区域可以放置于龈缘水平以使去除粘接剂。一旦完成了数字化建模阶段，技师就可以开始画出种植体基台，在完全可控的情况下获得所有必要的参数，比如种植体轴向、最终修复体的体积、对颌牙齿和龈沟。

数字化技术使技师可根据各自的经验个性化设计基底。在种植修复中，可以应用ZIL设计。其方案设计与天然牙一样。操作者将从基本结构入手，只需在向导上单击一个按钮，即可精确修整牙体外形，然后可以使用软件工具来设计个性化的基底结构（图187，图188）。

这种透明显示的功能允许同时查

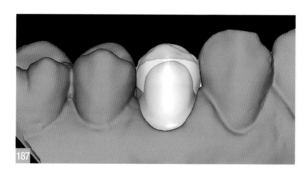

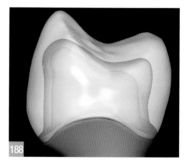

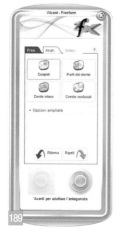

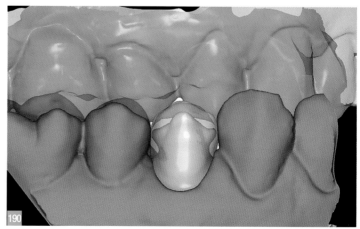

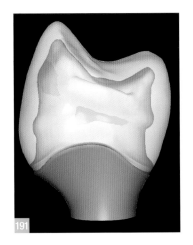
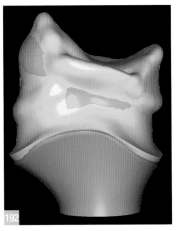
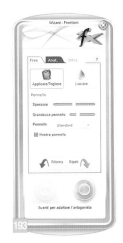

图191~图193 遵循ZIL概念设计基底，程序向导再次逐步指导操作者浏览图标和文本，以快速绘制个性化基底。

图194 瓷层的透明度允许同时查看螺丝孔的入口、基台和最终的上部基底结构。

图195 该软件使技师能够控制颊、腭侧的软组织轮廓。

图196 通过各层的透明性，可以实时了解到对种植体周围组织的修改变化。

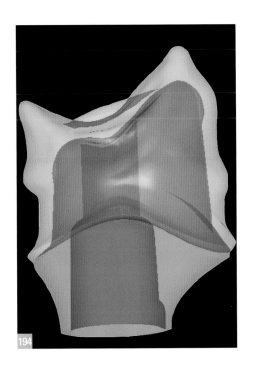

看基底和最终修复体，从而可以修改基底设计，其中氧化锆结构支撑着承受最大应力的区域，同时考虑到源自副功能的咬合力、垂直力和水平力。建议在基台中部，在中央尖下方创建一个支撑结构，以提高最终修复体的强度（图189～图196）。

技师必须熟练地将此新软件的先进性与对不同材料特性的深入了解相结合起来。ZIL设计实际上利用了氧化锆的特性，提高了最终修复体所有组件的强度。修复基台和内冠的设计完成后（CAD），技师将通过iCloud平台发送文件开始制作（CAM）。CAD设计和CAM制作保证了软件的精度和准确性（图197，图198）。

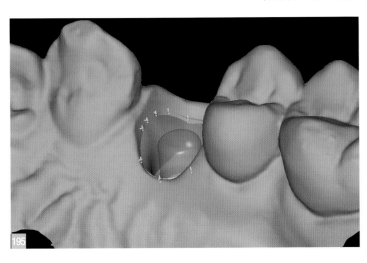
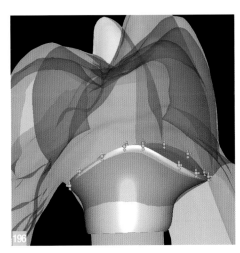

图197，图198 数字化设计文件（CAD）与最终产品（CAM）的并排比较显示了软件和制作工具的准确性。

对研磨制作过程的了解对于支架的正确设计很重要。在本病例中，可以同时实现基底和基台的制作。由于其在CAM阶段的穿龈部分深于2mm，因此可以将车针放置在该区域而不会牺牲细节和精度。

在这种情况下，应选择具有钛基台的氧化锆基底，以防止氧化锆在种植体–基台连接处可能发生的断裂，从而降低螺丝松动的风险，并在种植体和基台之间保持足够的密合。

显然，在美学区域中选择氧化锆基台在美学效果上好于钛基台，因为其光学特性避免了修复体和牙龈边缘之间的关键界面处令人不愉快的灰色阴影。

在对基台和基底进行临床试戴之后，技师在由数字化印模文件创建的数字化模型上能够对修复体进行上瓷。经过美学和功能试戴后，完成前磨牙修复，将基台加力至30N·cm后，临床上使用半透明的树脂粘接剂进行粘固（图199~图212）。

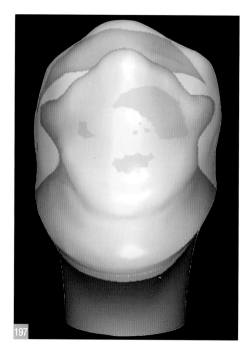
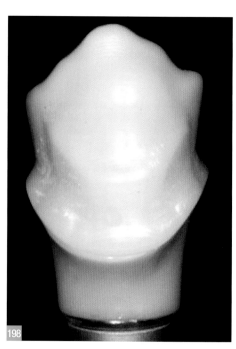

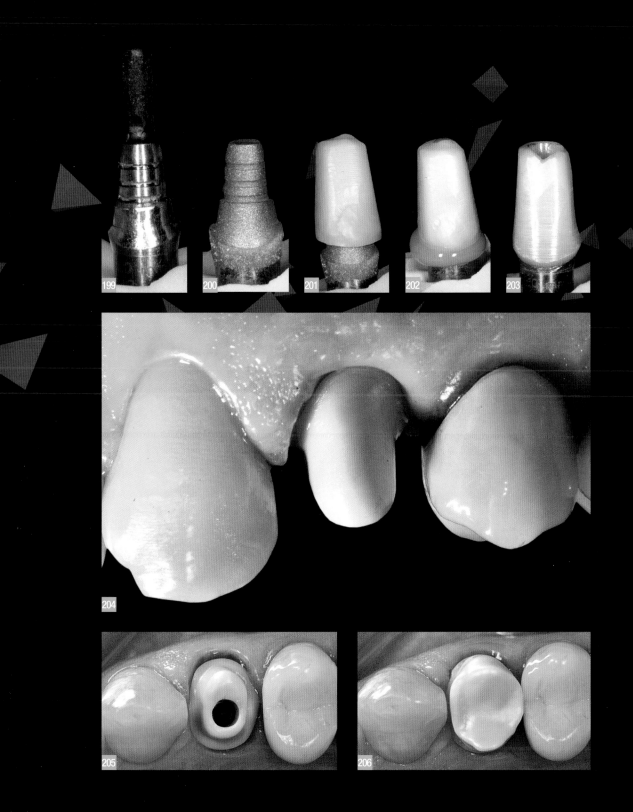

图199~图203 在钛基台上部制作美学氧化锆基底。用二氧化硅（Rocatec，3M Espe）喷砂处理，随后进行硅烷化并通过技工室树脂粘接剂将两层结构进行粘固。

图204~图206 基台和内冠试戴。从咬合角度可以看到基台边缘线相对于牙龈边缘的正确位置和特殊形状的氧化锆内冠，这种设计可以确保边缘嵴和腭侧牙尖区域的瓷层获得最大限度地支持。

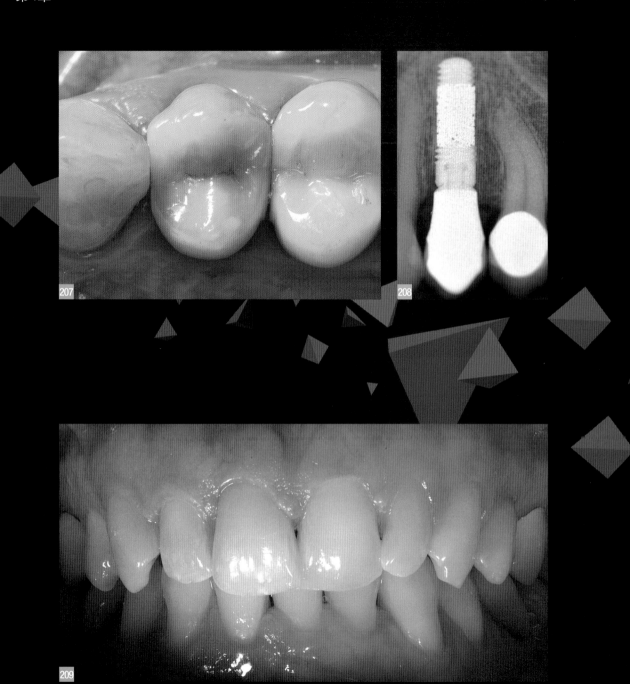

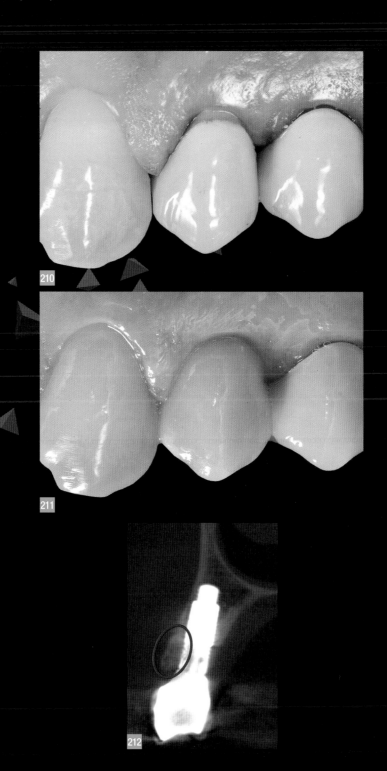

图210，图211 从治疗前后的颊侧面视图可以明显看出，24种植体周围组织的质量、数量和颜色与邻牙完美地融合在一起，获得了最佳的美学效果。

图212 修复后1年的CBCT扫描。种植体即刻植入以及即刻临时修复，并对Ⅰ型拔牙窝同期行软硬组织过度重建的方案是一种有效的治疗计划。尽管拔牙后经常发生软硬组织的改建和吸收，但请注意种植体颊侧的骨厚度以及骨和种植体接触的最冠方位于种植体颈部的位置得以保持。

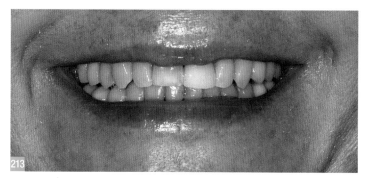
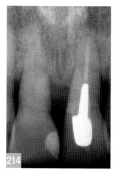

图213，图214 该患者因21疼痛就诊。牙面分析显示低位笑线，X线根尖片显示根折和邻牙的牙槽骨水平向吸收。

图215 口内检查可见牙周病的表现，如颊侧龈缘和龈乳头的萎缩。

拔牙窝的过度重建

通过对种植体设计和软硬组织增量程序的最新改良，在新鲜的拔牙窝中的即刻种植效果得到了提升。在愈合过程中，种植体周围软硬组织的形态变化是一种正常现象。有几篇文献涉及拔牙后牙槽骨的水平向尺寸变化[33,36-37,39]。也有研究表明，即使在即刻种植同期行骨和软组织增量并行临时修复的病例中，垂直向软组织吸收仍可能发生，其变化范围为1.0mm左右[41]（图213~图215）。但是在进行类似的临床程序时，人们对的颊腭侧组织塌陷的影响因素知之甚少。根据所采用的不同治疗方式，随后发生的组织三维轮廓变化可能带来严重的负面美学后果。

Grunder最近进行的一项临床研究[51]比较了进行和未进行结缔组织移植的牙龈三维轮廓变化，结果表明，如果不翻瓣手术进行种植且只安放愈合基台，在距游离龈缘（FGM）3mm处测量仅发生1.1mm的唇颊侧组织吸收。该组患者均未进行骨移植或临时修复。相比一些翻瓣并且拔牙窝完整的研究，这些改变比较起来要少得多[33]。考虑到这些方面，相关专家们最近发表了一篇有关该主题的回顾性研究，分析在不翻瓣情况下拔牙和即刻植入种植体后植骨以及临时修复与否，对牙槽嵴水平轮廓的影响[31]。这项研究与先前的研究不同，在先前的研究中，仅评估了垂直方向的尺寸变化（即唇颊面中央的吸收）[33,42,44]。唇颊面中央组织退缩是重要的美学参数，但不是唯一的参数，因为通常可以通过基台或冠部轮廓对其进行有效处理[45]。

该研究比较了4种不同的治疗参数：

1. NBGPR组：无骨移植，无临时修复。
2. PR组：无骨移植，有临时修复。
3. BG组：有骨移植，无临时修复。
4. BGPR组：有骨移植，有临时修复。

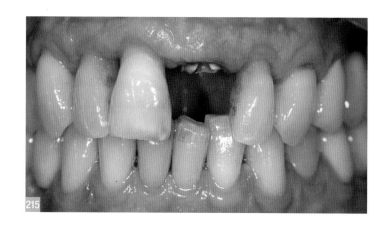

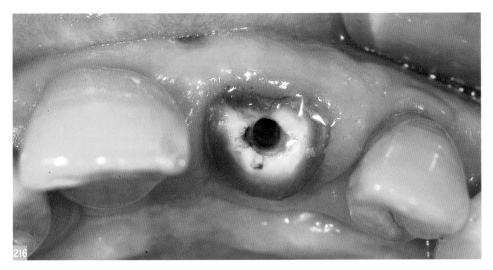

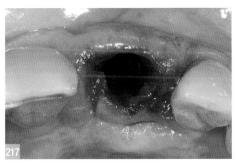

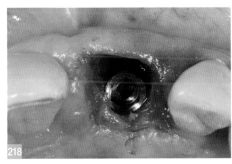

图216~图218 在评估了牙周指标后，将牙槽嵴上方的纤维锐性分离，随后微创拔牙。拔牙窝位点有较平的唇侧龈缘并位于唇侧骨嵴上方3mm，对拔牙窝进行清创。在正确三维位置即刻植入种植体，获得35N·cm的初期稳定性。

图219，图220 保留牙槽嵴轮廓的关键因素是在治疗的愈合阶段（可能需要4~6个月的时间）对骨移植物的保护、避免污染和空间维持。临时修复体可确保这些。骨移植物不仅应放置于种植体和唇侧骨板之间的间隙中，还应放置于种植体-基台连接处上方的区域中，以便为软硬组织提供支撑和体积。

　　该研究的结论是，将骨移植物放置在拔牙窝中种植体的唇颊侧间隙中，无论从游离龈缘还是根尖各个参考点来看，均有助于减少唇腭侧方向轮廓的改变。在这项回顾性队列研究中评估的所有治疗组中，在没有翻瓣的情况下，相对于邻牙及对侧同名牙，其组织轮廓均出现了一些负面的轮廓变化（唇颊侧塌陷）。但是与以前瓣全厚骨膜瓣拔牙的研究相比，情况已经大大改善（图216~图219）。

　　在间隙中植骨并通过放置合适轮廓的愈合基台或临时修复体，可以实现最小的颊腭侧骨轮廓改变（图220~图239）。

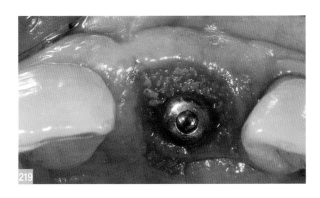

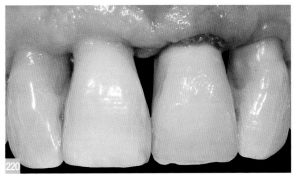

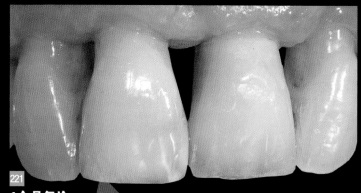

1个月复诊

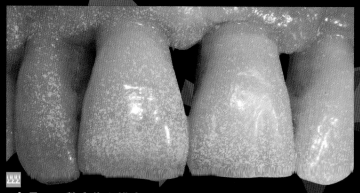

4个月——数字化印模当天

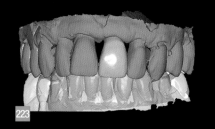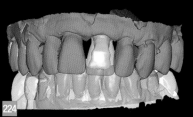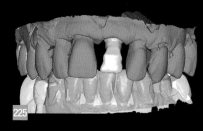

图221，图222 骨整合完成后，就可以获得最终的数字化印模。临时修复体的切缘保持在切牙曲线的根方，以避免在前伸运动过程中产生任何咬合干扰。该病例的整个过程表明，新技术确实是简化临床医生和技师工作流程的绝佳工具，但是，根据最新的文献，详细地分析和精心执行的临床程序仍然是获得满意且持久美学效果最重要的关键点。

图223 ~ 图225 一旦临床医生对数据进行了处理，便将其发送给技师，在钛基台上制作螺丝固位的氧化锆陶瓷修复体。第一步是根据数据中的切牙模型，参考对颌牙列和邻牙，创建21的精确数字化模型。随后，将模型与先前扫描的临时修复体的数据叠加，之后，技师可以根据经验和材料特性来设计内冠（本病例使用氧化锆）。

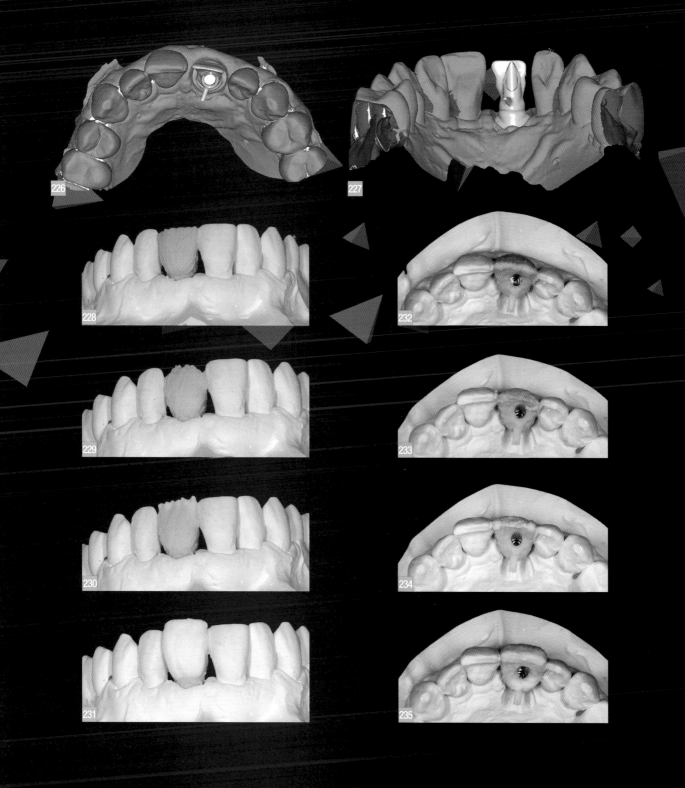

图226，图227 借助于CAD提供的可能性，操作者可以个性化设计内冠，以尝试最大限度地加固饰瓷崩裂风险最大的区域，例如受侧向及前伸运动影响的切缘，并充分保护螺丝孔，使之完全由氧化锆组成。在本病例中，由于开口部位位于腭侧非美学区，因此螺丝固位的解决方案较好，可以随时移除修复体以维护。

图228 ~ 图235 CAD系统的精度保证了对最终修复体体积的最佳控制，使操作者仅用两次烧结就可以完成修复。在第一次烧结中，将模型尺寸做大约10%，以补偿烧结过程中材料的收缩。

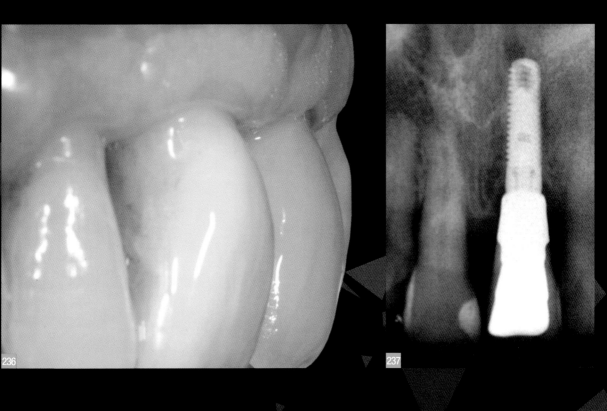

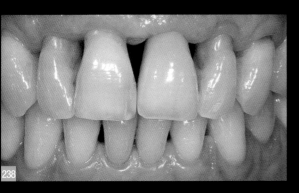

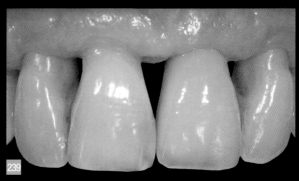

图236，图237   2年后复诊，在临床和影像学上均显示，使用适当的修复及手术方案，以及使用新技术和氧化锆陶瓷，可确保获得与邻牙完美融合的耐用的修复体。

图238，图239   口内观21最终的氧化锆陶瓷修复体螺丝固位于种植体上。选择使用优质的氧化锆可以产生良好的美学效果，同时可以提高修复体本身的机械强度。尽管在拔牙后总是会发生生物学改建，但也要注意对软硬组织的体积的维持。

在讨论双区概念时，Chu及其同事曾得出结论[32]，在薄龈生物型的患者中美学并发症更为明显，在植入种植体术前、术中或术后，可能需要进行额外的外科手术来保留周围的软组织结构[52]。

笔者与亚特兰大团队（Maurice、Henry Salama和David Garber医生）进行的多中心研究证明[47]：基于这些考虑，在特定患者（例如，薄龈生物型的患者）中，种植体支持修复体的美学效果主要取决于软组织，无论是在软组织量方面还是在与邻牙协调的自然表现方面。

我们根据以下入选标准选择患者：18岁以上且总体口腔卫生良好；单颗缺失的上颌前牙（中切牙至前磨牙），没有预先行引导组织再生、根面覆盖、冠延长或牙龈组织移植手术；存在足量和协调的牙龈结构；通过使用牙髓针评估薄龈生物型的存在；存在正常的骨边缘形态，例如位于牙龈边缘根方[35]。

排除标准：失败牙齿的游离龈缘周围存在感染或炎症，或者存在损害研究结果的系统或口腔治疗史，例如酒精或药物依赖性、吸烟史、口呼吸、全身健康状况不佳，或任何其他药物、生理或心理疾病。

样本选取24名患者，平均年龄为46岁（范围：34～62岁，男性14例，女性10例）。接受了拔牙以及种植体即刻植入，同期行CTG和骨增量手术（图240～图244）。

该研究使用统一标准的X线片上以及多个时间点使用藻酸盐材料获得的模型进行临床评估，具体时间点如下：

- T0：手术前。
- T1：手术后。
- T2：3个月复诊。
- T3：6个月复诊。
- T4：1年复诊。

随后进行描述性统计分析，测量平均值和标准差（图245～图252）。

图240，图241 患者12位点金属-陶瓷修复体的疼痛和松动。去除修复体后，发现远中腭侧根折。组织生物型，无论是通过直接观察还是使用牙周探针或牙髓锉进行评估，都可以获得准确的边缘组织厚度。

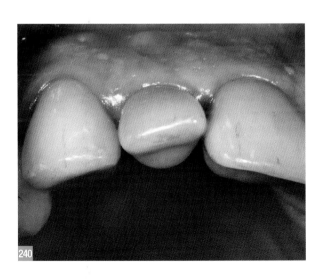

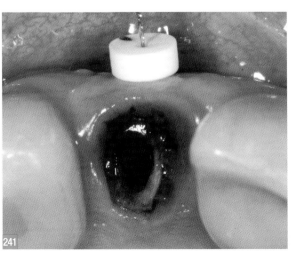

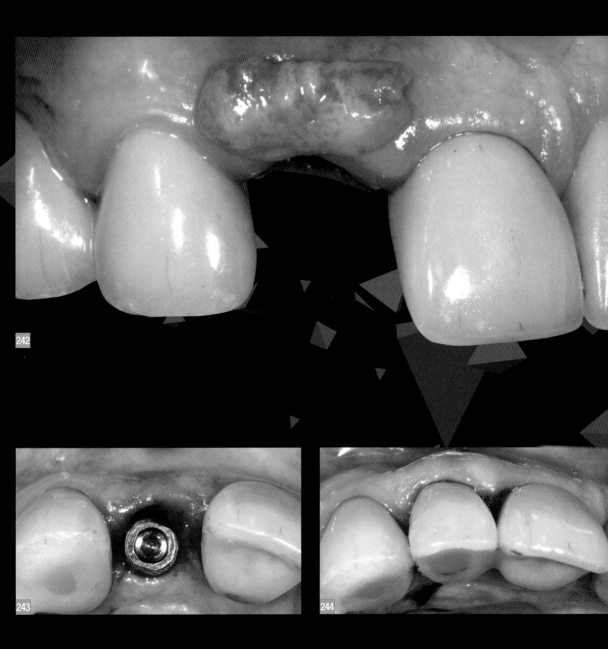

图242～图244 在拔牙窝中偏腭侧植入种植体可以防止唇侧骨板裂开，为修复体组件留出足够的空间，并在种植体和唇侧骨板之间留出空间，称为唇间隙。选择锥形、非平台转移、内连接种植体，并将种植体植入距游离龈缘3～4mm的根方位置，初期稳定性来自种植体根方1/3处的大螺纹设计，并通过手动扭矩（至少35N·cm）进行确认，以利于即刻临时修复。在骨移植之前，在骨膜和牙龈拔牙部位之间制作半厚信封瓣并进行结缔组织移植，将移植物插入准备好的信封瓣区域中并用可吸收缝线固定（Vicryl 6.0），然后用小颗粒同种异体骨（Puros，Zimmer）填充边缘间隙。使用丙烯酸树脂制作螺丝固位临时修复体，并去除殆干扰。其龈下轮廓支撑软组织轮廓，并有助于保护血凝块和移植物颗粒。患者在术前（手术前24小时）接受了抗生素治疗，并根据需要使用了镇痛剂，并在术后7～14天进行了随访检查。

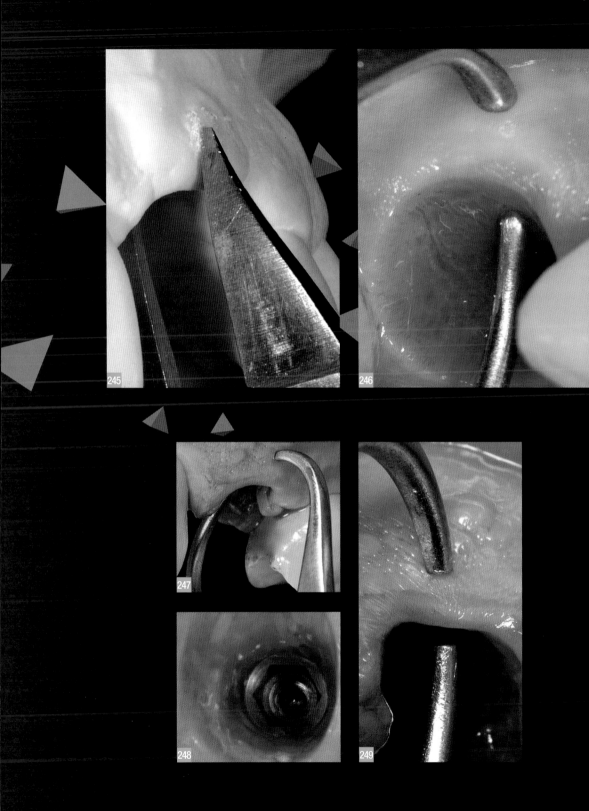

图245 ~ 图249 在临床和研究模型中，使用数字卡尺直接测量双区的厚度，并在FGM的顶点处选择了6个参考点：种植位点的根方1、2、3、5、7和9mm以及对侧未治疗同名牙的相同位置。在每个测量点使用0.01mm精度的数字卡尺测量唇腭侧宽度。

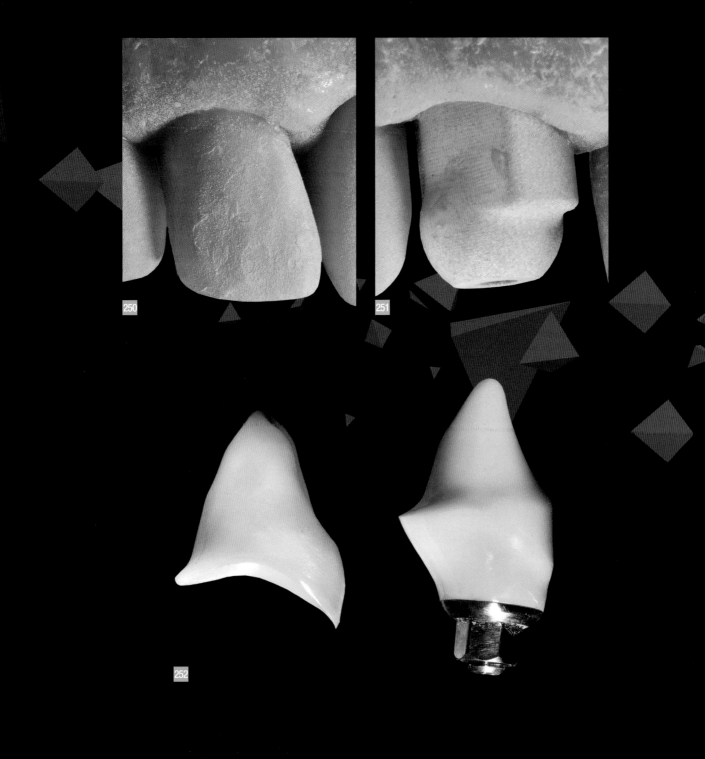

图250，图251 通过使用特定的可扫描印模帽，可以对临时修复体和种植体颈部的位置进行数字化扫描。口内扫描仪的使用允许以对患者来说最快速且舒适的方式来传输所有信息到加工厂。

图252 完全由CAD / CAM工艺完成的有钛基台的氧化锆种植体基底以及解剖氧化锆内冠。

区域	T0	T1	T2	T3	T4	增加/减少
软组织						
1 mm	8.09	8.74	8.70	8.64	8.58	+0.49
2 mm	8.45	9.46	9.39	9.30	9.24	+0.79
3 mm	10.17	10.98	10.86	10.79	10.72	+0.55
骨						
5 mm	11.54	11.52	11.47	11.41	11.32	− 0.22
7 mm	12.80	12.77	12.74	12.71	12.55	− 0.25
9 mm	13.90	13.84	13.61	13.21	13.08	− 0.82

表5 拔牙窝过度重建术后在不同区域和时间参考点、颊舌侧的牙龈宽度

在一项分光光度的研究中，评估了各种厚度的牙龈组织掩盖不同类型的下方修复材料（钛、钛-陶瓷、氧化锆-陶瓷和氧化锆）的能力。结果表明，牙龈厚度为1.5mm时，所有测试的修复材料可以引起可见的组织颜色变化。实际上，临床上需要3mm的牙龈组织厚度才能充分掩盖所有修复材料，而对于2mm厚的牙龈组织，仅氧化锆不会引起任何可见的颜色变化[53]（图253～图255）。换句话说，人类上颌前牙牙龈组织的平均厚度不足以掩盖大多数下方的修复材料颜色。在这项研究中的大多数种植体都偏腭侧植入，从而增加了种植修复体与牙龈组织之间的空间，这可能有助于唇颊侧牙龈组织的轻微增厚。相对于未处理的同名对侧牙（对照组），在距牙龈边缘不同距离处进行分析和测量数据以评估在拔牙后即刻种植并即刻临时修复的牙槽骨的尺寸变化（图256～图258）。

在种植牙同期行结缔组织移植手术的区域与对照牙的比较中（距离龈缘1mm、2mm和3mm参考点处测量），发现了颊腭向组织轮廓的差异。术后1年，即T4时间的颊舌向尺寸平均增加0.6mm，增幅最大的区域是距游离龈缘2mm的位置（0.79mm）。将这些结果与Chu等的研究结果进行比较（仅在种植体植入后即刻将骨移植物放置到牙龈边缘并行即刻临时修复）[32]，组织收缩为0mm（即，在治疗结束时没有颊舌向塌陷），因此即刻种植并同期结缔组织移植对于薄龈生物型的I型拔牙窝来说，可能是最佳的治疗方案（表5）。

图253，图254 过量重建拔牙窝，用骨和软组织移植物增加组织厚度以掩盖下面的所有修复体组件，同时保持稳定的软硬组织结构。在这种特定情况下，已获得了大量的、厚实的种植体周围软组织。

图255 在种植修复中，必须牢记残留粘接剂的危险性，久而久之会引起种植体周围炎。当使用带有肩台边缘线的基台时，可以放置一根排龈线移位软组织以便去除多余的粘接剂。

图256～图258 在模型上将测量标记（1、2、3、5、7和9mm）记录在种植体上的游离龈缘以及未治疗的对侧（对照）牙上，使用数字卡尺进行测量。

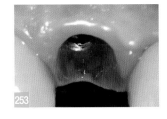

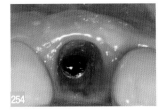

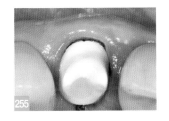

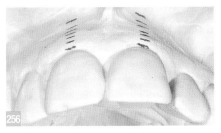

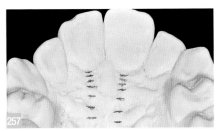

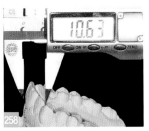

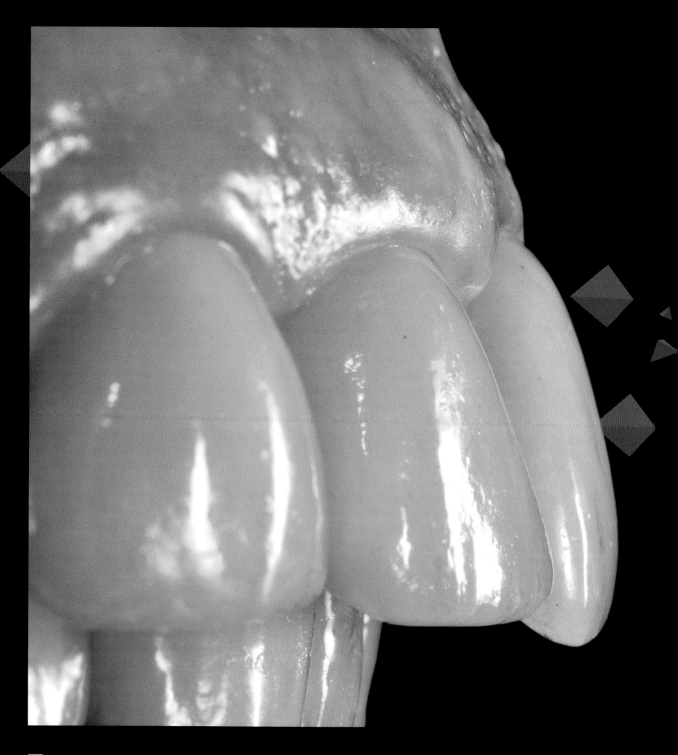

259

图259 最终修复体就位之后，可见通过过度重建的相关外科及修复方案如何保持了根部轮廓。

牙槽嵴的变化与Grunder[51]报告的尺寸变化一致，不同之处在于我们测量了6个参考点（距游离龈缘1、2、3、5、7和9mm），而Grunder测量了一个参考点（距游离龈缘3mm）。拔牙后即刻种植时，骨移植物和结缔组织移植物植入后在不同测量点上的颊腭侧软组织平均增量为0.6mm，而骨组织区域的平均吸收量为0.3mm。

需要更多的研究来确定哪种骨移植材料最适合种植体周围软硬组织轮廓的保存，以及这些材料的长期组织生物学反应。目前仍然不确定哪种骨移植材料（同种异体移植、自体移植或异种移植）或合成骨替代物是最佳方案[54]。放置轮廓良好、光滑且清洁的临时修复体是极有价值的，可以简化患者的治疗流程，从而缩短总体治疗时间并增加接受此类治疗的舒适度[55]。

在两项研究中，需要强调的是，这些改变仅仅是零点几毫米；但是，在一些情况下，由于对I型拔牙窝的正确诊断和微创手术（不翻瓣），获取零点几毫米的增加对于美学而言是非常重要的。这比之前的一些研究，

在翻瓣下拔除牙齿同期没有进行种植体植入而导致的2~6mm唇腭向三维尺寸的变化要小很多[47,54]。将骨移植物与结缔组织移植物一起放入前牙拔牙窝中种植体周围的残留唇侧间隙中，有助于增加颊腭侧轮廓和软硬组织量（图259~图261）。

总之，剩下的问题是在植入种植体时是否有必要在即刻临时修复同期植入骨移植物和结缔组织移植物。在某些情况下，仅一种类型的移植物就足够了（例如，厚龈生物型患者），但要了解并非所有手术均能100%成功，并且存在移植物丧失或感染的风险。

使用如下方法可以尝试解决这个问题：使用半厚的信封瓣可以帮助结缔组织移植物获得来自骨膜血供，从而降低了坏死吸收的风险，这些结果来自Rungcharassaeng等最近的一篇报道[47]。

总而言之，拔牙后种植体即刻植入的存活率与延迟植入的存活率相近，但却简化了临床程序[52]。此外，对于即刻种植，即使具有大的唇侧间隙，种植体的骨整合不需要借助骨移植就可以实现[36]。

图260，图261 两个不同病例的殆面观，12、23采取了通过相同的外科和修复方案，在术后18个月时，不仅表现出了与邻牙唇颊侧轮廓的融合，而且随时间，还表现出了牙槽嵴轮廓的稳定性。

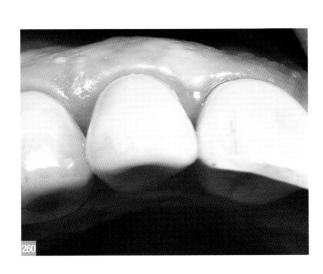

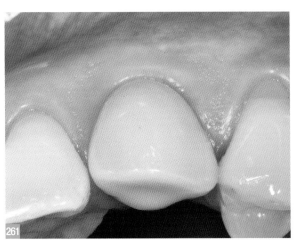

图262~图264　术后18个月拍摄的3个不同的CT影像。本节中介绍的外科手术和修复方案在不同的临床病例中以可预期的方式进行。种植体周围边缘骨良好。

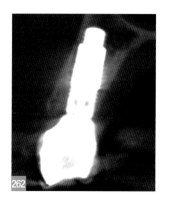
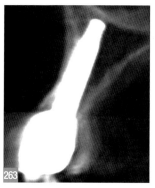
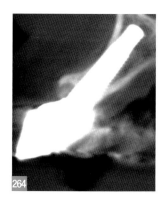

但是，需要将骨移植物与结缔组织移植物结合移植在唇间隙中增加牙槽嵴唇颊侧骨轮廓量，这一点对于美学效果非常重要（图262~图264）。

CAD/CAM种植基台：真正的优势

用CAD/CAM技术制作个性化基台可以同时具有标准基台和个性化基台的优点，而没有传统的缺点（表6，表7）。首先，像加工厂制作的基台一样，CAD/CAM基台可以为每名患者进行个性化定制。然而其产品更加具有一致性，使技师的学习曲线较低，相比传统手工制作来说更易掌握。

技师使用CAD软件控制基台的设计，软件中包含了许多参数来帮助技师进行操作。虚拟设计的基台通过电子方式传输到CAM切削设备，该设备

在材料块上制作基台。消除了打蜡、熔模和铸造的大多数固有步骤的尺寸误差。特别是在加工厂中，钛的铸造尤其复杂。CAD/CAM加工可产生均质的钛，并具有最佳的材料性能[5]。CAD/CAM制作个性化基台的加工精度可以达到种植体的要求。不同于成品基台或个性化铸造基台，CAD/CAM基台的表面不需要进行加工后上面所提及的操作。但是，Vigolo等[57]研究显示当仔细实施了技工室步骤后，成品基台或铸造个性化基台的表面不会有明显影响。

Byrne等发现[30]，在铸造过程中的热加工会对预加工基台平台产生影响，从而减少基台与相应固位螺丝之间的接触。

传统，优点	数字化，优点
精度高	种植体和扫描组件之间的界面应力；龈沟的解剖结构易于记录；技师可定制支架设计；便于建立数据库；患者舒适度高
传统，缺点	**数字化，缺点**
如果多颗种植体不平行，则印模材料变形；修复体组件之间产生应力；患者舒适度低	初始需要投入学习时间；严格的扫描流程

表6　种植修复中传统取模与数字化取模的区别

修复考量	成品基台	个性化铸造基台	CAD/CAM基台
麻醉	是	否	否
是否使用手机	是	否	否
口腔阻挡	是	否	否
排龈	是	否	否
修整代型	是	否	否
患者体验	不舒适	舒适	舒适
委派给技工室/助手	否	是	是
就诊时间	长	短	短
外形	受限	理想	理想
界面	好	好	非常好
需基台库存	是	是	否
花费	低	高	中
营利性	低	高	最高

表7 成品基台个性化铸造基台和CAD/CAM基台的对比

图265 CAD/CAM种植基台会提高最终修复体的寿命和成功率，且易于生产。

从对种植体基台预备技术的回顾性研究中，Wee等[58]得出结论，临床医生和技师应选择具有良好密合度的种植体–基台界面，并遵循不会引起误差的加工厂程序。由于CAD/CAM基台的界面在加工后不需要处理及调整，因此具有提供任何基台类型最精确密合的潜力。

CAD/CAM基台精度的提高使之特别适用于口腔种植，其中部件的精度可能会影响种植体的寿命、修复成功率和操作简便性（图265）。

与标准和个性化铸造基台相比，CAD/CAM种植体基台的成本目前介于两者之间。随着用于基台制造的CAD/CAM系统变得司空见惯，这种支出很可能会减少，并且制造商最初的高成本支出也会平摊在越来越多售出的基台上。相反，人力和劳动密集型加工厂的成本可能会上升，从而增加了成品基台预备或个性化手工铸造基台的成本[59]。

总之，通过使用计算机生成的种植体基台，修复临床医生将更少依靠传统技术来进行种植修复。CAD/CAM基台系统的简化修复方案使种植牙更容易，特别是对于初级种植修复医生。改良的边缘密合和CAD/CAM个性化基台的理想轮廓可提供更高的稳定性和更一致的种植体美学效果（图266~图275）。CAD/CAM系统还降低了个性化基台制造的成本。口内种植体扫描技术取消了对种植体印模的需求，使临床医生将远离了过时的修复程序，并将数字化流程与常规的种植体方案结合起来。

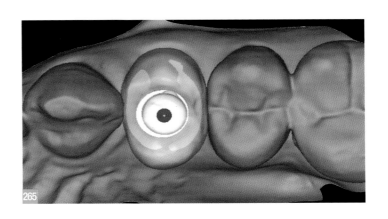

图266，图267 35岁的女性患者23变色，X线根尖片显示牙根内吸收。患者为扇贝形牙龈外观和薄龈生物型。

图268，图269 拔牙后，进行了Ⅰ型牙槽窝的过度重建方案，同时即刻植入种植体以及螺丝固位的临时修复体（前伸及侧方均无咬合接触）。

图270，图271 4个月后去除临时修复体后愈合的临床情况，可以看到软组织量的完美保存。在钛基底氧化锆基台的设计和生产中，应用新的CAD/CAM技术已用于复制龈沟形态。

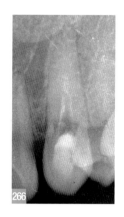
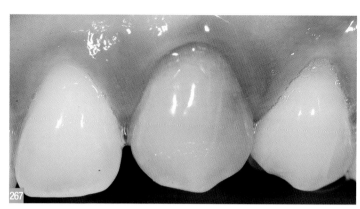

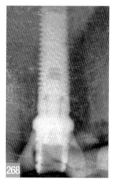
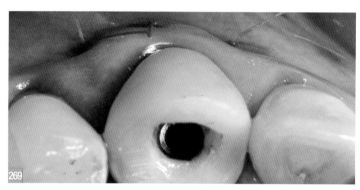

钛或氧化锆基台：基本原理是什么?

关于用于种植体基台材料的选择方面，目前暴露于口腔环境中的氧化锆种植体基台显示出老化的问题[59]。然而，迄今为止，还没有足够证据表明氧化锆种植体基台的老化与临床失败之间的直接关系。这是由于缺乏对氧化锆种植体基台的临床研究。为了

分析这种关联，需要更多的临床长期研究。"长期"已定义为至少5年的随访。现有关于氧化锆基台的研究表明，氧化锆基台具有非常好的生物学和技术效果；但是观察期均不到5年[60]。在一项系统性回顾研究中，将瓷基台与金属基台进行了比较，并根据年失败率估算了5年存活率[61]。根据此研究，两种类型的基台在存活率、

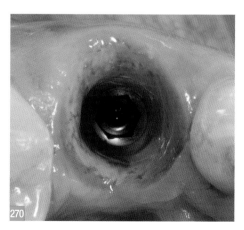
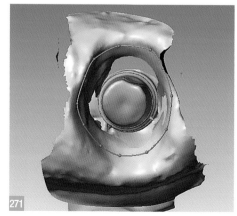

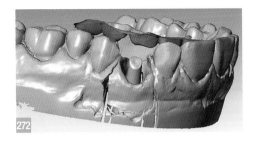 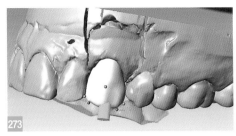

技术和生物学效果方面没有差异。为了达到与金标准（即钛基台）相同的优异临床性能，需要大量的临床研究以及更长的随访时间，最好是证据可信度最高的前瞻性随机对照试验。

有几个因素可能会影响氧化锆基台的稳定性和存活率。其中包括制造工艺、临床处理流程、基台壁厚度、种植体位置、种植体–基台连接以及材料的老化。氧化锆作为支架材料极易受到表面处理以及加工厂和临床处理不当的影响。技师在制作基台时必须遵循精确的操作顺序，这有助于最终修复体获得良好的效果和长期存活率。此外，需要注意的是氧化锆基台的最小壁厚为0.5mm，尤其是在使用CAD/CAM技术时。对于氧化锆基台的长期成功而言，要考虑的另一个参数可能是其位于颌骨的位置。在临床研究中，最常见的氧化锆基台放置位置

是在前磨牙区域，其次是前牙。

很少在高负荷的磨牙区域使用。多项研究分析了咀嚼期间在不同区域发生的咬合力[62]。已经显示出最大的咬合力出现在第一磨牙的区域，而最小的咬合力出现在切牙区。

考虑到最大的咬合力发生在磨牙上，在磨牙上使用氧化锆基台比在前磨牙或切牙区可能会有更多的技术并发症。而关于生物学方面，一些研究表明，与钛相比，氧化锆上炎症细菌黏附和细菌附着均较少[63]。最近的一项体内研究发现，与其他瓷相比，Y–TZP陶瓷的细菌表面附着和生物膜厚度明显更少[64]。在另一项有关细菌定植和黏附的人体研究中[65]，氧化锆基台的表面自由能明显低于钛基台；这可能是氧化锆材料在细菌产生方面积极效果的合理解释（图276~图278）。

图272，图273 CAD软件可在基台设计期间提供全面监控。对颌牙列、修复空间、软组织轮廓和螺丝孔轴向都显示在同一图像中，从而可以精确设计氧化锆基台。

图274 最终基台的CAD设计可透过透明的解剖冠清晰可见。

图275 技工厂内完成的钛基底氧化锆基台和最终氧化锆–陶瓷冠修复体，然后患者试戴。在本病例中，可以看到氧化锆基台没有染色，因为这可以确保种植体周围软组织的亮度增加。

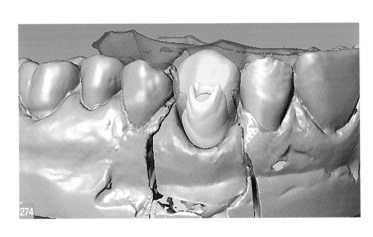 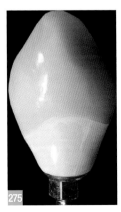

图276，图277 在一些临床研究中，过量的粘接剂（如果不能很好地去除）与种植体周围炎有关。因此在粘接阶段，建议将排龈线放置在带有肩台边缘线的基台周围，以便最终修复体就位后可以去除多余粘接剂。

图278 最终修复体就位。本病例的方案是即刻种植、即刻临时修复、同期过度重建牙槽窝软硬组织结构。最终修复体通过粘接固位于氧化锆基台上，基台的内部具有钛基底。病例由Luca和Matteo Dondi DMD，CDT提供。

表8 氧化锆和钛基台的平均菌斑指数（mPCR）、平均探诊出血（mBOP）、平均黏膜边缘（mMM）、平均牙龈组织（mMG）以及近中龈乳头（mP mes）和远中龈乳头（mP dist）指数（5年随访）。

表9 氧化锆和钛种植体基台及对照牙在不同时间点的平均探诊深度及标准差分析，单位为毫米。

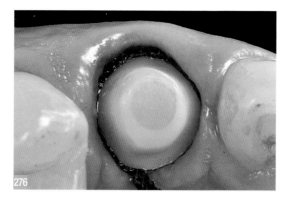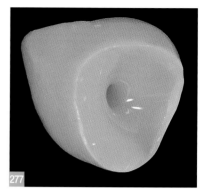

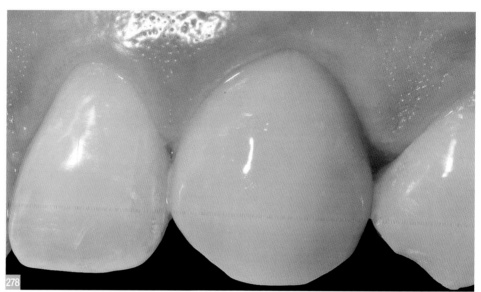

	mPCR	mBOP	mMM/MG	mP mes	mP dist
ZrO₂ 基台	0.1 ± 0.3	0.5 ± 0.3	0.1 ± 1.0	2.3 ± 0.6	2.1 ± 0.8
对照牙	0.2 ± 0.3	0.3 ± 0.2	- 0.6 ± 1.0	—	—
钛基台	0.3 ± 0.2	0.6 ± 0.3	0.3 ± 0.7	2.2 ± 0.8	1.9 ± 0.9
对照牙	0.2 ± 0.2	0.4 ± 0.3	- 0.6 ± 0.6	—	—
ZrO₂和钛基台的差异	P = 0.96	P = 0.96	P = 0.86	P = 0.72	P = 0.52

表8 种植体支持式单冠中，氧化锆和钛种植体基台以及对照牙的临床参数对比

	初始基线	1 年	3 年	5 年
ZrO₂ 基台	2.9 ± 0.9	3.5 ± 0.7	3.2 ± 1.0	3.3 ± 0.6
对照牙	2.4 ± 0.5	2.5 ± 0.7	2.1 ± 0.7	2.5 ± 0.7
钛基台	3.1 ± 0.8	3.3 ± 0.6	3.4 ± 0.5	3.6 ± 1.1
对照牙	2.5 ± 0.3	2.6 ± 0.4	2.1 ± 0.4	2.6 ± 0.4

表9 种植体支持式单冠中，氧化锆和钛种植体基台以及对照牙的平均探诊深度（mm）

在任何时间点，氧化锆基台和钛基台之间都没有显著差异（P=0.85）

	初始基线	1年	3年	5年
ZrO₂基台	1.5 ± 0.7	1.4 ± 0.7	1.7 ± 1.0	1.8 ± 0.5
对照牙	1.5 ± 0.9	1.5 ± 0.9	1.6 ± 1.0	2.0 ± 0.8
钛基台	2.0 ± 0.7	2.2 ± 1.0	2.0 ± 1.0	2.0 ± 0.8
对照牙	2.0 ± 0.7	2.3 ± 1.0	2.1 ± 1.0	1.9 ± 0.8

表10 种植体支持式单冠中，氧化锆和钛种植体基台以及对照牙的平均边缘骨水平（mm）

在任何时间点，氧化锆基台和钛基台之间都没有显著差异（整体边缘骨水平：*P*= 0.95；远中边缘骨水平：*P*=0.99）

图279~图281 在大量文献中证明了钛基台可能是种植体周围出现灰色阴影的原因。

表10 在研究的不同阶段，钛和氧化锆种植体基台的平均边缘骨水平（mm）。

Zembic等[66]最近进行的一项随机对照临床研究比较了5年临床使用后氧化锆种植体基台的存活率，并将其与钛基台进行了比较。他的结论表明，氧化锆种植体基台在尖牙和后牙区域的存活率极高。对于种植体个性化氧化锆和钛基台支持的单冠而言，机械和生物学成果均令人鼓舞。在临床使用5年后，钛基台和氧化锆基台之间没有发现差异。

这些积极的结果证明氧化锆基台，即使在后牙区域，如果遵循了严格的制作和操作规程，也可以取得良好的效果。但是，氧化锆基台的长期效果需要通过更多的临床试验来确认，最好是大样本的氧化锆和钛基台的随机对照试验（表8~表10）。

虽然氧化锆和钛在长期稳定性和生物相容性方面具有相似的特性，但在美学方面可能会有差异。如今，种植体修复的美学考量越来越重要。外观自然的种植体周围软组织取决于组织健康状况以及与周围组织相协调的量、颜色和轮廓[67-68]（图279~图281）。

在软组织美学中起关键作用的一个因素是种植体周围黏膜的颜色。建议临床医生在美学区域增加种植体周围软组织的厚度，以更好地遮盖下面

的修复材料，从而改善美学并创建自然的软组织轮廓[64]。

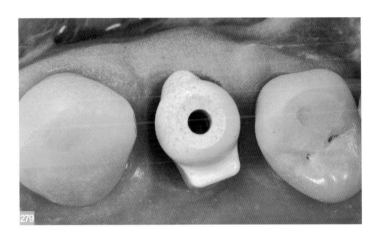

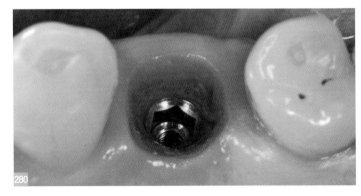

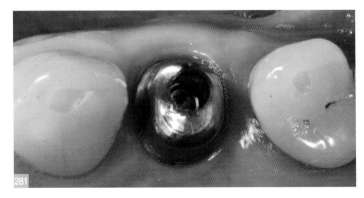

图282 种植体周围黏膜厚度的测量可能有助于临床医生确定在特定情况下应选择哪种基台材料。

表11 不同材料的颜色改变值，以不同厚度的黏膜评估。3.7mm是人类可以看到口腔内颜色变化的厚度阈值。

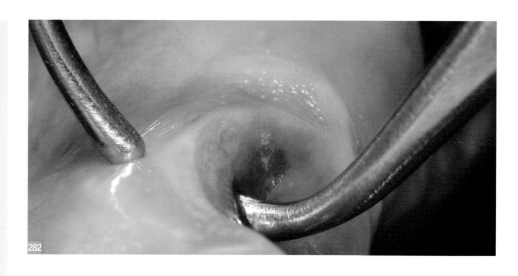

然而，目前没有关于基台材料和软组织厚度对种植体周围黏膜颜色的影响相关的研究。这是非常关键的，因为种植体修复的决策通常会考虑一个基本问题：哪种修复材料将满足特定患者的临床和美学需求。

基于这种考虑，Jung等发表了一项研究，旨在分析钛基台和氧化锆基台对黏膜颜色的影响，以3种不同的厚度进行评估[69]。这项研究表明，参与测试的修复材料对软组织的视觉颜色有显著影响，并且这种影响随着黏膜厚度的增加而减弱。实际上，在修复材料引起的变色中，黏膜的厚度起着重要的作用（表11）。

从Jung等[69]的研究结果可以推测，在黏膜厚度为2mm的临床情况下，与氧化锆基台相比，钛基台可能更容易导致种植体周围黏膜的颜色变化。总体而言，无论黏膜厚度是多少，氧化锆引起的黏膜颜色变化最不明显（图282）。

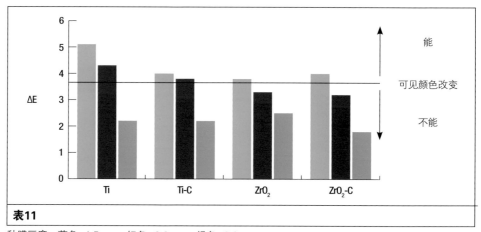

表11

黏膜厚度：蓝色=1.5mm；红色=2.0mm；绿色=3.0mm

参考文献

[1] Hochman MN, Chu SJ, Tarnow DP. Maxillary anterior papilla display during smiling: A clinical study of the interdental smile line. Int J Periodontics Restorative Dent 2012;32:375–383.

[2] Yang B, Lange-Jansen HC, Scharnberg M, et al. Influence of saliva contamination on zirconia ceramic bonding. Dent Mater 2008;24:508–513.

[3] Kitayama S, Nikaido T, Takahashi R, et al. Effect of primer treatment on bonding of resin cements to zirconia ceramic. Dent Mater 2010;26:426–432.

[4] Dondi L. Una riabilitazione proteica in lega e ceramica pressofusa. Dent Dialogue 2006;(3):34–39.

[5] Dondi L. Realizzazione del profilo di emergenza con le tecnologie CAD/CAM. Quintessenza Odontotecnica 2010;(2):66–75.

[6] DiFebo G, Carnevale G, Sterrantino SF. Treatment of a case of advanced periodontitis: Clinical procedures utilizing the "combined preparation" technique. Int J Periodontics Restorative Dent 1985;5(1):52–62.

[7] Schmitt J, Wichmann M, Holst S, Reich S. Restoring severely compromised anterior teeth with zirconia crowns and feather-edged margin preparations: A 3-year follow-up of a prospective clinical trial. Int J Prosthodont 2010;23:107–109.

[8] Wisithphrom K, Murray PE, About I, Windsor LJ. Interactions between cavity preparation and restoration events and their effects on pulp vitality. Int J Periodontics Restorative Dent 2006;26:596–605.

[9] Proos KA, Swain MV, Ironside J, Steven GP. Influence of margin design and taper abutment angle on a restored crown of a first premolar using finite element analysis. Int J Prosthodont 2003;16:442–449.

[10] Loi I, Di Felice A. Biologically oriented preparation technique (BOPT): a new approach for prosthetic restoration of periodontically healthy teeth. Eur J Esthet Dent 2013 Spring;8(1):10–23.

[11] Pardo GI. A full cast restoration design offering superior marginal characteristics. J Prosthet Dent 1982;38:539–543.

[12] Gargiulo AW, Wentz FM, Orban BJ. Dimensions and relations of the dento-gingival junction in humans. J Periodontol 1961;32:261–267.

[13] Çömlekoglu ME, Dündar M, Gokce B, Özcan M, Güngör MA, Artunç C. Influence of cervical finish line type on marginal adaptation of zirconia ceramic crowns. Oper Dent 2009;34:586–592.

[14] De Jager N, Pallav P, Feilzer AJ. The influence of design parameters on the FEA-determined stress distribution in CAD/CAM produced all-ceramic dental crowns. Dent Mater 2005;21:242–251.

[15] Beuer F, Aggstaller H, Edelhoff D, Gernet W. Effect of preparation design on the fracture resistance of Zirconia crown copings. Dent Mater J 2008;27:362–367.

[16] Monaco C, Caldari M, Scotti R; AIOP Clinical Research Group. Clinical evaluation of 1, 132 zirconia-based single crowns. A retrospective cohort study from the AIOP Clinical Research Group. Int J Prosthodont 2013;26:435–442.

[17] Guess PC, Zavanelli RA, Silva NR, Bonfante EA, Coelho PG, Thompson VP. Monolithic CAD/CAM lithium disilicate versus veneered Y-TZP crowns: Comparison of failure modes and reliability after fatigue. Int J Prosthodont 2010;23:434–442.

[18] Cortellini D, Canale A. Bonding lithium disilicate ceramic to feather edge tooth preparations: A minimally invasive treatment concept. J Adhes Dent 2012;14:7–10.

[19] Reich S. Clinical fit of all-ceramic three-unit fixed partial denture, generated with three different CAD/CAM system. Eur J Oral Sci 2005;113:174–179.

[20] Dondi L. La stratificazione della ceramica sulle strutture in ossido di Zirconio. Quintessenza Odontotecnica 2011;5:96–104.

[21] Hong LG, Guo LP, Xue LL. Gingival retraction paste versus gingival retraction cord for fixed prosthodontics: A systematic review. Shangai Kou Qiang Yi Xue 2013;22:456–461.

[22] Sarmento HR, Leite FR, Dantas RV, Ogliari FA,

Demarco FF, Faot F. A double-blind randomised clinical trial of two techniques for gingival displacement. J Oral Rehabil 2014;41:306–313.

[23] Bennani V, Aarts JM, He LH. A comparison of pressure generated by cordless gingival displacement techniques. J Prosthet Dent 2012;107:388–392.

[24] Prasanna GS, Reddy K, Kumar RK, Shivaprakash S. Evaluation of efficacy of different gingival displacement materials on gingival sulcus width. J Contemp Dent Pract 2103;14:217–221.

[25] Papaspyridakos P, Lal K, White GS, Weber HP, Gallucci GO. Effect of splinted and nonsplinted impression techniques on the accuracy of fit of fixed implant prostheses in edentulous patients: A comparative study. Int J Oral Maxillofac Implants 2011;26:1267–1272.

[26] Johnson GH, Craig RG. Accuracy of four types of rubber impression materials compared with time of pour and a repeat pour of models. J Prosthet Dent 1985;53:484–490.

[27] Hahn SM, Millstein PL, Kinnunen TH, Wright RF. The effect of impression volume and double-arch trays on the registration of maximum intercuspation. J Prosthet Dent 2009;102:362–367.

[28] Kan JYK, Rungcharassaeng K. Immediate placement and provisionalization of maxillary anterior single implants: A surgical and prosthodontic rationale. Pract Periodontics Aesthet Dent 2000;12:817–824.

[29] Lee SJ, Gallucci GO. Digital vs. conventional implant impressions: Efficiency outcomes. Clin Oral Implant Res 2013;24:111–115.

[30] Byrne D, Houston F, Cleary R, Claffey N. The fit of cast and premachined implant abutments. J Prosthet Dent 1998;80:184–192.

[31] Tarnow DP, Chu SJ, Salama MA, et al. Flapless postextraction socket implant placement in the esthetic zone: Part 1. The effect of bone grafting and/or provisional restoration on facial-palatal ridge dimensional change—A retrospective cohort study. Int J Periodontics Restorative Dent 2014;34:323–331.

[32] Chu SJ, Salama MA, Salama H, et al. The dual zone therapeutic concept of managing immediate implant placement and provisional restoration in anterior extraction sockets. Compend Contin Educ Dent 2012;33:524–534.

[33] Schropp L, Wenzel A, Kostopoulos L, Karring T. Bone healing and soft-tissue contour changes following single-tooth extraction: A clinical and radiographic 12-month prospective study. Int J Periodontics Restorative Dent 2003;23:313–323.

[34] Elian N, Cho SC, Froum S, Smith RB, Tarnow DP. A simplified socket classification and repair technique. Pract Proced Aesthet Dent 2007;19:99–104.

[35] Kan JYK, Rungcharassaeng K, Umezu K, Kois JC. Dimensions of peri-implant mucosa: An evaluation of maxillary anterior single implants in humans. J Periodontol 2003;74:557–562.

[36] Fickl S, Zuhr O, Wachtel H, Stappert CF, Stein JM, Hurzeler MB. Dimensional changes of the alveolar ridge contour after different socket preservation techniques. J Clin Periodontol 2008;35:906–913.

[37] Roe P, Kan JY, Rungcharassaeng K, Caruso JM, Zimmerman G, Mesquida J. Horizontal and vertical dimensional changes of peri-implant facial bone following immediate placement and provisionalization of maxillary anterior single implants: A 1-year cone beam computed tomography study. Int J Oral Maxillofac Implants 2012;27:393–400.

[38] Salama H, Salama MA, Garber D, Adar P. The interproximal height of bone. A guidepost to predictable aesthetic strategy and soft tissue contours in anterior tooth replacement. Pract Periodontics Aesthet Dent 1998;10:113–141.

[39] Araujo MG, Lindhe J. Dimensional ridge alterations following tooth extraction. An experimental study in the dog. J Clin Periodontol 2005;32:212–218.

[40] Funato A, Salama MA, Ishikawa T, Garber DA, Salama H. Timing, positioning, and sequential staging in esthetic implant therapy: A four-dimensional perspective. Int J Periodontics Restorative Dent 2007;27:313–323.

[41] Tsuda H, Zimmermann G, Lozada JL, Kan JY. Peri-implant tissue response following connective tissue and bone grafting in conjunction with immediate single tooth replacement in the esthetic zone: A case series. Int J Oral Maxillofac Implants 2011;26:427–436.

[42] Wohrle PS. Single-tooth replacement in the aesthetic zone with immediate provisionalization: Fourteen consecutive case reports. Pract Proced Aesthet Dent 1998;10:1107–1114.

[43] Sanz M, Cecchinato D, Ferrus J, Pjetursson EB, Lang NP, Lindhe J. A prospective, randomized-controlled clinical trial to evaluate bone preservation using implants with different geometry placed into extraction sockets in the maxilla. Clin Oral Implants Res 2010;21:13–21.

[44] Cooper LF, Raes F, Reside GJ, et al. Comparison of radiographic and clinical outcomes following immediate provisionalization of single-tooth dental implants placed in healed alveolar ridges and extraction sockets. Int J Oral Maxillofac Implants 2010;25:1222–1232.

[45] Su H, Gonzalez-Martin O, Weisgold A, Lee E. Considerations of implant abutment and crown contour: Critical contour and sub-critical contour. Int J Periodontics Restorative Dent 2010;30:335–343.

[46] Tarnow DP, Chu SJ. Human histologic verification of osseointegration of an immediate implant placed into a fresh extraction socket with excessive gap distance without primary flap closure, graft, or membrane: A case report. Int J Periodontics Restorative Dent 2011;31:515–521.

[47] Rungcharassaeng K, Kan J, Morimoto T, Zimmermann G. Immediate implant placement and provisionalization with and without a connective tissue graft: An analysis of facial gingival tissue thickness. Int J Periodontics Restorative Dentistry 2012;32:657–663.

[48] Caneva M, Botticelli D, Vigano P, Morelli F, Rea M, Lang NP. Connective tissue grafts in conjunction with implants installed immediately into extraction sockets. An experimental study in dogs. Clin Oral Implant Res 2013;24:50–56.

[49] Agnini A, Spinato S, Agnini AM, Wang HL. Comparison between graft and no graft in an immediate placed and immediate non functional loaded implant. Implant Dent 2012;21:97–103.

[50] Agnini A, Chiesi M, Datcu I, Agnini AM. Carico Immediato su impianti in siti post estrattivi di denti singoli nella regione mascellare anteriore: studio di una serie di casi a 1 anno sulla risposta dei tessuti duri e molli. Quintessence Int 2010;(26):11–22.

[51] Grunder U. Crestal ridge width changes when placing implants at the time of tooth extraction with and without soft-tissue augmentation after a healing period of 6 months: Report on 24 consecutive cases. Int J Periodontics Restorative Dent 2011;31:9–17.

[52] El-Chaar ES. Immediate placement and provisionalization of implant-supported, single-tooth restorations: A retrospective study. Int J Periodontics Restorative Dent 2011;31:409–419.

[53] Jung RE, Sailer I, Hämmerle CHF, Attin T, Schmidlin P. In vitro color changes of soft-tissues caused by restorative materials. Int J Periodontics Restorative Dent 2007;27:251–257.

[54] Araujo MG, Linder E, Lindhe J. Bio-Oss collagen in the buccal gap at immediate implants: A 6-month study in the dog. Clin Oral Implants Res 2011;22:1–8.

[55] De Rouck T, Collys K, Wyn I, Cosyn J. Instant provisionalization of immediate single-tooth implants is essential to optimize esthetic treatment outcome. Clin Oral Implants Res

2009;20:566–570.

[56] Camargo PM, Lekovic V, Carnio J, Kenney EB. Alveolar bone preservation following tooth extraction: A perspective of clinical trials utilizing osseous grafting and guided bone regeneration. Oral Maxillofac Surg Clin North Am 2004;16:9–18.

[57] Vigolo P, Fonzi F, Majzoub Z, Cordioli G. An in vitro evaluation of titanium, zirconia, and alumina procera abutments with hexagonal connection. Int J Oral Maxillofac Implants 2006;21:575–580.

[58] Wee AG, Cheng AC, Eskridge RN. Accuracy of 3 conceptually different die systems used for implant casts. J Prosthet Dent 2002;87:23–29.

[59] Guess PC, Att W, Strub JR. Zirconia in fixed implant prosthodontics. Clin Implant Dent Relat Res 2012;14:633–645.

[CO] Palmer R, Palmer P, Howe L. Complications and maintenance. Br Dent J 1999;187:653–658.

[61] Sailer I, Gottnerb J, Kanelb S, Hammerle CH. Randomized controlled clinical trial of zirconia ceramic and metal ceramic posterior fixed dental prostheses: A 3-year follow up. Int J Prosthodont 2009;22:553–560.

[62] Ferrario VF, Sforza C, Serrao G, Dellavia C, Tartaglia GM. Single tooth bite forces in healthy young adults. J Oral Rehabil 2004;31:18–22.

[63] Scarano A, Piatelli M, Caputi S, Favero GA, Piatelli A. Bacterial adhesion on commercially pure titanium and zirconium oxide disks: An in vivo human study. J Periodontol 2004;75:292–296.

[64] Bremer F, Grade S, Kohorst P, Stiesch M. In vivo biofilm formation on different dental ceramics. Quintessence Int 2011;42:565–574.

[65] Salihoglu U, Balos K. Bacterial adhesion and colonization differences between zirconium oxide and titanium alloys: An in vivo human study. Int J Oral Maxillofac Implants 2011;26:101–107.

[66] Zembic A, Bosch A, Junge RE, Hammerle CH, Sailer I. Five-year results of a randomized controlled clinical trial comparing zirconia and titanium abutments supporting single-implant crowns in canine and posterior regions. Clin Oral Implant Res 2013;24:384–390.

[67] Chang M, Wennstrom JL, Odman P, Andersson B. Implant-supported single-tooth replacements compared to contralateral natural teeth. Crowns and soft tissue dimensions. Clin Oral Implant Res 1999;10:185–194.

[68] Grunder U. Stability of the mucosal topography around single tooth implants and adjacent teeth: 1 year results. Int J Periodontics Restorative Dent 2000;20:11–17.

[69] Jung RE, Sailer I, Hämmerle CHF, Attin T, Schmidlin P. In vitro color changes of soft tissues caused by restorative materials. Int J Periodontics Restorative Dent 2007;27:251–257.

[70] Wada J, Hideshima M, Inukai S, Matsuura H, Wakabayashi N. Influence of the width and cross-sectional shape of major connectors of maxillary dentures on the accuracy of speech production. Folia Phoniatr Logop. 2014;66(6):227-36. doi: 10.1159/000369439. Epub 2015 Feb 5.

第5章 使用新技术和新材料处理复杂病例

TREATING COMPLEX CASES WITH NEW TECHNOLOGIES AND MATERIALS

CHAPTER 05

与使用硅橡胶及传统蜡型的流程相比，数字化软件使技师能够更加精确地设计支架。

Luca Dondi

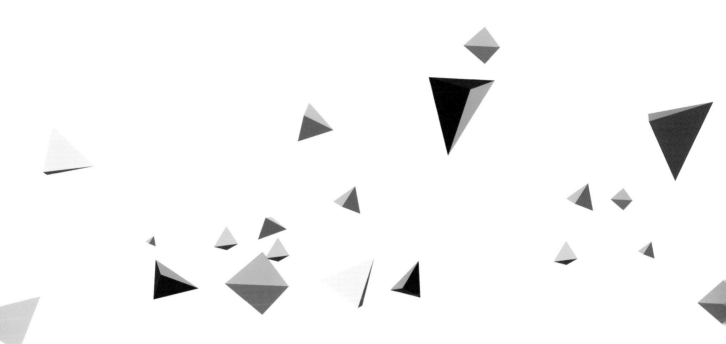

　　了解新的数字化流程是如何、何时、何地以及为什么它能进入人们的视野并改变传统的工作流程的，是充分认识其重要性的关键。就口腔技师的工作流程而言，新的计算机辅助设计/计算机辅助制造（CAD/CAM）技术是一项真正的创新，特别是在全口无牙颌种植修复中。在这些病例中，支架需要相当高的精度和被动就位

性，以避免生物学和机械并发症[1]。常规流程对操作者技术要求很敏感，而新的数字化流程（例如，最新一代的扫描仪、性能更优的材料和特定的工具）减少了操作过程中的变量，使流程更加统一化。

　　我们从2003年的一个传统复杂病例开始（图1～图5），让读者回顾一下传统方法对于此类病例处理的复杂性。

图1～图3　该患者的牙周、美观和功能问题都很严重，使上颌和下颌均需要全口种植修复方案。

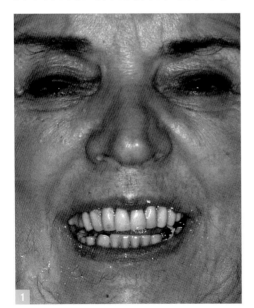

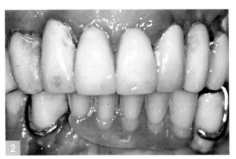

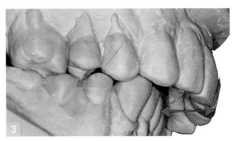

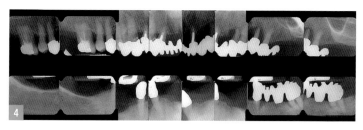
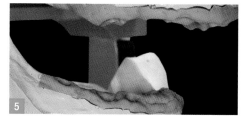

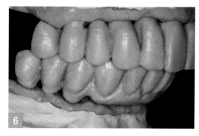
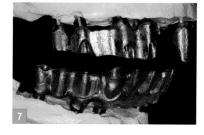
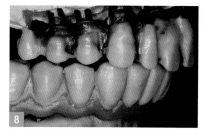

图4 将临床评估与全口X线检查相结合，牙周探诊对于评估余留牙的预后并做出正确的诊断至关重要。

图5 于模型上𬤇架，较大的垂直向和水平向修复空间将通过最终的修复体来补偿。

图6~图8 支架是从修复性mock-up模型中制作的，这是最终修复的基础。在本病例中，技师在传统流程中面临的困难显而易见，例如实现可预测的修复体体积、保持均匀的厚度、保持饰面瓷层的质量以及控制铸造过程中的变量。

图9，图10 在最终修复中，支架采用螺丝固位（上颌修复体中有4个螺丝，下颌中有2个螺丝），以改善咬合并在必要时允许再次取下。

图11，图12 最终修复体满足了美学和功能要求，粉红色的人工龈瓷可以实现正确的牙轴向和比例，而10年的随访影像片证实了种植体骨整合良好。

在传统工作流程中，技师必须根据临时修复体所记录的美学和功能信息来制作蜡型，尽管失蜡铸造后体积变化很大，但仍然可以保持很好的被动就位（图6~图8）。此外，支架需要在后续多个烘烤环节中保持稳定。毫无疑问，在传统流程的时代，要解决此类病例，临床医生必须与熟练且经验丰富的技师合作。只有这样，才能向患者提供美观、功能正确、精准且被动就位良好的修复体（图9~图12）。

接下来看一个2年后的重建病例。在2005年，由于可以借助新的数字化技术，我们可以观察到这些变量是如何以一个精准的方式得以控制的，这是一件非常有趣的事情（图13~图19）。

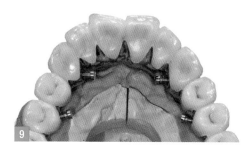
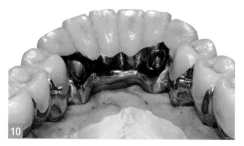

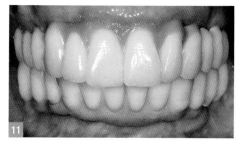
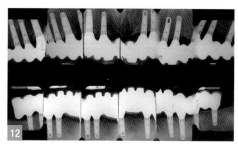

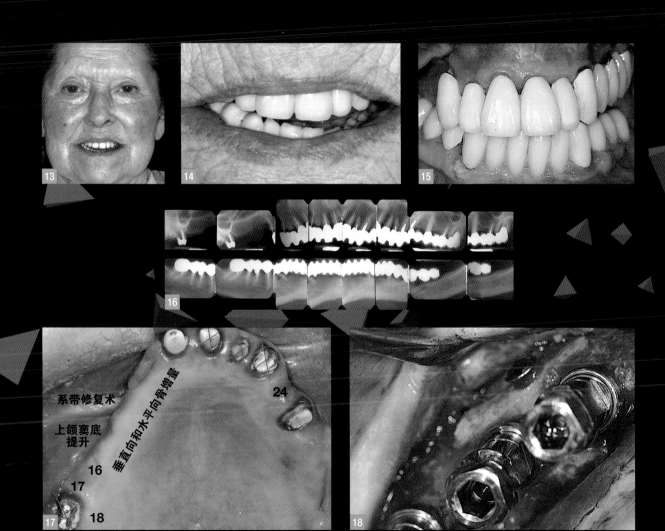

系带修复术

上颌窦底
提升

垂直向和水平向骨增量

24

16

17

18

图20，图21 修复体的上蜡和支架设计是根据常规流程进行的，并参考美学及功能均正确的第二副临时修复体。

图22，图23 通过扫描传统设计的支架，研磨了两副精准的钛支架，它们在口内试戴，并通过Sheffield测试验证其被动就位。

图24，图25 技师回到传统流程，对支架上的最终修复体进行上蜡，建立适当的咬合关系。

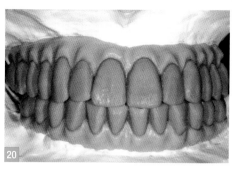

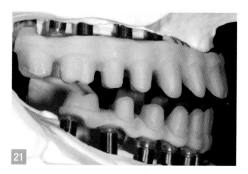

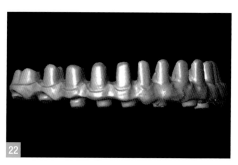

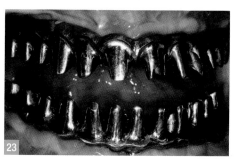

一旦手术重建完成，种植体获得骨整合，并且第二副临时修复体经患者试戴并接受，技师就可以开始进行最终的修复。修复体的上蜡和支架设计是按照传统流程进行的（图20），但是在2005年，加工厂已经采用了新技术的流程，可以借助CAD先扫描下部结构的树脂原型以及种植体在模型中的位置（图21），从而在CAM阶段，使用机械和物理特性优于传统工艺的均质工业钛原料块研磨下部结构。然后直接螺丝固位于种植体平台，检查口内的被动就位（图22，图23）。对种植支架进行被动就位检测后，技师完成工作。最终修复体为金属烤瓷，并采用舌侧螺丝固位（图24，图25），以免干扰美观和咬合功能，同时正确使用人工牙龈瓷可优化牙齿的比例和轴向（图26～图30）。

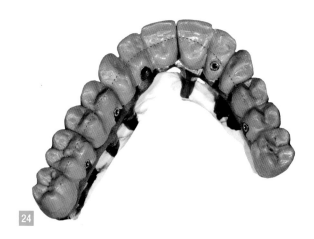

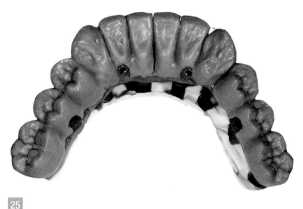

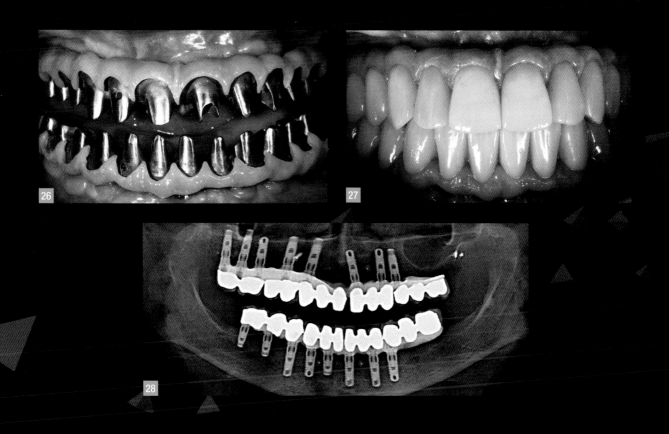

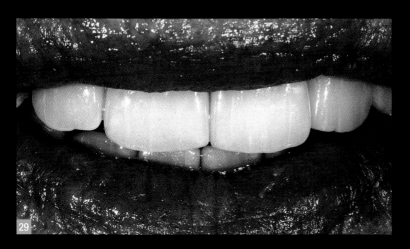

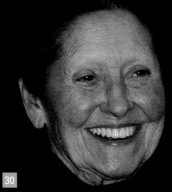

图26 粉红色复合树脂用于重建正确的红白比例。

图27 最终修复体就位。

图28 8年后复诊的全景片。

图29，图30 最终的修复体与患者面部非常协调。

图31，图32 修复体的CAD设计模板和CAM制作的氧化锆下部结构。

图33，图34 在使用传统技术（如此处所示病例）修复的复杂种植病例中，需要铸造大量金属，要实现精准的被动就位是非常困难且具有挑战性的。

如前所述，由于当时数字化技术存在，技师可以使用更加稳定的工业原材料，以一种可重复和可持续的方式研磨，从而可以对传统流程中的一些主要变量进行更好的控制。

新的数字化软件的出现对技师工作流程的重要性不言而喻了：它可以确保所需修复体的体积和厚度更加精准，如本章稍后所述，通过结合传统流程中的经验非常精确地个性化设计支架。这样可以使程序标准化，从而提高生产速度，实现以前无法获得的精度水平。

在数字化时代，所有先前的主要变量现已完全受到控制，不再需要以蜡或硅橡胶为代表的传统校准方式。新技术的发展已允许传统方法使用的所有材料，并且机械和物理性能均有所改善。此外，还可以加工氧化锆，这是一种具有高机械性能的材料，具有更好的美学性能。因此不仅为技师，也为临床医生以及患者提供了优势和新的机会。

但是，与日常临床工作的所有新技术一样，口腔治疗团队的成员必须熟悉材料的特性、特征、适应证和缺点。此外，在这个数字化的时代，每天都在发展，新的数字化进展以及材料的发展可能日新月异，团队知识必须不断保持与时俱进。

需要重点关注的是在复杂的修复中，如何利用相对较新的材料（例如，氧化锆）以及新软件和新技术提供的机会，来获得出色的效果。类似于每种新仪器或工具，一开始其应用一定是受到限制的，仅用于单冠和较短跨度的局部义齿，随后其适应证才逐渐得以扩展（图31，图32）。

如前所述，氧化锆具有光传导的特性，这点与天然牙非常相似。再加之它优异的强度，因此在复杂病例应用上非常有优势。

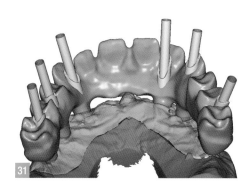
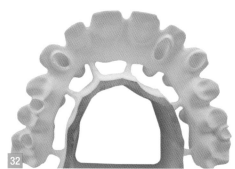
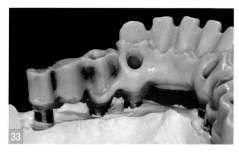
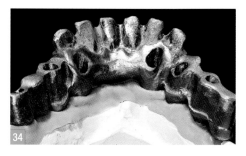

本质上，这种材料提供的最大优点是，即使是制作最复杂的支架也不会在涉及烧结的过程及之后的步骤中发生变形。这样可以避免铸造和切削过程中出现的金属收缩，而这些问题与技师的技能无关，仅与特定的物理定律有关（图33，图34）。长期以来，技师的技能和经验足以弥补很多问题，但仍然无法抗衡自然法则。有研究曾认为使用非陶瓷材料和复合树脂可以解决由上瓷过程中的加热和冷却引起的收缩。但显然，复合树脂材料存在一些局限性，例如使用一段时间后变色和吸附唾液。此外，从结构的角度来看，已有研究证明这些材料会迅速表现出大量的磨损，从而导致树脂修复体的功能不稳定。

在分层陶瓷或者整体氧化锆的殆

面进行雕饰是维持修复稳定的一种理想的方式。它可能在更为复杂的病例里取得成功，这些在几年前甚至被认为是不可能完成的：在最复杂的重建病例里，对非金属的修复体提供透明特性。

复杂病例的治疗计划

近年来，口腔学科中诊断和治疗的复杂性大大增加。医生会面临简单和复杂的病例。在这种情况下，尤其是涉及复杂修复，治疗过程需要更多的专家参与进来，以制订诊断和跨学科的治疗计划（图35）。

简单和复杂之间的界线从来不是缺失牙的程度、要使用的配件数量或手术复杂的程度。更多的是，诊断的难度[2]。

图35 多学科的治疗计划应将患者参与到诊断和治疗过程中，治疗团队与患者建立融洽的关系，以达到并保持口腔健康。一方面，这与患者的要求和期望有关；另一方面与相关医学和口腔学科所贡献的最新技能和技术有关。该过程的协调主要是由治疗团队的主管负责，必须考虑有足够的循证医学证据以支持所选的疗法。

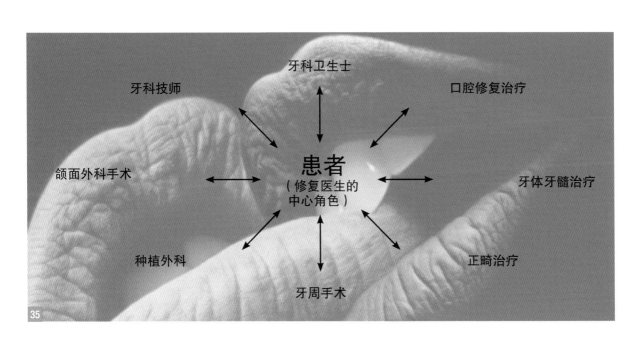

牙科卫生士
牙科技师
口腔修复治疗
颌面外科手术
患者
（修复医生的中心角色）
牙体牙髓治疗
种植外科
正畸治疗
牙周手术

图36～图47 在最近的几十年中，临床医生见证了治疗计划的构思和实施方式所发生的巨大转变，尤其是在临床复杂病例方面。主要变化之一是更加关注患者的特定需求和愿望，大部分患者不再仅仅要求在治疗结束时，而是要从最初的治疗步骤开始即能改善生活质量。

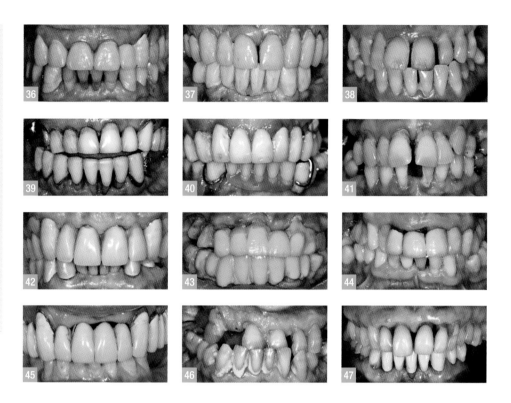

复杂病例是指在首次评估过程中无法做出明确诊断的病例，需要进一步研究探讨。通常，这些病例需要进行大量反复的临床评估，这可能会影响治疗计划和策略（图36～图47）。

这个过程可以概括为3个主要步骤，在本书介绍的复杂病例中将始终贯穿这些步骤：

1. 首先，收集所有相关数据（患者的身体、心理和经济状况的信息）并评估常规危险因素。
2. 收集所有临床口腔检查数据，评估美学和生物力学危险因素。
3. 在进行任何必要的应急处理之后，进行影像学分析，将研究模型置于𬌗架上进行分析，并进行必要的口腔卫生处理。

只有这样，才有可能得出正确的诊断结果。一旦做出诊断，就可以与患者沟通治疗计划和相关的预后情况，专家团队可以开始矫治性的方案。

最后，必须制订严格的维护计划，并根据每名患者的具体特征进行个性化设置。诊断治疗过程还涉及强制性的定期检查，通常是两次或更多次，以验证是否已实现初始治疗目标。如果结果与预期相比不能令人满意，则无法进入下一个阶段。治疗团队必须调查、分析和评估失败的原因，并在必要时调整治疗策略。

接下来介绍的几个复杂病例展示了氧化锆结合CAD/CAM技术，强调了相关的优点和局限性。根据综合治疗计划的原则，所有患者均采用多学科方法联合治疗。

扫描二维码，见视频5

患者主诉和病史

2010年，一名58岁的男性患者主诉上颌左侧侧切牙疼痛1个月，上颌其余牙松动多年，影响咀嚼食物。患者非常担心失去所有上颌牙以至于不得不佩戴活动义齿。从心理学的角度来看，他的依从性是很好的，可以积极配合治疗（图48～图50）。

患者对阿司匹林和布洛芬过敏。几年前，曾因胆囊切除术和上颌窦内镜手术住院治疗，目前长期服用对乙酰氨基酚以缓解慢性头痛。ASA（美国麻醉医生学会）分类为Ⅰ类。

由于疼痛和不适，患者在过去的2年中没有佩戴可摘修复体，上颌牙的松动度增加，当下颌牙试图补偿错𬌗时，下颌骨将向前滑动。面部分析显示了水平参考线（瞳孔连线和口角连线）的平行性，面部中线对称，上颌牙中线向左倾斜2mm。上颌咬合面向右倾斜，下颌向左倾斜。上唇细，下唇厚度一般[3]。距Ricketts美学线的距离，上唇为5mm，下唇为3mm。鼻唇沟角为100°，面下1/3与面中1/3比例不协调[3]。唇齿分析显示中位笑线，切牙平面平坦，微笑暴露12颗牙齿[4-6]。口内检查显示中线不对称，并且在44位置存在多个凹陷的薄龈生物型，缺乏角化黏膜组织。

开口度正常，无肌肉或关节疼痛。正中关系位（CR）和最大牙尖交错位（MI）不对应，并且存在3mm深覆𬌗和1.5mm深覆盖[7]。功能性咬合中唯一存在的牙接触是在13和44之间。语音分析显示，声音是通过垂直的下颌运动产生的，仅存在少量空间。在发e音时，上颌切牙占据了上下唇之间

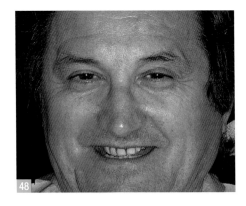

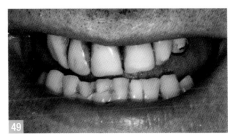

一半的空间。在发f音时，中切牙的切缘位于下唇缘内。而在发m音时，上颌右侧中切牙约4mm暴露[8]。

初步检查和治疗

制订以下初步计划，用于减轻疼痛、恢复口腔卫生、恢复牙周健康、收集获得正确诊断所需的信息以及提高患者依从性：

• 抗生素治疗上颌左侧侧切牙的牙周脓肿。

图48 面部分析显示了水平参考线（瞳孔连线和口角连线）的平行度、面中线对称、上颌牙中线向左倾斜2mm、上颌咬合面向右倾斜、下颌咬合面向左倾斜。

图49 唇齿分析显示了患者为中位笑线，呈现平坦的上颌切牙平面。由于没有后牙而导致拥有很宽的颊廓。

图50 全景片显示两个牙弓的水平向和垂直向牙槽骨吸收。在上颌后牙区域仅保留了基骨，上颌窦的气化明显。

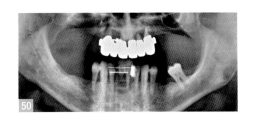

图51 CBCT评估。

图52 诊断蜡型。

图53 全口X线根尖片。可见上颌存在中度水平向和垂直向骨缺损，下颌中左侧第二磨牙存在水平向骨吸收和根分叉病变，但在下牙槽神经上方有大量可用骨量。

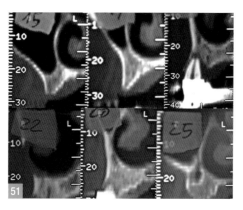

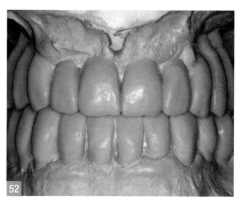

- 在卫生宣教之前进行牙周评估（73%的位点存在菌斑和探诊出血，上颌牙和下颌侧切牙探诊深度超过5mm，下颌左侧第二磨牙有严重的Ⅲ度根分叉病变）。
- 患者激励，指导以及口腔卫生建立。
- 进行全景片、锥形束计算机断层扫描（CBCT）检查和全口序列根尖片的拍摄（图51，图53）。
- 卫生宣教后的牙周评估（探诊菌斑的存在和出血减少到低于10%位点，上颌牙、下颌左侧中切牙和第二磨牙仍存在深度超过5mm的牙周袋）。
- 完成数字化微笑设计（DSD）摄影。
- 研究模型以CR位安装在𬌗架中（图52）。
- 数字化微笑设计（DSD）。
- 诊断蜡型。

成功的治疗计划取决于正确的诊断，这必须通过细致的数据收集来实现。所有数据均与技师共享，然后由技师将其转移到研究模型中，以制作诊断性蜡型。

为了创造切牙和尖牙引导来调整患者的错𬌗，有必要增加垂直距离以允许下颌切牙的后退、上颌牙的前移，以及创建与现有骨解剖学相适应的正确的覆𬌗-覆盖关系（图54）。

诊断和治疗计划

一旦收集了所有必要的信息，便可以为这名58岁的患有严重口腔功能障碍的患者制订治疗计划。我们尊重了患者避免使用任何类型的活动修复体和不进行颌面外科手术的诉求，建议的治疗方法是在上颌行全口种植即刻修复，在下颌进行系统牙周治疗，并在第二前磨牙部位采用螺丝固位的种植修复（图55）。

治疗过程如下：
- 上颌即刻种植即刻负荷，下颌35、45位点种植并即刻临时修复。

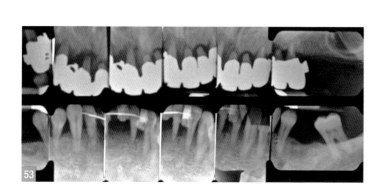

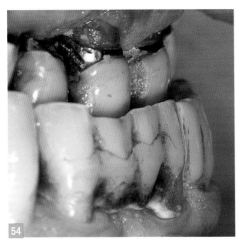

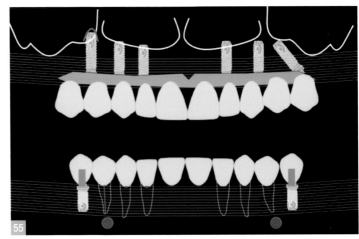

- 下颌基牙预备，并进行骨修整和膜龈手术，以治疗牙周病和解决右侧第一前磨牙缺少角化组织的问题。
- 分层设计的氧化锆修复体直接螺丝固位于上颌种植体，第二前磨牙位置使用种植体支持的氧化锆单冠修复，下颌剩余基牙行氧化锆固定桥修复。

　　最终的功能恢复需要多学科协作，其中涉及的每个领域都有针对该病例的治疗目标：

- 口腔内科：尽可能保守，以免削弱基牙。
- 口腔修复：修复上下牙弓以恢复功能和美观。在基牙上使用刃状肩台终止线，保留尽可能多的牙体结构。
- 牙周手术：清除牙周袋，重建结合上皮，并增加右侧第一前磨牙的角化龈

组织[9]。

- 种植外科：达到所需的初期稳定性，进行即刻临时修复。

　　患者的治疗流程按照One-model技术方案进行序列治疗，该方案最初由Biscaro等介绍，然后由Agnini等详细阐述[10-11]。包括3个阶段：术前设计、手术阶段和最终修复。在术前通过DSD和诊断蜡型评估，参考患者的面形和笑线，在正中关系位（CR）预先设计修复体。根据诊断蜡型，技师制作了下颌临时修复体和上颌的树脂模板，它非常精确地就位于硬腭和上颌结节以制作临时修复体，并作为外科手术导板用于种植体定位（图56，图57）。

图54　由于缺乏后牙区支撑，反覆盖增加。

图55　最终治疗计划：这是一例需要多学科治疗的病例，其中涉及的每个口腔专科领域都有其自己的特定目标要实现。

图56　基于诊断蜡型设计的加强型下颌临时修复体。

图57　树脂模板可从诊断蜡型转移至正确的种植体位置，也可在手术期间用作手术导板。

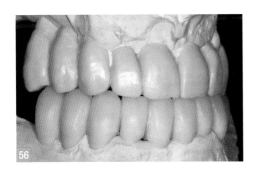

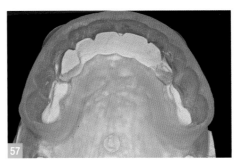

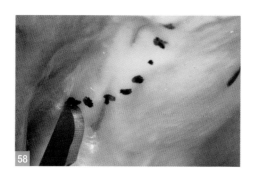

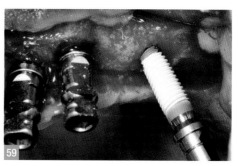

图58 口内标记切口线。注意观察"曲棍球杆"（J形）切口，远端松弛切口，以便在缝合时更好地定位。

图59 在倾斜植入种植体前，在上颌窦侧壁开一个小窗，以定位前壁边界。

图60 在种植体植入之前，使用骨挤压技术来增加骨密度并行微创的上颌窦提升。

图61 遵循修复–外科手术导板的指引，植入种植体。

图62 对下颌骨进行修整，以修正骨缺损并重建一个良好的软硬组织结构。

手术阶段

手术前3天开始每天给患者开0.2%葡萄糖酸氯己定（Curasept，Curaden Healthcare）处方，术前3天至术后3周每天使用。使用盐酸阿替卡因和肾上腺素1:100000（Alfacaina N，Weimer Pharma）进行局麻，并用0.5~1mg咪达唑仑（Hypnovel，Roche）进行静脉镇静。

根据修复体位置设计，在嵴顶中央偏腭侧切开（图58），以保护更多的颊侧角化龈，避免累及上颌结节，从而为修复导板提供更好的稳定性。翻起颊侧黏骨膜瓣，不在远中区域剥离腭侧黏膜，暴露下方骨面。

由于手术需要倾斜植入种植体，因此颊侧前庭骨壁被广泛暴露，以使临床医生可以在钻孔过程中直接观察患者的鼻窦形态（图59）。用咬骨钳和微动力设备修整牙槽骨，上颌植入6颗种植体：1颗（左侧第二前磨牙部位）为倾斜种植体，5颗为常规种植体。在植入种植体之前，仔细清理拔牙窝，并用骨挤压技术处理右侧前磨牙部位，以增加骨密度（图60）。根据Lekholm和Zarb分类[12]评估骨类型，并按照流程植入种植体，借助鼻底的皮质骨来增加初期稳定性[13]。在新鲜的拔牙窝中，种植体周围的间隙充满同种异体骨移植材料（Puros，Zimmer）。将直基台和角度基台分别固定到常规和倾斜种植体上。同样的操作流程，在下颌第二前磨牙的位置植入种植体（图61）。植入完毕后，在右侧第一前磨牙通过根向复位滑行瓣来增加角化龈的量。

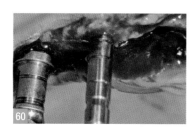

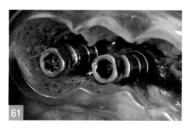

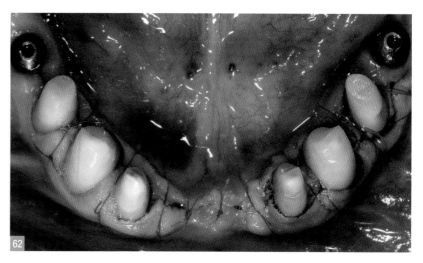

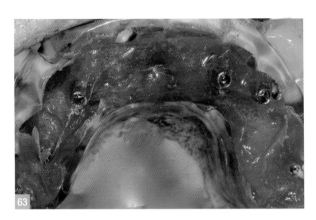

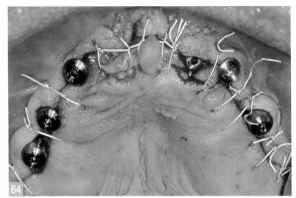

即刻临时修复

将开窗式印模杆固定在基台上方，并用无菌橡皮障隔离。将树脂模板在患者口内固位于腭部和上颌结节，使用正畸钢丝和自凝树脂将印模杆相互连接，然后将其固定在树脂模板上（图63）[10-11]。5分钟后，移除转移杆，安放愈合基台，并用Gore-Tex 5/0（W. L. Gore）缝合（图64）。

在加工厂中，将替代体固定到种植体转移杆上，然后将锥形基台放置在模型上并检查腭穹隆终止线，将研究模型转换为主模型（图65）[10-11]。制作长度覆盖了双侧第二前磨牙的螺丝固位临时修复体，并在术后24小时内在口内就位，同时，下颌在行刃状肩台终止线预备后，也制作类似的临时修复体（图66）。两个牙弓同时进行临时修复，可以代偿负向覆盖，建立切牙引导，在咬合动态过程中保护后牙（图67）。1个月后，下颌进行骨修整手术（图62），以改善牙周状况并重建软硬组织结构[9-14,15]。

图63 树脂模板在口内固定，并用正畸钢丝和自凝树脂连接到印模杆上。

图64 手术结束时上颌术区的骀面观，固定愈合基台并使用Gore-Tex缝线间断缝合。

图65 整个复合体置于主模型上，从而为技师提供准确的种植体位置。

图66 将临时钛基台固定在种植体替代体上。

图67 术后24小时患者微笑情况。

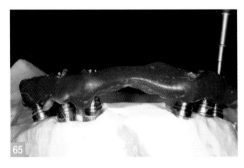

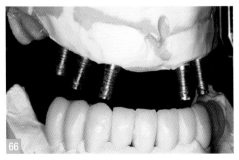

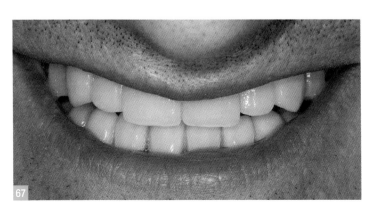

图68，图69 4个月随访，种植体周围软组织和天然牙状态良好。注意观察下颌牙的刃状肩台终止线预备，可以保留尽可能多的牙体结构。

图70，图71 在𬌗架上的修复体mock-up，然后在患者的口内进行试戴，评估最终修复体功能和美学状况。

图72～图74 在𬌗架上修复体模型的舌/腭侧视图，用于评估动态咬合期间的切牙引导，以避免后牙咬合干扰。

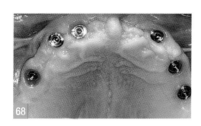
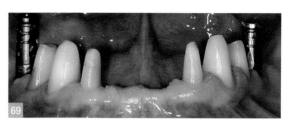
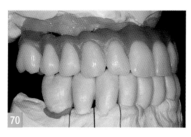
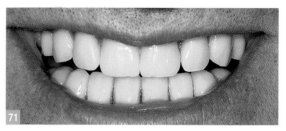

最终修复流程

4个月后，种植体骨整合完成，没有任何并发症（图68，图69），终印模使用聚醚（Impregum，3M Espe）制取，完美呈现软组织情况。用树脂记录将蜡固定于上颌种植体，以记录美学参数以及在正中关系时的垂直距离，取面弓将临时修复体的藻酸盐印模送加工厂。

借助这些信息，技师能够在𬌗架上建立修复体模型（图70）。仔细检查咬合关系（图71）并设计均衡的切牙引导以便在动态咬合期间消除后牙𬌗干扰（图72～图74）。随后精确记录咬合关系并将其复制到瓷层中。

此时，一些新技术已进入技师的工作流程。使用Zfx Evolution扫描仪（Zfx）（图75，图76）（这是一种全自动光学扫描仪，其测量方法基于结构化光投影原理）可以扫描修复体模型和种植体位置，用特定的扫描杆记录种植体位置以确保更高的精度（图77，图78）。该扫描仪具有极高的扫描速率（根据VDI，欧洲实验室和现场验证测试程序进行测量），可生成数字模型构建极其复杂的几何结构，例如种植体支持的螺丝固位支架。通过在每次扫描时对设备进行全自动校准以及与高科技相机相结合，可实现极高的精度。

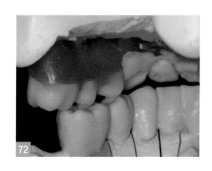
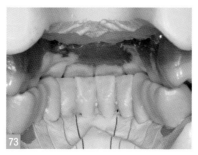
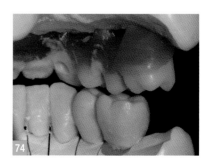

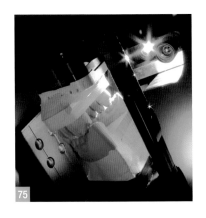

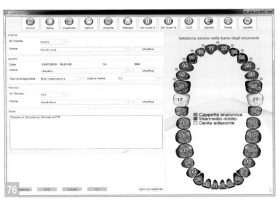

图75，图76 Zfx Evolution扫描仪和软件主页。

图77，图78 CAD Evolution允许以小于9μm（根据VDI的要求为120mm×80mm）的误差范围进行高精度扫描。使用特定的扫描杆记录种植体的基台位置。

这些数据由两台分辨率为1296×964像素的相机记录，用来放置模型的扫描仪内部具有旋转和定位单元，可确保全部细节的精确。一旦将所有信息编程到软件中，技师便开始进行最终的修复工作。从最初的扫描结构开始，技师使用CAD软件技术能够极其精确地对解剖结构进行修改，从而实现分层以及牙龈的透明层（图79~图81）。这项技术使技师可以完全控制设计最终修复体所需的所有参数，进行多角度评估，分析最终修复体中的螺丝轴向和最终修复体内侧的个性化支架（图82~图84），检查颊腭向的软组织轮廓并修整软组织形态。CAM制作中心收到最终的数据，可以制作具有正确颜色特征的氧化锆支架将其使用螺丝固定在锥形基台上，以容纳表面美学瓷层（图85~图87）。

在下颌中，为下颌第二前磨牙位点的种植体设计制作了钛基底的氧化锆基台以及相关的解剖基底，下颌双侧第一磨牙之间设计牙支持式修复体的支持结构（图86，图87）。在上颌口内试戴支架并进行Sheffield测试，使用黑色硅橡胶试戴膏来检查边缘精度和密合度。通过在殆面中添加丙烯酸树脂（Pattern Resin）来调整记录正中关系时的咬合垂直距离（图88）。

两次烧结后（图89），在患者口内试戴，检查所有美学、功能和口腔卫生参数，然后送回加工厂进行最后的上釉。最后将最终修复体（图90~图92）在口内就位，下颌通过粘接固位，上颌采用螺丝固位，用复合材料（Filtek Bulk Fill，3M Espe）填充螺丝孔。

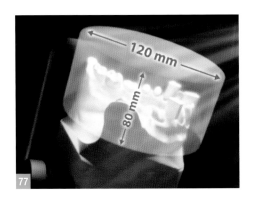

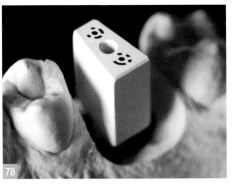

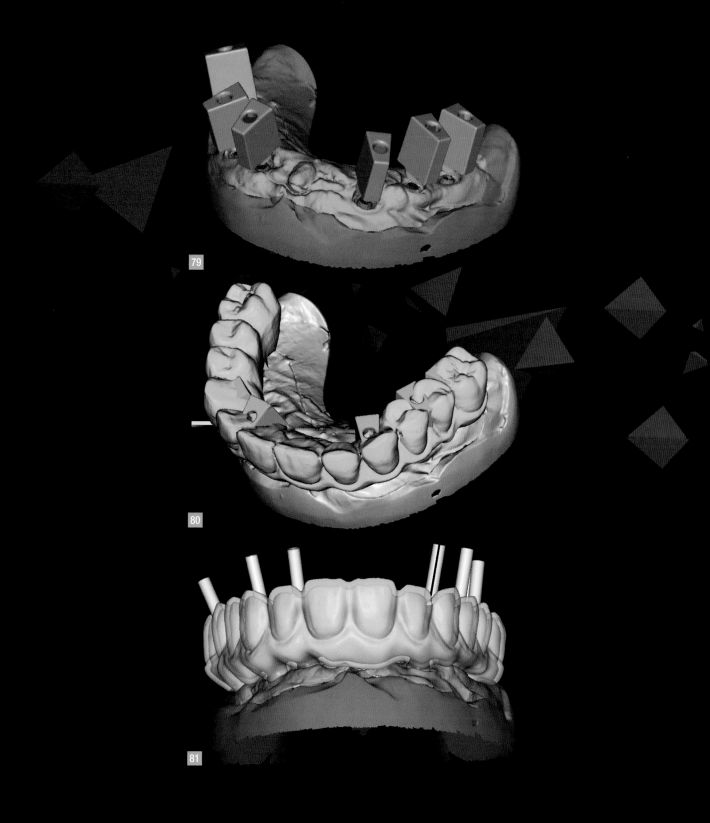

图79 种植体基台上连有扫描杆的上颌CAD视图。

图80 在CAD中，种植体上方的蜡型。

图81 减少1.2mm的修复体结构厚度。通过透明层，可以看到下部结构的设计。

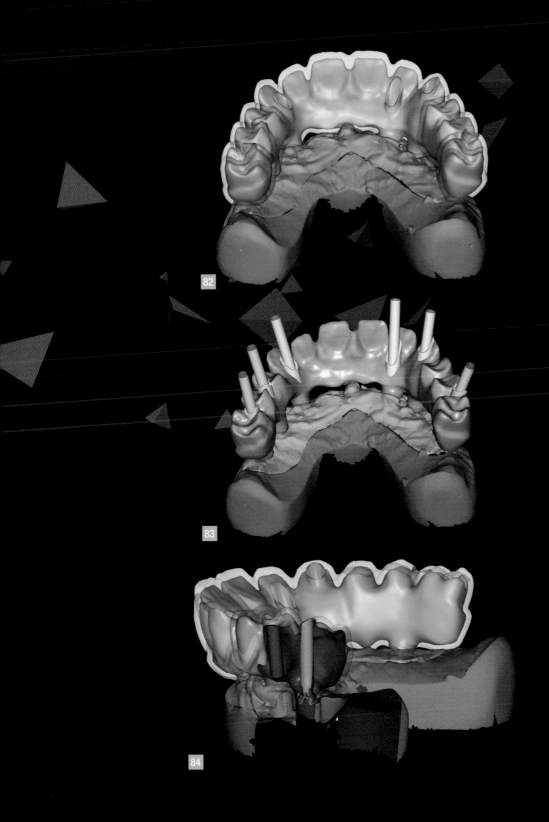

图82 氧化锆下部结构中螺丝孔的CAD视图。观察氧化锆材料是如何完全支撑螺丝通道，以防止在此区域内发生崩瓷。

图83 带有螺丝轴向的最终支架设计CAD视图。

图84 该软件使技师可以完全控制所有参数，在支架内部看到螺丝孔。

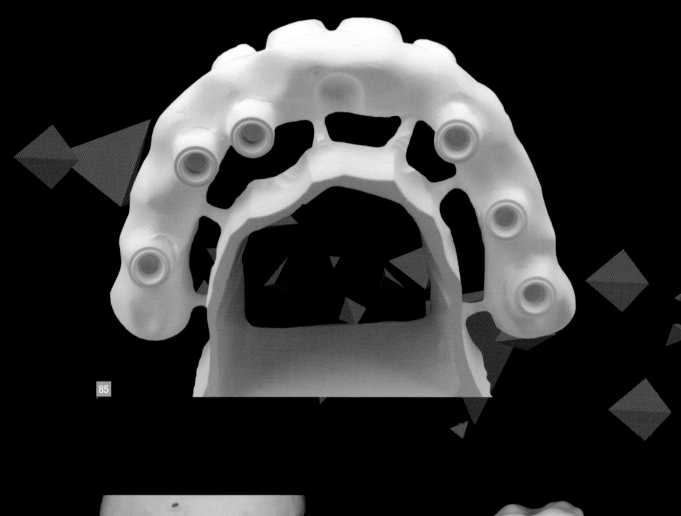

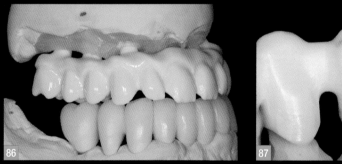

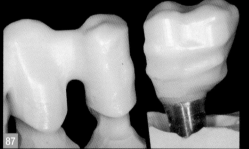

图85 按照技师的CAD模型切削氧化锆支架。

图86 主模型上的支架安装于𬌗架上。

图87 下颌第二前磨牙部位氧化锆-钛种植体基台的解剖结构细节。

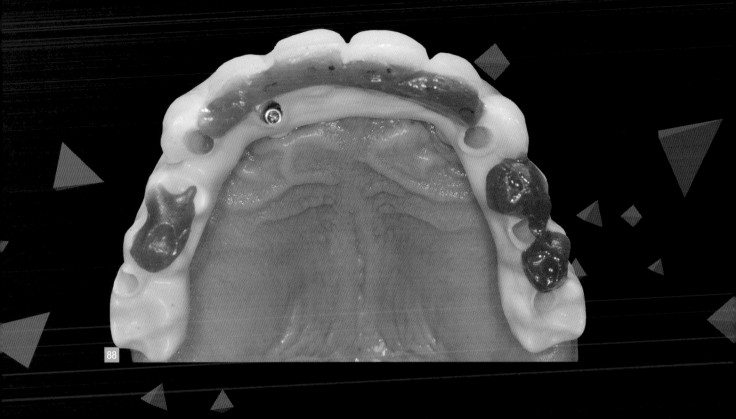

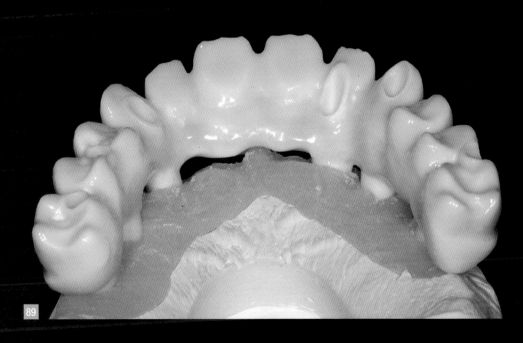

图88　氧化锆支架试戴，自凝树脂（Pattern Resin）记录正中关系时的垂直距离。

图89　对上颌支架的粘接层进行烧结。

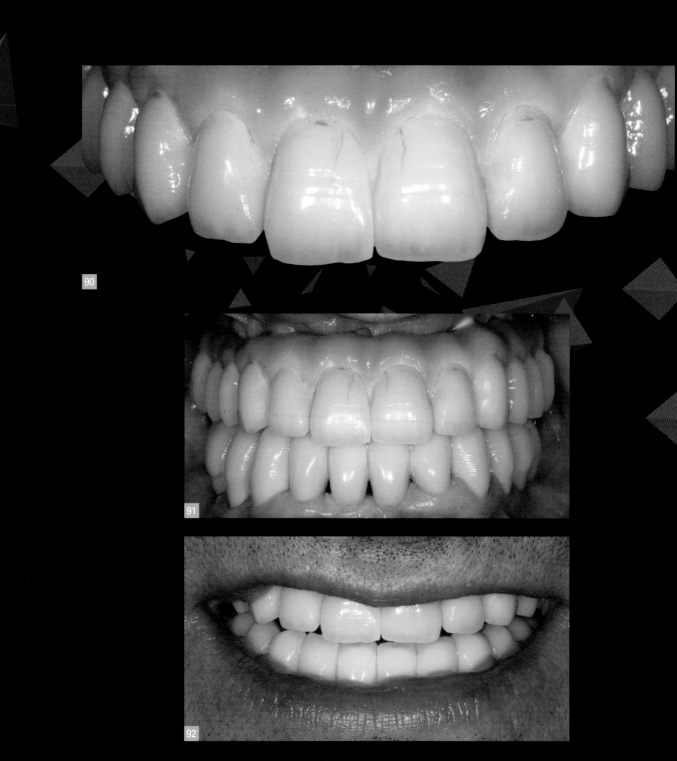

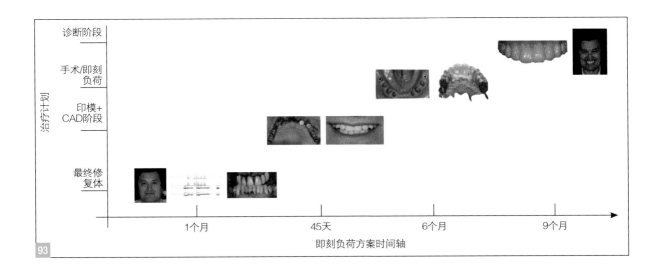

93

即刻负荷方案时间轴

在复杂的多学科合作病例（如此处所示病例）中实现最终修复的过程与最终结果一样重要[2]。因此，在现代治疗计划制订中，除了经典的临床目标（例如，手术、修复和功能良好）外，最重要的目标还应与患者诉求有关。不仅在治疗结束时，还应在整个治疗工作流程中改善他们的生活质量[10]。为此，患者必须参与到整个过程，从治疗计划制订到治疗过程本身

以及后期维护（图93）。获得精确有效的临时修复体并减少手术步骤和总体治疗时间对于提高患者满意度至关重要。

最终修复成功的关键在于长期预后的稳定。如果一切都经过精心计划和执行，新技术和新材料将是简化工作流程的绝佳工具，即使在复杂病例中，也能够为患者提供成功的修复体（图90~图96）。

图93 即刻负荷方案使患者可以在9个月之内拥有最终修复体。

图94 3年复查时的曲面体层放射线片。

图95，图96 3年临床复查、种植体周围和牙周组织长期稳定。

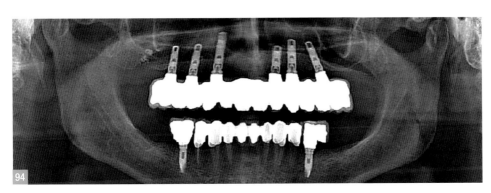

94

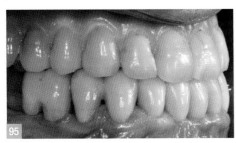

95

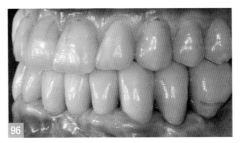

96

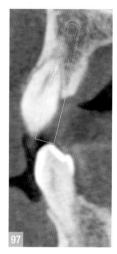
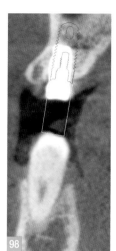

图97~图100 重建骨性结构的多平面视图，包括三维、矢状、侧位和冠状位视图。

的可预测性和信心，以便将种植体植入正确的、以修复引导的位置，也可以用在拔牙手术和根管治疗中。三维牙科成像还提供了可重复性的强大功能，可提供一致且可靠的快速准确的成像，提供关注区域中特定情况的全面视图，以确定是否需要治疗。由于细节清晰可见，患者可以对医生的方案更有信心，为患者带来更舒适和引人入胜的就诊经历（图97~图100）。

当前市场上有一些设备配有功能强大的三维分析模拟软件，这些工具可为医生提供更可预测的治疗结果。此外，医生还可以使用系统的灵活视野控制曝光量和扫描区域的大小，相当于提供了一种快速、无创的方式来解决许多临床问题，指导临床医生制订正确且可预测的治疗计划，尤其是在涉及全口种植修复的复杂病例中。

总而言之，三维牙科成像的优点是：辐射剂量更低，尤其是在设计单个位点或部分无牙颌的种植修复时；患者舒适度高；使用方便；紧凑的设计；与口腔手术的兼容性；实时交互，更快地获取诊断信息；更好地观察骨小梁、皮质骨和牙周膜的间隙。这项新技术的使用对于下面的临床病例的手术治疗计划的制订非常有用。

三维牙科影像的优点

随着各种新技术的出现，对于口腔专业人员而言，重要的是不仅要考虑成本和风险，还要考虑这种改变带来的好处。对于三维（3D）牙科成像，其优势显而易见，可以为操作者和患者提供更好的临床体验。

三维牙科成像使临床医生可以从不同角度查看相关解剖结构，对骨的结构有更好的视野（例如，相邻的牙根位置）以定位根管和牙根，并提供更准确测量解剖结构的能力。这些扫描还支持诊断和治疗计划的设计，使其应用非常灵活。此外，它们增加了治疗成功率，为临床医生提供了更大

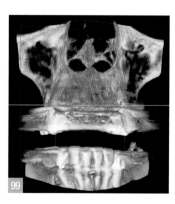
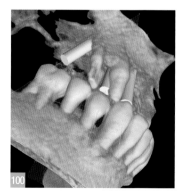

扫描二维码，见视频4

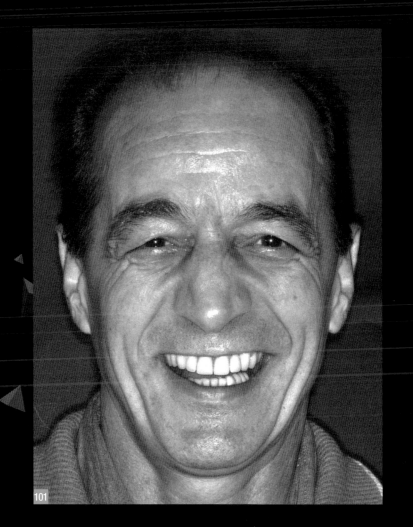

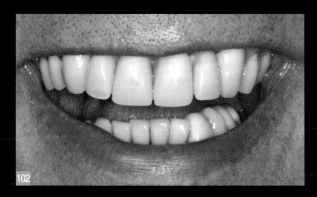

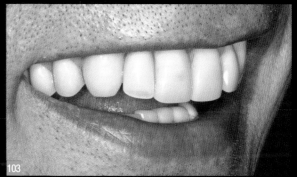

图101　具有水平向和垂直向参考线的面部分析可帮助治疗团队在数据收集的早期阶段分析可能存在的美学问题。其中上颌和下颌的咬合面倾斜、下唇的不对称性以及上颌中线向右的偏斜是显而易见的。

图102，图103　唇齿分析可见高位笑线、薄上唇、咬合面倾斜以及暴露的上颌活动修复体的人工牙龈组织不对称。

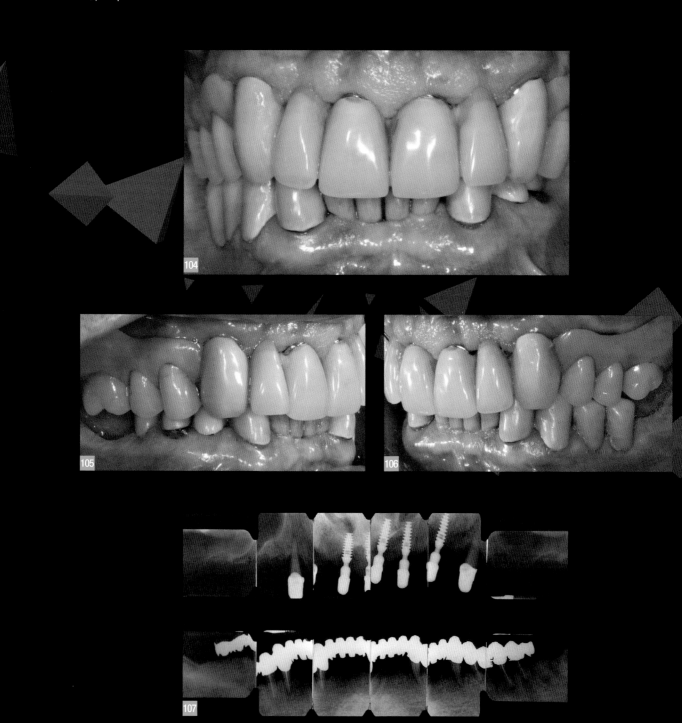

回到2011年，一名56岁的患者长期使用上颌活动修复体，并曾在上颌中切牙区域植入了2颗种植体（图101~图103）。下颌使用金属树脂修复体，粘接剂脱落。患者抱怨上颌尖牙的松动度高，妨碍修复体的正确就位，并且发现下颌修复体下方散发出恶臭。患者高位笑线，微笑可露出12颗牙，上颌切牙平面离下唇较远。基于临床和功能分析，患者均未反映关节痛或肌肉痛，表现出正常的张口度，CR和MI之间有1mm的差异，覆𬌗8mm，覆盖5mm，可见明显的切牙和尖牙引导，没有后牙早接触（图104~图107）。收集所有诊断信息后（图108~图110），可以清晰了解患者的全身和局部风险状况，包括美学、牙周、缺牙部位和生物力学因素，以便设计出能够满足患者要求的治疗方案。

缺乏可靠的基牙以及患者希望避免使用活动修复体的诉求，使团队计划使用即刻负重方案对上下牙弓行种植体支持修复（图111）。拔除患牙并在早期阶段使用临时修复体，以开始纠正美学和功能方面的问题（图112）。

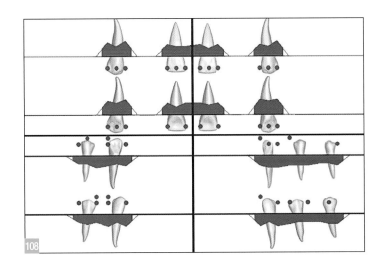

图108 完整的牙周健康评估表。

图109，图110 研究模型安装在𬌗架上。注意观察两个牙弓之间的差异，可以看到Wilson和Spee曲线的不正确代偿。

图111 最终治疗计划的示意图，其中包括在上下牙弓，混合式整体氧化锆修复体固位于直型和角度的Revitalize（Zimmer）基台之上。

图112 加强型临时修复体，在上颌固定于尖牙基牙和中切牙的种植体基台上，在下颌固定于尖牙和右侧第一前磨牙上。龈缘组织未见炎症，且恢复了合适的咬合平面。

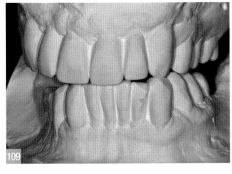

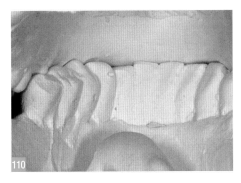

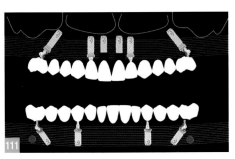

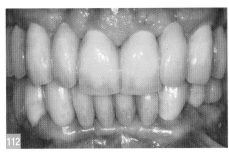

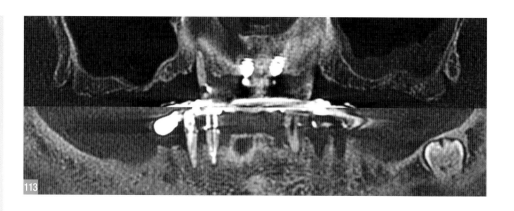

图113 CBCT的全景视图，可以根据Revitalize（Zimmer）流程以及牙弓的合适骨量设计种植体的正确位置。

图114，图115 手术导板和树脂记录板的临床试戴。树脂记录板放置在模型上，临床上必须非常精确地匹配（在上颌骨匹配到腭穹隆和上颌结节，在下颌骨匹配到磨牙后垫）。在本病例中，手术过程参照了剩余牙和前牙种植体，以帮助临床医生将正确的种植体位置转移至加工厂。

手术阶段

即刻负重为日常临床实践带来了许多好处，例如减少总的疗程和能在手术后几个小时提供功能性修复体，这对患者尤其是牙列缺失的患者具有明显的优势，因为它们可以避免与活动修复体过渡时有关的心理创伤和不适感[20-21]。近年来，各种临床研究已经认为倾斜种植体为具有手术和修复优势的可行治疗方案[22]。最近的研究分析了仅用4颗种植体（两个前部的轴向植体和两个后部的倾斜植体）以及有限的远中悬臂来支撑固定修复体对全牙弓的修复[20-21]。中期的研究报告了令人鼓舞的临床结果，轴向和倾斜种植体之间没有发现种植体存活率和边缘骨吸收的差异[23]。这些研究加上患者在第一次就诊时要求尽可能避免使用任何类型的活动修复体的诉求，都是决定选择即刻负重方案的原因[24]。按照One-model技术的流程，在手术前，使用树脂记录上颌和下颌种植体的位置，并在相同的石膏模型上制作修复-外科手术导板（图113~图115）。进行牙槽嵴顶中部切口，不涉及磨牙后垫和上颌结节，并翻起全层瓣，做一个小的开窗以定位上颌窦前壁。在下颌中翻瓣暴露颏神经，并使用无创伤牙周探针轻轻地放置在神经管中来评估前襻的位置。

拔除剩余牙，牙槽窝清创。根据Revitalize方案植入锥形（TSVT；Zimmer）种植体（图117~图120）。TSVT种植体的颈部完整置于牙槽嵴下方位置，以增加纤维血凝块的数量和稳定性，促进新骨形成，而6个微沟槽的作用是增强冠部区域的初期稳定性（特别是在松软骨质中），并为新骨形成提供更多的表面积。

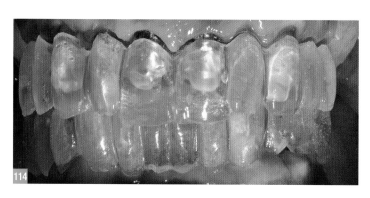

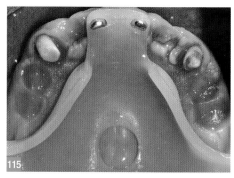

扫描二维码，见视频4

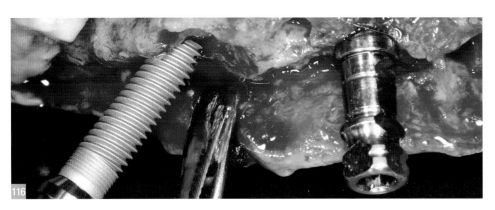

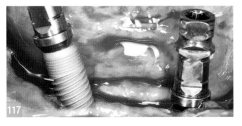 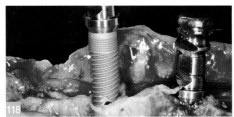

图116 通过小的上颌窦开窗口确定前壁后，倾斜植入种植体。

图117 倾斜的TSVT种植体细节展示。通过小开窗口定位上颌窦前壁后植入种植体。

图118 倾斜的TSVT种植体细节展示，在定位了下牙槽神经后植入下颌骨中。

图119 在设计的位点逐级预备之后，以大于35N·cm的初期稳定性植入TSVT种植体。

图120 将Revitalize角度基台固定在倾斜植入的远中种植体上，以纠正其角度，并为修复螺丝提供良好的通道。

图121 Revitalize15°角度基台的设计，可以补偿高达30°的植入角度，并允许将修复体的连接从内连接更改为外连接，使其连接部位更靠近冠方，从而方便了修复体维护。它的锥形部分在固位螺丝周围有一个内部空间，用于安装修复体。锥形部分的锥度约为15°，与15°的角度相加，可以校正30°的种植体角度。圆锥形部分的高度为1.2mm，因此可以在狭窄的咬合空间中使用。

在该操作指引中，后牙区域种植体平均角度为25°，可选范围在20°～40°之间（图116，图117）[25]。

种植体植入后，将Revitalize基台固位于垂直和倾斜的种植体上。图120显示了一个30°的锥形基台（Zimmer），该基台可以补偿最多45°倾斜角度的种植体。基台固位并用专用的扳手拧紧至最大30N·cm

后，不再拧松（图121，图122）。按照一次取模的技术流程，将树脂引导板放在口内，并与印模杆一起固定，以记录上颌和下颌种植体的位置，并送到加工厂制作临时修复体。拔牙后的间隙中充填自体骨和骨替代品的混合物，最后用Gore-Tex 5/0缝线缝合（图123～图126）。

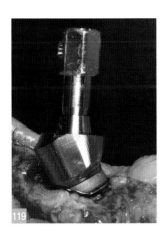 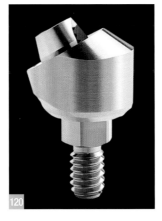 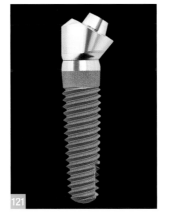

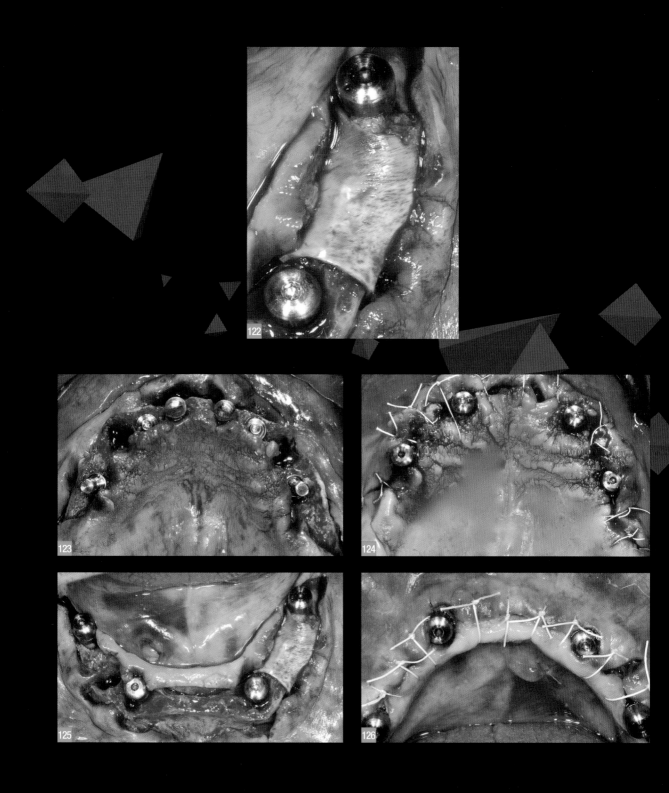

图122 Revitalize基台的重要特征是它们的强度和寿命、与锥形组件的兼容性、多功能性以及单一结构设计。

图123 右下颌术区引导骨再生的细节。使用同种异体骨移植物（Puros）填充二壁型骨缺损，并用2个钛钉稳定CopiOs胶原膜（Zimmer）。

图124 ~ 图126 术后的咬合面视图，减张后用Gore–Tex 5/0缝线缝合。

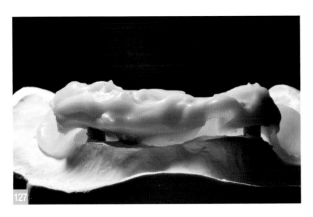

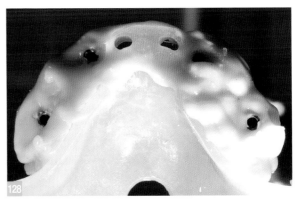

修复阶段

包括树脂记录、印模转移杆和替代体的整个复合物再次放置在研究模型上（图127，图128）[17]。在手术后24小时内制作一个螺丝固位的、后部悬臂较小的金属加强的临时修复体，并固定在患者的口内（图129～图131）。除悬臂区域外，所有牙齿均保持完全的咬合接触。在功能和美观方面等各方面都良好的临时修复体一旦被患者接受，将指导技师制作最终修复体（图132～图135）。

即刻负重的螺丝固位临时修复体必须具有3个关键特征：

1. 准确性：由修复体组件提供。
2. 被动就位：与支架与临时钛基台有关。
3. 强度：由内部基底的合金提供。

临时修复后的前3个月患者的依从性在获得种植体最终骨整合方面起着重要作用[26-27]。

图127，图128 使用复合树脂牢固连接的包括树脂引导板、印模转移杆和替代体的复合物再次固定在研究模型上，以创建并制作临时修复体。

图129 一些研究报道的最常见并发症是丙烯酸树脂修复体的开裂，这就是为什么大部分治疗团队更喜欢在可能的情况下使用加强的即刻临时修复体负重。

图130 临时钛基台上的金属加强。

图131 在4个钛基台上用树脂粘接固定金属支架，为临时修复体提供被动就位。

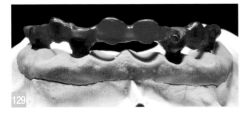

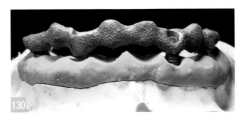

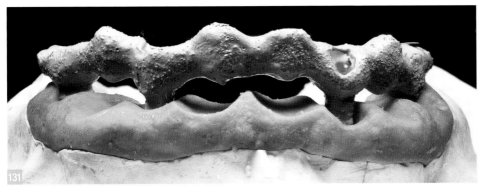

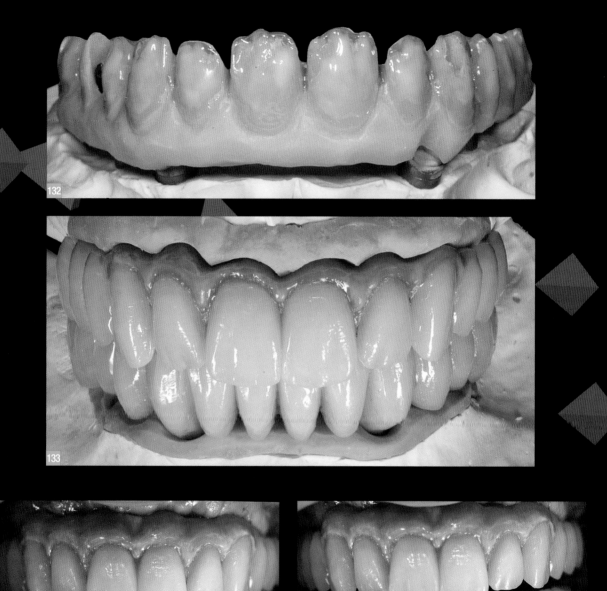

图132　完成金属加固，技师对临时修复体进行最终处理，从而使其更加美观。

图133　模型上的临时修复体，注意观察人工牙龈的正确的红白美学比例。种植手术之前收集的修复学相关信息使技师可以在短时间内完成临时修复体。

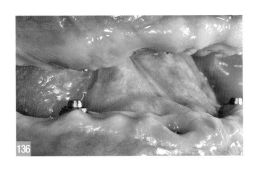

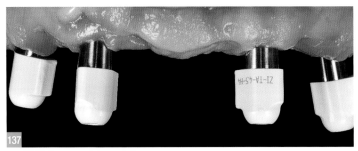

最终修复体：数字化牙科的作用

4个月后，一旦完成骨整合，就可以对种植体周围组织的位置重新进行取模（图136），然后将临时修复体固定到主模型上，并注入粉红色树脂以代偿模型和弹性组织之间的间隙。该模型已用于所有先前的修复阶段，仍可以用于最终的修复阶段。下一步是使用口内扫描仪扫描牙弓和临时修复体的正中关系（图137～图139）。随

后将数据发送给技师，扫描模型中种植体的位置后，便可以使用全新的数字化技术设计并快速生产一个树脂原型（图140）。将其放置在患者的口内，以评估和检测秴平面、中线、正中关系以及所有美学和功能参数（图141）。技师可以专注于准确复制最终咬合解剖结构（图142，图143），然后使用CAD/CAM技术进行复制。

图136 4个月完成骨整合后，软硬组织都足够稳定，可以开始最终的修复流程。临时修复体移除后，观察种植体周围组织的质量和健康状况。

图137 在本病例中，尝试进行了全口修复的首次口内扫描，扫描之前放置了带有钛基底的扫描杆。由于生成的数据文件存在一些误差，团队仅使用口内扫描仪复制临时修复体以用于在CAM阶段生产树脂原型。

图138，图139 记录软组织的新位置后，将临时修复体重新放置在石膏模型上，扫描2个牙弓和正中咬合位置。

图140，图141 树脂原型放置在主模型上进行临床试戴，在此可以观察到上颌咬合面和微笑之间的关系。

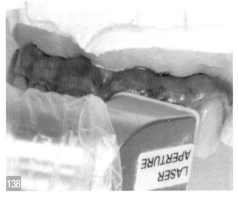

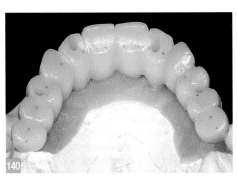

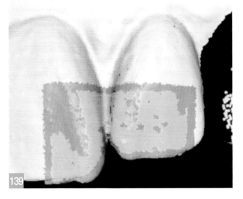

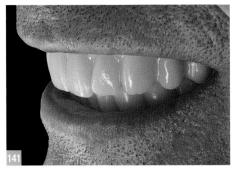

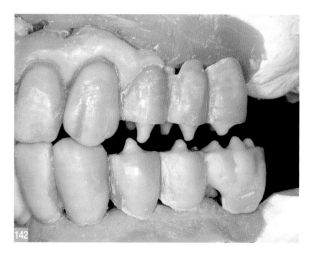 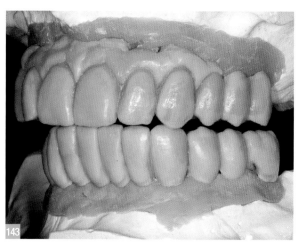

图142，图143 在动态咬合期间，可以观察到持续的尖牙引导和正确的Spee曲线。

数字化技术，特别是Zfx Evolution（Zfx）的使用，使这一工作流程可以非常有效地完成。

使用CAD，可以执行多种重建修复方案所需要的不同扫描：

- 扫描位丁正中关系的2个石膏模型。
- 将扫描杆固位，扫描模型。
- 修正美学和功能缺陷后，完整扫描带有蜡型的模型。
- 扫描种植体周围软组织。
- 叠加所有先前的扫描。

使用新的材料，技师应根据新标准进行思考、计划和制作。在这种情况下使用的高透的氧化锆不仅可以制作支架，还可以制作具有最终解剖形态的咬合面。

全口无牙颌种植修复与天然牙固定修复非常相似。然而，由于缺少牙周感受器而导致触觉反馈下降，因此种植体上的牙冠承受的咬合负荷要比基牙承受的负荷要高得多。因此，建立精确的咬合解剖结构且在正中关系没有功能干扰非常重要。这将有助于神经肌肉系统快速适应可重复的咬合位置，并减少将来可能发生的生物学和机械并发症。

团队的所有注意力都集中在本病例的功能处理上。一旦制作中心生产出上部结构，由于传统修复程序与数字修复程序的准确性，技师只需对咬合进行最后的修饰，以使氧化锆修复体行使良好功能（图147）。在美学区，软件的精度可确保公差减小到0.6mm，这使技师可以更好地控制长石层的收缩（图144～图146），仅需烧结2次，便可以进行最终的修复（图147～图153）。技师使用的半透明氧化锆就像牙本质层一样，对最终的美学效果至关重要（图154～图158）。

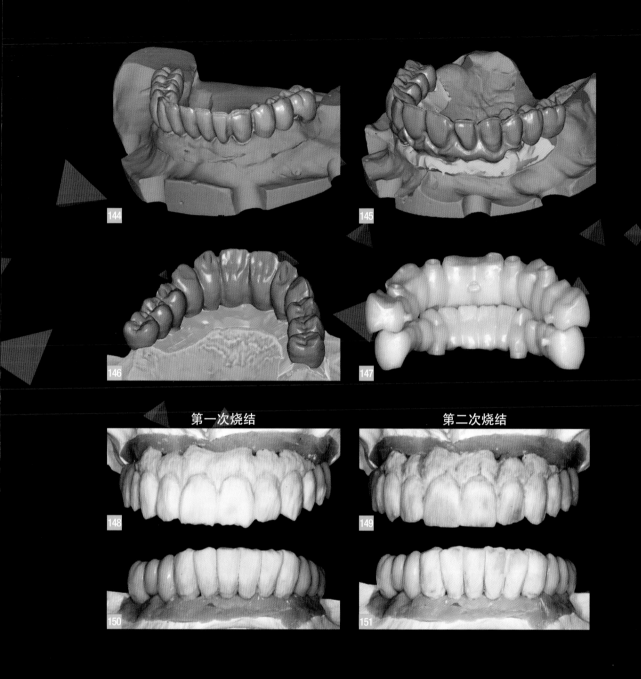

第一次烧结　　　　　　　　　　　第二次烧结

图144　Zfx Evolution CAD图像以数字化方式显示最终的下颌修复体，从尖牙到对侧尖牙的厚度减小了0.6 mm，从而在美学区预留了足够的瓷层空间。

图145　上颌修复CAD方案，只在双侧前磨牙之间的区域进行0.6mm回切，用于上瓷处理。

图146　上颌修复的CAD的殆面观。数字化技术的最大优势是对整个工作流程可以精确地控制。

图147　修复体从研磨中心送达加工厂，但仍需要精加工。注意检查上下颌模型固定在一起时的稳定性。

图148～图151　瓷层的第一次和第二次烧结。得益于在CAD中计算出的统一厚度，技师能够精确地控制材料收缩，后部氧化锆的部分使用表层染色。

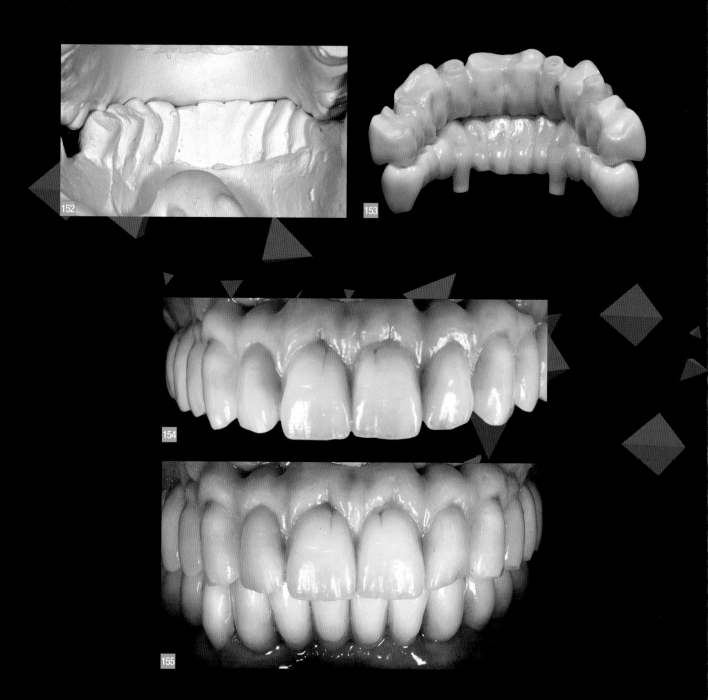

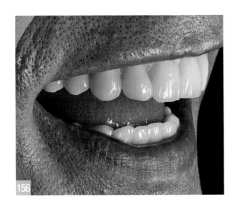

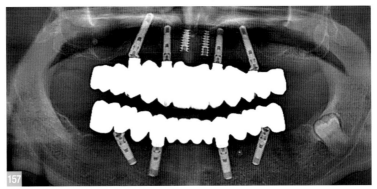

在笔者看来整体修复设计在前牙区仍然不令人满意。尽管取得了良好的效果，但与天然牙和分层瓷相比，全氧化锆修复的主要问题是材料的可塑性和稳定性相对较差。

材料的不同折射指数导致氧化锆的透明度更低（与天然的牙釉质与牙本质相比）。基于这个原因，在后牙区仍然选择整体氧化锆修复，包括
面，然而在前牙还是采用分层修复（图155）。

对粉色美学的研究是最终修复最关键的问题之一。正如在上一个病例中以及在之前的病例中所展示的，对软组织的正确理解（包括其形态、对

比度和颜色）是修复最终成功的关键因素。牙龈组织的精确复制可以为最终的修复体提供美学和自然的外观。如果最终修复体还包括软组织部分的分层的制作，如在本病例中，则必须使用不反光的粉红色瓷，因为天然组织也不具有反光特性。牙龈区域设计存在困难和争议，可能是因为在恢复其颜色和不透明性方面仍然缺乏共识。实际上，几乎所有公司仅产生少量的粉红色透明瓷块。因此，需要充分设计并重建软组织（红色美学），因为它对于最终的美学效果影响至关重要（图154）。

图156 由于从治疗的早期就进行了正确的修复设计，因此可以将最终修复体很好地融合到患者的微笑中。

图157 全景片显示在负重1年后种植体的状况和其周围的骨吸收水平。注意观察种植体的不同倾斜度，在上颌中通过15°角度基台进行补偿，在下颌通过30°角度基台进行补偿。

图158 为了评估患者最终修复的面部情况，应从各个角度对其进行观察。

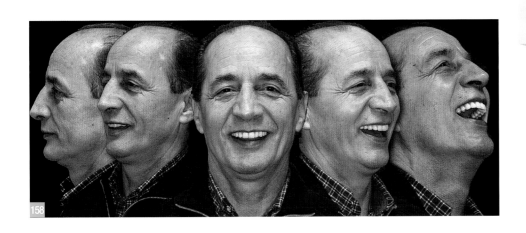

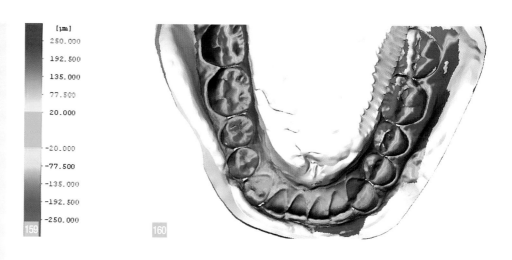

图159，图160 通过使用Geomagic软件（3D Systems），可以评估每次扫描的准确性，从而确定平均误差值。较大的误差由红色和紫色表示，而绿色、黄色和蓝色表示最佳值。在这种全口数字化印模中，扫描策略（单次扫描整个牙弓）再加上口内扫描设备仍然存在的不准确性，导致了统计学上显著的误差。目前，由于数字化全口印模的准确性和精确性低于传统方式，因此数字化印模不能完全替代传统印模。

扫描策略：成功的关键点

数字化口内扫描已经成为当今CAD/CAM牙科应用的核心部分。它可以为患者提供新的治疗选择，即使在复杂病例中，也可以加快临床医生和技师工作流程。将口内情况转移到口外石膏模型上，石膏的精度会影响修复体的密合度，这是影响最终修复体的使用寿命的一个重要因素[29-30]。因此，这种新技术的关键方面是口内数据收集的准确性、仪器的临床处理以及数字工作流程不同阶段的简便性。准确性包括精确度和真实性。精确度定义为重复测量之间的接近程度。精确度越高，测量越可预期。真实度描述了测量值与被测对象实际尺寸的偏离程度[31]。目前，高精度的光学扫描仪仅限于有限的测量领域，例如单个区域或单个象限[22,32]。

当前，口内扫描系统的主要挑战是如何在较大的扫描区域上获得更高的准确性，并简化操作流程。随着CAD/CAM系统（包括虚拟𬌗架）的使用不断增多，获取准确数据不仅对于单一区域，而且对于整个牙弓来说都越来越重要，以便进行全口修复（图158～图163）。Ender和Mehl在2011—2013年间发表了几项体外研究，研究了对全口进行不同策略扫描的准确性[33-35]。该研究将主模型与几个市面上主流的数字化口内扫描设备（带粉或者无粉的）的精度进行比较。他们得出的结论是，如果使用适当的扫描策略，在当前的口内扫描系统中，可以实现具有高精度的全口印模。需要注意的是，只有结合对其的全面了解，牙科领域的新技术才能成功。它们不会取代教育、学习曲线和临床技术知识。

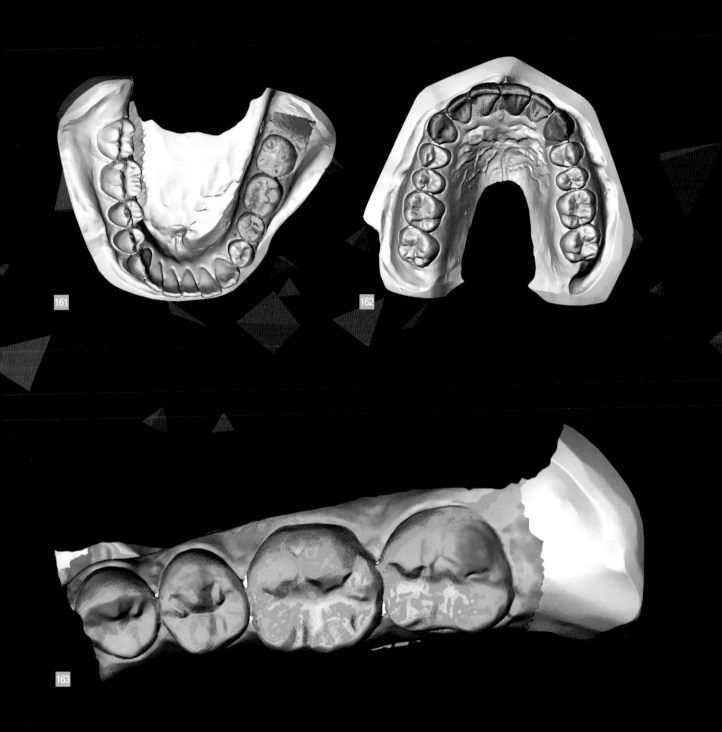

图161 ~ 图163　通过更改扫描策略并将牙弓分成3个区域，可以减少平均扫描误差。红色和紫色几乎已从扫描区域消失。

扫描二维码，见视频4

图164 面部分析显示了中线倾斜以及与面部中线的不一致性。咬合平面相对于瞳孔连线向左倾斜，笑线为中位笑线。

图165 咬合分析更清楚地显示了咬合问题。而颊廊不对称则显示了原有修复体不符合美学和功能要求。

图166，图167 侧面观的笑容显示了上颌切牙的前突以及暴露的牙龈组织不对称。

图168 口内检查发现双侧反𬌗、牙龈不对称、厚龈生物型以及中线偏斜。

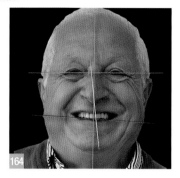
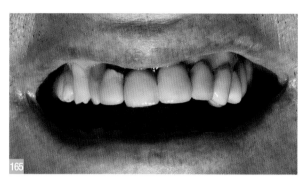

继续来到2012年1月，一名67岁对口腔治疗有恐惧症的患者，主诉为上颌修复体活动度较大，妨碍进食。患者非常担心全口牙脱落和戴全口义齿的可能性（图164，图165）。

按照流程，面部的正、侧位照片至关重要，因为它们提供了制订正确诊断所需的信息。在宏观（面部）、中观（微笑）和微观（口内）水平上进行的美学分析发现上颌和下颌相对于水平参考线（例如，瞳孔连线）的倾斜；笑线可以暴露至双侧第一磨牙；颊廊不对称；双侧反𬌗；牙齿比例不正确；牙龈不对称（图166～图171）。

正如Hochman等[36]在2012年所描述的那样，动态笑容过程中牙间乳头暴露情况的重要性不容忽视，因为91％的老年患者和87％的低位笑线的患者都可以看到这种现象。这使其成为在微笑分析中要评估的一种常见且重要的美学因素。从正面看，该患者表现出中位笑线，没有露出任何龈乳头，但是侧面观可以看到到有大量的龈乳头暴露。

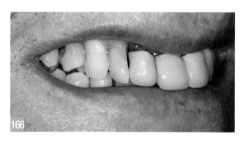
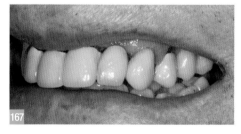
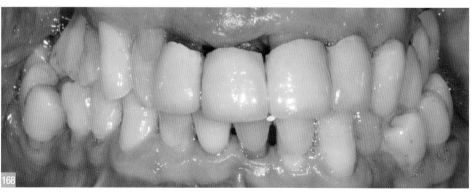

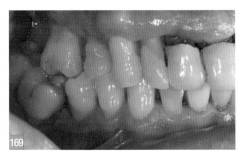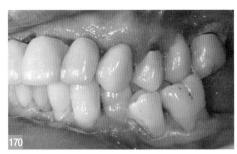

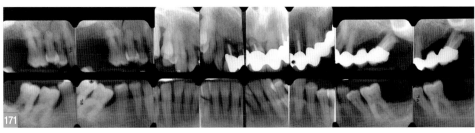

图169，图170 侧面视图显示牙菌斑和牙垢的存在、后牙反𬌗以及下颌磨牙的明显倾斜。

图171 全口根尖片提示上颌牙重度广泛性牙周炎，下颌情况相对较轻。

这些信息需要传递给技师，对于设计正确的临时修复体至关重要。仔细检查口内情况可发现牙周病的典型特征，例如上颌前牙龈乳头凹陷、牙列拥挤、牙错位和广泛的牙松动。

当然，除了明显的美学问题外，还需要对功能参数进行详细规划，以重新建立正确的咬合稳定性（随着之前时间的推移，咬合稳定性已完全丧失）。从侧面和咬合面来看，患者的功能问题显而易见：后牙区牙移位和拥挤，而Spee和Wilson曲线完全不存在。在功能评估过程中，在前伸运动和侧向运动中都注意到了早接触，MI和CR之间存在2mm的差异，这表明了在最终的修复中恢复适当功能的重要性。

即使患者的主诉仅与上颌修复体有关，也有必要修复两个牙弓以重新建立咬合并改善上颌种植修复的预后。Parel和Phillips[37]在2011年对285个上颌骨中的all-on-4种植体（1140颗）进行了回顾性分析，证实了该方法的有效性，可即刻为种植体支持式的无牙颌提供功能。研究目的是评估上颌种植体失败的潜在危险因素，例如男性、骨密度不足、位于远中的种植体、口腔副功能以及对颌为天然牙。

根据文献，上颌种植体失败率是下颌种植体失败率的5~6倍。鉴于在种植体存留方面存在特定的牙弓差异，该回顾旨在明确在上颌即刻种植即刻负重治疗方案制订过程中，初次检查需要评估的危险因素。其中对颌存在天然下颌牙列（80%）和较差的骨密度（85%）导致失败的概率较高。上颌与下颌均为固定修复体时相对的失败较少见，这可能是由于更好地控制了远端受力和咬合面。

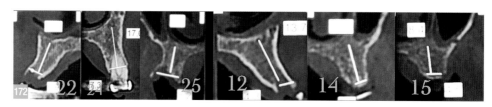

图172 CT扫描显示有足够的骨量可以按照轴向植入6颗种植体。

图173 上颌牙弓初始状态的局部照，突显出了许多美学和功能问题。

图174 最终制订的上颌种植修复计划。

图175 去除旧的修复体后，基牙出现龋坏和松动，而牙龈组织则处于严重的炎症状态。

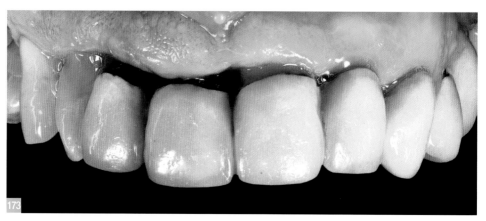

　　一旦前期工作（全口照片记录、研究模型分析、洁牙、牙周评估以及CT检查）完成后，即可以初步评估治疗计划并进行分析（图172）：

- 67岁的患者要求功能性修复。
- 厚龈生物型，上下颌慢性牙周炎（图173）。
- 上颌后部骨量充足。
- 中位笑线和高牙间笑线。
- 患者拒绝任何活动修复体。

　　根据这些信息，可以制订出一个有效的治疗计划，该计划包括对下颌进行正畸治疗以建立正确的𬌗平面；拔除近中倾斜且牙周状态很差的下颌右侧第二、第三磨牙后，在下颌右侧第一磨牙位置行种植修复。在上颌中，计划使用6颗直角度的种植体行全口种植修复（图174）。尽管上颌将成为无牙颌，但在治疗的早期阶段，仍然计划在某些基牙上进行粘接临时固定修复，以减少牙周感染并开始恢复适当的美观和功能（图175～图178），这有助于使患者对后续治疗充满信心。

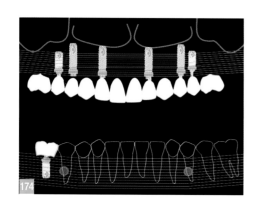

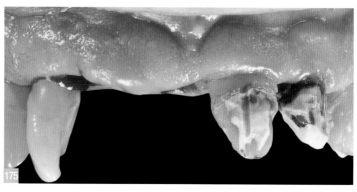

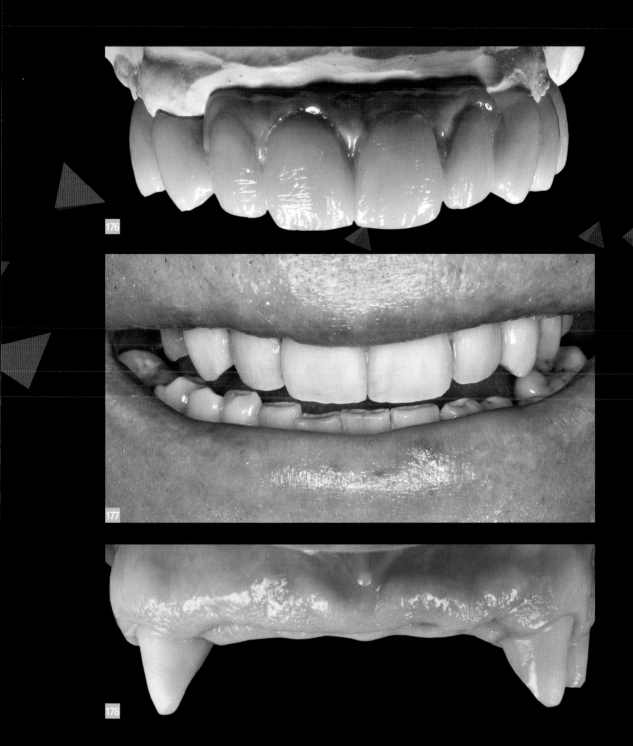

图176　在模型上就位检查临时修复体。注意观察牙龈瓷在前牙区如何与邻牙匹配。

图177　第一个临时修复体口内就位，在咬合面、中线、牙齿比例和颊廊中表现出的功能和美观改善就很明显了。

图178　第一副临时修复体佩戴30天后的软组织状况，可以看到软组织的质量以及剩余的3个基牙的刃状肩台终止线

图179，图180 初次的临时修复体可用于美学区试戴中，收集并与技师分享重要信息，以便于制作种植体支持的即刻临时修复体。

图181 借助在试戴中获得的信息，制作了修复–外科手术导板。

图182 临时钛基台通过螺丝固位在导向器内的锥形基台上。

图183 使用修复–外科手术导板在正中咬合时转移种植体基台的位置。

图184 微创轴向植入6颗种植体，术中可以保留尖牙以协助稳定修复–外科手术导板。

在随后的阶段，随着下颌正畸治疗的开始，在上颌开始制作即刻负重的修复体，该修复体将在种植手术后的第二天交付使用。通过美学区的试戴（图179，图180），制作出了修复–外科手术导板。手术导板不仅可以正确定位种植体，而且还可以将其在模型中的位置转移给技师，以便将其安装在𬌗架中并记录正确的垂直距离和正中关系。

在外科手术阶段，轴向植入6颗种植体，避免从上颌去除过多的软组织，并在前庭区域保留适量的角化组织。在获得至少35N·cm的初期稳定性后，将锥形基台就位，以将种植体的连接从内部改变为外部，从而形成更冠方的位置以利于螺丝固位的临时修复体就位。随后将钛临时基底固定到锥形基台上，橡皮障隔离后，再用树脂将其连接到修复–外科手术导板上。全部转移到加工厂，固定愈合基台，并用5/0 Gore–Tex缝线间断缝合组织（图181）。

由于手术前收集的所有信息以及正确的种植体位置，技师拥有了足够的信息来建立美观、功能齐全、坚固的螺丝固位临时修复体。如前所述，术后24小时提供一个自然外观的临时修复体至关重要（图182～图189）。得益于该流程，临床医生满足了患者避免一切可摘修复体的要求（图190，图191）。

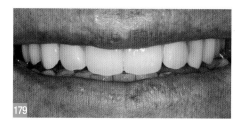

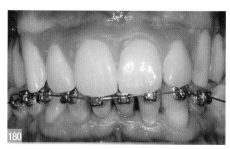

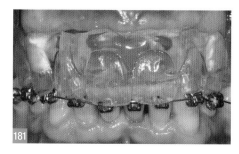

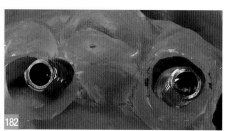

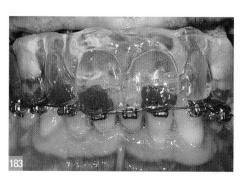

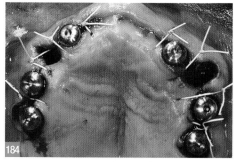

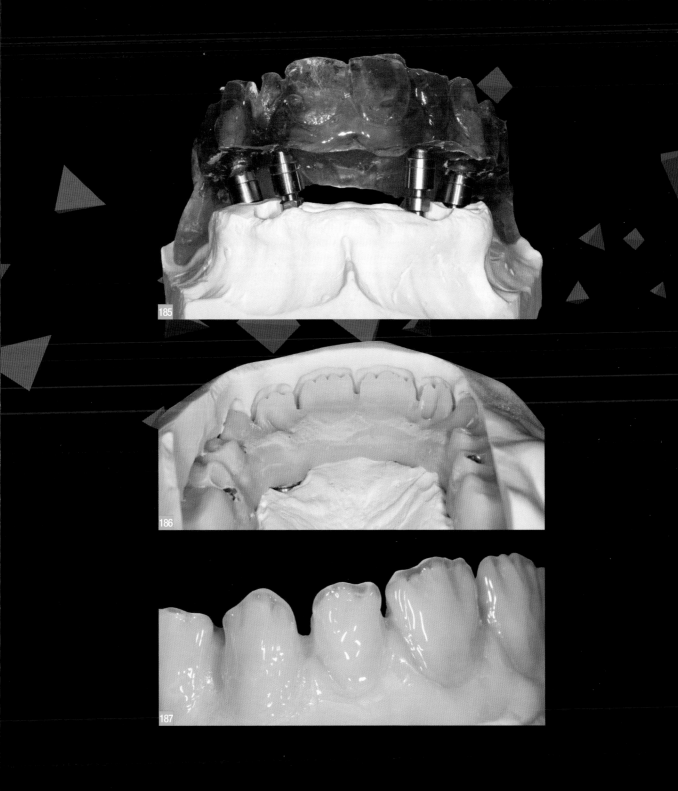

图185 带有种植体替代体的修复－外科手术导板。技师在石膏模型中创造了可精准就位整个复合体的空间。

图186 基于美学试戴的硅橡胶复制，可指导技师以正确的体积和空间来制作临时修复体。

图187 牙本质和牙釉质分层以增加即刻临时修复的美学效果。

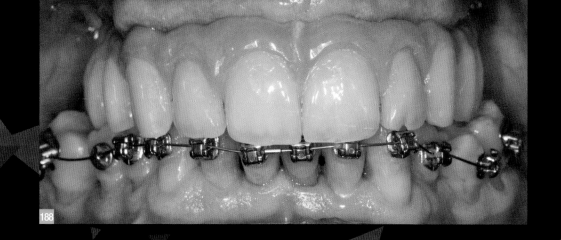

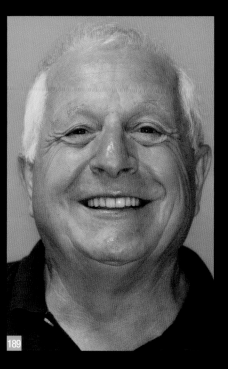

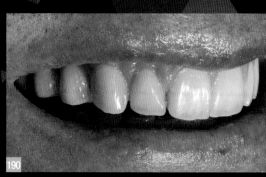

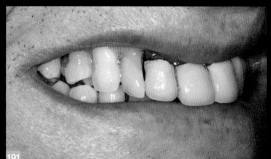

图188 术后24小时行螺丝固位的即刻临时修复体。

图189 临时修复体就位后患者微笑情况。尽管手术在24小时之前刚刚完成，但完全没有出现肿胀。

图190，图191 手术前后微笑情况的比较。红白比例在牙-龈界面明显改善，这对美学效果至关重要，同时随着相对肌功能而言正确的切牙位置恢复，覆𬌗和覆盖会发生变化。

种植体经过3个月的骨整合（图192），并在完成下颌正畸治疗后，使用临时修复时使用的石膏模型，技师开始进行最终修复。根据临时修复体的位置以及患者的感觉和建议所等信息，技师能够创建修复蜡型并设计支架，同时在复杂病例中也是最终修复的美学组成部分（图193～图195）。扫描并研磨蜡型，制作树脂原型，然后在口内试戴原型以评估功能和美学，例如牙齿中线、牙轴向、咬合面和颊廓。在此阶段，检测是否有任何功能和美学缺陷非常重要。在本病例中，需要校正左侧中切牙的轴向和左侧颊廓（图195，图196）。随后，技师能够在原型上的蜡型进行校正（图197，图198），并使用CAD流程对其进行数字化复制（图198）。在修复阶段，临床和加工厂的处理都至关重要。因为最终修复都将在整体氧化锆中进行，限制了改变咬合的可能性，使调殆非常困难。

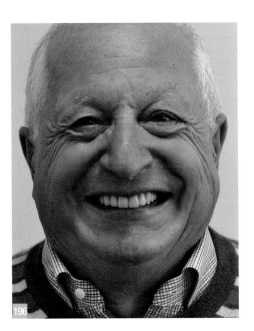

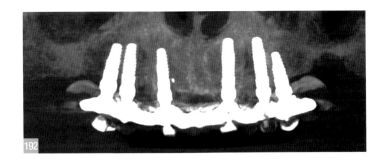

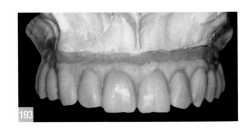

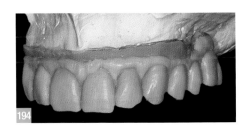

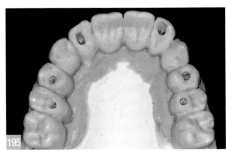

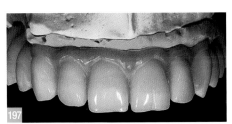

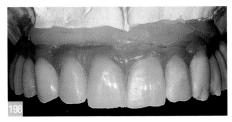

图192 术后3个月CBCT评估。

图193，图194 修复蜡型，包含有临时修复体提供的所有参数信息。

图195 最终的修复体是整体氧化锆，因此仔细评估功能并设计正确的咬合路径至关重要。由于正确的种植体位置，螺丝开孔位于咬合面，从而可以直接使用螺丝固位。

图196 原型试戴显示了一些小的美学缺陷，例如上颌左侧中切牙的轴向和左侧颊廓过大。

图197，图198 试戴后，技师可以修改蜡型以纠正美学缺陷，同时可以使用CAD以数字化形式复制原型。

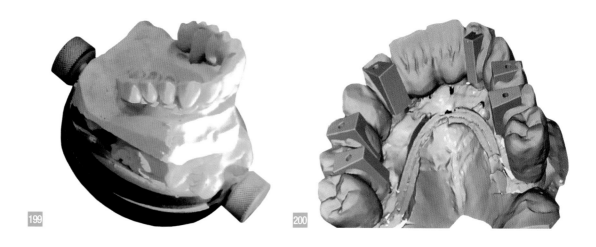

图199，图200 Zfx Evolution扫描仪工作流程。使用CAD技术对最终原型进行解剖学扫描，可以看到所扫描的不同数据的叠加。

图201 借助扭力扳手将扫描杆就位是提高最终结果准确性的重要步骤。由于采用了光度技术，扫描仪能够识别可扫描印模杆上的光度标记以精准匹配种植体的位置。

我们再次以数字化流程（Zfx Evolution）处理本病例，扫描仪和专用软件的准确性是成功的关键。将6颗种植体植入牙弓中，支架要获得被动就位绝对是一项挑战。Zfx Evolution扫描工作流程结合了治疗流程中每个步骤的准确性（例如，使用扭力扳手固定扫描杆），可以创建精确、被动就位和强大的修复体（图199～图201）。重要的步骤是叠加并匹配所有获得的扫描数据。为此，操作者需要在各种扫描结果之间选择3个可识

别且相似的点以使其匹配，然后使用Evolution软件将它们精准匹配。在这个微妙而简单的步骤中，操作者一直在操作指引下进行。最终结果是结合了所有扫描的图像，该图像将用于设计支架并在氧化锆材料中创建功能和美学良好的修复体。在这一点上，技师扮演着非常重要的角色，利用材料特性和传统工作流程的知识结合新的数字化技术来设计相关结构（图202～图215）。

通过数字化流程，使用修复技术、软件和可用材料，现在可以从传统方法开始，创建蜡型和修复原型，然后将其变成数字模板。技师可以在该模板上以极高的精度进行工作，从而在制作最终修复体时能够完整地运用所有的医学知识进行个性化设置。从最初的临时修复到最后的临床试戴，每个步骤的精确性使这些成为可能，其结果将使口腔治疗团队满意并满足患者的美学和功能要求（图202～图215）。

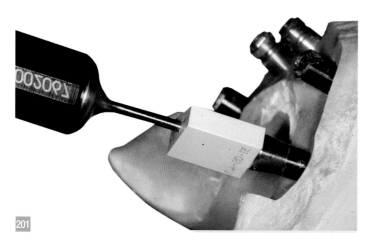

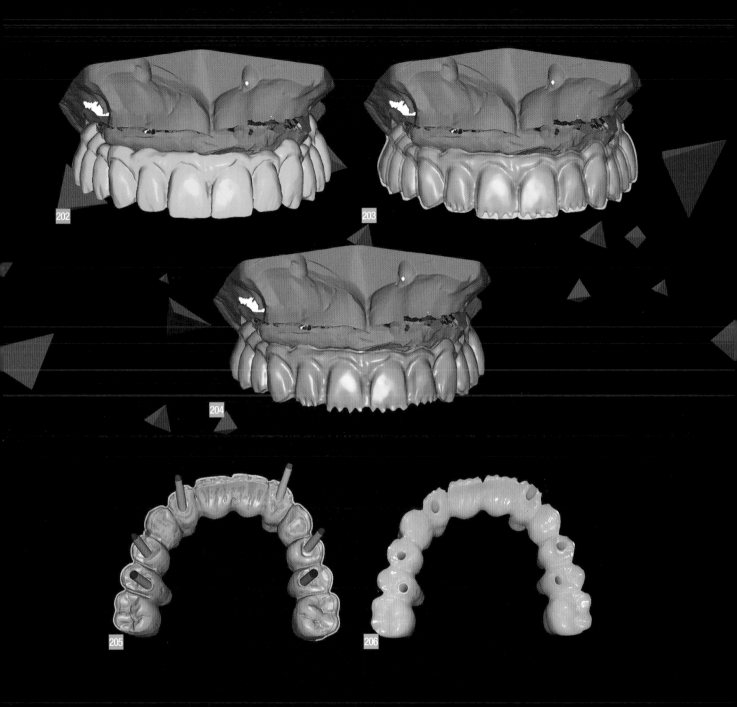

图202 这是数字化工作流程的起始：修复体原型的数字化图像。从这里，技师将开始设计并制作最终修复体。

图203 在复杂的病例里，仍然需要做一些回切，遵循氧化锆内层板的概念，使用透明的氧化锆来构筑牙齿的解剖形态，使上瓷层最小化，因此减少了崩瓷的风险。

图204 最终修复体的图片，颊侧以及牙龈区域仅仅减少了0.6mm，因此整体只有0.6mm厚的上瓷层。

图205，图206 最终修复体的数字化图像，然后将其发送至研磨中心（图205）。在CAD阶段，设计以及定制修复体已经完成，进入CAM阶段制作高透的氧化锆阶段。只有在扫描、转移、匹配精准且可控的情况下，才能保持足够的精度。

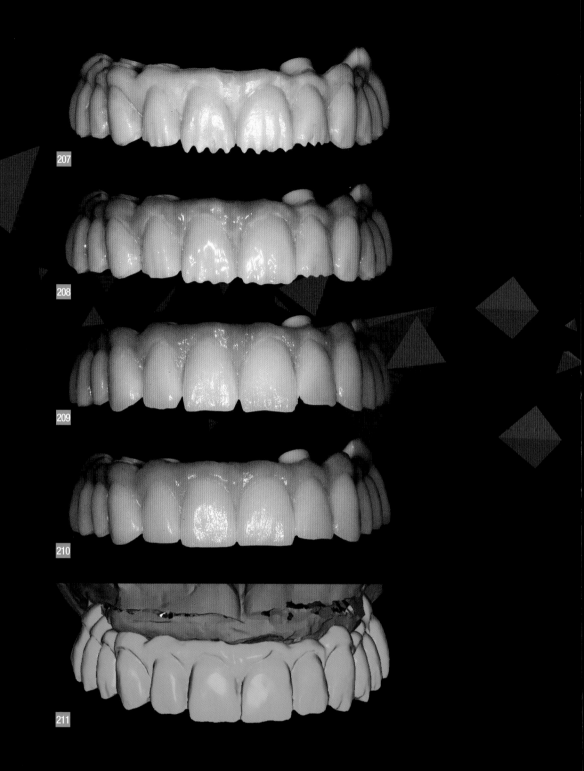

图207 ~ 图211 一旦研磨阶段完成（CAM），薄层的衬里，它是耐高温的陶瓷，用来制作完美的底层氧化锆支架（图207）。请注意第一次烧结，尽管瓷层的厚度比较薄，但是也可以提供最初的色彩特征（图208）。在第一次分层瓷进行烧结后，桥架基本建立咬合（图209），在第二次饰瓷的烧结后，仅仅需要完成最后的打磨跟抛光（图210）来获得最终的修复体，然后交付给临床医生，进行口内试戴。请注意，数字化设计是完全精准的复制（图211）。

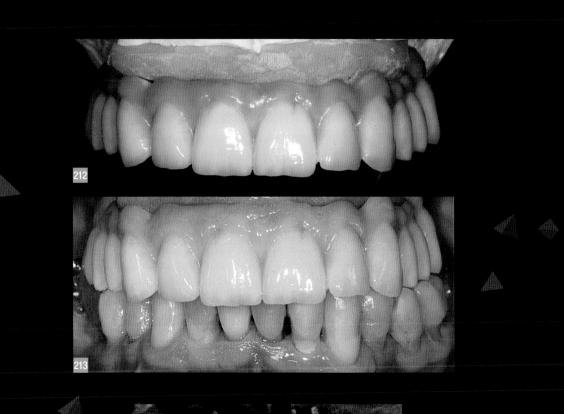

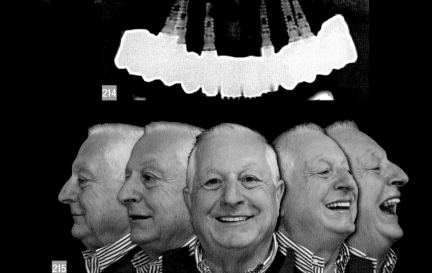

图212　最终修复体安放在石膏模型上，完美地反映了数字化设计。

图213　最终修复体就位。人工牙龈瓷部件有助于最佳再造牙龈的对称性、牙齿比例，以及预留卫生通道（这是修复体长期维护所需要的）。此外，注意到咬合重建，Spee和Wilson曲线的改善。

图214　1年复查CBCT影像。

图215　在患者面部照片中分析最终修复体从照片和视频的不同角度来观察修复体的特征，分析牙齿中线、咬合关系、𬌗平面和唇齿关系。

图216 被动就位是种植螺丝固位修复体保持长期预后的关键因素。

被动就位

正如本类病例所表明的那样，种植修复为无牙颌和潜在无牙颌患者的治疗提供了有效的解决方案，显示出优异的临床成功率并明显改善了患者的生活质量[39-40]。关于种植修复的长期预后，重要的是要明确骨–种植体界面不具有弹性，并且由于骨整合的刚性，修复体组件之间缺乏精确度所引起的不良压力不会随着时间的流逝而消失[38]。因此，需要确认种植体和修复体之间的被动就位。

关于获得被动就位的问题已经进行了很多研究和讨论（图216），据推测，缺少被动就位会导致机械和生物学并发症。术语"被动就位"已被用来定义种植体和支架之间完全没有额外应力。然而，更具体的命名方式似乎在学者之间存在争议[42-43]。

进行取模、创建工作模型、制作蜡型、在金属合金中铸模、添加瓷层的多个步骤和材料都会导致一定程度的不匹配。修复体缺乏被动就位会导致机械和生物学并发症，例如骨整合的丧失和边缘性骨吸收。然而，关于种植体周围边缘性骨吸收的病因学尚未达成共识，一些学者认为边缘性骨吸收的主要原因是种植体周围炎，其他人则将其归因于负荷和高的机械应力[44-45]。研究表明，由配件不匹配引起的应力与咬合力有关[46]。因此，应认真考虑支架与种植体的不匹配问题，以确保最终修复体的可靠性和长期预后。据报道，螺丝松动、修复体或种植体组件折裂以及咬合不适是主要的机械并发症[39-47]。有研究表明，实现绝对完全的被动就位实际上是不可能的，然而仍然应将修复体不匹配的现象降至最低[48-49]。

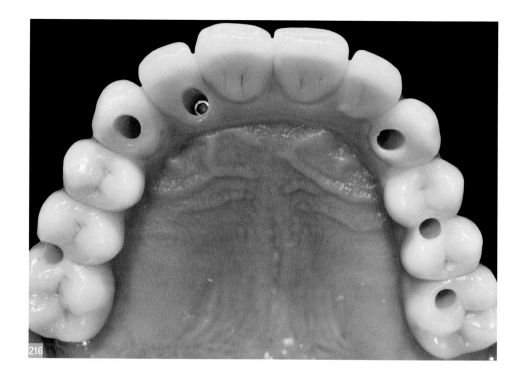

由于种植修复涉及许多步骤，因此误差似乎不可避免[50-51]。通过数字化的方法，可以大大减少治疗时间，在初期效果可能不太明显，但是一旦熟悉所涉及的系统流程，每个人都会从改进和高效的工作流程中受益[52-54]。这就是为什么需要完全数字化、避免传统印模、使用口内扫描仪执行正确的扫描流程以避免误差的原因，这将是未来口腔治疗复杂的修复病例的关键。多项研究已经表明了这种全数字化工作流程的潜力。例如，在2013年Moreno等[53]临床评估了使用椅旁口内系统在6颗种植体上获得准确的CAD/CAM支架的可能性。他们的结论强调了数字化印模方法的临床准确性，从而使修复体与6颗种植体精准匹配[56]。总之，数字化流程可以精确地实现螺丝固位的修复体和种植体部件的理想被动就位。

参考文献

[1] Liu Pr, Essig ME. Panorama of dental CAD/CAM restorative systems. Compend Educ Dent 2008;29:482–488.

[2] Merli M. Il piano di trattamento integrato. Milan: Quintessence Edizioni, 2009.

[3] Fradeani M. Esthetic Rehabilitation in Fixed Prosthodontics, vol 1. Esthetic Analysis: A Systematic Approach to Prosthetic Treatment. Chicago: Quintessence, 2004.

[4] Tjan AH, Miller GD, The JG. Some esthetic factors in the smile. J Prosthet Dent 1984;51:24–28.

[5] Rufenacht CR. Fundamentals of Esthetics. Chicago: Quintessence, 1990:67–134.

[6] Garber DA, Salama MA. The esthetic smile: Diagnosis and treatment. Periodontol 2000 1996;11:18–28.

[7] Jordan RE, Kraus RS. Kraus Dental Anatomy and Occlusion, ed 2. St Louis: Mosby, 1991.

[8] Vig RG, Brundo GC. The kinetics of the anterior teeth display. J Prosthet Dent 1978;39:502–504.

[9] Carnevale G, Cairo F, Tonetti MS. Long-term effects of supportive therapy in periodontal patients treated with fibre retention osseous resective surgery. I: Recurrence of pockets, bleeding on probing and tooth loss. J Clin Periodontol 2007;34:334–341.

[10] Biscaro L, Becattelli A, Poggio PM, Soattin M, Rossini F. The one model technique: A new method for immediate loading with fixed prostheses in edentulous or potentially edentulous jaws. Int J Periodontics Restorative Dent. 2009;29:307–313.

[11] Agnini A, Agnini AM, Romeo D, Chiesi M, Pariente L, Stappert CF. Clinical investigation on axial versus tilted implants for immediate fixed rehabilitation of edentulous arches: Preliminary results of a single cohort study. Clin Implant Dent Relat Res 2014;16:527–539.

[12] Lekholm U. Patient selection and preparation. In: Brånemark PI, Albrektsson T (eds). Tissue-integrated prostheses: Osseointegration in Clinical Dentistry. Chicago: Quintessence, 1985:199–209.

[13] Testori T, Galli F, Del Fabbro M (eds). Il carico immediato: basi biologiche e procedure chirurgiche. Milan: Acme, 2009.

[14] Carnevale G, Karwahl WB. Osseous resective surgery. Periodontol 2000 2000;22:59–87.

[15] Carnevale G. Fibre retention osseous resective surgery: A novel conservative approach for pocket elimination. J Clin Periodontol 2007;34:182–187.

[16] Agnini A, Salama MA, Agnini AM, Salama H, Stappert CFJ, Romeo D. Revitalize patient solutions: Preliminary results from a single cohort prospective study using Screw-Vent TSVT implants. Quintessence Int 2014;30:5–12.

[17] Chu SJ, Tan JH, Stappert CF, Tarnow DP. Gingival zenith positions and levels of the maxillary anterior dentition. J Esthet Restor Dent 2009;21:113–120.

[18] Chu SJ, Tarnow DP, Tan JH, Stappert CF. Papilla proportions in the maxillary anterior dentition. Int J Periodontics Restorative Dent 2009;29:385–393.

[19] Stappert CF, Tarnow DP, Tan JH, Chu SJ. Proximal contact areas of the maxillary anterior dentition. Int J Periodontics Restorative Dent 2010;30:471–477.

[20] Del Fabbro M, Bellini CM, Romeo D, Francetti L. Tilted implants for the rehabilitation of edentulous jaws: A systematic review. Clin Implant Dent Relat Res 2012;14:612–621.

[21] Agliardi E, Panigatti S, Clericò M, Villa C, Malò P. Immediate rehabilitation of the edentulous jaws with full fixed prostheses supported by four implants. Interim results of a single cohort study. Clin Oral Implants Res 2010;21:459–465.

[22] Luthardt R, Kuhmstedt P, Walter M. A new method for the computer-aided evaluation of three-dimensional changes in gypsum materials. Dent Mater 2003;19:19–24.

[23] Weinstein R, Agliardi E, Del Fabbro M, Romeo D, Francetti L. Immediate rehabilitation of the extremely atrophic mandible with fixed full-prosthesis supported by four implants. Clin Implant Dent Relat Res 2012;14:434–441.

[24] Malò P, de Araújo Nobre M, Lopes A, Moss SM, Molina GJ. A longitudinal study of the survival of all-on-four implants in the mandible with up to 10-years of follow-up. J Am Dent Assoc 2011;142:310–320.

[25] Francetti L, Romeo D, Corbella S, Taschieri S, DelFabbro M. Bone level changes around axial and tilted implants in full-arch fixed immediate restorations. A 5-year prospective study. Clin Implant Dent Relat Res 2012;14:646–654.

[26] Tealdo T, Bevilacqua M, Pera F, et al. Immediate function with fixed implant-supported maxillary dentures: A 12-month pilot study. J Prosthet Dent 2008;99:351–360.

[27] Francetti L, Agliardi E, Testori T, Romeo D, Taschieri S, Del Fabbro M. Immediate rehabilitation of the mandible with fixed full prosthesis supported by axial and tilted implants: Interim results of a single cohort study. Clin Implant Dent Relat Res 2008;10:255–263.

[28] Ziegler M. Digital impression taking with reproducibly high precision. Int J Comput Dent 2009;12:159–163.

[29] Perakis N, Belser U, Magne P. Final impressions: A review of material properties and description of a current technique. Int J Periodontics Restorative Dent 2004;24:109–117.

[30] Persson A, Odén A, Andersson M, Sandborgh-Englund G. Digitization of simulated clinical dental impressions: Virtual three-dimensional analysis of exactness. Dent Mater 2009;25:929–936.

[31] DIN Deutsches Institut für Normung. Accuracy (trueness and precision) of measurement methods and results—Part 1: General principles and definitions (ISO 5725-1:1994). Berlin: Beuth Verlag GmbH, 1997.

[32] Mehl A, Ender A, Mormann W, Attin T. Accuracy testing of a new intra-oral 3D camera. Int J Comput Dent 2009;12:11–28.

[33] Ender A, Mehl A. Influence of scanning strategies on the accuracy of digital intraoral scanning systems. Int J Comput Dent 2013;16:11–21.

[34] Ender A, Mehl A. Full-arch scans: Conventional versus digital impressions: An in vitro study. Int J Comput Dent 2011;14:11–21.

[35] Ender A, Mehl A. Accuracy of complete arch dental impressions: A new method of measuring trueness and precision. J Prosthet Dent 2013;109:121–128.

[36] Hochman MN, Chu SJ, Tarnow DP. Maxillary anterior papilla display during smiling: A clinical study of the interdental smile line. Int J Periodontics Restorative Dent 2012;32:375–383.

[37] Parel SM, Phillips WR. A risk assessment treatment planning protocol for the four implant immediately loaded maxilla: Preliminary findings. J Prosthet Dent 2011;106:359–366.

[38] Agnini A, Dondi L, Dondi M, Agnini AM. Complex case rehabilitation in light of the new technologies—CAD/CAM milled full-arch restoration. J Cosmet Dent 2014;29:20–38.

[39] Chung WE, Rubenstein JE, Philips KM. Outcomes assessment of patients treated with osseointegrated dental implants at the University of Washington Graduate Prosthodontic Program. Int J Oral Maxillofac Implants 2009;24:927–935.

[40] Zarb G, Schmitt A. Implant prosthodontic treatment options for edentulous patients. J Oral Rehabil 1995;22:661–667.

[41] Zurdo J, Romao C, Wennstrom JL. Survival and complication rates of implant-supported fixed partial dentures with cantilevers: A systematic review. Clin Oral Implants Res 2009;20(suppl 4):59–66.

[42] Gomes EA, Assuncao WG, Tabata LF. Effect of passive fit absence in the prosthesis/implant/retaining screw systems: A two dimensional finite element analysis. J Craniofac Surg 2009;20:2000–2005.

[43] Lee HJ, Kim CW. Accuracy of a proposed implant impression technique using abutments and metal framework. J Adv Prosthodont 2010;2:25–31.

[44] Jo SH, Kim KL, Seo JM. Effect on impression

coping and implant angulation on the accuracy of implant impressions: An in vitro study. J Adv Prosthodont 2010;2:128–133.

[45]Lee H, So JS, Hochstedler JL. The accuracy of implant impressions: A systematic review. J Prosthet Dent 2008;100:285–291.

[46]Yamamoto E, Marotti J, de Campos TT. Accuracy of four transfer impression techniques for dental implants: A scanning electron microscopic analysis. Int J Oral Maxillofac Implants 2010;25:1115–1124.

[47]Roos-Jansåker AM, Lindahl C, Renvert H, Renvert S. Nine- to fourteen-year follow-up of implant treatment. Part II: Presence of peri-implant lesions. J Clin Periodontol 2006;33:290–295.

[48]Taylor TD, Vogiatzi T. Implant prosthodontics: Current perspective and future directions. Int J Oral Maxillofac Implants 2000;15:66–75.

[49]Karl M, Heckmann S. A methodology to study the effects of prosthesis micfit over time: An in vivo model. Int J Oral Maxillofac Implants 2009;24:689–694.

[50]Jager K, Wilrz J. Mandibular hybrid dentures with 4 implants. An in vitro stress analysis. Schweiz Monatsschr Zahnmed 1994;104:1489–1494.

[51]Tan KB. The clinical significance of distortion in implant prosthodontics: Is there such a thing as passive fit? Ann Acad Med Singapore 1995;24:138–157.

[52]Eliasson A, Ortorp A. The accuracy of an implant impression technique using digitally coded healing abutments. Clin Implant Dent Relat Res 2012;14:30–38.

[53]Dell'acqua MA, Arioli-filho JN, Compagnoni MA. Accuracy of impression and pouring techniques for an implant-supported prosthesis. Int J Oral Maxillofac Implants 2008;23:226–236.

[54]De la Cruz JE, Funkenbusch PD, Ercoli C, Moss ME, Graser GN, Tallents RH. Verification jig for implant-supported prostheses: A comparison of standard impressions with verification jigs made of different materials. J Prosthet Dent 2002;88:329–336.

[55]Moreno A, Giménez B, Özcan M, Pradies G. A clinical protocol for intraoral digital impression of screw-retained CAD/CAM framework on multiple implants based on wavefront sampling technology. Implant Dent 2013;22:320–325.

[56]Ortorp A, Jemt T, Bäck T, Jälevik T. Comparisons of precision of fit between cast and CNC-milled titanium implant frameworks for the edentulous mandible. Int J Prosthodont 2003;16:194–200.

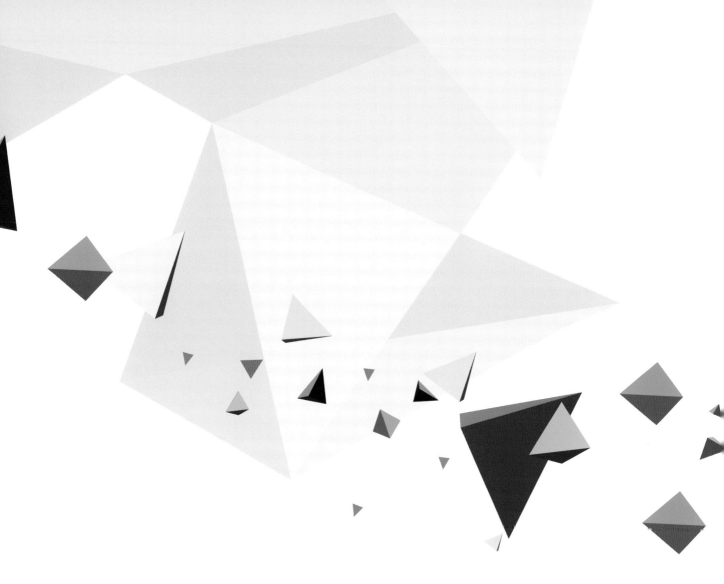

第6章　新的数字化的可能性

THE NEW DIGITAL POSSIBILITIES

为了实现精准的支架结构并取得优异的精度，CAD/CAM技术将是重复性最高、技术敏感性最低的方法。

Dennis Fasbinder

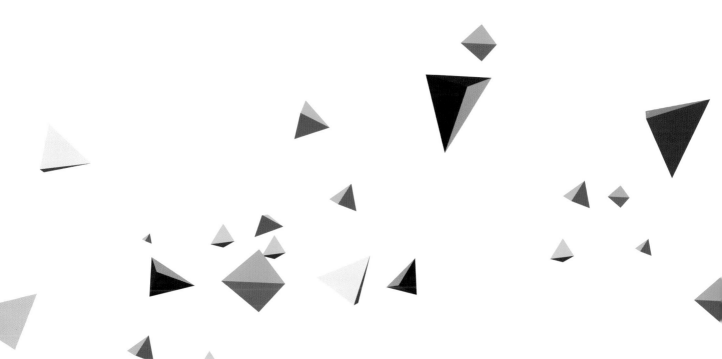

非金属，全瓷修复体已经变得越来越流行，这得益于它们高的美学潜能以及优异的生物相容性[1-2]。如今许多修复体的支架结构是通过计算机辅助设计/计算机辅助制造（CAD/CAM）来完成，这就意味着大部分的工作程序是通过工业机器来实现的。这些支架结构不仅可以被制作得更加高效，同时更容易达到工业质量标准，这一点对于全瓷材料来说尤其重要。

成本效益增加的另一个原因可能与采用CAD/CAM技术的加工方式以及使用整体材料块来工业化制作整个修复体息息相关。然而使用整体二硅酸锂瓷块制作的修复体与氧化锆制作的修复体相比，其强度及稳定性均较低；同时它们的固位力也依赖于粘接剂。因此，这种修复体临床适应证的范围明确地限定为单冠以及前牙区小范围的局部修复体[6-7]。

另一方面，使用纯氧化锆制作的单个修复体能够增加最终的机械稳定性，从而扩大临床适应证的范围。

本章主要描述在后牙区如何将其用作整体材料（基于当前氧化锆更好的光学性能）以及如何进行混合使用。比如，在美学相关性较高的前庭区域上饰瓷，而在功能区则避免使用瓷层。时至今日，陶瓷材料仍继续根据金属烤瓷支架制作原则进行分层上瓷。

图1，图2 崩瓷是一种发生在饰瓷内部的一种折裂。

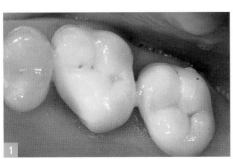

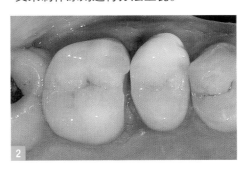

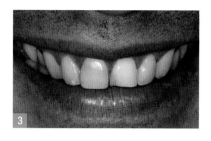 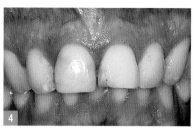 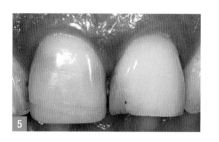

图3～图5 患者上颌中切牙先前采用复合树脂修复过几次。牙周健康，主诉两颗牙齿颜色不协调，同时树脂修复的切嵴经常出现折裂。治疗的选择是采用2个全冠来恢复美观，同时纠正切导。

最初，固定修复3年的失败率报道为0～25%。 在日常临床诊疗中，饰面材料常见的失败方式主要为崩瓷，它是一种发生在饰面瓷层内部的一种折裂[8-9]（图1，图2）。如前所述，这些问题的原因在于，与其下方高强度材料相比，饰瓷材料的强度较低。同时还涉及各种因素，比如底部结构的设计、材料热性能的差异以及烤瓷技术等。

氧化锆最初只是被认为是白色的、不透明的晶体材料，它的耐磨性能尚未被完全认识[10]。实际上，当氧化锆作为一种非金属的修复材料首次出现在牙科领域时，关于它的优缺点立刻引起热议。

氧化锆材料面临的批评之一就是它的通透性较差，这使它缺乏陶瓷材料中所具有自然特性，特别是在涉及前牙美学修复时这种讨论尤为激烈。在该区域，光的入射跟反射对于特定修复体的质感具有非常重要的影响。然而，目前市面上可用于牙科修复的氧化锆结晶结构与过去完全不同，这体现在物理特性（强度）与美学（通透度）上。

鉴于这些考虑，并深信使用氧化锆修复也能获得好的效果是由于对上瓷技术和氧化锆质量的了解。2010年，有学者在上颌中切牙修复的案例里对牙冠的材料做了一个对照试验。用于最终修复体的3种主要材料为：压铸长石质陶瓷、二硅酸锂（Ivoclar），以及氧化锆（Lava，3M Espe）。本研究[11]主要集中在对氧化锆冠上瓷技术的描述，该技术被认为是牙科技师应结合传统的金属与整体陶瓷内冠分层上瓷技术。

用于制作牙冠的氧化锆支架具有半透明结构，它的通透度与瓷块厚度密切相关。随着厚度的减少，透光率大大增加。此外，必须补充的是，如果透光率选择恰当的话，材料的外观跟颜色与天然牙牙本质非常的相似。这意味着，通过正确地评估饱和度跟明度，利用这个特性，将氧化锆加入分层材料中。

在临床牙冠试戴的过程中，对病例进行经典的美学与功能评价。学者们对用长石质陶瓷和二硅酸锂作为修复材料可以取得什么结果感到怀疑。为了更好地了解这3种美学材料的真正潜力，为同一名患者制作了2个二硅酸锂牙冠以及2个长石质陶瓷的牙冠。

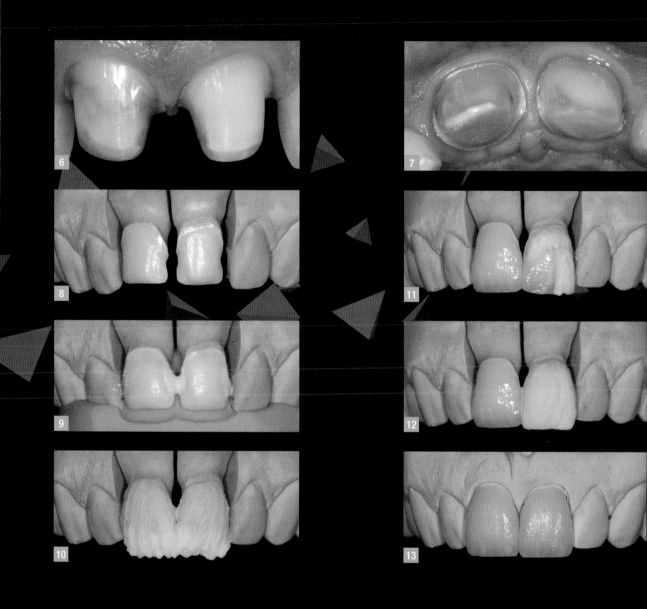

图6，图7 拟修复牙齿预备后临床照片，显示有少量的肩台预备，基牙色泽良好，修复体边缘在软组织水平。

图8~图10 接下来进行颜色渗透，内冠的颜色跟牙本质一致（一般认为牙本质的颜色是半透明的）。对内冠进行解剖式修形以及像之前表面处理一样进行堆瓷重衬，然后在970℃进行烧结。硅橡胶复制品可能会有帮助，特别是对于学习适量的不透明牙本质和牙釉质的使用者而言。该技术的基本原理是恒定控制所应用材料的厚度，切缘使用乳白色牙釉质和透明牙釉质进行堆筑。在牙本质瓷直接应用到氧化锆支架上的情况尤其应该注意。另外一个事实就是0.3mm厚的氧化锆材料被认为是一种半透明的牙本质材料。在其上方进行切端特征的形成：先是牙本质效果（切牙乳突），然后在其周围上透明瓷，以模拟天然牙牙冠。

图11~图13 第一次烧结完成后，才能进行评估，确保最终修复体的体积跟计划的一样。如果需要调整的话，多余的部分使用车针去除，需要的部分可以再次上瓷。在石膏模型上完成必要的评估以及牙冠密合度的检查后，完成表面透明部分的染色。第二次烧结可以通过上瓷和特征化来优化牙冠。但是为了成功完成修复体，必须注意每一个细节，比如形状、功能以及表面纹理。在这方面，使用特殊的瓷粉使陶瓷冠的表面与邻牙协调，以便更好地控制表面微观纹理。

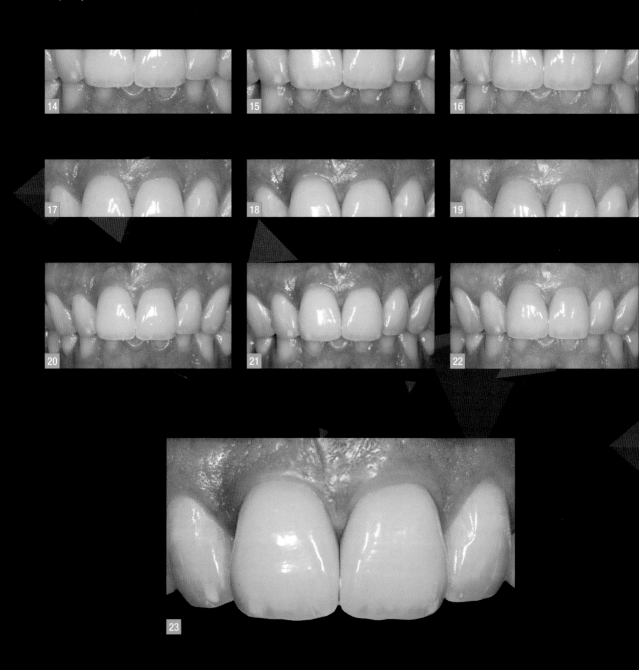

图14~图16 3个牙冠在口内就位后，分别检查牙釉质瓷的特性。它们在形状，颜色和切端细节的呈现均存在微小差异，同时由于这是同一名技师使用毛刷分层制作而成，因此该区域的材料选择没有任何美学差异。

图17~图19 从半透明和吸光能力角度突出最关键的区域，可以进行更客观的评估。考虑到修复体刚刚就位，没有足够时间让颈缘的软组织适应，但在这个区域仍然没有发现太大的差异。

图20~图22 最终牙冠就位。注意到3个牙冠的差异并不显著。氧化锆、二硅酸锂和长石质陶瓷显示出相同的光学特性，患者的选择受形状和切牙特征的影响较少。

图23 最终修复体粘接就位。患者选择了二硅酸锂材料制作的牙冠。

研究的结论是：牙冠之间的差异并不显著，很大程度是因为操作者的技术而非材料本身（图3~图23），患者对牙冠的选择很好地证明了这一点。通过比较使用3种不同类型的美学材料来制作3颗中切牙的牙冠，表明了采用市面上最好的氧化锆产品以及合适的分层技术，同时采用最现代的分层饰瓷，同样可以制作跟一体化陶瓷材料相媲美的美学前牙冠。

整体氧化锆：选择的理由以及何时选择

近年来随着间接美学修复材料的进步，相比以前，他们给牙科技术提供了更高强度以及美学的产品，比如二硅酸锂和氧化锆。整体氧化锆冠提供出色的密合度和多样的性能，因为没有上饰瓷所以不会分层、碎裂或破裂。整体而言，氧化锆冠与其他分层制作的金属烤瓷修复体相比，可以提供更多的修复保证[12-14]。

自现代牙科学开始以来，人们就一直在寻求强度更高、更持久的美学修复体。如今，牙医致力于通过提高牙科诊所的便利性和采用人体工程学的方式，使肩台预备与修复戴牙变得更为简便，将良好的美学效果和可预期的临床使用寿命相结合。通过平衡材料性能与美学效果，以便在修复体中获得更高的强度和耐用性[15-16]。

随着新材料的出现，能生产出不仅能提供强度和功能同时又兼备美观的修复体。钇稳定四方多晶氧化锆陶瓷由于其抗断裂挠曲强度（>1000MPa）、改良的光学特性、对对颌牙的磨损极小、易于口内抛光，以及出色的长期临床稳定性，从而得到了广泛的应用[17]。

选择强度最高的材料来满足对美学需要低的患者，这看起来似乎是一个很好的选择。整体氧化锆冠相比分层制作的修复体，比如金属烤瓷冠，具有更高的可预期性[18-19]。

制造商对新型氧化锆材料的改进，使其比以前通透性更佳，更美观。此外，临床医生和牙科技师提高了对这种材料特性的认识。它可能不像熟练的上瓷技师制作的金属烤瓷修复体一样美观，但是随着氧化锆美学（通透性和色相）的改进以及强度的提高，使氧化锆修复体成为临床上可接受的选择（美学要求极为苛刻的病例除外）[20-22]。

在应用整体氧化锆的前几年，有些临床医生可能会担心氧化锆的硬度会造成对颌牙的磨耗，但是临床研究已经表明牙釉质的耐磨度是由于它表面的质量而不是它的硬度所决定的。材料的特性确保氧化锆在磨损后保持完全非磨损性的表面，而所有其他陶瓷层虽然较软，但会形成磨损性表面。这表明整体氧化锆不仅更坚固，而且对天然牙列的破坏性较小[23]。由于氧化锆的细粒度，需要使用专用的陶瓷抛光套件，例如使用DiaLite（Brasseler）或者CeraMaster（Shofu）进行机械抛光；因此，只需简单的抛光即可恢复表面光泽（图24）。

图24 专用抛光套装用于口外或口内整体氧化锆冠的抛光。

图25 具有优秀切割效率的氧化锆专用车针。

伴随氧化锆的使用，会出现一些需要关注的点。当氧化锆修复体粘接后需要调𬌗时，通常比较困难，如果发生失败，可能需要再次开髓或去除修复体。因此临床医生应该预备少量的用于大量磨除氧化锆的车针（Great White Z Diamonds, SS White; Tiger Zirconia Cutting Diamonds, Dental Burs USA）。采用高速手机并使用轻微的压力，喷水，这些车针大大简化了这项任务（图25）。使用整体氧化锆修复体的另外一个优势，就是它们只需要在技工室进行一次生产，减少了处理时间和费用。

如今，对于不太复杂的病例，在肩台预备好后，通过口内扫描仪进行数字化印模，在数秒内将数据通过邮件发送给技工所。然后技师进行数字化设计、研磨、烤瓷炉内烧结和个性化制作这项工作，并且无须使用石膏模型。并可以将修复体在一天之内送达牙科诊所，工作时间明显减少，快速且准确的工作流程对牙科团队和患者是有利的。由于操作流程不再需要技师为全瓷材料上瓷，也没有金属以及灌注工作模型的消耗，因此整体氧化锆比金属烤瓷冠的制作成本更低。整体氧化锆冠是理想的选择的原因包括：它们比金属更美观，抗折裂性高于其他牙科材料；与传统的修复体的牙体制备类似（例如，黄金冠），在口腔的某些部位需要分层上瓷（图26~图28）。

对于想要获得长期稳定的修复而言，正确的牙体预备是关键。半透明材料需要着色糊剂进行试戴，牙齿的预备必须适应修复材料的特性，应设计可增加修复体的抗折裂及抗脱粘接的特性。

对于后牙牙冠，与二硅酸锂冠不同，氧化锆的厚度只有0.4~0.5mm，具体厚度取决于软件设计，以确保长期的强度。至于肩台的其他参数，主要需要考虑固位，这点很重要。由于无须进一步减少瓷层，因此可以在更大的程度上以更保守的方式预备牙齿[24]。刃状的边缘在整体氧化锆修复中也是可以接受的，这取决于技师的技巧以及对边缘处理的知识掌握。一个合理的预备应该做到4°~8°的锥度，并且是连续的，边缘容易识别。

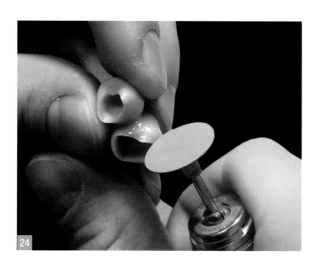

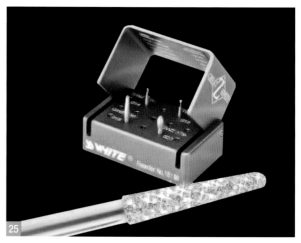

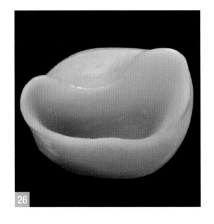
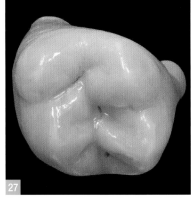
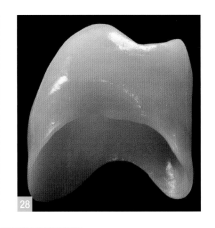

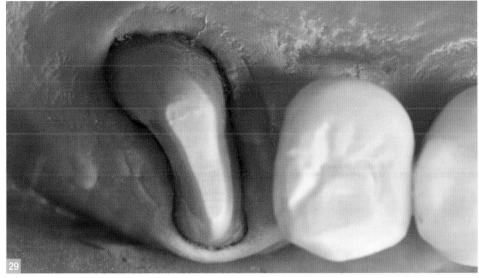

图26～图28 整体氧化锆修复体可以被认为是有效的治疗选择，它可以通过一种完全数字化的工作流程来制作修复体，减少了时间和治疗费用，并可以取得可接受美学效果。

图29，图30 正确的牙体预备仍然是获得一个长期确切疗效的修复体的关键。半透明的修复材料需要使用有颜色的试戴膏。

这将使设计，戴牙以及修复体的长期寿命更可预期。

对于图29的患者，使用Zfx（一种口内扫描系统）系统对预备后的肩台进行数字化印模。Zfx软件对模型进行虚拟的精准重建，没有传统印模材料、咬合边缘以及石膏瘤等形变。形状以及特征可以通过数字化的方式进行描述，然后通过iCloud（Apple）平台将病例以电子化的方式传递到技工室。2天后医生就能在临床上进行戴牙，并且美学效果超出预想[25]。在冠的边缘密合度以及咬合的准确性方面，采用数字化印模以及CAD/CAM

制作的修复体跟传统印模一样好，甚至有时更好[26]（图30）。

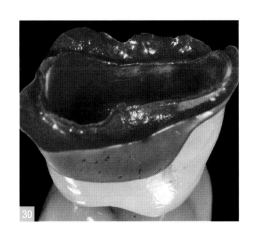

图31 最终修复体就位。注意牙冠与邻牙的颜色非常协调。仔细设计最终冠的形态对于牙周状况不佳的患者的口腔卫生维护非常重要。

图32，图33 在最终修复中，咬合改变很少。金刚砂抛光车针安装在高速手机上，开水并且使用轻微的压力。抛光完成后使用精细的橡皮抛光套装进行抛光。

通常数字化印模的精度很高，所获得的美学效果超过了大多数后牙修复体。整体氧化锆的特征（Lava Plus）源于预烧结过程中的颜色渗透和在技工室釉烧结过程中表面特征的应用。技工室操作由Luca和Matteo Dondi, DMD, CDT完成。

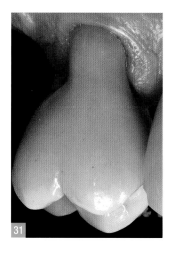

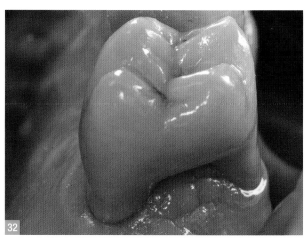

在数字化牙科革命时代，临床医生面临的最大的改变就是给患者戴冠时不再有石膏模型了。在石膏模型上验证修复体是否精准，在牙科界几乎成了一种传统，尤其是在刃状边缘的预备。数字化系统的准确性则可以避免此步骤。尽管如此，对于临床医生与技工室合作还是需要谨慎细致，因为修复体的制作是基于高质量的标准，需要注意接触点、咬合和最终的解剖形态（图31，图32）。

Zfx多层氧化锆效果2.0

随着材料发生日新月异的变化，目前市面上有最大强度以及美学效果的氧化锆材料。例如，我们可以使用内部具有牙本质颜色渐变梯度的氧化锆锆块。

Katana氧化锆锆块（Kuraray）包含4个预着色层，制作更自然的修复体效率更高。该材料的浮动颜色的渐变美学效果远超前几代的氧化锆产品。无须任何其他步骤，全解剖形态 以及回切修复的特点，可以生产自然颜色的修复体。无须染色、上色或干燥，因为温和的牙釉质、牙本质（主体）

和切缘的颜色已经整合到锆块里了，极大地减少了工作流程，结果可重复。

扫描完石膏模型或者数字化印模后，数据被传输到CAD软件中，在软件中虚拟设计修复体。在CAD软件中生成虚拟殆架，可以进行仿真的侧方运动和前伸运动，这对于全解剖重建特别有用。修复体的位置放置在空白锆块内最符合要求的地方，CAM软件中的颜色是基于修复体在锆块中的位置而决定，有多种颜色可供选择。研磨后立即产生自然颜色的修复体（图33）。

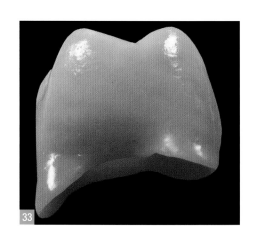

结合临床经验：整体氧化锆冠和数字化印模是一种可预测的修复替代方案

随着临床经验的不断增加，市场上的材料的性能不断地提高与改善，以及新的数字化工具误差的减少，使设计和确定创新、高效的数字化工作流程得以实现。

但是，源自传统流程中获得的知识和经验仍然是任何创新流程的基础。多学科治疗，涉及不同的牙科专业，最可能会受数字化革命的积极影响。举一个例子就是牙周修复的病例，它展示了新的数字化和新材料是如何在临床技术过程中节省时间，同时又不会影响最终修复体的质量（图35～图47）。

只需一次试戴就可以完方成整个修复过程，这归功于全数字化的工作流程，它可以通过扫描和记录基牙肩台，制作具有功能的临时修复体（图34）。一旦临时修复体制作完成，要格外小心模型的咬合外观，因为这代表了该病例的修复设计。在临床上行使3个月的功能后，口内扫描复制临时修复体，这些都得益于使用了新材料及新设备。

这种方法源于Frank V. Celenza描述的概念，他意识到临时修复体可以以同样的方式，通过部分印模将殆面解剖形态转移并复制，然后通过失蜡铸造的技术制作最终修复体。此技术后来被摒弃，因为它只能通过铸造金合金来生产[28]。

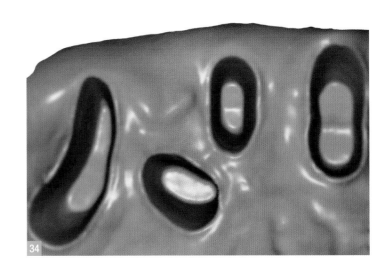

图34 口内扫描可精准地复制临床状况。

图35～图38 上颌右侧后牙牙周病的病例，根分叉涉及第一、第二磨牙。扭转的颊根被拔除，第一磨牙的近中根和腭侧根被分开。治疗方案包括骨下缺损的矫正性骨切除手术，4个月软组织愈合后，数字化印模转移临床数据到牙科技工室[27]。

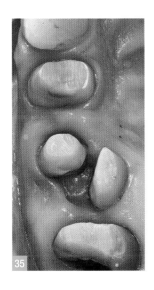
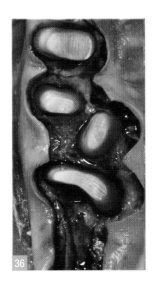
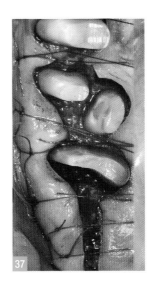
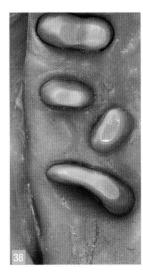

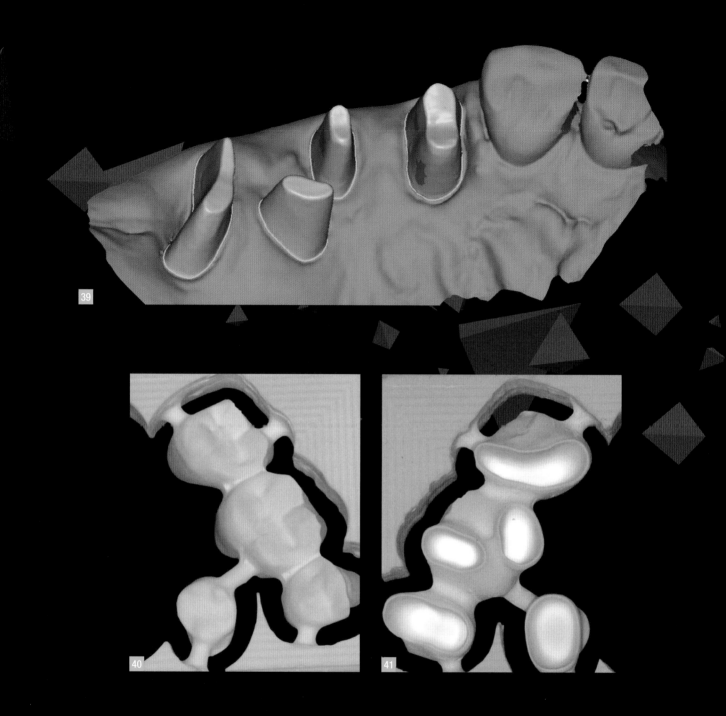

图39 扫描后，临床医生就能通过软件确定预备体的肩台边缘。注意数字化扫描的质量，鉴于此情况，即使使用传统技术，也很难取得彼此相邻的根切磨牙的正确印模。

图40，图41 从这些图片中可以观察到，仍在铸件内的修复体的良好光洁度；这得益于用于口内扫描和研磨仪器的质量。但是除了设备的质量，正确的操作策略以及针对特定解剖情况使用适当工具的知识同样至关重要。

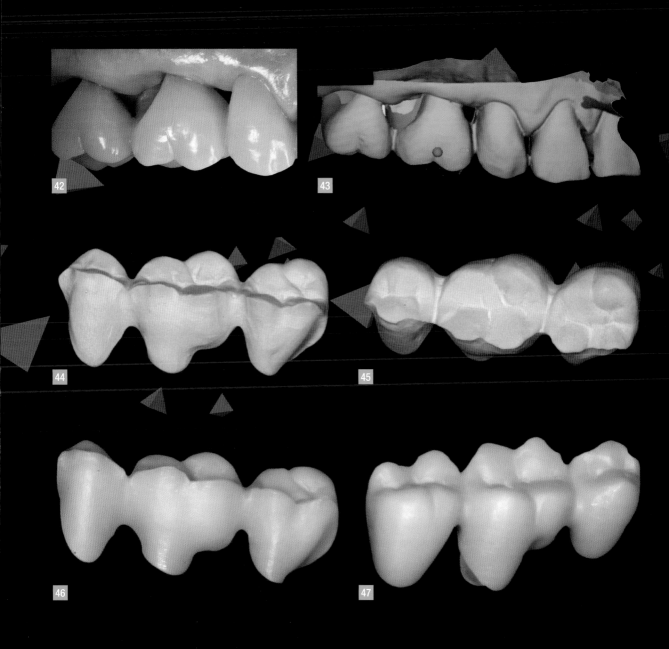

图42，图43 口内扫描仪能够准确记录这些形状，使技师能够获得制作最终修复体所需的所有信息，这些解剖信息通常是从临时牙上获得。

图44～图47 刚从研磨仪中取出来的修复体，并进行机械修整，显示了对CAD设计的精确复制。这个材料的特征是在研磨过程结束后，尺寸会增加24%～27%，这取决于使用的氧化锆的类型。在烧结过程中，在1400～1500℃的温度范围内，它会收缩直至达到所需尺寸（图44，图45）。之后在长石质陶瓷层烧制过程中，氧化锆具有极其稳定的优势。图46和图47显示出了在烧结步骤之后已经进行颜色渗透的氧化锆修复体。

图48，图49 制作在颊侧面具有陶瓷层的整体氧化锆修复体。在临床上进行试戴，仅仅一次完成，最终修复体完美地复制了具有功能的临时修复体的𬌗面解剖形态，通过口内扫描进行记录。

图50～图53 最终修复体就位，检查咬合。注意到牙冠与邻牙的完美整合，并且在1年后进行回访并拍摄根尖片，显示修复体密合以及牙髓治疗良好。技工室操作由Luca和Matteo Dondi, DMD, CDT完成。

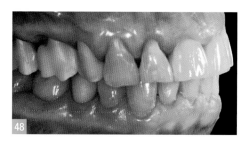
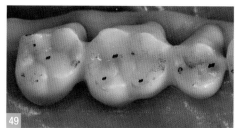
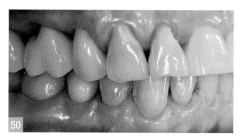
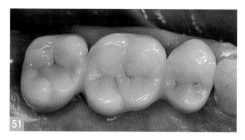
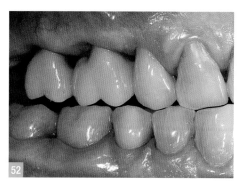
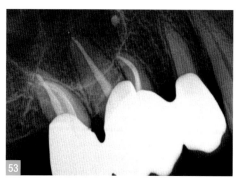

这个病例采用整体氧化锆固定修复体完成修复，由于患者美观需求较高，因此在颊侧采用分层的长石瓷，咬合面使用全氧化锆完成。对临时修复体采用数字化印模记录，可以非常精准地重现患者的功能，这些都是通过口内扫描来完成的（图48～图53）。

这种方法可以应用到日常临床工作中，在时间和成本方面对患者跟临床医生而言都有诸多好处。但是，必须要理解的是，仅仅依靠数字化技术并不能重建这些案例；重建一个临时修复体，这个修复体同时具有正确功能以及美学参数，正确地维持口腔卫生通道，牙周疾病的管理以及序列治疗，这些必须由一个具有丰富经验的具有专业知识的临床医生来主导[29]。

初期愈合时间

在复杂的涉及多学科的治疗计划中，不同类型的牙周手术，有时会用天然牙来支撑固定修复体。在这种情况下，实现以下目标非常重要：探诊无出血、探诊深度≤4mm，并且没有涉及根分叉[29]。

牙周伤口愈合的原则已经被广泛研究，对于这种生理过程所需的时间已经有文献阐明[29]。即使使用数字化的方式，也要遵循文献中的指导原则，这对于获得可预测的结果也很重要，尤其是对于软组织的成熟，比如，经过骨切除手术。

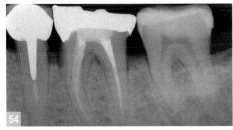

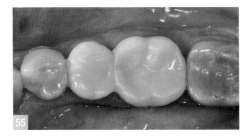

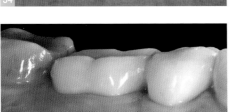

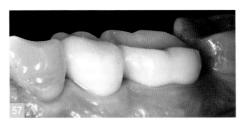

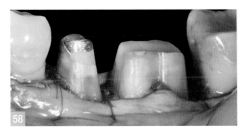

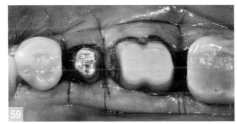

图54～图64 最初的根尖片显示下颌左侧第二前磨牙跟第一磨牙的二壁型火山口样骨内缺损。该治疗计划包括骨切术手术，术中进行肩台预备，使用6/0 Vicryl（Ethicon）可吸收缝线在牙槽骨水平进行骨膜悬吊缝合。为了不干预软组织成熟，临时冠的修复边缘放置在龈缘的冠方。术后8个月，整体氧化锆冠进行粘接。注意到，软组织的解剖形态有利于正确的卫生维护和家庭牙周护理。技工室操作由Ivo Signinolfi DMD, CDT制作完成。

在这个手术中，牙龈瓣被缝合在牙槽嵴顶的位置。在愈合期间，等待软组织成熟非常必要，愈合时间的长短通常取决于牙龈生物型。修复体边缘的最终位置必须等待生理改建过程结束后才能决定，一般需要经过6～9个月的愈合时间，软组织将会成熟稳定（图54～图64）。

牙周再生手术，尽管在4周的时候可以观察到有新骨形成，然而形成有功能导向的牙周膜以及牙骨质看起来更为缓慢，一般需要经过3～6个月的时间才会出现。为了达到最佳牙周愈合，牙周再生潜力不应受修复程序的干扰，这点非常有必要。

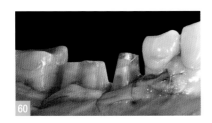

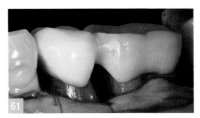

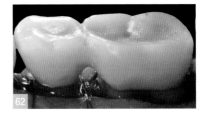

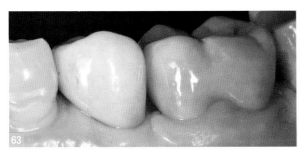

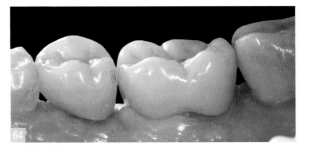

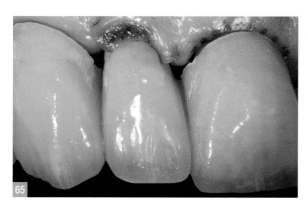

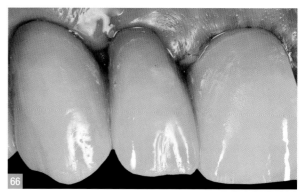

图65~图67 一例上颌右侧侧切牙缺牙位点的复杂修复病例的处理详情。注意如何通过修复手术，利用由Calesini[30]描述的缺牙位点增量技术，通过重衬临时修复体来改善缺牙位点的软组织，结合正确的印模制取，完美地模拟了桥体位点。

可以通过半厚瓣或者去上皮化（直接使用金刚砂车针）结合临时冠桥体部分对软组织施压来改善缺牙区的软组织形态；在这种情况下，处理软组织至少需要4周时间。只有在牙龈通过临时冠塑形完毕后，医生才能制取印模[30]（图65~图67）。在预备技术中，当修复体边缘在龈沟内的情况下，软组织特定区域可能逐渐会受临时修复体的压力影响[31]。

尤其在以生物为导向的组织预备技术中（BOTP），在刚预备好的刃状肩台完成后，临床医生立即界定重衬临时修复体的穿龈轮廓。随后临时修复体的解剖形态将会引导边缘牙龈的愈合。这个方法会导致牙龈出血；随后的血凝块将会被临时冠稳定，结缔组织4~5周将会成熟，在此之前不能取模[32~33]。

总之，无论是使用传统方法或数字化方法（图68~图73），没有出血、没有炎症以及软组织完全成熟是制取准确印模的前提条件。

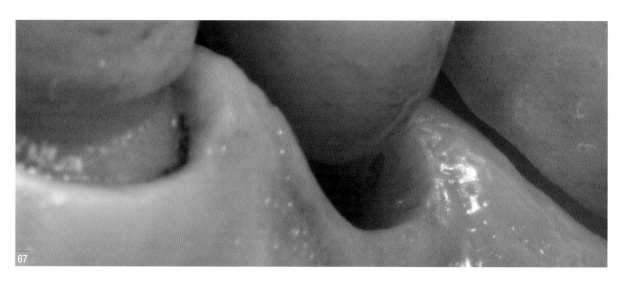

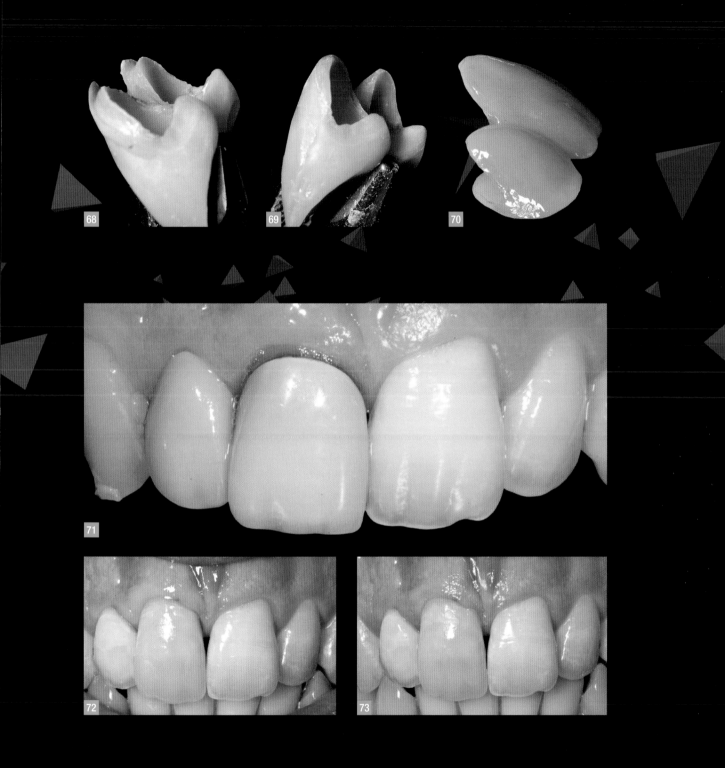

图68~图73 在BOTP方法中，个性化界定临时修复体的穿龈轮廓是正确调整边缘牙龈组织的关键。给予软组织足够的成熟时间是这个方法取得成功的第二个关键点。

图74~图76 面部、唇齿以及口内美学分析显示左侧上颌牙列中线不齐以及右侧切平面倾斜。右侧颊廊明显，高位笑线，微笑时暴露的龈乳头不均。

图77 口内检查，上颌前牙区齿间龈乳头明显不对称，牙齿比例不协调，牙齿轴向不正确。可以明显观察到上颌右侧修复体与基牙不密合。

图78 放射线检查显示：相对于上颌右侧侧切牙，尖牙以及第二磨牙等基牙的殆平面，牙根位置分布不自然。上颌左侧第二前磨牙明显的垂直缺损；上下颌剩余的天然牙有良好的牙周支持，同时我们注意到在大部分基牙上出现龋坏。

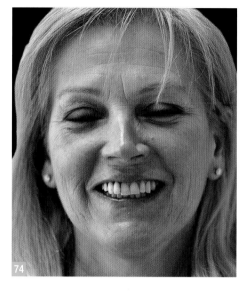

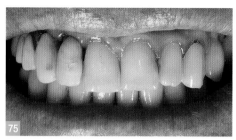

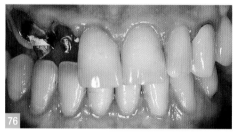

整体氧化锆与口内扫描：对于复杂重建病例的可预期性

这一节描述如何将临床经验和新的数字化结合，比如，最新　代的口内扫描仪和优质的材料。它们能应用到多学科中涉及四单位的局部修复的病例，这对于临床医生和患者而言都是令人满意的结果。

但是，这种创新方法对于全口重建病例的效果是否可预期仍存在疑问。以一名56岁的女性患者为例，该

患者在初次就诊时就主诉上颌右侧牙齿连续缺失导致无法咀嚼。上颌左侧后牙为10年前制作的局部义齿。当意识到问题的严重性后，她打算解决这个问题。但是她从治疗开始就要求固定修复，并要求尽可能避免拔除最后一颗残留的上颌天然牙。

牙科团队通过检查发现，上颌缺失牙具有较高的美学风险以及后牙较差的骨量和骨质，再加上在同一牙弓中由种植体和天然牙共同支持的修复体。为了取得与患者的笑容以及面形完美协调的最终修复体，这对手术以及后续的修复程序都提出了相当大的挑战。外科手术以及修复的治疗顺序包括拟订治疗计划，而这个计划需要从治疗的早期就应综合考虑患者的舒适、美观以及功能的固定临时修复体，从而满足患者避免佩戴任何活动修复体的要求（图74~图81）。

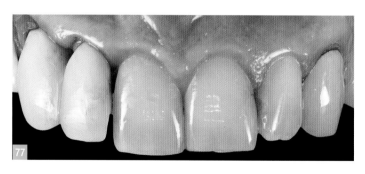

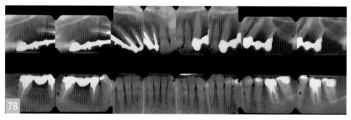

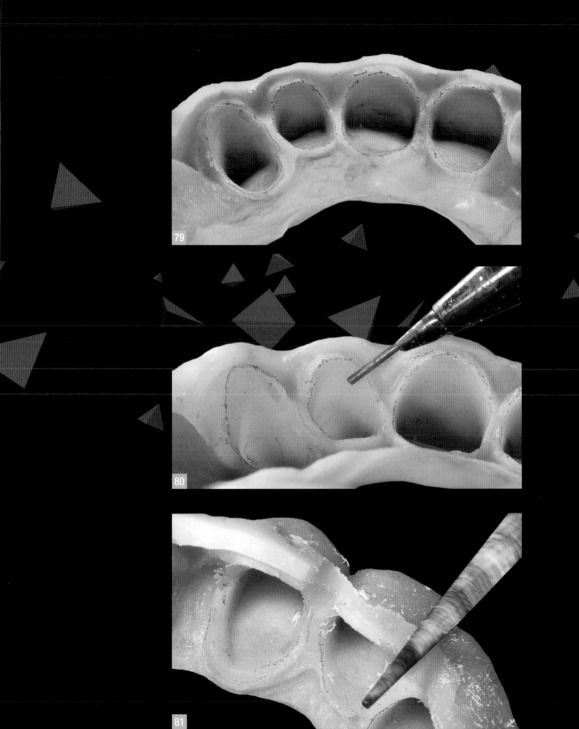

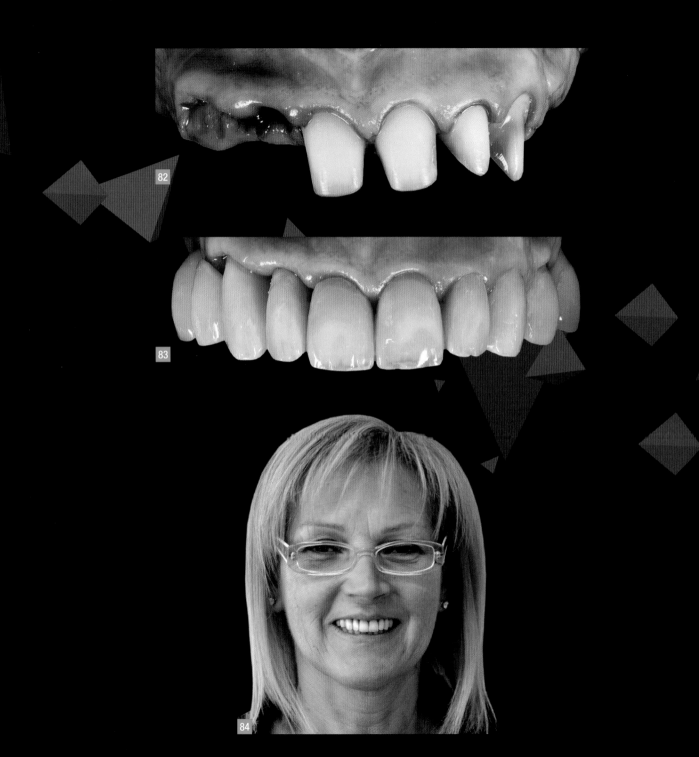

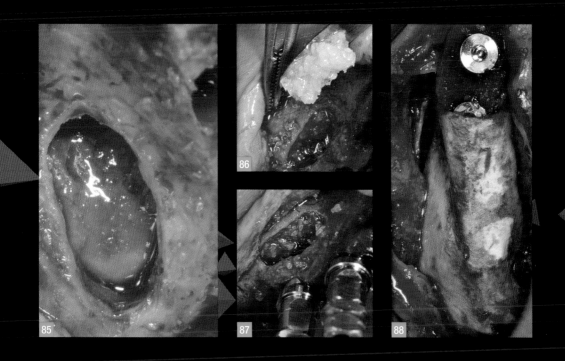

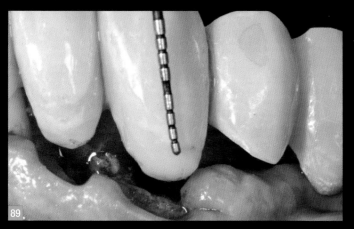

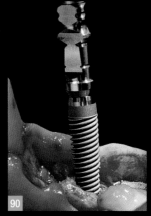

图85 ~ 图88　在镇静麻醉下，仅仅通过一次手术，医生进行了双侧上颌窦外提升，同期进行以修复为导向的种植体植入，在愈合过程中没有进行咬合负载。

图89，图90　利用临时修复体来引导手术，医生在正确的修复位点进行种植体植入。

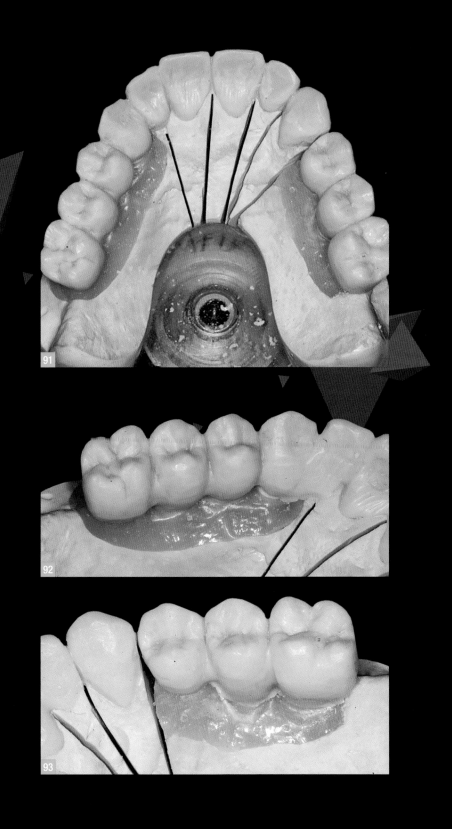

图91 ~ 图93 在获得所有必要的美学以及功能信息后，技师制作第二副临时修复体的蜡型。牙科团队能够利用新的数字化工具所带来的优势，以及利用新材料所带来的优异的美学和强度的特性，来仔细设计临时修复体的咬合面和

第一次手术行双侧上颌窦外提升同期进行种植体植入，经过6个月的愈合期，期间无任何并发症发生。然后进行二期手术，目的是优化软组织厚度，使之与牙体硬组织协调。经过1个月的愈合，使用聚醚制取印模。在正中关系位，使用3个咬蜡记录在第一次临时修复的咬合的垂直方向的中心关系，使用个性化面弓以及描记仪来记录髁突路径（图82～图94）。

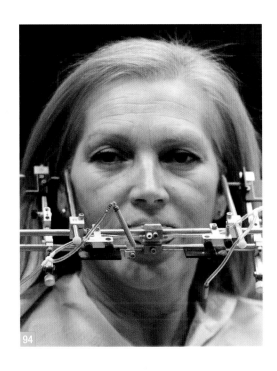

图94 描记仪配准。

图95，图96 临时修复体使用前及功能性使用3个月后的𬌗面观。

图97，图98 对临时修复体的各个方面都进行评估：功能（充分利用新技术的特性）还有美学（患者参与最终的决策）。采用视频及照片来捕捉临时修复体是如何跟患者的口腔融为一体的。患者对上颌右侧侧切牙的人工龈瓷有所不满。

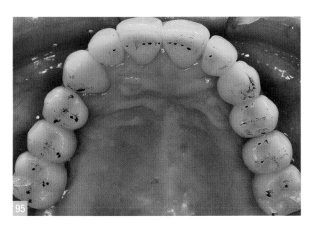

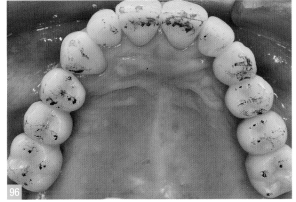

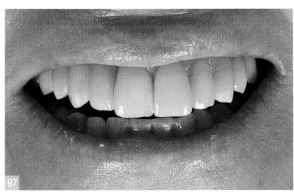

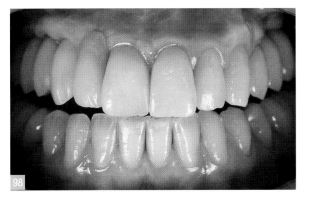

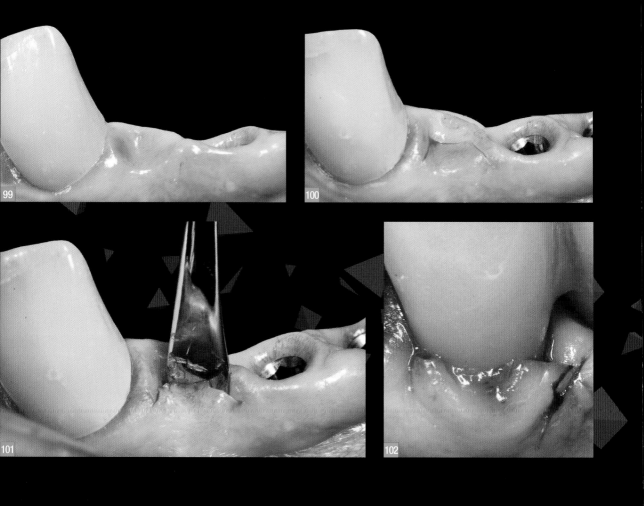

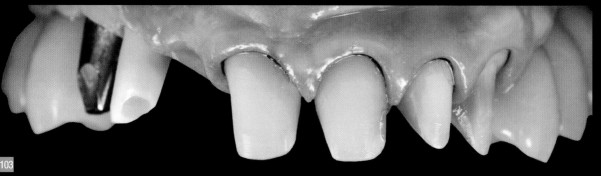

图99 ~ 图102 基于患者的诉求，我们进行了软组织的手术，采用缺牙位点增量技术来更好地匹配上颌右侧侧切牙缺牙位点的穿龈轮廓。

图103 一旦软组织成熟，同时制作基于患者需要的临时冠。牙科团队的最终目标是利用口内扫描，通过对不同的修复体进行多次扫描，为技师制作功能性临时修复提供所有的信息。

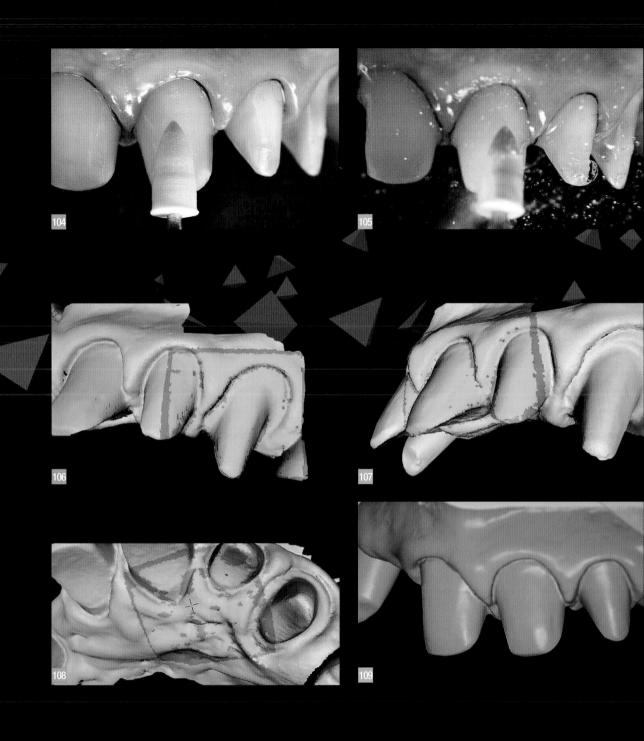

图104，图105 当天，数字化记录通过使用口内扫描仪完成，所有的步骤都必须注意细节。软组织健康得益于患者良好的口腔卫生维护以及良好的依从性，通过浸泡有化学止血剂的排龈线推开牙龈，从而可以对肩台进行精修和抛光。

图106～图109 多采集数字化设计（MADD）技术是2013年首次由Boni描述的数字化方法[34]。牙弓被划分为3个区域来减少口内扫描获取数据的不精确性，这种方法目前对于全牙弓的最终修复不再采用。通过扫描仪来记录牙齿肩台、功能性临时修复体、正中殆位关系。数据采集完成后，实时发送到牙科技工室。

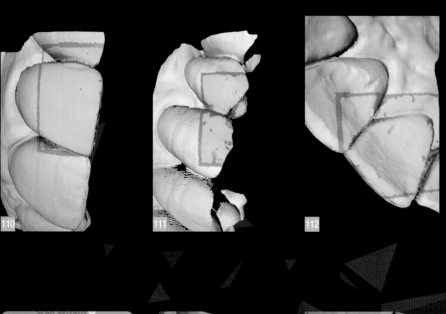

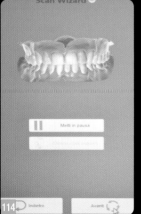

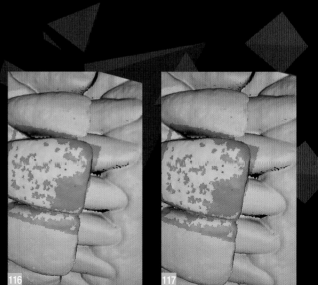

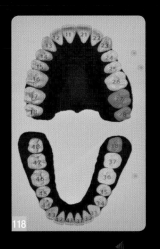
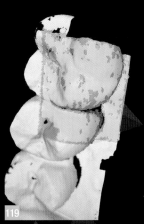
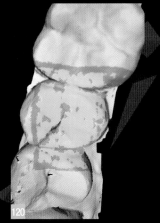
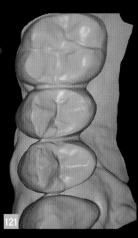

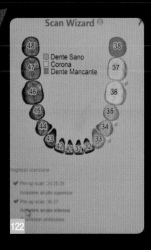
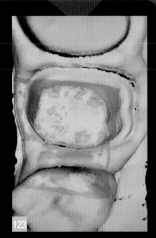
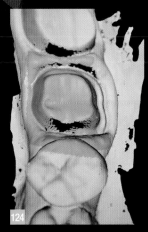
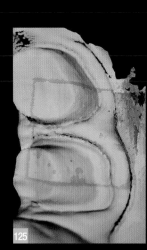

图118～图121 MADD技术。完成前面1/6区域后，操作者转移到下一个1/6区域，在软件的操作指引下进行不同区域的扫描。然后，文件裁剪、处理并发送到技工室。

图122～图125 MADD技术。操作指引程序能够指示操作者哪些部位已经进行了扫描，哪些还需要继续扫描。在印模的过程中，从多个角度来捕获基牙近、远中轴壁非常重要，尤其是在下颌后牙区域，这通常是最难记录的部位，因为这个部位常常有舌头的阻挡以及唾液的干扰。

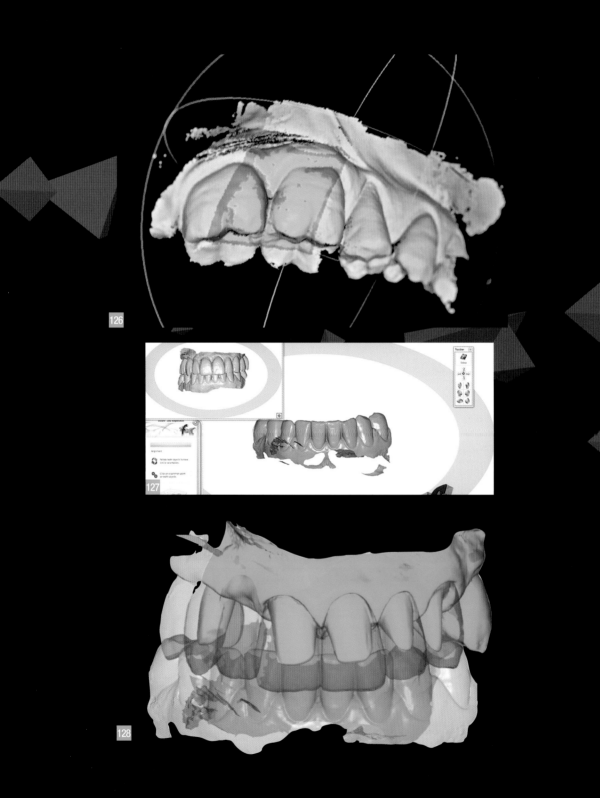

图126 扫描操作可以在任何时候停止，并且软件允许操作者控制什么时候开始光学印模，可以将3D模型进行旋转，来分析是否在关键区域还有未扫描到的地方。如果对扫描文件不满意，临床医生可以决定重新开始，或者从精准的地方开始。

图127，图128 所有扫描的文件完成后，处理并以电子化方式发送给技师，然后开始制作模板。第一步是通过3个恒定参考点将所有扫描数据匹配在一起。这些图像显示了下颌骨、临时修复体、基牙和正中咬合关系。

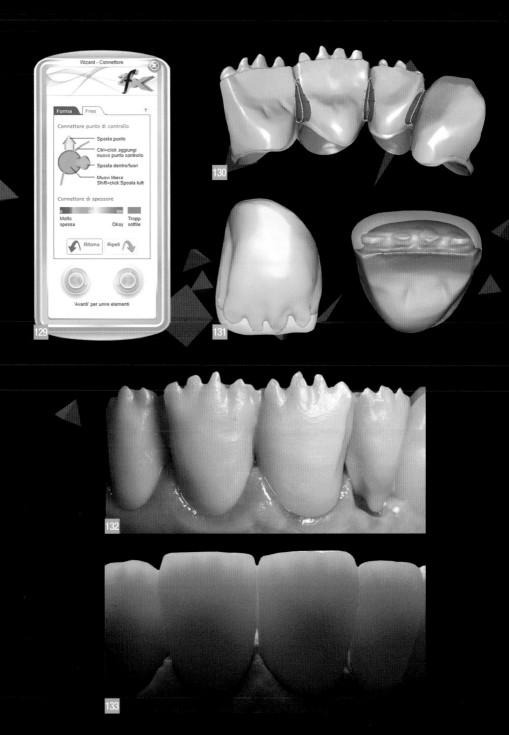

图129 ~ 图131　3种支架结构：CAD/CAM技术，结合临床经验以及对材料特性的深度认识是最稳定且对技术最不敏感的方法，可以实现精准的修复，并且具有优异的密合度。注意支架的殆面：患者的功能面已经被整合，技师可以专注于连接体的正确维度并设计氧化锆的釉质层，根据操作指引所提供的工具，不必担心前庭区域的侵入风险，因为最终修复体在透明状态下是可见的。

图132，图133　CAD/CAM技术可以真实再现数字化设计。临床试戴和模型上最终修复体之间的比较可以很好地表明氧化锆的光学特性对成品的美学产生了积极影响。

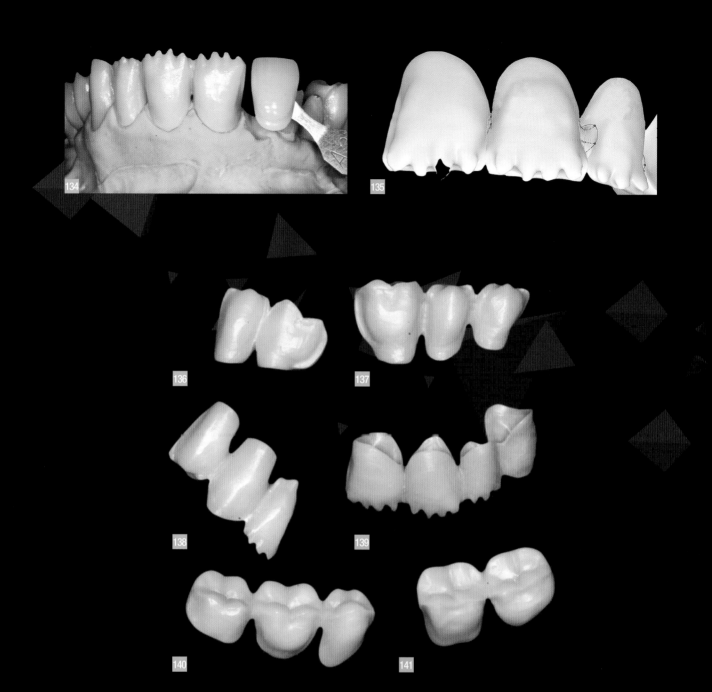

图134～图141 数字化为医患提供诸多优点，它能缩减相关的时间、消除了几个传统的修复步骤。在CAD（数字化辅助设计）阶段不同的修复体设计被传送到研磨中心制作，然后在临床中进行试戴，分析边缘密合度、接触点的松紧、卫生通道和咬合。这些均要归功于此创新数字流程的可预测性，仅需进行少量调整即可。如果在此过程中出现了一些偏差，临床医生进行调殆则会非常困难，因为氧化锆的硬度非常大，同时它是一个整体修复体。在这一点上，传统与创新相遇，传统印模允许在前牙进行美学上瓷，利用技工的艺术技能来制作一个自然的、美观的最终修复体。

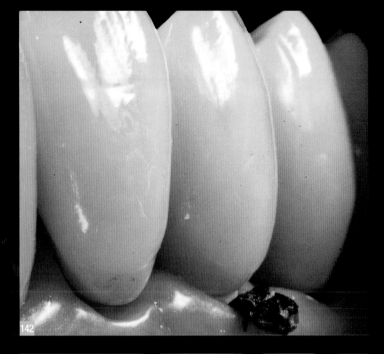

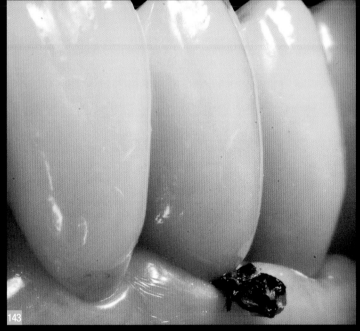

图142，图143 重要的一点要记住，粘接剂残留是危险的，尤其是在种植体周围，它随着时间的推移会引起种植体周围炎。为了避免发生此问题，建议在粘接的过程中使用合适的排龈线。

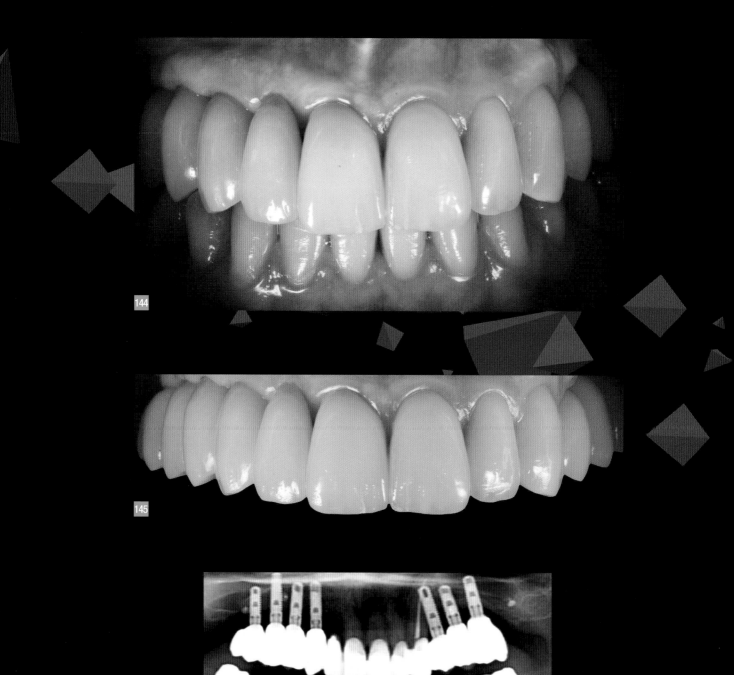

图144 ~ 图146　最终修复体制作完成并进行粘接。由于正确的外科手术处理，以修复为导向的种植体植入以及正确的软组织管理，可以重建极有挑战性的部分无牙颌的病例，获得美学和功能上的成功并满足患者的主要诉求。1年后回访，影像证实了牙冠的精确性以及获得骨整合的种植体周围骨边缘的稳定。

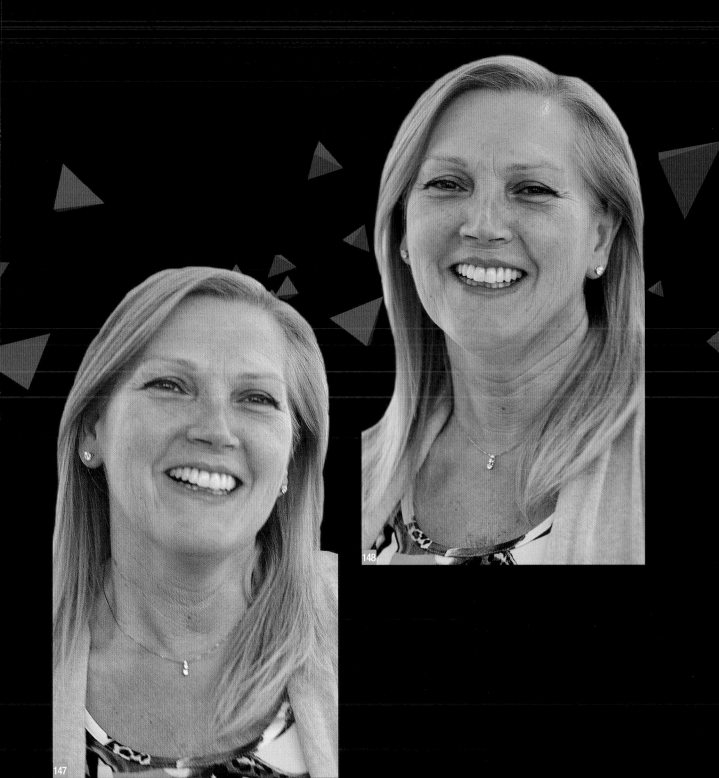

147

148

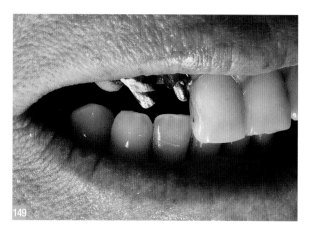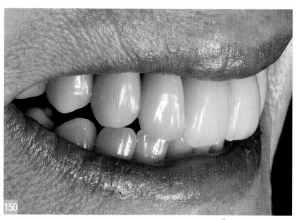

图149～图152 最关键修复重建区域的前后对比，从龈面关系以及口内可见修复后对患者美观起了很大的改变。

在对混合式整体修复体的功能和边缘密合度进行临床检查之后，牙科技师在靠近颊侧上一层长石质陶瓷，以优化最终修复的美学效果。

显而易见，与传统流程相比，使用口内扫描仪记录并复制个性化的功能性临时修复体，并结合不断增长的美学性能和氧化锆强度，在节省和管理各种修复程序中所花费时间方面带来了巨大的好处。这些优点不仅适用于最大牙尖交错位修复一些简单病例，而且也适用于主要目标是恢复患者的美学和功能、改善患者生活质量的病例（图95～图152）。

粘接：修复重建中的最后阶段

粘接通常是修复重建过程中最后的一道程序，它需要仔细，并关注到之前的操作步骤[35]（图153～图155）。虽然粘接剂选择不当或使用不适合可能会导致修复治疗的失败，但是粘接剂不能纠正修复体或基牙预备精度方面的缺陷或错误。在固定修复中，牙科粘接剂设计的主要功能是建立、维护并增加修复体的固位力，同时维持其完整性[36-37]。在理想期限内，粘接剂将占据一个空间，该空间取决于修复体和基牙之间的适应性与密合度，这个空间形成一个复杂的界面。

鉴于粘接剂是刚性、润湿性、化学成分和运动方向的不同方面之间的连接，因此粘接的工作非常困难。粘接剂必须满足从生物学到物理力学的要求，同时不能忽略目前流行的美学需求[38]。口腔中使用的任何材料都不应有毒性或对牙齿和周围组织造成损害。龋齿的形成和牙菌斑的积聚与粘接剂在牙齿修复界面抑制微生物的生长密切相关，它通过释放特定物质（例如，氟离子和酶抑制剂），在物理上充当屏障或密封剂。粘接剂与牙齿结构之间的紧密接触也是防止超敏反应的重要基础，以限制液体进入重要的牙本质结构；它通过亚微观胶的粘接剂反应来实现[39]。

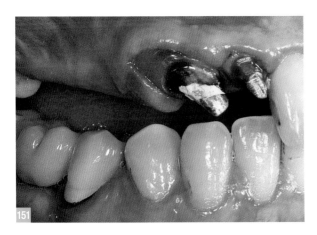
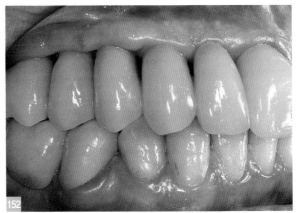

理想的粘接剂应该随时间而保持稳定性；实际上，薄层粘接剂其边缘间隙会持续地接触口腔环境并受到酸和碱的化学作用以及食物残渣和口腔卫生设备的机械作用。因此，反映粘接剂保持稳定能力的物理特性是溶解性和耐磨性。通常，修复边缘暴露得越多，问题就越明显[37-38]。

疏水性与高含量的无机复合树脂填料大大减少了其他类型粘接剂的溶解性和磨损问题。弹性模量是材料抵抗弹性变形的能力，描述为材料的相应刚度；这项措施反映了粘接剂将载荷转移到牙齿上并分布应力的能力。有人建议，理想的粘接剂应具有介于牙齿结构和修复材料之间的弹性模量，并保持较高的回弹力（以引起永久变形所需的能量来衡量）。

最后，对于陶瓷而言，高强度和高韧性说明粘接剂可承受载荷与裂缝扩展力。很显然，光通透性、易操作性和低成本性则构成了粘接剂的其他理想特性：能在影像片上容易检查残余粘接剂，材料不宜过早硬化，并且由于使用频繁，不应太昂贵。重要的是要注意，粘接剂的选择不应仅基于对上述性能的分析，它的性能很大程度上取决于其组成，并且在未按照制造商提供的粘接剂使用说明书进行正确的处理和混合材料也会发生很大变化。

新的种植材料

在评估了天然牙列的整体单冠，四单元牙周修复的固定局部义齿以及部分缺牙的修复之后，这一部分将结合目前所有最新知识与新材料，从外科手术层面上以及种植体表面处理方面，应用于全牙弓种植体支持的修复体中。

氧化锆是最常与金属烤瓷冠相比较的材料，也是最常被认为是其替代品的一种，它们都具有相同的临床应用范围。尽管锆在本质上也是金属，但通常被认为是不含金属的材料。当前的挑战是如何通过改进新的生产和操作技术来最好地应用这种材料。

图153~图155 粘接是基台与修复体之间的连接环节。在两个复杂的界面之间形成密封并保持最佳状态是修复长期成功的基础，因此，不可低估其重要性。在局部义齿上适当使用牙线（Oral-B）可清除所有多余的粘接剂，避免软组织炎症。重要的是要记住，残留的粘接剂是危险的，尤其是在种植体周围，因为随着时间的流逝，它会引起种植体周围炎。

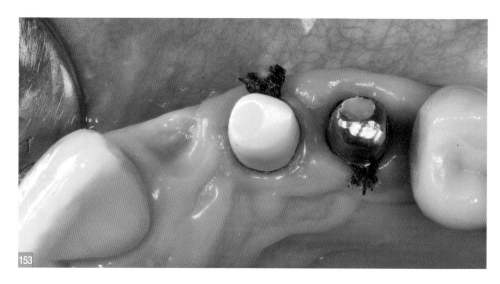

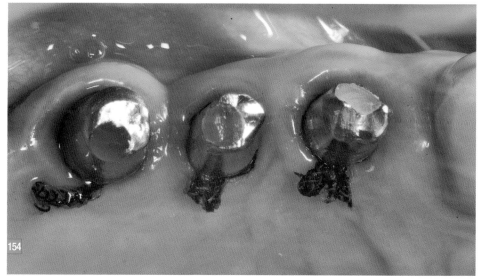

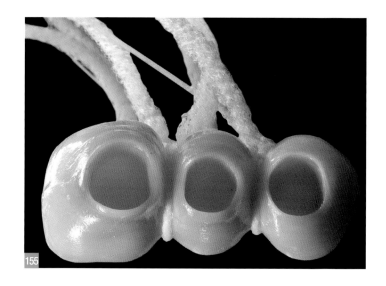

必须明确的是，要开始学习并使用新材料并不容易。毕竟我们不可能删除金属烤瓷全冠40年经验，就好像从未发生过一样；我们需要有正当理由和改变的意愿。

以下病例非常重要，因为它显示了一种可靠的治疗选择。2011年在诊所就诊的一名63岁患者，主诉说上颌左侧最后，金属树脂修复的基牙疼痛。由于树脂的磨损和牙龈边缘的退缩，导致微笑时露出金属，她对修

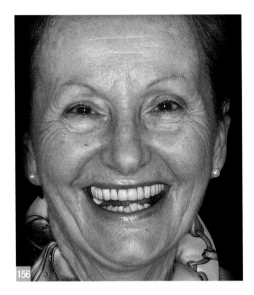

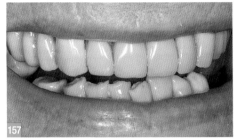

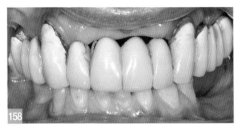

图156~图158 面部分析显示切牙平面平坦，与下唇有一定距离。下颌切牙拥挤，左侧颊廊缺乏，牙齿比例不正确，同时为高位笑线。口内检查显示了下颌为肯氏Ⅱ分类、Ⅲ类咬合，可见10年前放置的5个基牙支持的上颌金属树脂修复体。在前牙桥体龈端区域与修复体之间有明显的间隙。牙龈生物型为薄龈生物型。

图159，图160 在修复牙齿时，需要调整咬合，参考位置是正中关系。这两个图像显示了安装在𬌗架上的研究石膏模型，在该患者中的习惯位与前伸位之间存在差异。

图161，图162 影像学检查显示上颌修复体基牙上有龋坏，下颌右后牙区域牙齿错位，下颌右侧第二前磨牙、左侧侧切牙和第一前磨牙的垂直向骨吸收。

复的美学效果不再满意（图156~图158）。

全身检查显示，患者有使用双膦酸盐治疗骨质疏松症2年的病史，在就诊前已暂停6个月。患者的要求是更换旧的修复体，避免使用任何活动的修复方案。通过收集治疗计划所需的初步信息（图159~图162），上颌失去了关键基牙，因此有必要设计种植体支持的修复；而在下颌骨中，除了种植治疗外，治疗目标是改善切牙平面并治疗牙周缺损。

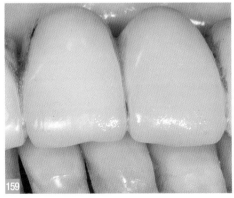

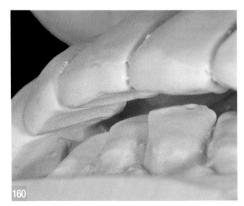

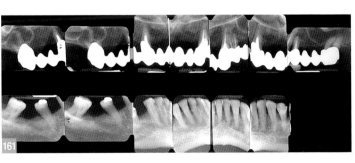

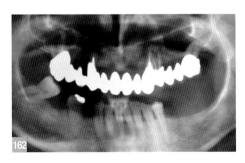

图163，图164 患者佩戴第一副临时修复体的微笑照片。将临时修复体固定在3个残余基牙上，观察咬合面暴露的变化以及对患者微笑的影响。义齿的试戴甚至在治疗过程中也有助于改善一些美学和功能问题，以便获得最佳的修复效果。

图165 对颌自然牙列的错误处理是即刻修复失败的主要原因之一。通过对下颌骨进行正畸治疗，可以重新创建切牙和咬合平面，从而消除了这一危险因素。

图166 锥形束计算机断层扫描检查显示，根据Revitalize（Zimmer）解决方案，仅植入4颗种植体就可达到足够的稳定性，从而避免了用于骨再生的侵入性手术。

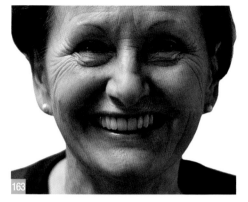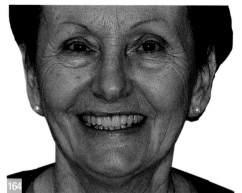

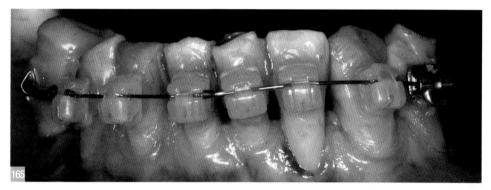

在治疗的第一阶段，上颌加强的临时修复体固定在3个残余的基牙上，通过即刻拔除上颌左侧第一前磨牙和第二磨牙，改善各种初期的美学和功能问题。同时，在解决下颌的牙周问题之后，开始正畸治疗，目的是使切牙和咬合平面对齐（图165）。

随后，通过基于One-model技术）的外科修复方案，进行美学试戴，以实现在外科手术之前的美学改进。同时制作用于即刻负重的临时修复体。

值得注意的是，与第一个临时修复体相比，试戴的咬合面更偏根方，因此可以更好地整合到患者面部的整体结构中（图163，图164）。借助美学试戴的手术导板进行手术，植入4颗种植体，其中2颗种植体直立植入，2颗倾斜植入。尽管骨质较差，但仍尝试双皮质骨板固位以实现足够的初期稳定性。放置多功能Revitalize角度和倾斜的基台并将其锁紧至30N·cm，使用转移杆将位置转移至石膏模型上（图166~图169）。

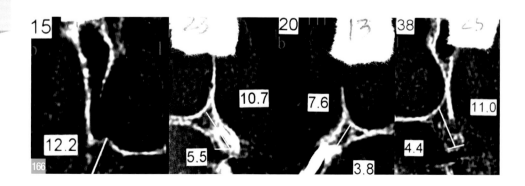

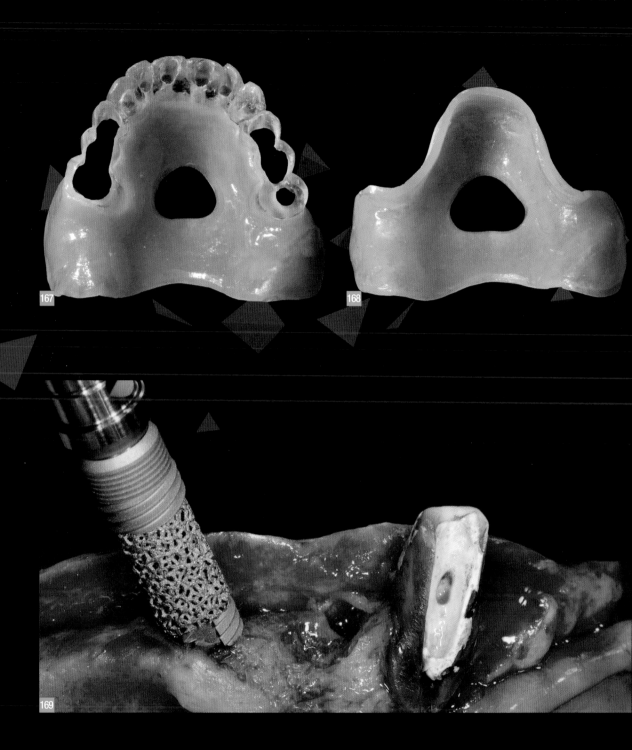

图167，图168 术前手术导板和树脂引导板。两者都是在美学试戴后，提供给技师相关信息后制作出来的。

图169 与Revitalize植入解决方案配合使用的倾斜式骨小梁金属种植体（Zimmer），这种种植体除了具有必要的稳定性外，还可以在骨质较差的区域获得更快的骨整合。

图170 种植体植入前的骨移植程序，这可能是一种可行的治疗选择，但它们通常涉及侵入性手术程序，并且可能导致并发症，高的发病率以及患者的治疗疗程更长。

图171 矿化的骨向内生长到多孔小梁金属材料中（在照片中显示为黑色）。

骨小梁金属种植体的原理

在过去的20年中，人骨用于骨缺损的再生已极大地改变了种植牙科领域。自体骨具有骨传导性、骨诱导性和骨生成等特性，因此被认为是植骨手术的首选材料[40]。然而，从患者获取自体骨存在许多缺点，包括供区的失败和严重并发症的高风险（图170）。此外，自体骨移植物的供应可能受到限制。因此，开发出了类似有自体骨特性的异种移植材料。在系统性综述中，报道了放置在上颌窦提升术中的种植体在存活率方面的有利结果。最近开发出了新型的钽骨小梁金属（TM）种植体（Zimmer）（图172）。钽相比传统种植材料有着显著的优势：它具有化学稳定性和生物相容性，可以制造出类似于骨小梁的三维结构。此外，即使是采用骨小梁形式，它仍然具有良好的强度。临床前和临床研究表明，骨能长入小梁样的间隙内[41-42]（图171）。

值得注意的是，在骨科中对于骨质可疑的区域，常常推荐使用钽（图173，图174）。目前该模式已从骨科转变到种植领域，在骨量及骨质较差的部位推荐使用骨小梁（TM）种

植体，并且在骨成熟的早期阶段成功地进行渐进性负载[43-44]。

正如在第4章中已经简要讨论过的那样，TM种植体源自整形外科植入物，为此开发了各种多孔涂层以增强植入物的整体性[45-47]。孔径为100μm有利于骨向内生长，但内部骨质形成需要150μm的孔径，需要大于300μm的孔来支撑血管化的骨长入。由于在表面涂层中孔径趋于不规则并且孔隙度极受限制，整形外科研究人员采用仿生方法开发了高度多孔的钽金属骨小梁材料（PTTM），该材料模拟了骨小梁的结构并更接近松质骨（6.8GPa）和皮质骨（13~17GPa）的弹性模量（2.5~3.9GPa），相比骨科植入物中常常使用的钛（106~115GPa），钴铬（210GPa）或不锈钢（230GPa）等外科手术金属要低[48-49]。

PTTM是通过化学气相沉积工艺在玻璃碳骨架（约2%）上涂覆元素钽（约98%）制成的。最终的材料是一种纳米结构的骨传导支架，形成了高度规则大小（约440pm）和形状的互连多孔的网络。自1997年以来，PTTM作为钛合金应用于整形外科，并用于髋、膝和脊柱重建。

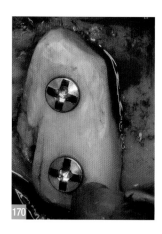

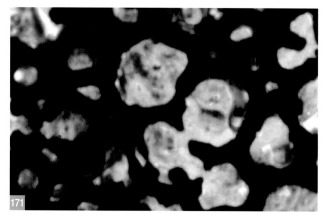

种植体在设计中使用的3种复合生物材料（钛、玻璃碳和钽）的生物相容性和耐腐蚀性已得到广泛文献证明，并通过腐蚀测试和多年的骨科植入物临床应用得到了临床评估。在牙科领域，这些材料也已分别用于各种牙科种植体的设计中[50-55]。

基于PTTM在整形外科中的广泛临床应用，中部为TM的钛合金牙科种植体（图172）的设计是通过骨整合（骨在表面生长）和骨向PTTM材料内生长来实现生物锚固[56]。基于早期的报道，骨直接附着在钛金属上，Brånemark及其同事研究并记录了这些过程，并提出了骨整合的概念。在20世纪80年代和90年代的大部分时间里，Brånemark等提倡的两阶段手术方案被认为是实现和维持骨整合的金标准[57]。但是自1939年以来，已经使用了具有或没有初始咬合接触的即刻种植即刻负重，虽然成功率有所不同，但已应用于多种根形牙科种植体系统。随着种植体设计和术式的不断进步，近年来，人们对即刻和早期负重产生了兴趣。但是，尚不知道新型PTTM牙种植体的初始稳定性和设计能否有效承受即刻负重的临床需求。

研究报道，传统骨整合成功后的种植体的长期存活率为90%或更高[58]，由此产生了关于骨整合可能提供哪些临床优势的问题。一些研究可以帮助回答这个问题。首先，TM植入物的骨小梁结构可以通过模仿自然骨的三维结构增加了骨–种植体的接触面积，从而改善骨整合[52,59]。这些研究记录了骨细胞在多孔钽结构内部的生长。组织学检查显示，随着时间的推移，骨–种植体的接触区域增加，并且多孔材料内部出现了哈弗氏系统改建的证据[60]。机械测试表明，在4周时的最小剪切强度为18.5MPa，明显高于烧结珠和几个其他多孔材料（9.3～12.1MPa）。与其他多孔表面相比，剪切力的增加归因于多孔钽圆柱体的孔隙率更高，这导致更多体积的骨占据了空隙。

图172 TM种植体为锥形、多螺纹、骨内设计，类似于其前身的锥形螺纹种植体TSV（Zimmer），但在中段进行了改良。冠部、根尖部和内部种植体结构由钛合金制成，微纹理表面。该表面通过用羟基磷灰石喷砂（MTX表面，Zimmer）制成。图片由Guillermo Guerron提供。

图173，图174 用于骨科的骨小梁植入物周围的骨形成。相互连通的孔的几何网络设计是为了通过空隙生理性地长入。

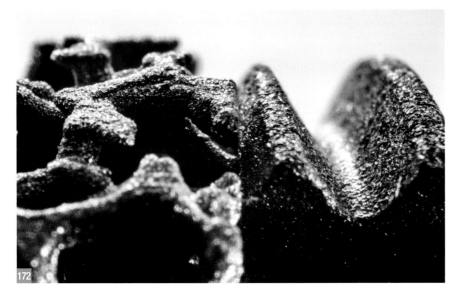

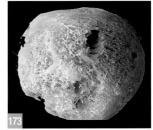

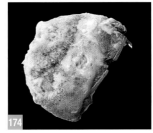

图175 通过轴向植入TM种植体来实施Revitalize（Zimmer）种植方案。冠方特征是颈部微槽，内部为六角，摩擦适配连接，根部为自攻螺纹设计。在种植体的中部，骨小梁金属材料由钽（98%）构成，位于玻璃碳基（2%）上。

图176 采用不翻瓣术式进行TM种植体的植入。

这些研究得出的结论是，多孔钽是相对完整骨整合的有效支架。据报道，在选定的患者中种植体进行即刻负重可取得积极的效果。在即刻负重时，种植体植入的稳定性至关重要，可防止抑制骨整合并导致种植体的微动而产生纤维组织界面的包绕[60-61]。患者的骨密度、临床医生的手术技术、种植体植入扭矩、宏观设计和表面纹理都直接影响种植体的微动和存活率（图175，图176）。由于TM种植体设计的中部没有外部的螺纹，因此尚无法确定该种植体能否在即刻负重时达到足够的临床稳定性，但多项研究表明该种植体可用于即刻负重程序[62]。

Schlee等[39]发表了一项为期3年的原理验证研究（proof-of-principle study），以评估TM种植体即刻负重的临床效果。并在1年的随访后得出结论：尽管少数病例可能会降低TM临床结果的加权值，但结果表明其生物相容性，与松质骨在多孔结构和力学性能方面的相似性，以及实现重要的骨和血管向内生长的能力，可能为TM种植体提供了良好的长期临床可预测性。因此，他们可以在选定的患者中进行即刻负重，并在7~14天后进行最终的咬合负载。

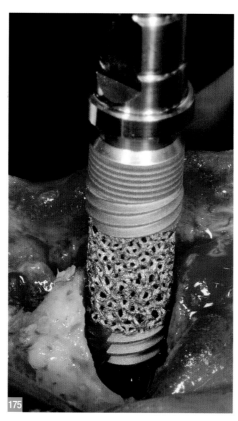

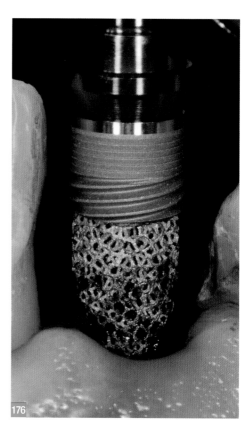

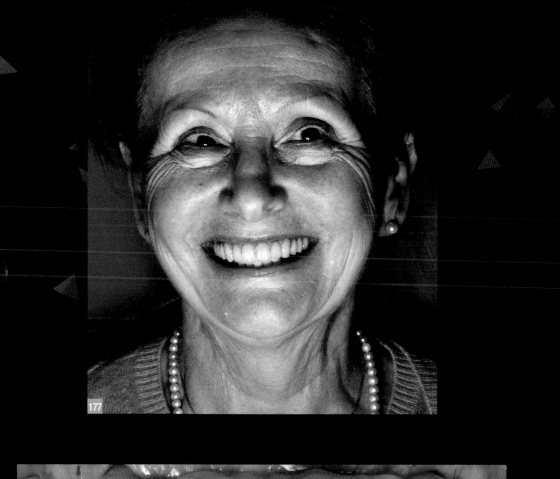

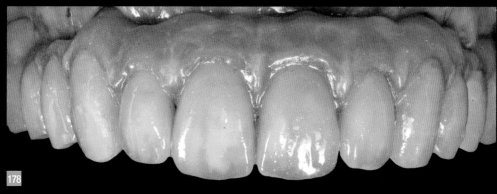

图177，图178 手术后第二天，在锥形基台（Revitalize，Zimmer）上安装丙烯酸临时修复体，可见其出色适应性，并完美融入患者的自然笑容中。

图179，图180 最终修复体的树脂复制品在口内试戴来确定美观以及在正确垂直高度上确定正中关系位置。

图181～图183 牙科技师在全可调𬌗架上进行精确堆蜡。

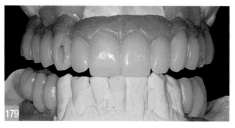

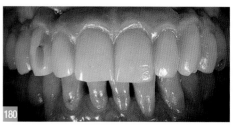

最终修复阶段

24小时后，戴入螺丝固位的增强型树脂临时修复体（图177，图178）。现在下颌切牙平面已对齐，种植体植入的区域没有进行负重。3个月的时间种植体进行骨整合，然后根据临时修复提供的信息制作上颌和下颌树脂蜡型，这将有助于确定最终修复体的外观及其在正确垂直距离上的正中关系位置（图179，图180）。在这种复杂病例，由于涉及机械和生物方面的风险，作者更喜欢使用最终修复体的解决方案，该解决方案可保证随着时间的推移再次打开的可能性。在这个病例里，由于上颌右侧尖牙和左侧第二前磨牙部位的种植体位于唇侧并且螺丝孔轴向不一致，因此不能将修复体直接螺丝固位于种植体基台之上。因此一个间接螺丝固位或者粘接的方案比较适应这种情况。在传统工作流程中，使这些修复方案准确无误，需要高超的技术，并且受制于材料的变化以及其他相关的许多变量。

但是，使用当前的CAD/CAM技术，牙科技师能够通过使用机械性和物理性均得到改良的工业原材料，从而保证更加精准及其可预测性。这些原材料可以通过减法或加法方式进行处理。在对原型进行临床检测之后（图180），按照传统方法，技师可以在全可调𬌗架上以精确的方式对咬合面蜡型进行调𬌗（图181～图183）。

此时，可以将新技术融入工作流程中，技师可以在整体半透明氧化锆中制作传统蜡型的精确复制品，在唇侧回切0.6mm，为分层上瓷提供空间。技工室中的数字化工作流程是通过精准扫描土模型、种植体位置、软组织形态以及基于蜡型进行的精准复制。之后，在CAD阶段，牙科技师使用最新一代的软件（能够使修复体半透明化），以数字方式绘制氧化锆螺丝固位钛支架，这个钛支架设计有特殊的固位体以及氧化锆上部结构，两者可通过树脂粘固，未来也可以通过小的腭侧插销再次打开，也可以通过修复工具将插销轻松插入修复体，来维持患者舒适度（图184～图197）。

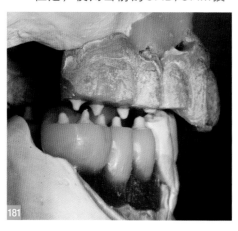

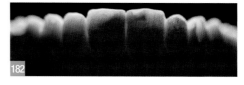

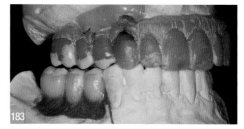

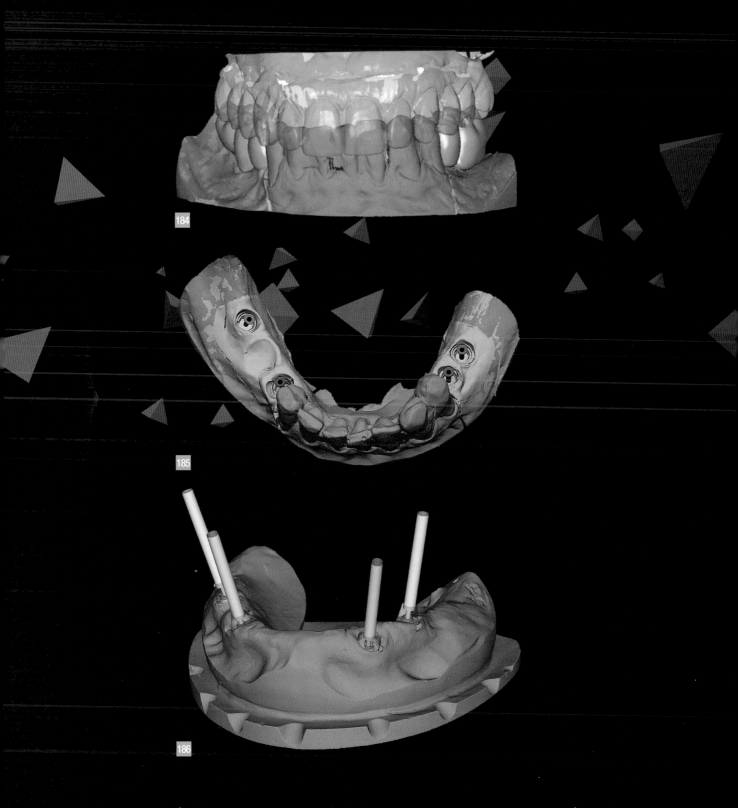

图184　使用传统程序制作的修复蜡型的数字化模型。计划是在后部制作半透明的整体氧化锆最终修复体，并在前部唇侧层叠0.6mm厚的长石性陶瓷。

图185，图186　使用最新一代的扫描仪（Zfx）扫描下颌种植体周围软组织以及上颌种植体位置的详细信息。

从这些图像中，可以发现CAD/CAM技术的巨大优势：对最终修复体进行半透明化处理，制作中间支架，能够控制最终的厚度和整体尺寸。对于这种特殊案例，我们设计了一个钛支架，其锥形基台被铣削至6°，以支撑氧化锆上部结构。

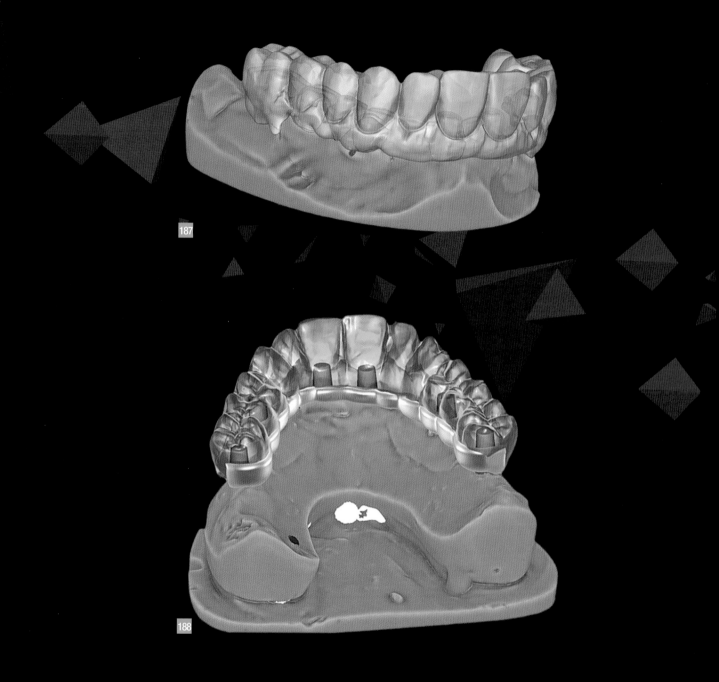

图187，图188　从这些图像中，可以发现CAD/CAM技术的巨大优势：对最终修复体进行半透明化处理，制作中间支架，能够控制最终的厚度和整体尺寸。对于这种特殊案例，我们设计了一个钛支架，其锥形基台被铣削至6°，以支撑氧化锆上部结构。

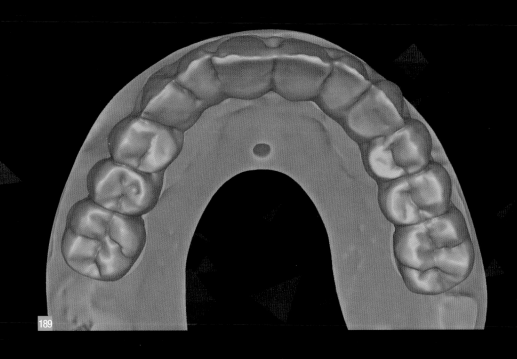

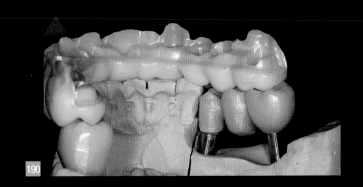

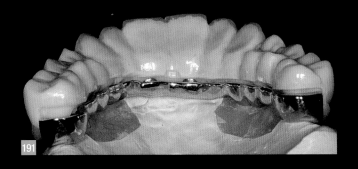

图189 ~ 图191　整体式氧化锆的上部结构设计。注意为前部唇侧留下的上瓷空间。从这些图像中，可以清楚地看到上颌修复体相对于下颌骨很稳定，这要归功于技师对咬合蜡型调改的细心以及使用CAD / CAM技术实现的精准氧化锆的复制。在组合在一起之前，注意石膏模型上的两个上颌结构。

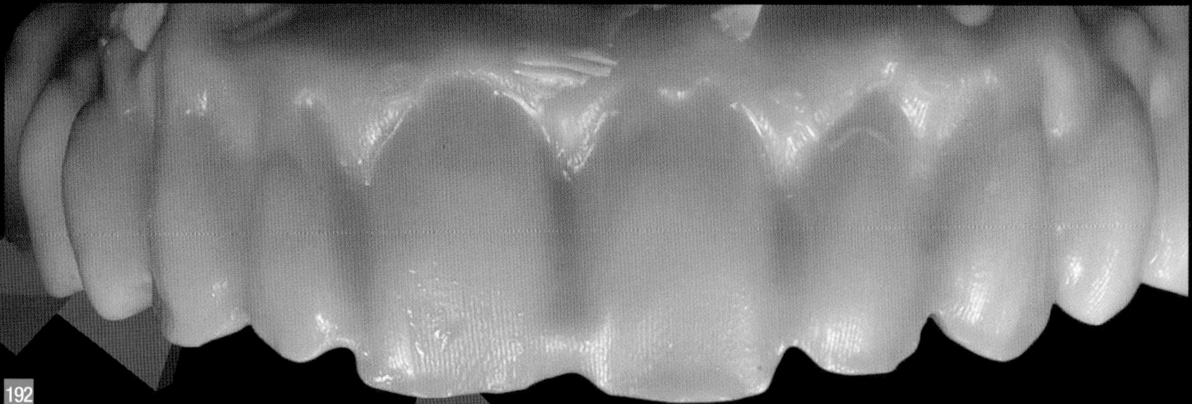

192

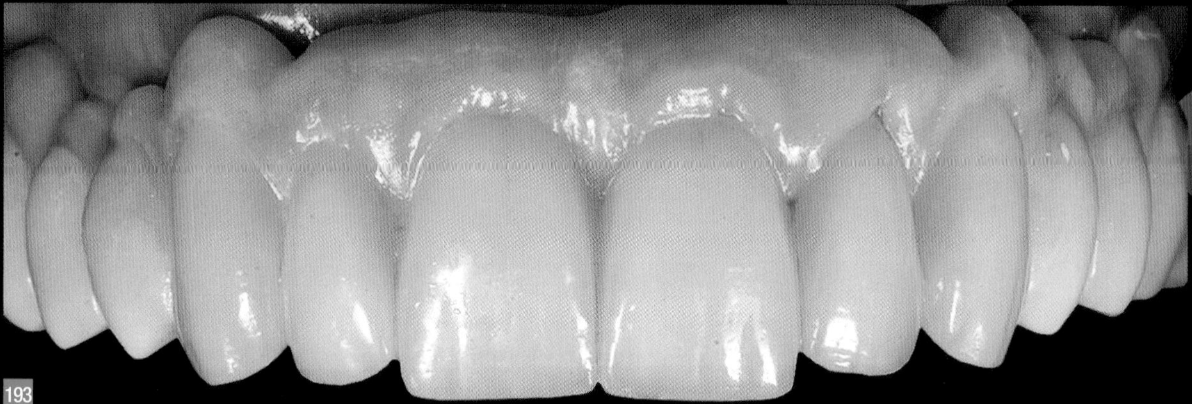

193

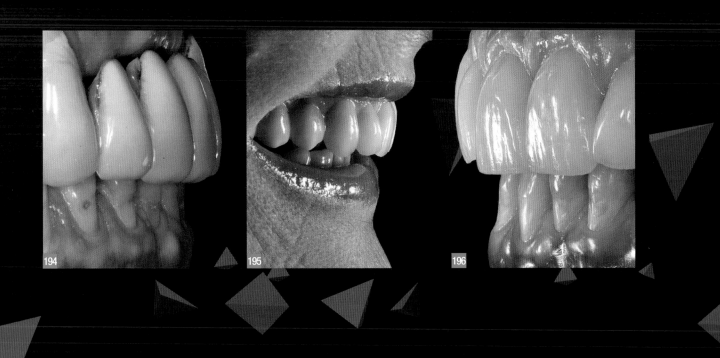

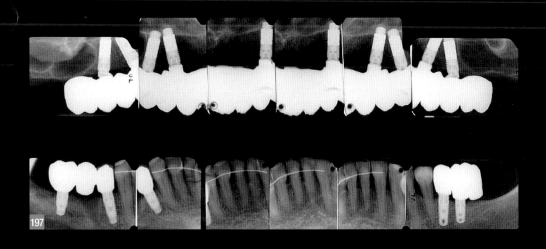

图194 ~ 图196 说明了从初始状态到最终修复过程中深覆𬌗跟深覆盖是如何变化的。这与治疗过程中所确定的美学和功能方面的考虑有关。

图197 2年后随访的放射线片证实在上颌的氧化锆上部结构与钛制下部结构的密合性。它还显示了种植体周围边缘骨的稳定性以及钽中段与鼻和上颌皮质骨的接触。

参考文献

[1] Raidgrodski AJ, Chiche GJ, Potiket N, et al. The efficacy of posterior three-unit zirconium-oxide-based ceramic fixed partial dental prostheses: A prospective clinical pilot study. J Prosthet Dent 2006;96:237–244.

[2] Sailer I, Gottnerb J, Kanelb S, Hammerle CH. Randomized controlled clinical trial of zirconia-ceramic and metal-ceramic posterior fixed dental prostheses: A 3-year follow-up. Int J Prosthodont 2009;22:553–560.

[3] Beuer F, Edelhoff D, Gernet W, Naumann M. Effect of preparation angles on the precision of zirconia crown copings fabricated by CAD/CAM system. Dent Mater J 2008;27:814–820.

[4] Beuer F, Schweiger J, Edelhoff D. Digital dentistry: An overview of recent developments for CAD/CAM generated restorations. Br Dent J 2008;204:505–511.

[5] Beuer F, Schweiger J, Eichberger M, Kappert HF, Gernet W, Edelhoff D. High-strength CAD/CAM-fabricated veneering material sintered to zirconia copings—A new fabrication mode for all-ceramic restorations. Dent Mater 2009;25:121–128.

[6] Bindl A, Mörmann WH. Survival rate of mono-ceramic and ceramic-core CAD/CAM-generated anterior crowns over 2-5 years. Eur J Oral Sci 2004;112:197–204.

[7] Tinschert J, Natt G, Mautsch W, Augthun M, Spiekermann H. Fracture resistance of lithium disilicate-, alumina-, and zirconia-based three-unit fixed partial dentures: A laboratory study. Int J Prosthodont 2001;14:231–238.

[8] Beuer F, Edelhoff D, Guth JF. Prospective study of zirconia-based restorations: 3-year clinical results. Quintessence Int 2010;41:631–637.

[9] Sailer I, Fehér A, Filser F, Gauckler LJ, Lüthy H, Hammerle CH. Five-year clinical results of zirconia frameworks for posterior fixed partial dentures. Int J Prosthodont 2007;20:383–388.

[10] Baldissara P, Llukacej A, Ciocca L, Valandro FL, Scotti R. Translucency of zirconia copings made with different CAD/CAM systems. J Prosthet Dent 2010;104:6–12.

[11] Dondi L. La stratificazione della ceramica sulle strutture in ossido di Zirconio. Quintessenza Odontotecnica 2011;5:96–104.

[12] Griffin JD Jr. Combining monolithic zirconia crowns, digital impressioning, and regenerative cement for a predictable alternative to PFM. Compend Contin Educ Dent 2013;34:212–222.

[13] Fisher H, Weber M, Marx R. Lifetime prediction of all-ceramic bridges by computational methods. Dent Res 2003;82:238–242.

[14] Burke FJ, Ali A, Palin WM. Zirconia-based all-ceramic crowns and bridges: Three case reports. Dent Update 2006;33:401–410.

[15] Larsson C. Zirconium dioxide based dental restorations. Studies on clinical performance and fracture behavior. Swed Dent J Suppl 2011;213:9–84.

[16] Rosentritt M, Ries S, Kolbeck C, Westphal M, Richter EJ, Handel G. Fracture characteristics of anterior resin-bonded zirconia-fixed partial dentures. Clin Oral Investig 2009;13:453–457.

[17] Quinn JB, Cheng D, Rusin R, Suttor D. Fractographic analysis and material properties of a dental zirconia. Presented at the 83rd IADR Meeting, Baltimore, 10 March 2005.

[18] Kugel G, Perry RD, Aboushala A. Restoring anterior maxillary dentition using alumina- and zirconia-based CAD/CAM restorations. Compend Contin Educ Dent 2003;24:569–576.

[19] Ishibe M, Raigrodski AJ, Flinn BD, Chung KH, Spiekerman C, Winter RR. Shear bond strengths of pressed and layered veneering ceramics to high-noble alloy and zirconia cores. J Prosthet Dent 2011;106:29–37.

[20] Beuer F, Stimmelmayr M, Gernet M, Edelhoff D, Güh JF, Naumann M. Prospective study of zirconia-based restorations: 3-year clinical results. Quintessence Int 2010;41:631–637.

[21] Guess P, Zavanelli RA, Silva NR, Bonfante EA, Coelho PG, Thompson VP. Monolithic CAD/CAM lithium disilicate versus veneered Y-TZP crowns: Comparison of failure modes and reliability after fatigue. Int J Prosthodont 2010;23:434–442.

[22] Wall JG, Cipra DL. Alternative crown systems. Is the metal-ceramic crown always the

restoration of choice? Dent Clin North Am 1992;36:765–782.

[23] Jung YS, Lee JW, Choi YJ, Ahn JS, Shin SW, Huh JB. A study on the in-vitro wear of the natural tooth structure by opposing zirconia or dental porcelain. J Adv Prosthodont 2010;2:111–115.

[24] Clinician Technique Guide Tooth preparation guidelines for zirconia crowns. Dent Advisor 2009;(3).

[25] Mayer T. Micro-leakage of temporary restorations after thermo cycling and mechanical loading. J Endod 1997;23:320–322.

[26] Ender A, Mehl A. Full-arch scans: Conventional versus digital impressions—An in vitro study. Int J Comput Dent 2011;14:11–21.

[27] Carnevale G, Pontoriero R, Di Febo G. Long-term effective of root resective therapy in furcation involved molars. A 10 years longitudinal study. J Clin Periodontol 1998;25:209–214.

[28] Celenza F. The theory and clinical management of centric position: I. Centric occlusion. Int J Periodontics Restorative Dent 1984;4(1):8–26.

[29] Polimeni G, Susin C. Regenerative potential and healing dynamics of the periodontium: A critical size supra-alveolar periodontal defect study. J Clin Periodontol 2009;36;258–264.

[30] Calesini G, Micarelli C, Scipioni A. Edentulous site enhancement: A regenerative approach for the management of edentulous area. Part 1. Pontic areas. Int J Periodontics Restorative Dent 2008;28:517–523.

[31] Loi I, Galli F, Di Felice A. Il contorno coronale protesico con tecnica di preparazione BOPT (Biologically Oriented Preparation Technique): considerazioni tecniche. Quintessenza Internazionale 2009;25(4):19–31.

[32] Loi I, Scutella' F, Galli F. Tecnica di preparazione orientata biologicamente (BOPT): un nuovo approccio nella preparazione protesica in odontostomatologia. Quintessenza Internazionale 2008;24(5):69–75.

[33] Loi I, Di Felice A. Biologically oriented preparation technique: A new approach for

prosthetic restoration of periodontally healthy teeth. Eur J Esthet Dent 2013;8(1):10–23.

[34] Boni F. Combined use of digital clinical and laboratory techniques for the construction of dental prosthesis using multiple acquisition for digital design—A case report. Riv Ital Stomatol 2013;(2):74–83.

[35] Tranchida F, Augusti G, Vrespa D, Torquati Gritti U. Le tecniche ed i materiali per la cementazione. Il Dentista Moderno 2014;(5):30–45.

[36] Jivrai SA, Kim TH, Donovan TE. Selection of luting agents, part 1. J Calif Dent Assoc 2006;34:149–160.

[37] Pameijer CH. A review of luting agents. Int J Dent 2012:75–86.

[38] Delamacorra JC, Pradies G. Conventional and adhesive luting cements. Clin Oral Investig 2002;6:198–204.

[39] Schlee M, van der Schoor WP, van der Schoor AR. Immediate loading of trabecular metal-enhanced titanium dental implants: Interim results from an international proof-of-principle study. Clin Implant Dent Relat Res 2015;17(Suppl 1):e308–e320.

[40] Laurencin C, Khan Y, El-Amin SF. Bone graft substitutes. Expert Rev Med Devices 2006;3:49–57.

[41] Black J. Biological performance of tantalum. Clin Mater 1994;16:167–173.

[42] Tsao AK. Roberson JR, Christie MJ, Poggie RA. Biomechanical and clinical evaluations of a porous tantalum implant for the treatment of early stage necrosis. J Bone Joint Surg Am 2005;87(Suppl 2):22–27.

[43] Soardi CM, Wang HL, Clozza E, Zaffe D. Preliminary outcome in consecutively treated case series with trabecular metal Implants. Quintessence Int 2014;30:91–96.

[44] Apponi R, Agnini A, Pellitteri G, Agnini An, Consolo U. Clinical and radiographic evaluation of a new implant methodology [thesis]. Modena, Italy: University of Modena and Reggio Emilia, 2013:42–48.

[45] Spector M. Historical review of porous-coated implants. J Arthroplasty 1987;2:163–177.

[46] Pilliar RM. Porous surfaced endosseous dental implants: Fixation by bone ingrowth. Univ Tor Dent J 1988;1(2):10–15.

[47] Schroeder A, van der Zypen E, Stich H, Sutter F. The reactions of bone, connective tissue, and epithelium to endosteal implants with titanium-sprayed surfaces. J Maxillofac Surg 1981;9:15–25.

[48] Vandamme K, Naert I, Sloten JV, Puers R, Duyck J. Effect of implant surface roughness and loading on peri-implant bone formation. J Periodontol 2008;79:150–157.

[49] Hulbert SF, Cooke FW, Klawitter JJ, et al. Attachment of prostheses to the musculoskeletal system by tissue ingrowth and mechanical interlocking. J Biomed Mater Res 1973;7:1–23.

[50] Bobyn JD, Pilliar RM, Cameron HU, Weatherly GC. The optimum pore size for the fixation of porous-surfaced metal implants by the ingrowth of bone. Clin Orthop Relat Res 1980;150:263–270.

[51] Unger AS, Lewis RJ, Gruen T. Evaluation of a porous tantalum uncemented acetabular cup in revision total hip arthroplasty. Clinical and radiological results of 60 hips. J Arthroplasty 2005;20:1002–1009.

[52] Macheras GA, Papagelopoulos PJ, Kateros K, Kostakos AT, Baltas D, Karachalios TS. Radiological evaluation of the metal-bone interface of a porous tantalum monoblock acetabular component. J Bone Joint Surg 2006;88-B:304–309.

[53] Grundschober F, Kellner G, Eschberger J, Plenk H Jr. Long-term osseous anchorage of endosseous dental implants made of tantalum and titanium. In: Winter GB, Gibbons DF, Plenk H, Jr (eds). Biomaterials 1980. Chichester, UK: John Wiley & Sons, 1982:365–370.

[54] Matsuno H, Yokoyama A, Watari F, Uo M, Kawasaki T. Biocompatibility and osteogenesis of refractory metal implants, titanium, hafnium, niobium, tantalum and rhenium. Biomaterials 2001;22:1253–1262.

[55] Gruen TA, Poggie RA, Lewallen DF, et al. Radiographic evaluation of a monoblock acetabular component. J Arthroplasty 2005;20:369–378.

[56] Bencharit S, Byrd WC, Altarawneh S, et al. Development and applications of porous tantalum trabecular metal-enhanced titanium dental implants [epub ahead of print 25 March 2013]. Clin Implant Dent Relat Res doi:10.1111/CID.12059.

[57] Brånemark PI, Hansson BO, Adell R, et al. Osseointegrated implants in the treatment of the edentulous jaw. Experience from a 10-year period. Scand J Plast Reconstr Surg Suppl 1977;16:1–132.

[58] Thierer T, Davliakos JP, Keith JD Jr, Sanders JJ, Tarnow DP, Rivers JA. Five-year prospective evaluation of highly crystalling HA MP-1- coated dental implants. J Oral Implantol 2008;34:39–46.

[59] Miyazaki T, Kim HM, Kokubo T, Ohtsuki C, Kato H, Nakamura T. Mechanism of bonelike apatite formation on bioactive tantalum metal in a simulated body fluid. Biomaterials 2002;23:827–832.

[60] Bobyn JD, Stackpool GJ, Hacking SA, Tanzer M, Krygier J. Characteristics of bone ingrowth and interface mechanics of a new porous tantalum biomaterial. J Bone Joint Surg Br 1999;81:907–914.

[61] Szmukler-Moncler S, Piatelli A, Favero GA, Dubruille JH. Considerations preliminary to the application of early and immediate loading protocols in dental implantology. Clin Oral Implants Res 2000;11:12–25.

[62] Gapski R, Wang HL, Mascarenhas P, Lang NP. Critical review of immediate implant loading. Clin Oral Implants Res 2003;14:515–527.

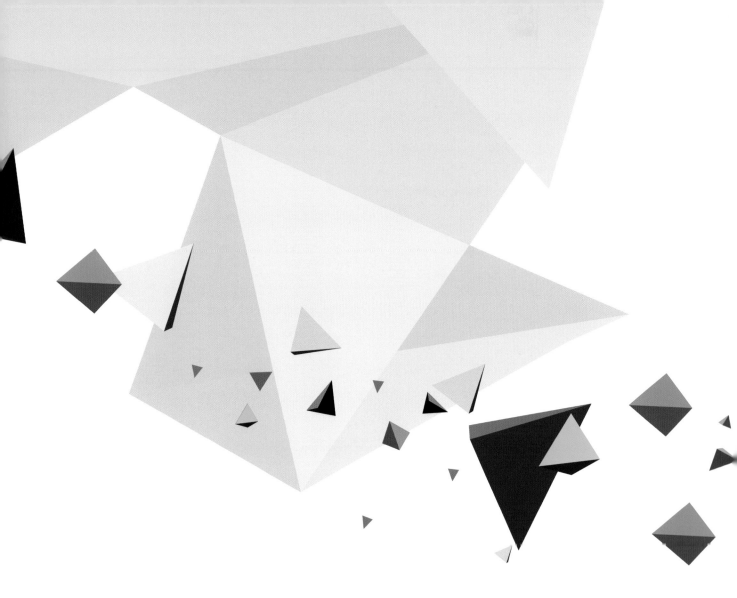

第7章　二硅酸锂

LITHIUM DISILICATE

CHAPTER 07

随着对高质量、逼真的修复体的需求不断增长，陶瓷技术将继续发展和革新现代美容牙科，并推动着行业的发展。

Steven Chu

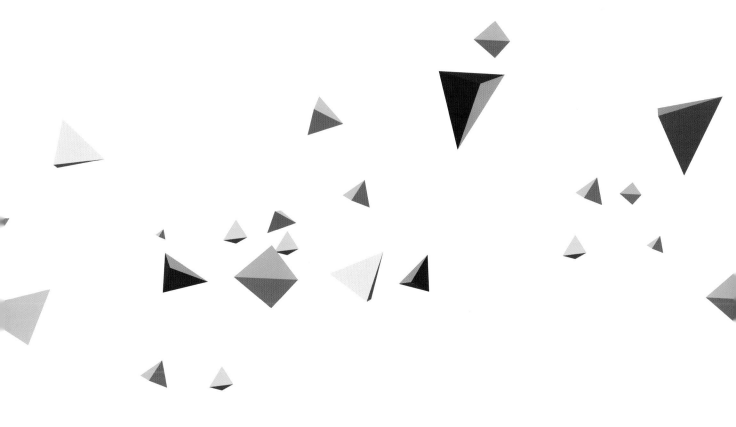

二硅酸锂：文献回顾

目前，随着材料和技术的革新，临床医生在设计固定修复时可有许多不同的选择。几年前，大多数修复重建都是采用金属烤瓷完成的。而如今有许多不同的替代方案可用来处理临床病例。因此，目前很难基于一种循证的方案来选择材料[1]。

在没有可用证据的情况下，伴随着当前商业推动下的巨大革新，着重对现有文献的不足之处进行批判性评估，以及对可用技术的分析，可以为临床医生提供理论依据，以帮助他们在不同情况下获得最佳的临床效果。全瓷修复体广泛用于口腔的前牙和后牙，满足了美学和功能需求[2-4]。基于这个原因，许多不同种类的陶瓷系统

已经开发出来供临床使用[5]。目前，最流行的两种陶瓷修复材料，一种是氧化锆，其特性和临床应用迄今已得到详尽描述，而二硅酸锂相比氧化锆而言则具有较高的透明性和较低的机械强度[6-7]。作为一种修复材料，二硅酸锂的发展可以追溯到1998年，当时它以IPS Empress 2（Ivoclar Vivadent）引入牙科领域[8]。这是第二代热压铸陶瓷，以二氧化硅为主要结晶相[9]（图1）。

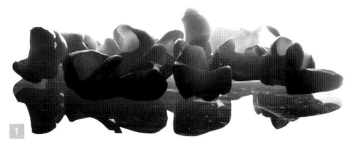

1

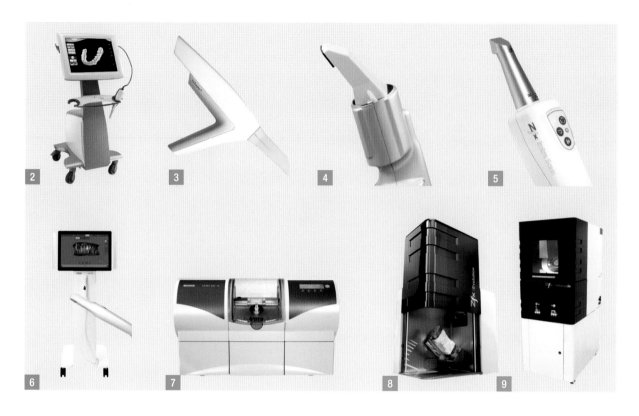

图2~图5 目前市面上可用的4种口内扫描仪。

图6~图9 根据门诊构架，目前有不同的数字工作流程方法[10]。

数字化系统

材料的适应证从贴面、嵌体、高嵌体和冠到前牙的三单元固定桥（FDP）等[11-12]。Empress 2的临床数据表明单冠的成功率较高，而三单位固定桥的成功率明显降低[13]。该材料因性能不佳最终被制造商停产。经过重新配方和优化的二硅酸锂陶瓷以商品名IPS e.max（Ivoclar Vivadent）重新引入牙科。这是Ivoclar Vivadent独家生产的专利材料，有可压铸瓷块（IPS e.max Press），也有用于计算机辅助设计/计算机辅助制造（CAD / CAM）部分结晶的瓷块（IPS e.max CAD）（图1）。

尽管它的前身Empress 2只能用作支架材料，但IPS e.max的可压铸瓷块和可机械加工瓷块可以整体形式使用。这种相对半透明的高强度整体式陶瓷，加之市场对无金属修复体的新兴需求相结合，这可能是为什么二硅酸锂修复体使用如此广泛的原因[14]。

鉴于其受欢迎程度，有必要收集更多有关二硅酸锂修复体存留率的临床数据。目前，存在两种不同类型的数字化印模系统。第一种是使用口内扫描来立即生成虚拟工作模型，使临床医生可以在椅旁设计修复体。设计好后数据发送到研磨中心，从预制的瓷块中制作修复体。这样，只需一次就诊就可以制作好修复体。第二种系统则将注意力集中在图像获取和识别上，以构建自然牙列的虚拟复制。与第一种类型相比，在这种系统中，通常将数据传输到专门的牙科技工室或专门的生产中心，在那里设计修复体（CAD），进一步处理并最终制造（CAM），这种方法通常是减法技术，比如计算机数控（CNC）研磨[8]（图2~图9）。一些数字化印模系

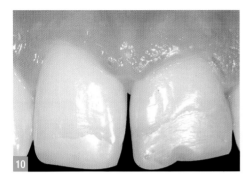
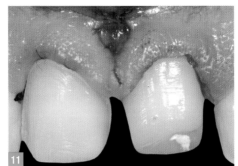
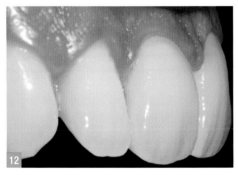
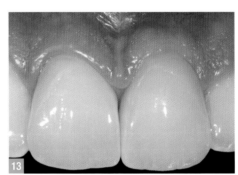

图10~图13 一名26岁患者主诉两颗上颌中切牙的美学状况。左侧切牙曾因创伤而失去活力，轻度变色，牙齿轴向和比例不协调以及牙龈不对称。对于先前用复合树脂重建的右侧中切牙，患者不喜欢两颗中切牙之间的形状和缝隙。该治疗计划包括2个二硅酸锂修复体，右侧中切牙贴面修复，左侧中切牙全冠修复。在牙体预备过程中，对左侧中切牙进行了牙龈切除，并顺带进行了系带切除术。牙龈组织成熟后，就可以使用染好色的整体式二硅酸锂冠进行最终的修复，其光学性能与适当的软组织处理相结合，牙科团队能够满足患者的要求。技工室操作由Vincenzo Musella，DMD，CDT完成。

统允许操作者从上述治疗方法中选择一种。相比较传统印模，两种数字化印模系统均具有显著的优势，例如，增加了患者的舒适度，减少了治疗的时间，因此降低了成本。并且有机会轻松地实时查看和调整预备[15-17]（图10~图13）。二硅酸锂力学性能包括：91GPa的弹性模量，5.5GPa的硬度[11,13]，375MPa的抗弯强度[17]（图14）。这些玻璃陶瓷能够承受体外和口腔运动循环载荷，并且在超过生理咀嚼力的1100~1200N的载荷水平下，不会出现破坏[18]。

为了获得良好的透明度和颜色的变化性，可以制作整体修复体，然后在椅旁和技工室中进行精细化雕刻。基于这些特性，二硅酸锂陶瓷可用于前牙、后牙单冠和FDP（最多四单位）[19]（图15~图20）。

图14 在石膏模型上的4个整体式二硅酸锂修复体的出色光学性能。

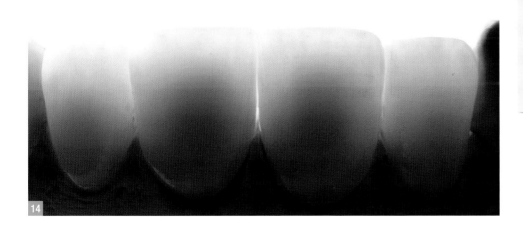

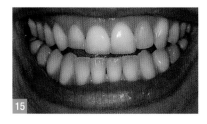
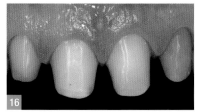
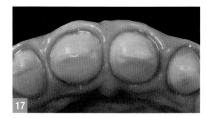

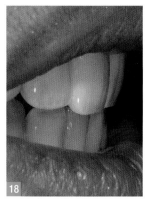
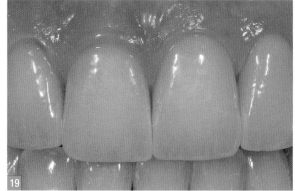
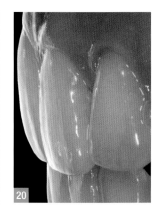

图15~图20 一名30岁对美学要术很高的患者对上颌的4颗切牙不满意，这些切牙呈现出磨损且颜色不一。为了恢复牙齿的比例和正确的切牙引导，选择了4个分层制作二硅酸锂单冠。对基牙进行预备，制备刃状边缘，并适当管理穿龈轮廓，使用高透材料，有助于解决这种问题。技工室操作由Vincenzo Musella，DMD，CDT完成。

临床应用

如前所述，目前很难找到真正基于循证的方案来选择最佳的材料，通常是根据临床情况来选择材料。直观上讲，具有高价值的信息只能来自临床研究。然而，即使近年来发表了一些高水平的研究，我们也很难找到具有足够循证等级的试验来让我们根据科学证据做出选择[20-21]。

在缺乏来自临床试验的充分信息的情况下，选择标准至少应具有合理的基础。实际上，并不是所有可以在临床和技术上实现的事情都具有临床意义和符合患者利益。最新材料的美学和功能特性使用整体二硅酸锂或氧化锆修复体成为可能。

无金属材料可以制造出美观的整体修复体，这种修复体非常适合后牙区，并且在大多数美学区域中都是可以接受的。此外，它们没有分层堆瓷的问题。

尽管会随着时间流逝而部分褪色，但使用染色的材料表面表征有助于改善美学。最新一代的材料允许制造具有内在美学特征的整体结构，根据牙弓的功能区和美学区而有所区别，从而减少了对表面染色的需求和相关限制。

表1列出了一组用于选择材料类型的参数，大致按层次顺序排列。显然，以损失修复体预后为代价选择更美观的材料是非常不适当的，但是如果这是唯一的标准，那么推荐在后牙使用金瓷冠（表1）。

正确理解患者的期望，对于牙医和患者之间获得成功至关重要。当然，期望值在很大程度上是主观的，尤其是在美学方面。但是，也可以肯定的是，由于牙体和牙周疾病，当在前牙区是单颗缺失而不是几颗缺失牙齿中的一颗时，修复体的美学影响会截然不同（图21~图31）。

评价参数	内容
位于口中的位置	前牙区/后牙区
邻牙	天然牙/修复体
牙龈生物型	厚/薄
笑线	高/低
软组织结构	自然/改变过
边缘位置	冠方/根方
牙齿状况	有活力/死髓牙

表1 材料选择：一般评价参数

陶瓷材料	长石瓷	白云石	二硅酸盐 + 长石	整体二硅酸盐	氧化锆 + 长石	整体氧化锆	整体氧化锆 + 部分饰瓷	金属烤瓷
嵌体	是	是	是	是	NA	NA	NA	NA
高嵌体	是	是	是	是	NA	NA	NA	NA
贴面	是	是	是	是	NA	NA	NA	NA
前牙单冠	否	是*	是	是	是	否	是	是
前牙种植单冠	否	否	是	是	是	否	是	是
后牙单冠	否	否	是*	是	是	是	是	是
后牙种植单冠	否	否	是*	是	是	是	是	是
前牙FDP<四单位	NA	NA	是*	是*	是	否	是	是
前牙种植FDP<四单位	NA	NA	是*	是*	是	否	是*	是
前牙FDP>四单位	NA	NA	否	否	是*	否	是*	是
前牙种植FDP>四单位	NA	NA	否	否	是	否	是	是
后牙FDP<四单位	NA	NA	否	否	是	是	是	是
后牙种植FDP<四单位	NA	NA	否	否	是	是	是	是
后牙FDP>四单位	NA	NA	否	否	是*	是*	是*	是
后牙种植FDP>四单位	NA	NA	否	否	是*	是*	是*	是
全牙弓为天然牙	NA	NA	否	否	是*	是*	是*	是
全牙弓为种植体	NA	NA	否	否	是*	是*	是*	是

表2 陶瓷材料的临床应用范畴（来自AIOP闭幕会议，2013年）

NA=没有应用。 *可能，但是需要临床跟科研的进一步证实

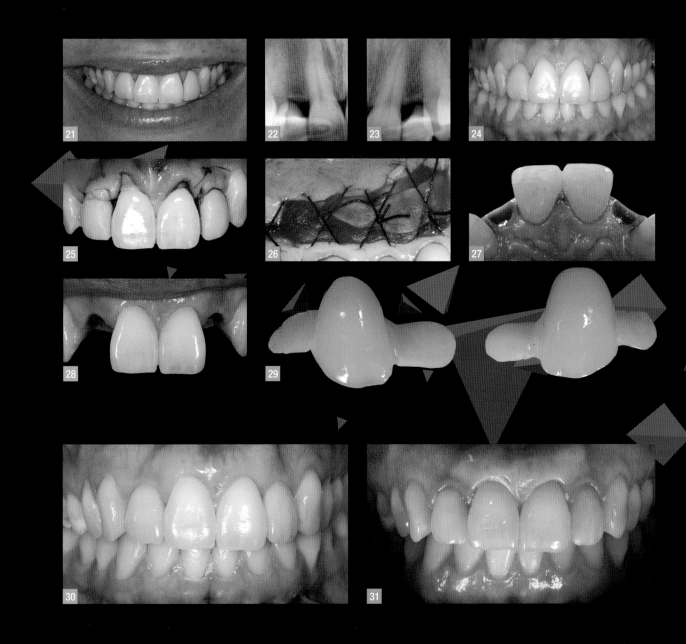

图21～图24　这名27岁患者想要改善她微笑的美观度，并替换她的10年前戴入的2副金属烤瓷马里兰桥。她主诉上颌中切牙与侧切牙相比明度更低。临床检查显示上颌前牙牙龈退缩，而缺牙的侧切牙区域软组织量不足，这是微笑看起来不美观的原因。在解决问题之前，有必要纠正软组织缺陷。由于植入2颗种植体的间隙不足，并且患者拒绝进行正畸修复，因此采用了2个新的二硅酸锂马里兰桥进行修复。这充分利用了材料的美学特性及其可酸蚀性和高韧性，从而使预备更加微创，并改善了粘接剂粘接后修复体的固位力和密封性。

图25～图27　单次手术改善软组织，通过取自腭部的去上皮结缔组织移植物来增加软组织体积。使用临时修复体调整桥体龈端区域的软组织轮廓。一旦软组织成熟，牙科团队便开始制作最终修复体，重建协调牙龈对称性和牙齿比例。

图28～图31　在粘接当天最终修复体就位和在5年后随访的情况。

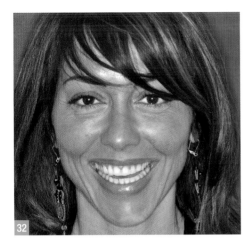

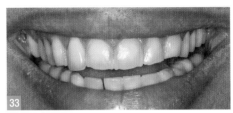

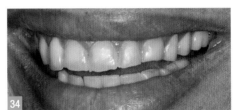

图32~图35 面部分析显示，咬合面向右倾斜，微笑时双侧暴露出第一磨牙，高笑线。唇齿分析显示，大部分牙齿表面因酸蚀症所致磨耗严重，除了上颌右侧侧切牙上的金属陶瓷冠，由于其耐酸，因此磨耗的比天然牙齿少，看起来其超出了切平面。口内正面照观察到除了上颌右侧侧切牙的金属烤瓷冠，前牙的切嵴均有磨损。左侧的磨损较大，因为该侧的副功能较多。

图36，图37 右侧侧面照比例为1:2，左侧比例为1:1。

二硅酸锂完美地融合了美学特性、可酸蚀性和高韧性。前面已经提到，文献报道该材料可用于贴面、前牙冠和后牙冠、嵌体和前牙区的短跨度（最多四单位）的固定桥修复（表2）。对于贴面而言，与传统玻璃陶瓷相比，由于其具有较高的抗弯强度，在危险的生物力学情况下（例如牙齿变长，牙齿支撑变少，超过釉牙骨质界处的粘接），二硅酸锂是一个合理的选择[22]。以下是对几个病例进行

详细描述，突出了二硅酸锂的良好特性，并结合了由新技术带来的各种可能性。技师的艺术技能以及牙医的临床知识，通过治疗决策，从所使用的材料中获得最好的性能。

这是一名37岁患者，主诉牙齿大范围敏感以及她对牙齿的颜色不再光亮感到不满意。在临床交流中，她报告说，近年来，她注意到自己的牙齿颜色变深，上颌右侧侧切牙比牙弓中的其他牙齿更长（图32~图35）。

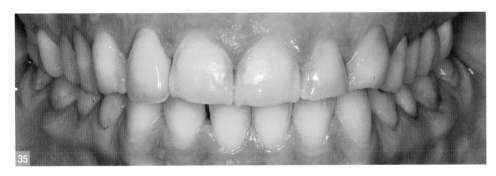

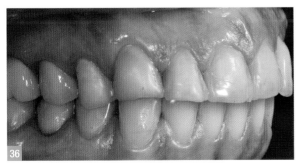

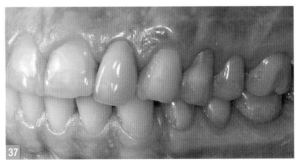

图38，图39 骀面照显示了酸蚀作用导致牙齿咬合面呈杯状磨损，区域牙本质暴露。金属烤瓷冠的咬合不受此问题的影响。

图40 上颌右侧中切牙的切缘的mock-up。这有助于进行语音、面部和牙颌分析，以确定其正确位置。利用此信息和数字化微笑设计（DSD），技师可以制作诊断蜡型。

图41 根据临床医生收集的所有数字化和常规信息，牙科技师现在能够制作诊断蜡型。

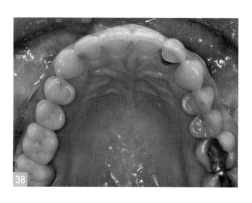

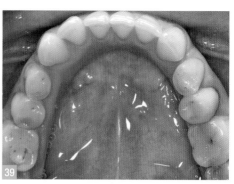

该患者未报告任何系统性疾病。在过去的几年中，她参加了几门课程，成为一名专业的酿酒师。她强调了希望恢复较高的美学修复的愿望。后牙区在正中关系位（CR）和最大牙尖交错位（MI）之间存在1mm的差距。深覆𬌗和深覆盖分别为1.5mm和1mm（图36～图39）。

由于两颗尖牙磨耗，在左侧和右侧都出现了组牙功能（图40）。前导的倾斜减少导致工作侧和非工作侧的后部早接触。在肌肉骨骼检查过程中没有发现不良反应。在初步治疗计划期间，进行了影像学和牙周检查，同时拍照、录像和制取研究模型。最后，对患者进行适当的口腔卫生宣教。收集了所有信息并进行数字化微笑设计（DSD）之后，牙科团队了解到需要修复患者的上下牙弓，从而重建咬合。牙列磨损的表现没有确切的被动萌出的改变，有必要尽可能多地去维持剩余牙齿结构，并尝试改

变咬合垂直空间（VDO），以便在牙体预备之前为修复材料创造空间。这将有助于避免大幅度减少牙体结构并尽可能保留牙釉质[23]。

文献中提出，应根据患者主诉，对审美的感知和功能需求以及磨耗的严重程度来指导重建严重磨损的牙列[24]。这就是为什么在进行任何类型的治疗之前，均应先进行美学预览，该预览是从DSD规划中收集的信息，然后转移到研究对象中以评估与美学、语音和功能有关的新的切牙和咬合平面（图41）。在这个病例里，治疗的目的是重建咬合，降低牙齿敏感性，并改善整体美观[23,25-26]。恢复严重磨耗的牙列的挑战是需要尽可能保留牙齿的结构，同时还为修复材料提供足够的咬合空间。在这种情况下，选择的材料是整体式二硅酸锂，因为它允许在CR位中少量增加垂直空间，同时由于其可酸蚀性可增加最终修复体的粘接和密封，因此进行非固位性的牙体预备。

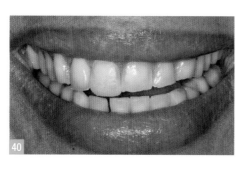

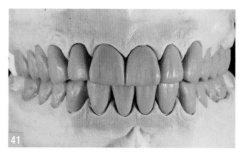

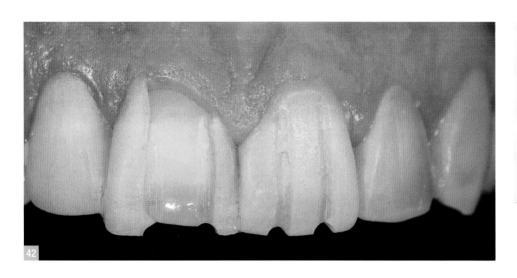

图42～图44 一旦最终修复体的体积通过mock-up确定下来，便可以使用带标识的车针进行最终冠的牙体预备，在前牙的切端磨除1.5mm。

实际上，目标是最大限度地减少对牙齿结构的磨损，尤其是在咬合区域，以形成厚度不超过0.8mm的修复体，并沿轴壁保留更多的牙釉质，并带有轻微的髓角线，为基牙提供了良好的几何形状并促进有效的粘接剂粘接[23,27]。整体式二硅酸锂可以做到这一点，它的厚度可以减少到0.8～1mm而不会影响其机械性能。最后，主要通过牙釉质与可酸蚀陶瓷材料的粘接是修复成功的关键因素。

诊断并制订治疗计划，将修复重建分为5个阶段和预约。

第一阶段：将美学树脂饰面粘固于上下颌牙齿之上，并使用1个月时间，来评估患者的神经肌肉系统在正中𬌗位是否可以耐受垂直空间和前伸引导。

第二阶段：利用mock-up作为指导进行后牙预备，在𬌗面上整体减少厚度为0.8mm，并有一个小的斜面终点线。这种以修复为导向的牙体预备对天然牙非常微创。牙体预备后立即对暴露的牙本质区域进行封闭，以降低牙齿敏感性并实现更好的附着力。尽可能采用树脂mock-up引导进行牙体预备，尽可能多地保留牙釉质（图42～图48）。

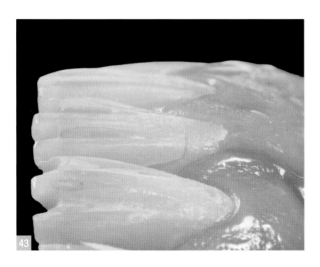

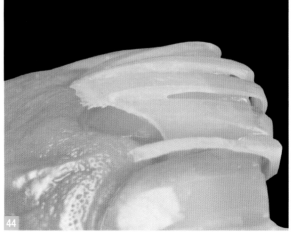

图**45**，图**46** 在 mock-up表面用车针磨除适当的深度沟槽，从而指导牙体预备，使要预备的牙齿磨除量最少。

图**47** 2颗前磨牙最终预备的细节，其特征是龈上肩台终点线几乎保留了所有的牙釉质。

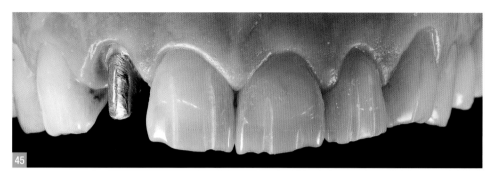

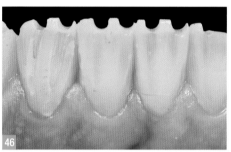

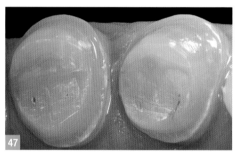

使用聚醚材料（Impregum Penta DuoSoft，3M Espe）取终印模，并在后牙基牙之间使用超硬蜡记录CR位正确的颌位关系。最后，后部的mock-up作为临时修复体重新定位。然后技师可以制作后牙的FDP，根据已记录的患者的前导斜度，重新建立正确的牙尖斜度。

第三阶段中：在对不同材料表面进行处理（二硅酸锂和牙釉质/牙本质）后使用上橡皮障隔湿，进行后牙的粘接（图49~图57）。

粘接操作程序

以下是在这个病例粘接技术的总结。

1. 去除修复体和临时粘接剂。

必须小心清除残留的临时粘接剂，为了创造有一个清洁的基底用于粘接。可以使用手动工具（例如刮匙），带有浮石或预防性糊剂（不含氟化物）的牙刷或喷砂对预备好的基牙进行清理。如果使用的是含丁香酚的临时粘接剂（尽管不建议在粘接之前使用），通过用酒精擦拭清洁基牙或用磷酸稍微酸蚀基牙，尽可能减少对聚合造成潜在负面影响。Frankenberg等[28]指出，一般情况下即使没有丁香酚，临时材料的污染也会对粘接力构成威胁，从而显著地降低粘接剂–牙本质粘固的抗力值。

2. 最终修复体的美学试戴。

美学试戴是有用的，不要忽略由于使用有色复合材料或含胺的双固化粘接剂而在固化后出现颜色变化的可能性，这点非常重要，因为这可能会在固化阶段改变修复体颜色。

3. 对修复体的内表面处理以用于粘接。

根据材料类型，对内表面进行处理，尽可能促进附着力。

4. 操作区域的隔湿。

在这个病例里，进行粘接的化学和机械操作时，重要的是要对粘接部位周围环境的湿度进行良好的控制。橡皮障当然是确保完全隔离术区的最

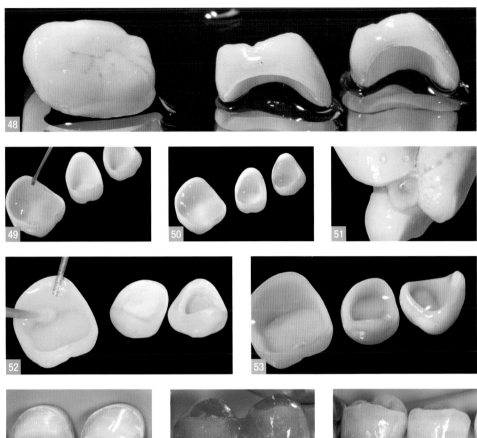

图48~图56 粘接遵循精准的程序。修复体的内表面用10%氢氟酸（Ivoclar Vivadent）酸蚀20秒，用水冲洗，然后进行3分钟的超声荡洗。干燥后，将内表面硅烷化（Monobond-S，Ivoclar Vivadent）并干燥60秒。使用浮石和抛光杯（OptiClean，KerrHawe）清洁预备的基牙，然后使用37.5%磷酸（Ultra-Etch，Ultradent）酸蚀牙釉质并停留30秒，在混合层上停留10秒，漂洗并干燥。修复体和牙齿的粘接面涂布粘接系统（Syntac，Ivoclar Vivadent），由于陶瓷修复体的厚度减小，因此选择了轻聚合复合树脂粘接剂（Variolink II，Ivoclar Vivadent）来密封修复体。

佳方法。在粘接龈下预备边缘的牙冠时，可以采用半粘接的方法：使用有较大穿孔的局部橡皮障，其包括更多的牙和邻牙夹具，或专用棉卷和排龈线。

在这两个病例里，都可以通过两种方式来提高在龈下区域粘接力：通过酸蚀和冲洗后将粘接剂放置在基牙的冠方2/3处；或使用自固化树脂粘接剂。

5. 对预备好的基牙和修复体进行粘接。

如前所述，牙釉质是粘接的最佳界面，但是在修复体预备体上有大面积的牙本质是非常正常的。目的是形成螯合状态，该状态在暴露的牙本质

表面和树脂粘接剂之间建立了强大的保护屏障，从而防止了对重要的神经支配牙齿结构的外在污染。牙本质螯合可以在粘接过程中或在牙齿制备之后以及在取模之前实现（即双粘接技术）。因此这里分3个步骤描述了酸蚀和冲洗粘接技术，因为它仍然是一个金标准：在隔离术区后，用37%磷酸进行酸蚀（牙釉质30秒，牙本质15秒），然后用清水彻底冲洗。如果需要进行牙本质封闭，可以在略微润湿的牙本质上涂布底漆（以促进黏附）。如果已经完成，则可以跳过此步骤，直接使用粘接剂进行。粘接剂可以使用毛刷或海绵均匀涂布在修复体的内表面上。最好仅在放置固定粘

接剂后才进行聚合（同时聚合粘接剂和树脂，以避免形成厚的预硬化粘接）。仅在使用简化系统的情况下，这种同时聚合会带来自固化和双固化粘接剂与树脂体系不相容的风险。

对于粘接剂而言，可分为光固化和双固化。当然，如果仅使用光固化粘接剂，则在厚度增加的时候其粘接效率会降低，从而导致与牙本质的结合不充分[29]。实际上，即使光固化粘接剂尝试独立聚合，该问题仍然存在。一项研究[28]表明，对嵌体/冠下方粘接剂进行单独（以及在这之前）光固化不会改善粘接剂对牙本质的抵抗力。这很可能是由于在粘接剂逐渐变薄过程中，氧气（O$_2$）起到抑制作用。总之，为了获得最佳的粘接，最好使用双固化的非简化粘接系统并同时固化，而不是仅尝试光固化粘接剂进行单独的聚合[30-31]。

6. 粘接剂的选择、混合、涂布和放置修复体。

文献建议避免使用双组分粘接剂，而选择直接复合填料。后者必须在特殊加热器中加热以达到适当的流动性，但要有更长的工作时间，这样受聚合收缩问题的影响较小，色泽稳定，并且不太黏稠，从而有助于去除多余的粘接剂[30-33]。在实践中，通常将粘接剂涂布在修复体和/或预备体的内表面上，然后将修复体放置在预备体上，并施加较大的压力以使多余的材料溢出。可以完全手动或使用超声波仪器（带有聚四氟乙烯尖端）的振动来实现修复体的完全贴合。固化过程中施加的压力已证明对牙齿的粘接力会有影响。Goracci等[34]的一项研究表明，当施加的力从20g/mm^{2}至40g/mm^2（约30N·cm）时，两种类型的复合粘接剂在牙本质上的粘接能力有统计学差异。压力的增加可以减少孔隙产生的频率和范围[35]，优化了弱的物理结合的形成[36]，防止或限制下方牙本质的液体渗出并通过半渗透性粘接剂[37]。

7. 清除多余的粘接剂。

必须小心清除多余的粘接剂，同时使用手动工具或手指按压将修复体保持在适当的位置。同时最好使用探针、海绵、蜡质或海绵状牙线去除。这一步很重要，因为聚合后非常难去除残留的粘接剂；此外，它可能引起牙周软组织的慢性炎症。除去多余的粘接剂之后，进行固化以及修复体的抛光完成粘接过程。

第四阶段：所有的上颌前牙和下颌牙已经预备完毕，在mock-up的引导下尽可能保守预备。取最终印模，同时口内面弓转移，CR位前牙区记录与不同步骤时制取的石膏模型一起发送给技师。

2周后，第五阶段：将染好色的整体式二硅酸锂贴面进行粘接和抛光，并检查静态和动态咬合。在1周的随访中，完成了最终修复体整合，获得了出色的美学、正确的功能、健康的边缘软组织，患者感到非常满意。尽管临床病例很复杂，但使用精准和标准化的修复方案使患者能够在相对较短的时间内进行修复重建。

由于采用了整体式二硅酸锂，因此在后牙区域可以使用0.8mm厚的材料进行修复，从而使临床医生能够以微创的方式来预备已经磨损的牙齿并适量抬高垂直距离。由于它是一种可酸蚀的材料，可以用粘接剂粘接最终的修复体（图58~图61），从而避免了不必要的手术，比如通过根管治疗来延长临床牙冠，从而获得基牙的初步固定。实际上，保持牙髓活力，防止牙髓治疗以及桩核修复是至关重要并且有益的，因为这些侵入性的方法违反了生物力学的平衡，并随着时间的推移影响所修复牙齿的性能。即使使用了厚度减小的整体式陶瓷材料，保留的牙齿结构和剩余的牙釉质也应提供足够的抵抗力与强度（图62~图67）。

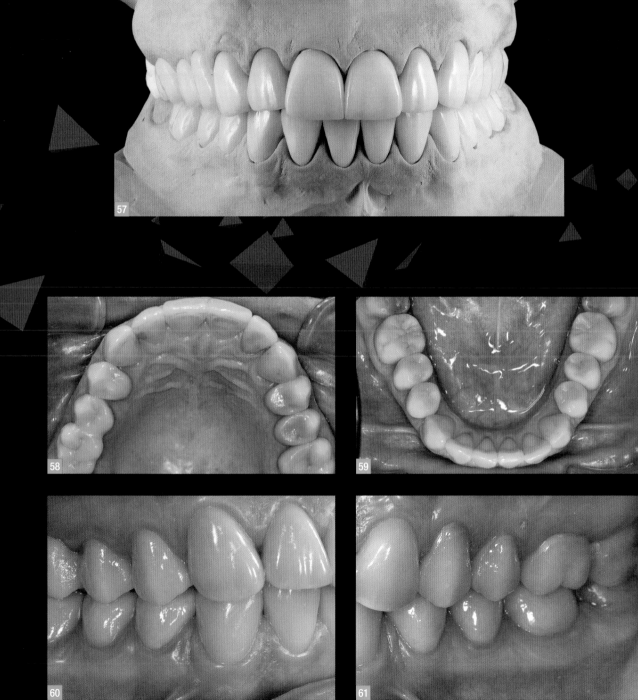

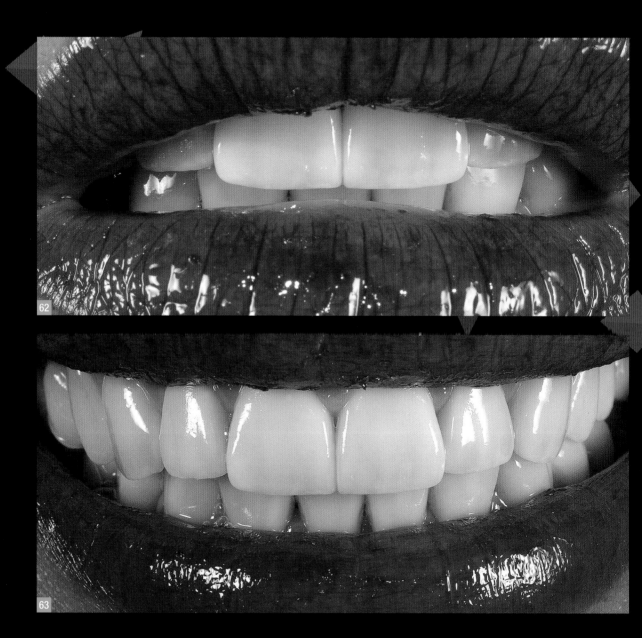

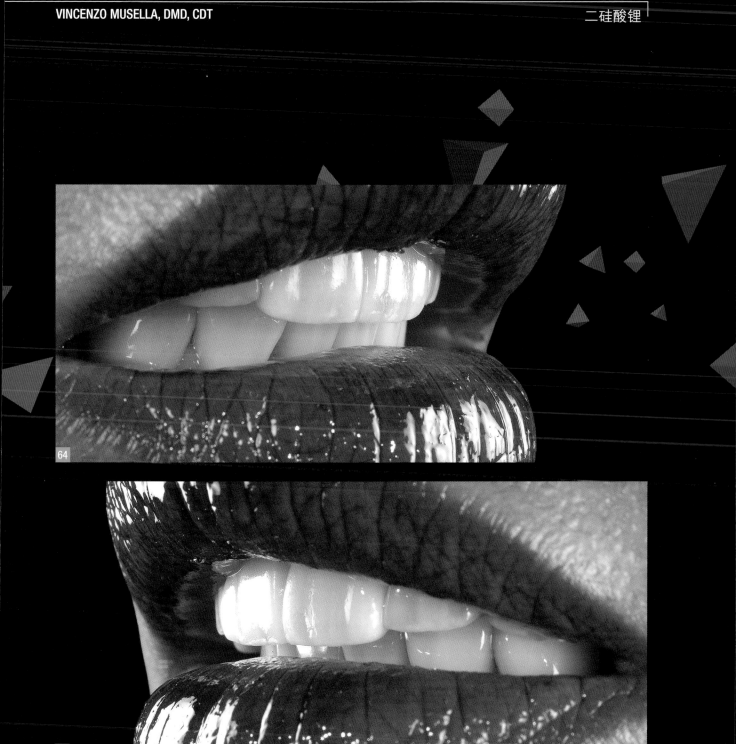

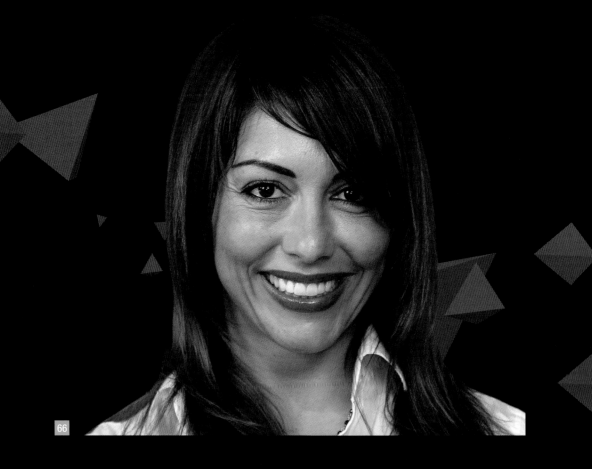

66

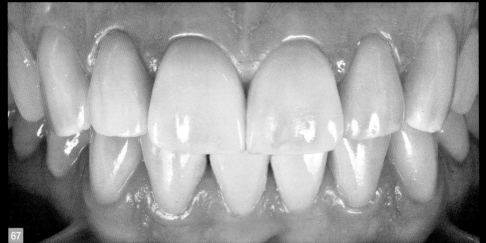

67

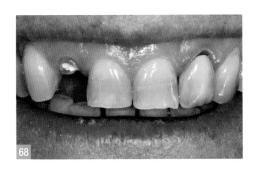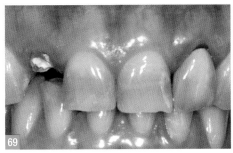

种植体基台：选择标准

对于种植治疗，基台和牙冠材料的选择在最终修复的美学和使用寿命方面起着至关重要的作用。种植体支持的单冠由于其出色的临床长期效果，已成为传统固定义齿的有效替代品。然而，除了良好的存留率外，美学因素对于在前牙区成功同样至关重要。如今，种植体制造商提供了几种种植体基台。有时必须在标准和定制基台之间做出选择；此外，可以使用不同的基台材料，例如钛或陶瓷类。最后将修复体粘接在基台上或直接一体化直接固定在种植体上[38-39]。与传统的金属基台相比，全瓷基台的失败风险明显增加，因此不适合采用全瓷基台。选择一个前牙单冠的基台，应

考虑以下几个因素：该区域的可见性（例如，高笑线与低笑线）；牙龈的厚度，邻牙的颜色；患者的美学期望[40]。在美学期望要求很高的情况下，需要使用个性化的瓷基台。在种植体周围软组织薄的患者病例里，应结合使用氧化锆基台和全瓷冠[41]。这是以下两种病例的适应证。

在第一个病例，临床检查显示上颌右侧侧切牙的剩余牙齿结构较差，完全缺乏合适的修复肩领，尤其是在腭侧区。两颗中切牙切端磨耗，牙龈边缘比侧切牙更靠近冠方的位置。此外，上颌左侧侧切牙上有冠修复体存在，除了具有不正确的长宽比例外，颈部还存在继发龋。高位笑线，牙龈为薄龈生物型（图68，图69）。

选择1：不接受	选择2：不接受	选择3：是的，可接受
牙髓再治疗	牙髓再治疗	微创拔除
正畸牵引	冠延长来获得牙本质肩领效果	马里兰桥临时修复
牙龈切除	桩核	延期种植
桩核	最终冠/哪种材料？	即刻种植，螺丝固位的临时修复？牙槽嵴保存？
最终冠/哪种材料？		最终冠/哪种材料？

表3 治疗计划的选择

在分析了所有影像、照片信息，安装在𬌗架上的研究石膏模型之后，提出了几种治疗方案。患者的首要任务是解决上颌右侧侧切牙的问题，她拒绝任何正畸治疗。考虑到剩余牙齿的结构较差，腭侧在牙槽骨下方1mm处有根折，以及急性根尖感染，选择的治疗方案是种植修复

图70 DSD计算机演示帮助牙科团队与患者沟通不同的治疗方案。

图71 牙科团队成员之间沟通的跨学科的DSD演示示例。在两颗中切牙的区域，考虑采用牙龈切除术来改善牙龈的对称性和牙齿比例，随后在上颌左侧侧切牙上放置一个牙冠。选择用于最终修复的材料是染色的整体二硅酸锂。

DSD方法可帮助牙科团队与患者进行交流，并就所有可能的情况跟患者进行沟通。本病例需要多学科的方法来重建病例（图70，图71）。

在上颌右侧侧切牙种植问题上，存在牙周和修复体的变量：

- 种植体：考虑牙齿拔除后是否能获得一个合理的种植位置，以及即刻修复时临时冠是否能够采用螺丝固位，是否应该采用延期种植的方案，并在这种情况下评估是否需要拔牙位点保存[42]。

- 牙周：即刻种植后，评估用骨移植物和/或结缔组织移植物过度重建拔牙窝的可能性，并决定是否从腭侧或上颌结节中获取软组织。

- 修复体：考虑临时修复体或最终修复体应该采用螺丝固位或粘接固位，种

植基台和最终冠该选择哪种材料（表3）。

在开始治疗之前，先进行美学预览，向患者展示多学科团队所设计的牙齿和组织变化。

治疗计划包括：右侧侧切牙位置采用种植体支持式粘接固位的二硅酸锂全瓷冠，两颗中切牙为二硅酸锂贴面以及左侧侧切牙为二硅酸锂全冠。向患者沟通治疗计划及顺序后，开始正式治疗。

第一次就诊是进行上颌右侧侧切牙的即刻种植，在牙槽窝中进行过度骨增量，并放置螺丝固位的临时修复体。在前4个月中，该修复体避免静态和动态咬合接触。确保了软组织的临时机械支撑和骨移植材料的生物密封（图72~图78）。

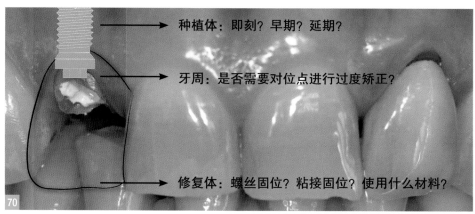

种植体：即刻？早期？延期？

牙周：是否需要对位点进行过度矫正？

修复体：螺丝固位？粘接固位？使用什么材料？

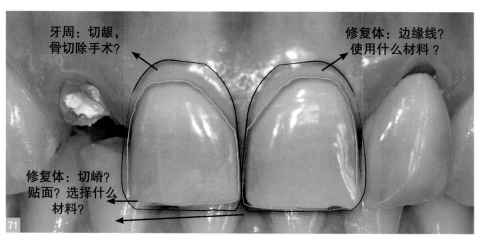

牙周：切龈，骨切除手术？

修复体：边缘线？使用什么材料？

修复体：切嵴？贴面？选择什么材料？

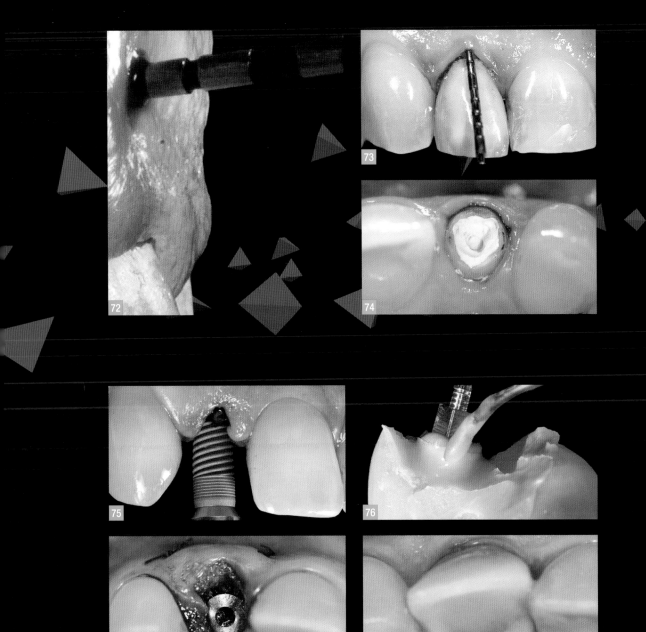

图72～图74 在拔牙当天，评估牙齿的生物学宽度，牙龈生物型（薄）和相邻牙齿的牙周附着。

图75～图78 根据Tarnow等[17]在2007年发表的拔牙窝分类，在微创拔除上颌右侧侧切牙后，确定其为Ⅰ型拔牙窝[19]。植入一颗3.3mm直径的Zimmer种植体，扭矩为45N·cm。然后将临时修复体在钛基台上重衬，注意用橡皮障保护过度植骨的拔牙窝，对临时修复体进行修整和抛光后将其拧紧在种植体上。由于患者有比较明显的覆盖，为避免临时修复体在静态和动态中有接触，因此与相邻牙齿相比，稍微唇倾。

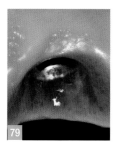
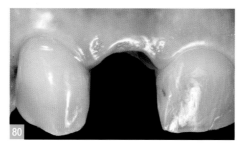
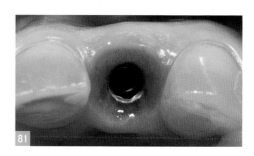

图79～图81 手术4个月后，第一次松开临时修复体，发现种植体周围软组织的高度为3mm，厚度为2.6mm，其中的顶端到前庭沟龈缘为2mm。临时修复体表面光滑，坚硬，清洁。在松开临时修复体后结合上皮撕脱，沟内出现红色出血区域。

图82～图86 用复合树脂恢复上颌右侧中切牙的切缘位置并通过语音测试对其进行验证后，使用Chu测量尺（Hu-Friedy）来确定牙齿的适当的长宽比。与DSD一起进一步帮助临床医生规划切除性牙龈手术切口的精确位置。

在随访期间，观察到种植体周围软组织立即黏附到临时修复体上，并维持了原有组织的体积。经过4个月愈合后，首次拧开临时修复体的螺丝，发现软组织的厚度和高度对于管理最终修复体冠的穿龈轮廓非常有用，以及随着时间的推移能保护种植体周围边缘骨[43-44]（图79～图81）。

一旦上颌右侧侧切牙的种植体周围龈缘稳定，下一步就是上颌中切牙的初步预备，同时进行牙龈切除手术（图82～图88）。2个月后，一旦边缘软组织成熟，使用具有适当长度和直径的扫描杆进行印模。在这个病例里，需要同时传递基牙和种植体信息，而数字化印模程序使工作变得更加轻松。在完成修复体的试戴后，医生进行最终的粘接（图89～图91）。

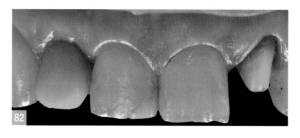
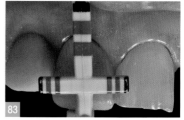
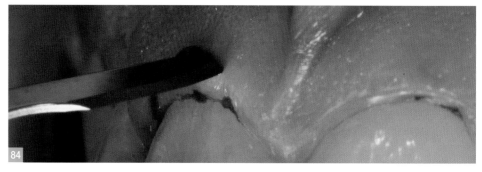
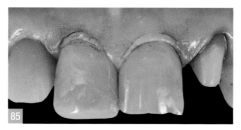
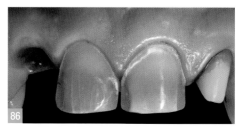

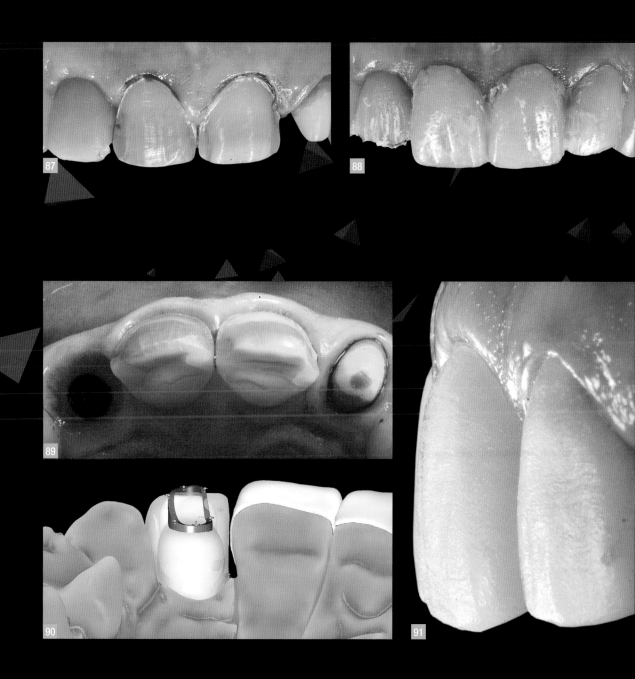

图87，图88 牙龈切除术后初步预备基牙。重衬并修整上颌两颗中切牙和左侧侧切牙的临时修复体。一旦获得骨整合，上颌右侧侧切牙临时修复体与相邻牙齿的解剖结构和功能整合在一起。

图89，图90 等待2个月以使软组织愈合并评估新的切导后，进行数字化印模。使用CAD印模文件，技术人员能够借助扫描的临时修复体的正确形状，以数字化方式，在钛基底的个性化氧化锆基台上制作解剖式二硅酸锂冠。

图91 随后对尚未染色的CAM修复体进行试戴，评估了其形状、接触点、穿龈轮廓和前导，确认没问题后进行染色和抛光。种植体基台由钛基台跟氧化锆基底所组成。在技工室中对两者表面进行适当处理后，使用树脂粘接。

图92～图101 上颌中切牙的贴面的粘接流程。在粘接过程中，放置橡胶障以保持该区域完全干燥。根据正确的流程一步一步处理基牙。

图102～图107 在使用自粘接树脂粘接剂之前，对上颌左侧侧切牙的二硅酸锂冠的内表面进行处理，并清洁基牙表面。

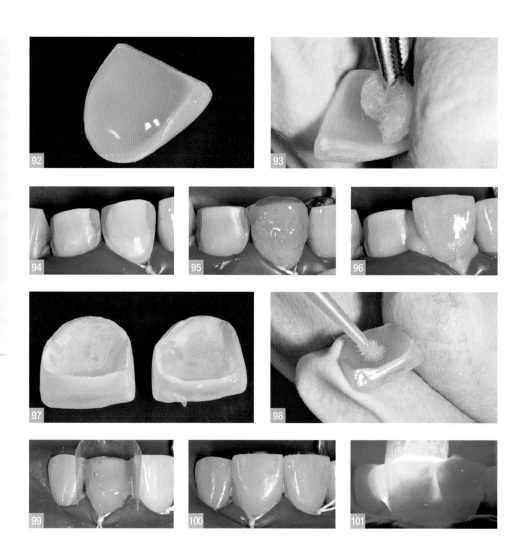

在粘接的时候，考虑到所使用的基质可能存在变色，尝试使用不同的试戴糊剂以获得均匀的外观。在对二硅酸锂和牙釉质表面进行处理后，上颌中切牙贴面使用全酸蚀的方式进行粘接。同时对2个二硅酸锂表面进行硅烷化处理之后，使用自粘接树脂粘接剂对2颗上颌侧切牙进行粘接（图92～图107）。

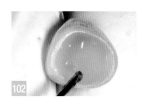
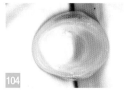
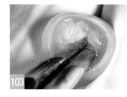
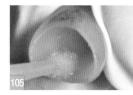
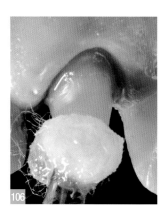
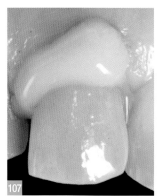

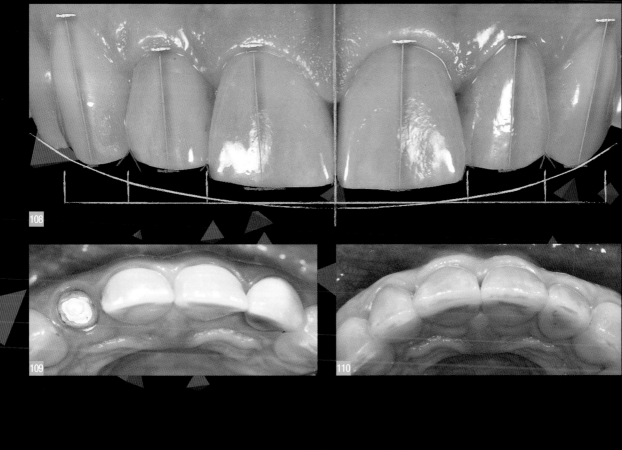

108

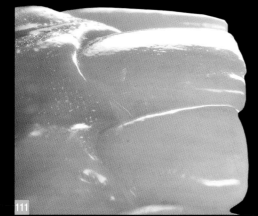

109

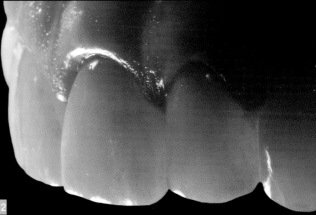

110

111

112

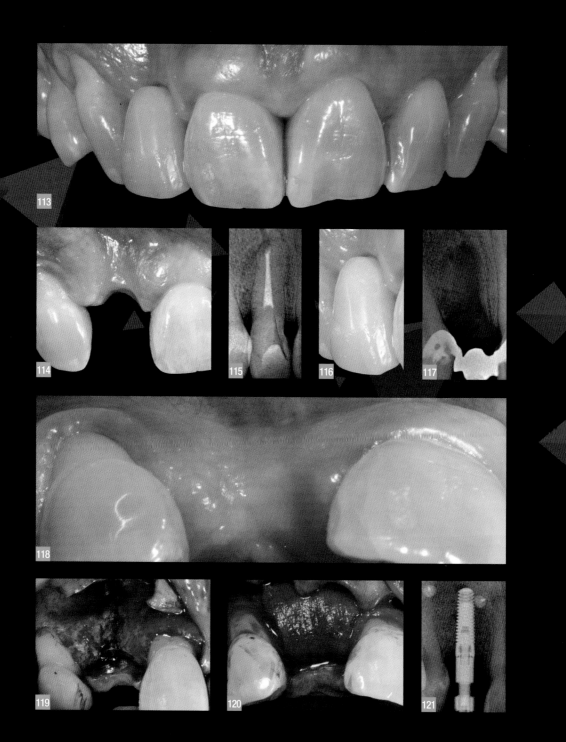

图113 ~ 图117 临床检查显示上颌右侧侧切牙的缺牙区域的软硬组织存在水平向吸收，从而在马里兰桥上形成了更偏腭侧的穿龈轮廓。因此必须采用正确的方法进行软硬组织的重建，确保最终牙冠与邻牙相协调。两颗上颌中切牙之间的牙龈不对称也很明显，上颌右侧中切牙出现被动萌出，两颗上颌尖牙出现牙龈退缩。拔牙前的放射片显示根尖的1/3处有明显的纵折，并且在愈合6个月后，拔牙位点出现低密度影像，这证实了骨缺损的存在。

图118 ~ 图121 第一次手术步骤。瓣设计从上颌尖牙的远中延伸直至上颌右侧中切牙的近中，仅需在远中做一个垂直切口。将锥形种植体（Zimmer）植入在正确的三维位置，用同种异体骨过度植骨修复缺损后，放置胶原膜，并使用2个膜钉进行固定，在当天制作临时修复体取模时拍摄的X线根尖片中可见2个膜钉。

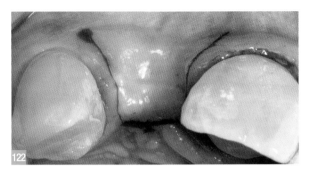
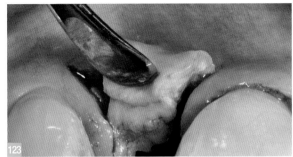
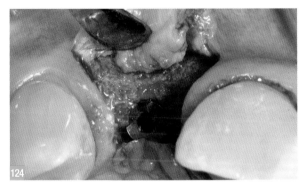
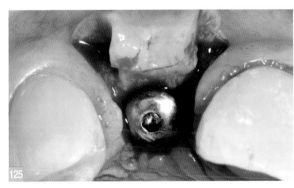

在已向大家展示的病例中，在拔牙后必须保持先前存在的组织体积，以使种植支持的修复体与邻牙成功融为一体（图108~图112）。相反，在以下情况下，牙科团队必须重建拔牙后因骨改建而导致的软硬组织缺损，以便有足够的体积获得美学上的成功。 2009年，一名女性患者找到作者，主诉6个月前因上颌右侧侧切牙根折而拔除的，随后用粘接性马里兰桥进行修复。患者想要一个确切的解决方案代替临时性修复体，而又不影响邻牙。她最近还担心上颌尖牙的牙龈退缩更明显了（图113~图117）。在收集好根尖片、锥形束计算机断层扫描、研究模型、照片、视频和牙周评估的信息之后，就可以计划种植手术（图118~图121）。

在手术导板引导下进行种植体植入，通过偏腭侧植入种植体获得初期稳定性；同时使用松质骨（Puros，Zimmer）处理4颗种植体螺纹暴露的二壁型骨缺损，以增加空间和体积并稳定血凝块，覆盖胶原膜并用2个膜钉固定。用深骨膜切口和浅切口将皮瓣松弛，以使皮瓣脱离肌肉牵引，将牙龈瓣重新置于冠状位置，并使用水平褥式和5/0缝线进行间断缝合（图122~图129）。

经过6个月的愈合（没有出现并发症），打开种植位点，以尝试对种植体唇侧软组织进行过度矫正。放置愈合基台并等待2周，制取印模，以螺丝固位的方式进行临时修复，临时修复体具有适当的穿龈轮廓，从而使种植体周围组织得到塑形。一旦种植体周围的软组织稳定，采用聚醚进行制取终印模。

图122~图125 经过6个月的愈合，在第二阶段的手术中，进行了改良的腭侧转瓣技术，采用垂直切口保留乳头并避免再次进入上颌右侧尖牙的龈沟。这允许对种植体唇侧组织进行过度矫正，以试图重建与相邻牙根相似的轮廓[45]，并保护种植体腭侧骨。

图126～图129 上颌右侧侧切牙种植体殆面观显示了从愈合基台到氧化锆的永久钛基台的过渡。显示了修复治疗不同阶段的龈沟内解剖变化。这要归功于骨的再生过程和二期手术期间对种植体周围软组织的正确处理。

图130～图135 在两种不同的材质上进行粘接必须严格遵循程序。

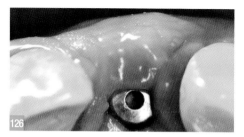
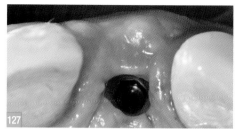
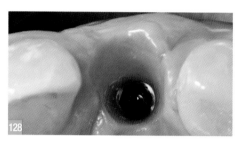
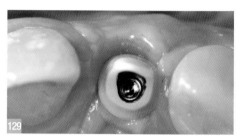

在灌注好石膏模型之后，技师基于临时修复体制作了上颌右侧侧切牙的解剖蜡型。在扫描石膏模型上的蜡型以及获取种植体植入位置之后，技师可以在钛基底的氧化锆基台上绘制完成线，并完成二硅酸锂冠。然后将文件发送并进行CAM生产，并在完成临床试戴后，对冠进行表面堆瓷处理。临床上，在粘接当天，种植体基台加力至30N·cm，使用粘接套装中的试色糊剂，选择最佳饱和度。随后

对两个不同材质的表面进行处理，二硅酸锂表面用5％氢氟酸处理20秒，然后用纯酒精超声3～5分钟，再硅烷化1分钟。氧化锆基台使用2atm（标准大气压）的硅离子进行喷砂，然后进行硅烷化处理（图130～图135）。

然后在基台周围放置一根排龈线，以利于去除多余树脂粘接剂。在2个月的随访中，可以看到牙冠与种植体周围软组织以及相邻牙齿的组织融为一体。

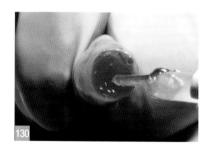
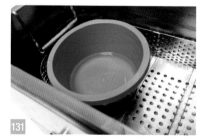
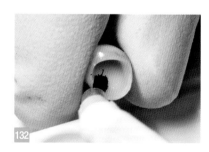
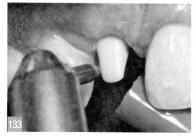
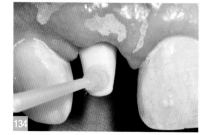
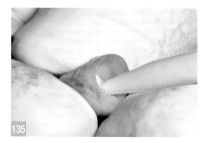

2个月随访时，牙冠与种植体周围软组织和邻牙融合良好。甚至在上颌右侧尖牙发现的CEJ退缩也得以改善。在3年的随访中，上颌右侧侧切牙获得了正确的牙根轮廓和牙龈边缘位置。使用高性能的美学材料可使修复体与患者的微笑融为一体（图136~图140）。

本书已经描述了一系列涉及天然牙和种植体的临床病例，这些病例展现了二硅酸锂的物理特性和光学性能。关于全牙弓种植修复，文献没有建议将此材料作为支架材料。因此，在2008年，当一名美学要求很高的53岁的女性患者就诊时，诊所牙科团队不得不进行一些临床和技术评估。当时，氧化锆透明度不佳，无法用作解剖整体或混合结构，因此决定使用CAD/CAM设计和制作的螺丝固位氧化锆支架，并在其上粘接24个二硅酸锂冠。这种特殊的修复解决方案符合患者的期望。

该患者主诉上颌两颗第二前磨牙区域疼痛和肿胀，并且在最近几个月中注意到上颌修复体的活动度增加，两颗中切牙之间出现了缝隙。她担心失去支撑固定上颌修复体的基牙，甚至在短期时间内也不想使用活动修复的解决方案。

图136，图137 最终修复体就位。注意白色和粉红色美学之间的完美融合，并保持良好的颊腭侧丰满度。

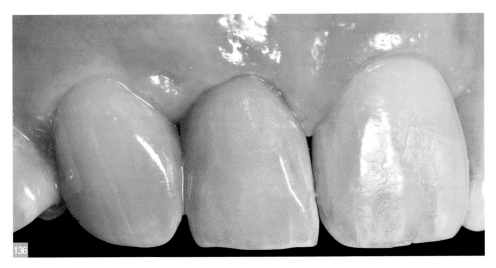
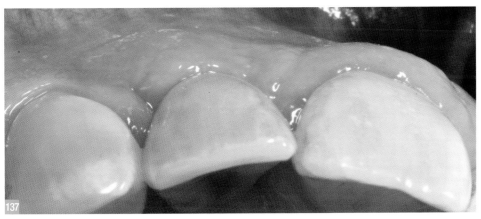

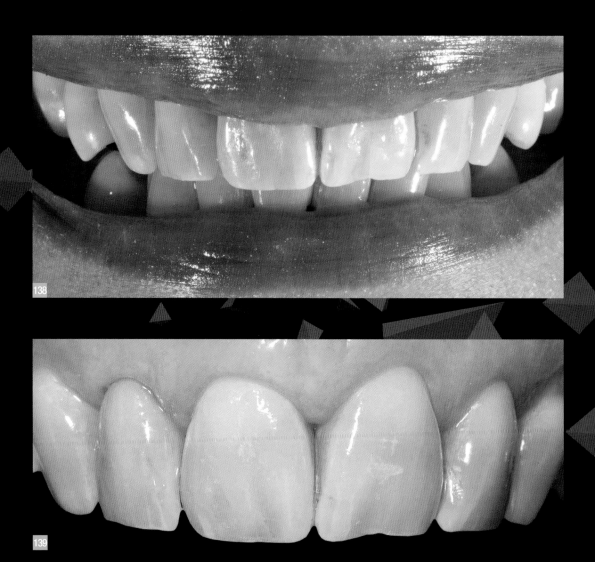

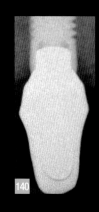

图138 ~ 图140 4年的随访，注意到白色和红色美学之间的完美融合。影像片证实了种植体周围边缘骨的稳定性。

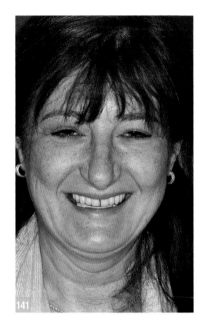

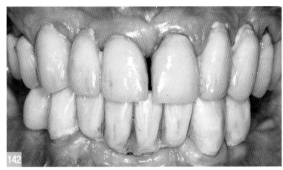

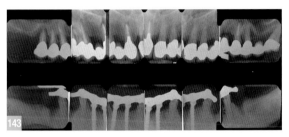

图141～图143 面部分析显示了上颌和下颌咬合面向左倾斜，即牙齿中线偏移并倾斜到左边，中位笑线。口内检查发现有牙菌斑和牙垢，牙齿比例不协调，牙龈不对称和牙齿中线偏移。影像学检查显示支持义齿的各个基牙的牙周状况处于晚期状态，在下颌正中联合处有2颗已经骨整合完成的种植体。

图144，图145 石膏模型以正中关系安装在𬌗架上，修复蜡型之后会换成树脂。在种植手术之前，将其进行美观和功能性试戴（图148～图153）。

在来诊的前2个月，在下颌正中联合处接受了2颗种植体植入，这些种植体与两颗下颌尖牙一起支持了一个由八单位粘接固位的临时修复体。收集完所有诊断信息后，上颌和下颌牙列缺乏支持长期最终修复体的有良好愈后的基牙（图141～图143）；但是，它们对于支持最初固定的临时修复体可能非常有用，目的是重建牙弓并开始建立该病例的美学和功能。

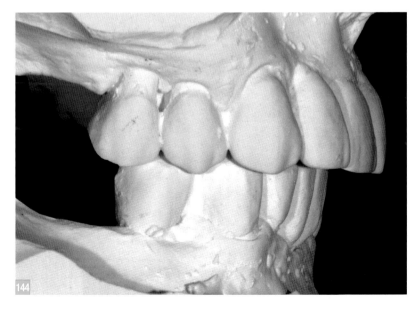

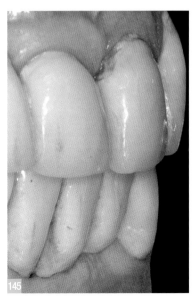

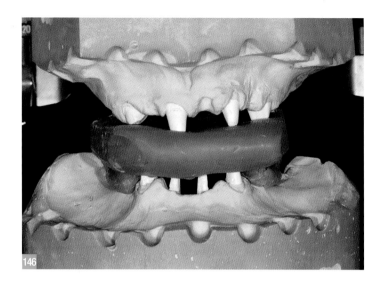

复时的石膏模型（图148~图153）在其上立即重新印模，将新的软组织信息记载下来，并在获取所有必需信息后开始着手进行最终修复（图154）。该过程采用了一次印模技术方案，对患者而言既快速又舒适，避免了复杂的开窗式托盘印模。根据临时修复体提供的功能和美学信息，技师人员创建了修复蜡型，在将其与石膏中的种植体位置一起扫描后，可以对氧化锆支架进行CAD设计，然后使用CAM制作。在石膏模型上检查支架的被动就位以及在口内进行验证后，用蜡对24个牙冠进行建模，然后压铸整体二硅酸锂牙冠。因为采用了这种修复解决方案，牙科团队才能够在最终的修复中提供最佳的美学和功能（图155~图161）。

之后有关修复体的所有术前信息都被转移到技工室，以辅助即刻制作临时修复体（图144~图147）。根据Revitalize（Zimmer）方案进行植入：上颌植入4颗种植体，其中2颗倾斜植入，下颌骨轴向植入6颗种植体，临时修复体在种植体植入后戴入。这种方法使牙科团队避免了更具侵入性的再生程序，并减少了整体治疗时间。经过4个月时间骨整合，技师利用即刻修

总之，再一次利用新技术与新材料相关的临床知识和技术，使复杂临床病例得以成功重建（图162~图166）。

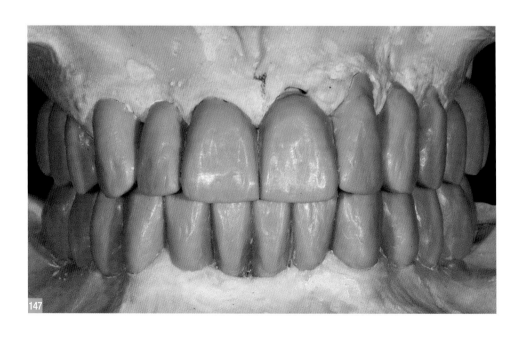

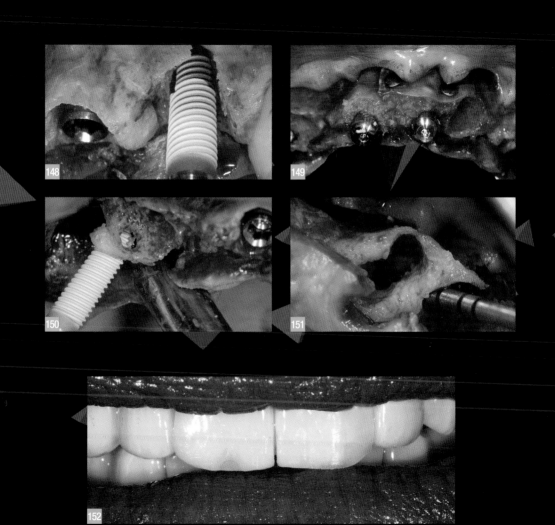

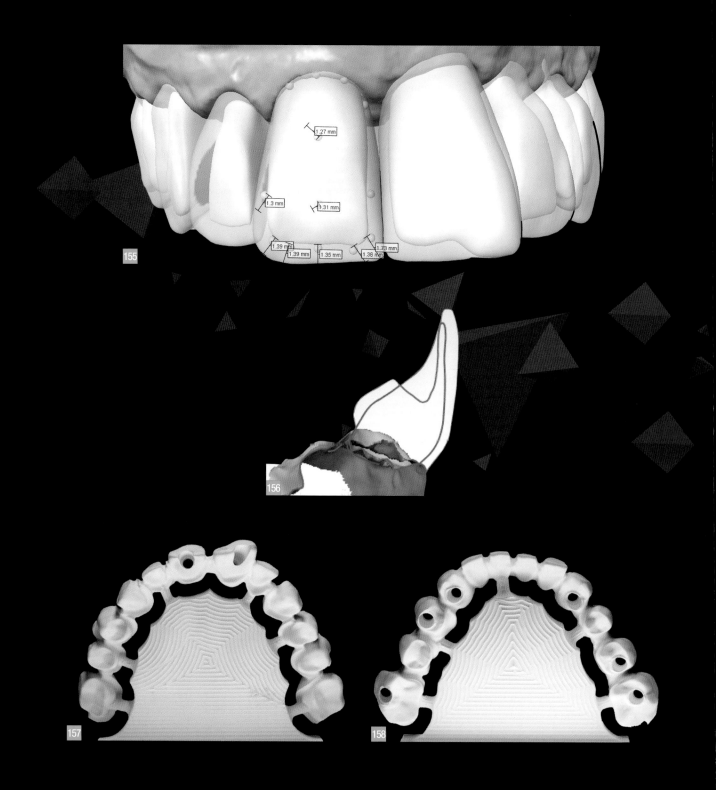

图155，图156　使用CAD软件，技师能设计氧化锆支架，并能够控制其不同的厚度。

图157，图158　在进行CAM研磨后，2个预烧结的支架仍然附着在氧化锆块上。

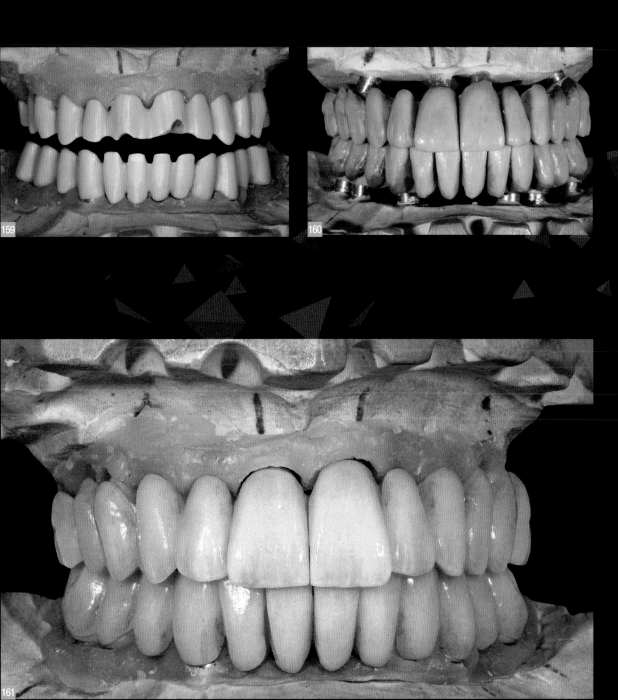

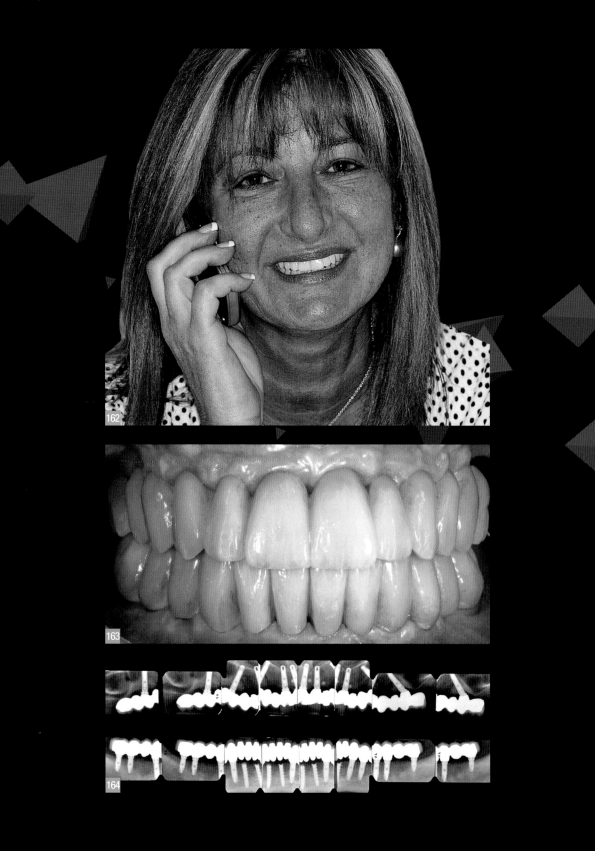

图162～图164　牙科团队能够满足患者的审美需求和期望。在5年的随访中，X线片显示了种植体周围边缘骨稳定，用于固定上颌左侧中切牙上方生物膜的2个膜钉清晰可见，2颗旧的下颌种植体进行"沉睡"处理。上颌种植体与鼻底和上颌窦底皮质骨系统的重叠，实现了双皮质骨固位。

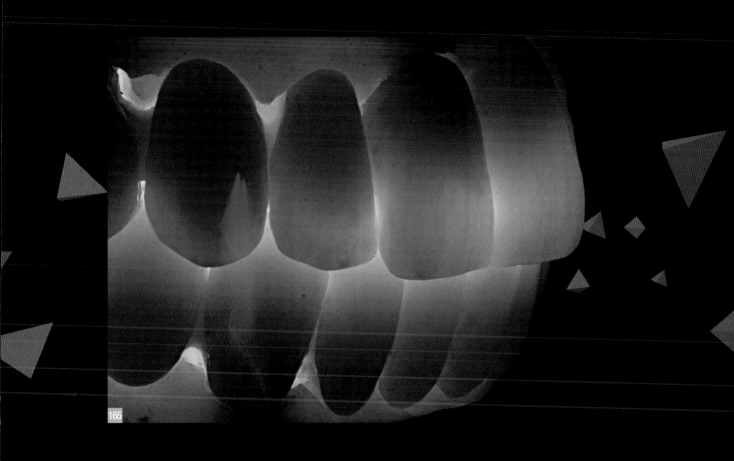

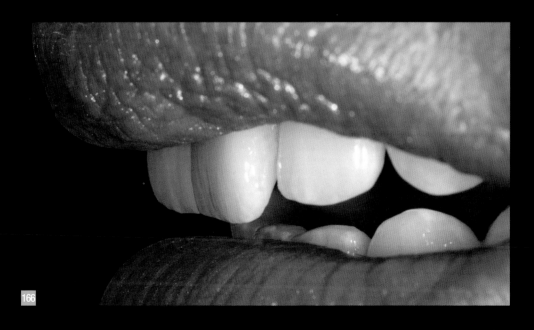

图165、图166 最终修复体的细节。注意到两种材料的组合具有很高的透明度。

参考文献

[1] Chu S. Current clinical strategies with lithium disilicate restorations. Compend Contin Educ Dent 2012;33:64,66–67.

[2] Cortellini D, Canale A. Bonding lithium disilicate ceramic to feather-edge tooth preparations: A minimally invasive treatment concept. J Adhes Dent 2012;14:7–10.

[3] Fasbinder DJ, Dennison JB, Heys D, Neiva G. A clinical evaluation of chair-side lithium disilicate CAD/CAM crowns: A two-year report. J Am Dent Assoc 2010;141(suppl 2):10S–14S.

[4] Valenti M, Valenti A. Retrospective survival analysis of 261 lithium disilicate crowns in a private general practice. Quintessence Int 2009;40:573–579.

[5] Kelly JR, Benetti P. Ceramic materials in dentistry: Historical evolution and current practice. Aust Dent J 2011;56(suppl 1):84–96.

[6] Guazzato M, Albakry M, Ringer SP, Swain MV. Strength, fracture toughness and microstructure of a selection of all-ceramic materials. Part I. Pressable and alumina glass- infiltrated ceramics. Dent Mater 2004;20:441–448.

[7] Della Bona A, Kelly JR. The clinical success of ceramic restorations. J Am Dent Assoc 2008;139(suppl):8S–13S.

[8] Helvey G. Ceramics. Compend Contin Educ Dent 2010;31:309–311.

[9] Denry I, Holloway JA. Ceramics for dental applications: A review. Materials 2010;3:351–368.

[10] Beuer F, Schweiger J, Edelhoff D. Digital dentistry: An overview of recent developments for CAD/CAM generated restorations. Br Dent J 2008;204:505–511.

[11] Sola-Ruiz MF, Lagos-Flores E, Roman-Rodriguez JL, Highsmith Jdel R, Fons-Font A, Granell-Ruiz M. Survival rates of a lithium disilicate-based core ceramic for three-unit esthetic fixed partial dentures: A 10-year prospective study. Int J Prosthodont 2013;26:175–180.

[12] Guess PC, Selz CF, Steinhart YN, Stampf S, Strub JR. Prospective clinical split-mouth study of pressed and CAD/CAM ceramic partial-coverage restorations: 7-year results. Int J Prosthodont 2013;26:21–25.

[13] Silva NR, Thompson VP, Valverde GB, et al. Comparative reliability analyses of zirconium oxide and lithium disilicate restorations in vitro and in vivo. J Am Dent Assoc 2011;142(suppl 2):4S–9S.

[14] Christensen GJ. The ceramic restoration dilemma: Where are we? J Am Dent Assoc 2011;142:668–671.

[15] Henkel GL. A comparison of fixed prostheses generated from conventional vs digitally scanned dental impressions. Compend Contin Ed Dent 2007;28:422–431.

[16] Raigrodski AJ. Contemporary materials and technologies for all-ceramic fixed partial dentures: A review of the literature. J Prosthet Dent 2004;92:557–562.

[17] Albakry M, Guazzato M, Swain MV. Biaxial flexural strength, elastic moduli, and X-Ray diffraction characterization of three pressable all-ceramic materials. J Prosthet Dent 2003;89:374–380.

[18] Guess PC, Zavanelli RA, Silva NRFA, Bonfante EA, Coelho PG, Thompson VP. Monolithic CAD/CAM lithium disilicate versus veneered Y-TZP crowns: Comparison of failure modes and reliability after fatigue. Int J Prosthodont 2010;23:434–442.

[19] Keshvad A, Hooshmand T, Asefzadeh F, Khalilinejad F, Alihemmati M, van Noort R. Marginal gap, internal fit, and fracture load of leucite-reinforced ceramic inlays fabricated by Cerec inLab and hot-pressed techniques. J Prosthodont 2011;20:535–540.

[20] Encke BS, Strub JR. Results of a prospective randomized controlled trial of posterior ZrSiO(4)—Ceramic crowns. J Oral Rehabil 2009;36:226–235.

[21] Sailer I, Hammerle CHF. Randomized controlled clinical trial of zirconia ceramic and metal-ceramic posterior fixed dental prostheses: A 3-year follow-up. Int J Prosthodont 2009;22:553–560.

[22] Guidelines on metal-free ceramics. Consensus Conference AIOP, 20-21 June 2013, Milano Marittima.

[23] Fradeani M, Barducci G, Bacherini L, Brennan M. Esthetic rehabilitation of a severely worn dentition with minimally invasive prosthetic procedures (MIPP). Int J Periodontics Restorative Dent

2012;32:135–147.

[24] Johansson A, Johansson AK, Omar R, Carlsson GE. Rehabilitation of the worn dentition. J Oral Rehabil 2008;35:548–566.

[25] Beyron H. Optimal occlusion. Dent Clin North Am 1969;13:537–554.

[26] Pokorny DY. Principles of Occlusion. Anaheim: Denar Corporation, 1980.

[27] Sorensen JA, Munksgaard EC. Relative gap formation of resin-cemented ceramic inlays and dentin bonding agents. J Prosthet Dent 1996;76:374–378.

[28] Frankenberger R, Lohbauem U, Taschner N, et al. Adhesive luting revisited: Influence of adhesive, temporary cement, cavity cleaning, and curing mode on internal dentin bond strength. J Adhes Dent 2007;9(Suppl 2):269–273.

[29] Hikita K, Van Meerbeek B, De Munck J, et al. Bonding effectiveness of adhesive luting agents to enamel and dentin. Dent Mater 2007;23:71–80.

[30] Hofmann N, Papsthart G, Hugo B, Klaiber B. Comparison of photo-activation versus chemical or dual-curing of resin-based luting cements regarding flexural strength, modulus and surface hardness. J Oral Rehabil 2001;28:1022–1028.

[31] Braga RR, Cesar PF, Gonzaga CC. Mechanical proprieties of resin cements with different activation modes. J Oral Rehabil 2002;29:257–262.

[32] Asmussen E, Peutzfeldt A. Bonding of dual-curing resin cements to dentin. J Adhes Dent 2006;8:299–304.

[33] Arrais CA, Giannini M, Rueggeberg FA, Pashley DH. Microtensile bond strength of dual-polymerizing cementing system to dentin using different polymerizing modes. J Prosthet Dent 2007;97:99–106.

[34] Goracci C, Cury AH, Cantoro A, et al. Microtensile bond strength and interfacial properties of self-etching and self-adhesive resin cements used to lute composite onlays under different seating forces. J Adhes Dent 2006;8:327–335.

[35] De Muck J, Vargas M, Van Laudity K, et al. Bonding of an auto adhesive luting material to enamel and dentin. Dent Mater 2004;20:963–971.

[36] Moszner N, Salz U, Zimmermann J. Chemical aspects of self-etching enamel-dentin adhesives: A systematic review. Dent Mater 2007;23:259–264.

[37] Chieffi N, Chersoni S, Papacchini F, et al. The effect of applications sustained seating pressure on adhesive luting procedure. Dent Mater 2007;23:159–164.

[38] Jansen VK, Conrads G, Richter EJ. Microbial leakage and marginal fit of the implant-abutment interface. Int J Oral Maxillofac Implants 1997;12:527–540.

[39] Callan DP, Cobb CM, Williams KB. DNA probe identification of bacteria colonizing internal surfaces of the implant-abutment interface: A preliminary study. J Periodontol 2005;76:115–120.

[40] Jung RE, Hammerle CHF, Attin T, Schmidlin P. In vitro color changes of soft-tissues caused by restorative materials. Int J Periodontics Restorative Dent 2007;27:251–257.

[41] Sailer I, Zembic A, Jung RE, Hammerle CH, Mattiola A. Single tooth implant reconstructions: Esthetic factors influencing the decision between titanium and zirconia abutments in anterior regions. Eur J Esthet Dent 2007;2(3):96–310.

[42] Tarnow D, Elian N, Bloom M, Froum S. A simplified socket classification and repair technique. Pract Proced Aesthet Dent 2007;19:99–104.

[43] Schneider D, Grunder U, Hammerle CH, Jung RE. Volume gain and stability of peri-implant tissue following bone and soft-tissue augmentation: 1-year results from a prospective cohort study. Clin Oral Implant Res 2011;(22):28–37.

[44] Jung RE, Sailer I, Hammerle CH. In vitro color changes of soft-tissues caused by restorative materials. Int J Periodontics Restorative Dent 2007; 27:251–257.

[45] Hurzeler MB, Zuhr O. Stage-two implant surgery in the esthetic zone: A new technique. Int J Periodontics Restorative Dent 2010;30:187–193.

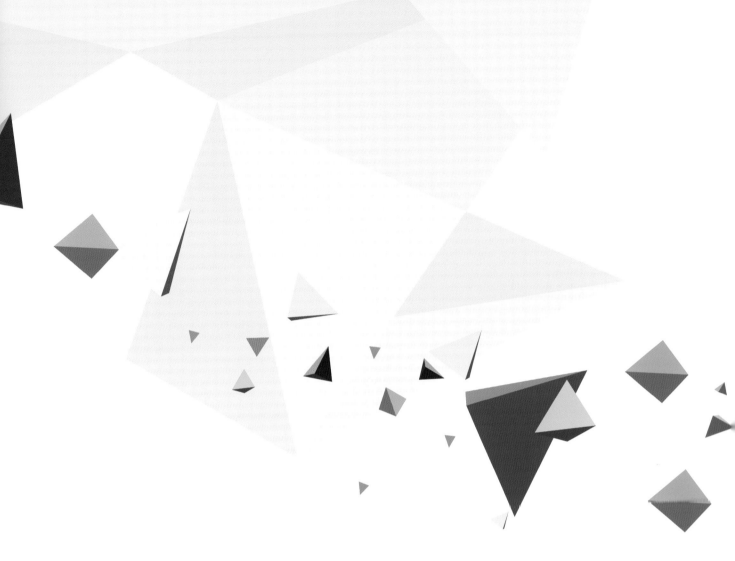

第8章　即刻数字化的未来

THE IMMEDIATE DIGITAL FUTURE

CHAPTER 08

变化、持续的变化、不可避免的变化，这是当今社会的主导因素。不考虑现在的世界，也不考虑将来的世界，就不能再做出明智的决定。

Isaac Asimov

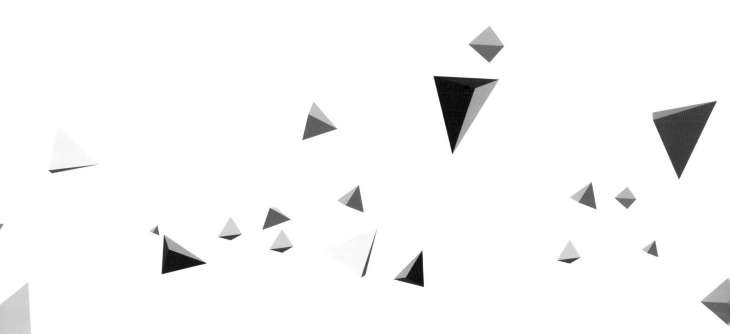

数字化牙科的未来：新技术和牙科团队——成功的搭档

数字化牙科的概念起步缓慢，但它的界限似乎变得无穷无尽。必须理解的一点是，只有对牙科生物学、临床技术等进行全面的了解，新的牙科技术才能确保获得成功。即使新技术和数字化可以使手术更有效率，但它们永远不会取代教育、实践经验和临床、技术判断。围绕数字化带来的可能性，最令人兴奋的因素不仅是新技术的潜在应用，真正令人兴奋的是，这些应用目前正在临床和技师工作中被使用，可以提供精准且可靠的修复体。现代牙科已经彻底提高了牙科治疗的质量：例如，种植体可以满足固定修复的功能要求；随着新技术以及外科、修复技术的发展，牙科团队能够获得可预测的种植修复结果。

随着牙科在数字世界的发展，数字化和新技术的成功结合将继续提供更有效的沟通和修复体制作方法。当经验丰富的临床医生和牙科技师的个人创造力与技巧相结合起来时，可确保成功的治疗效果。因此，采用新技术更加需要整个牙科团队之间的紧密合作。

从传统到数字化蜡型的演变，使用临时修复体作为数字化的复制品，以指导技师创建计算机辅助设计/计算机辅助制造（CAD/CAM）的修复体，这将成为以后的日常流程。

图1 数字化𬌗架将越来越普遍地应用到临床技术中。

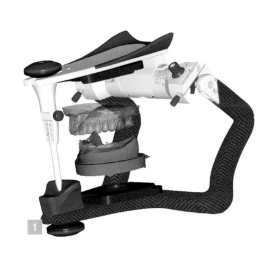

1

这些新技术的发展，从常规设计到数字设计。再加上口内扫描，材料和计算机切削/三维（3D）打印技术的最新发展，将紧密加强牙医与牙科技师之间的联系。牙科技师在义齿修复中的主要作用是将修复过程中由牙医定义的所有功能和美学参数最佳地整合在一起。在整个治疗计划过程中，从第一次咨询到诊断和治疗再到最终修复体戴牙，牙医和技师之间的交流都需要传递完整的信息。

功能性组件、咬合参数，光学和美学要求是技术人员获得成功的功能和美学修复所必需的一些基本信息。如今，牙科团队成员之间的交流工具是摄影、视频以及患者现有牙列的数字化或传统印模。只需简单单击一下，即可从数字化印模中获得数字模型，然后将其安装在数字殆架上进行初始功能评估（图1）。

随着修复牙科的发展，图像捕获、数字设计和通过机器人技术创建牙齿修复体的数字化世界，牙科技工室也随之得到发展。为了充分理解这一概念，必须明确定义技工室的工作流程。乍一看，似乎技工室只是牙医将患者的模型发送过来用于制作修复体，然后再交付到牙医手上进行戴牙。该定义与医–技工作流程的概念非常吻合。但是，就像互联网通过计算机相关技术改变了通信格局一样，使用CAD/CAM修复文件也极大地改变了查看和构建牙医与技师交流的方式。

想象一下，技工室不再是物理场所，而仅存在于执行修复过程的人才（牙医和技术人员）中。用于制作修复体的设备可以位于技工中心，远程或同时位于两者之间。技工室已经变成了一个重要的工作流程，它能灵活地联结牙医、技工人员和设备。

牙医对牙齿进行光学印模，并选择CAD/CAM修复体，将成为最佳治疗选择。这一切将会给医–技带来更大的自由度。因此，技工室不再是一个物理

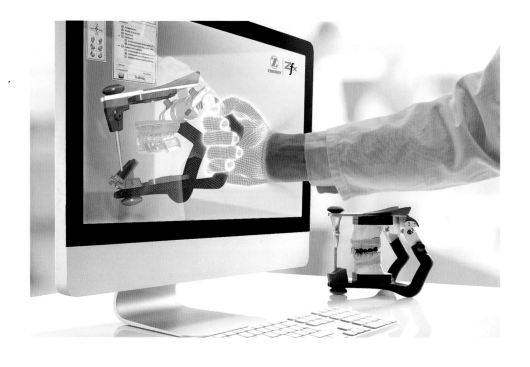

场所,而在很大程度上是虚拟的。

牙科团队成员与患者之间的沟通至关重要,这正是数字化微笑设计(DSD)方法脱颖而出的原因。这样的工具使临床医生可以在需要技工室介入时与技师进行沟通并将数据传输给他们。只需单击一下,就可以从临床医生那里将整个案例(扫描并完成数字化设计)发送出去,以满足患者的要求,同时对设计进行修改,然后再通过自动切削制作完成并交付到牙医手中。对于牙科技工室的专业人士而言,数字化技术的引入有效地使修复体的传统制造过程中所涉及的某些过程变得更加自动化,甚至消除了一些机械和劳动密集型的过程(蜡型制作,精加工,铸造和压铸),使牙医和技师们能够以一致的、精确的方法进行功能性牙齿修复。

未来,一位成功的技师将不仅要关注产品的最终质量(这始终是主要目标),而且还要关注更有效的方法来减少技工过程中的周转时间。传统的技工室制造过程具有非常线性的流程:铸造、蜡型、陶瓷精加工等。相比之下,在数字化技工室中,仍然可以从客户那里获得印模,但是没有延迟,这使加工更为迅速。根据病例复杂程度,在较短的时间内以较少的技术步骤生产修复体,从而减少了人为因素。实际上,一旦印模被技工室接收,就可以同时将其发送到不同的数字化工作站。

总之,数字诊断和治疗计划是修复取得长期成功的基础。可以通过虚拟世界以始为终进行计划和预览病例,提高交流和诊断的能力,在多学科病例中与其他专家一起探讨,是数字化牙科的优势所在。

数字化的挑战:节省患者时间而又不影响最终修复体的质量

这对于患者来说,意味着他待在牙椅上的时间会越来越少,因此能提高他们的满意度。对于重建的病例,如何获得出色的美学效果,同时保留相关的生物结构,并在较短的治疗时间内完成最终的修复是目前面临的挑战。如今,临床医生和技师可以使用各种材料和程序,从而能以更简单、更可预测的方式恢复美学和功能。最新一代的全瓷修复体以整体化的形态,可以更好地保留牙齿的硬组织,尤其是在单牙修复方面[1]。

二硅酸锂陶瓷是一种特别适合酸蚀病例或磨损病例的材料。在这种情况下,有必要通过"重新上釉"工艺来替换或修复受损的牙釉质,也可以用于牙齿错位或有缝隙的病例[2],以及因充填效果较差而导致形状与颜色不协调的情况。陶瓷在经过氢氟酸处理以及生理盐水荡洗后,使用最新一代的双固化树脂粘接剂将其与残留的牙釉质或牙本质粘接[3]。

伴随着材料和技术的不断发展与进步,我们可以构想出更好的方法来满足患者在快速治疗方面不断增长的需求,而不会损失最终修复体的质量与精度。

以下的治疗案例展示了微创的修复方法。将整体式二硅酸锂全冠粘接到天然基牙或种植体上,并评估其临床表现和患者的满意度。

图2 面部分析：宏观美学评估。

图3 唇齿分析：中观美学评估。

图4 口内分析：微观美学评估。观察到中切牙之间存在间隙，牙齿长宽比约为70%。

图5 上颌中切牙的根尖片。尽管在15年前进行了牙髓治疗，但影像片上，上颌左侧中切牙没有病变或症状。

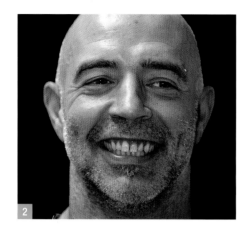

一名34岁的男子主诉对自己的微笑不满意。具体来说，他不喜欢牙齿间的缝隙，同时想改善2颗中切牙的形状和颜色。他想咨询是否可以减少治疗时间和减少治疗次数，因为他经常出差在外。

在这个美学病例中，获取正确诊断所需的基本步骤：

• 患者激励，指导和口腔卫生重建。

• 完成DSD摄影。

• 卫生宣教前后的口腔卫生评估。

• 目标区域的根尖放射片（图5）。

• 数字化微笑设计（DSD）。

• 研究模型以最大牙尖交错位安装在𬌗架上并完成诊断蜡型。

• 模拟/预览以评估患者存在的某些美学及功能的问题。

通过面部分析，患者存在美学及功能问题（图2），可见水平参考线（瞳孔连线）平行，面中线对称，牙齿中线向左倾斜2mm，薄的上唇，下唇正常。唇齿分析（图3）显示高位笑线，颊廊较宽[4-6]。

重要的是要注意，在唇齿分析中未能检测到相对于面中线的间隙斜面，但是在面部分析中却清晰可见。同样，临床医生必须遵循规程，首先关注患者的面部，然后关注唇齿关系，最后检查口腔里的细节（图4）。15年前进行的牙髓治疗在根尖片上清晰可见（图5）。由于牙齿无症状且无病变，因此决定不对其进行再治疗。根据这些收集的信息并听取患者的需求，建议的治疗计划是对上颌左侧中切牙进行外漂白，然后再制作二硅酸锂冠，上颌右侧中切牙进行二硅酸锂贴面修复以关闭缝隙。每个治疗计划都有其针对特定病例的治疗目标。一旦决定不进行牙髓治疗，上颌左侧中切牙进行修复处理。目标是尽可能保守，以避免减少基牙的抗力形。由于这是通过切削加工完成的，并尽可能保留右侧中切牙的牙釉质，以增加最终贴面的粘接。贴面预备的完成线是在切牙区域有一个（0.5mm）90°的浅凹（图6~图9）。这再次显示了新型数字口内扫描仪如何轻松地在前牙区完成两条不同的终点线。

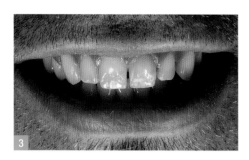

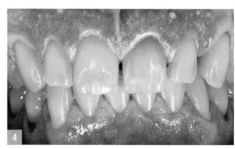

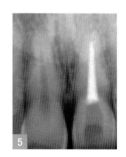

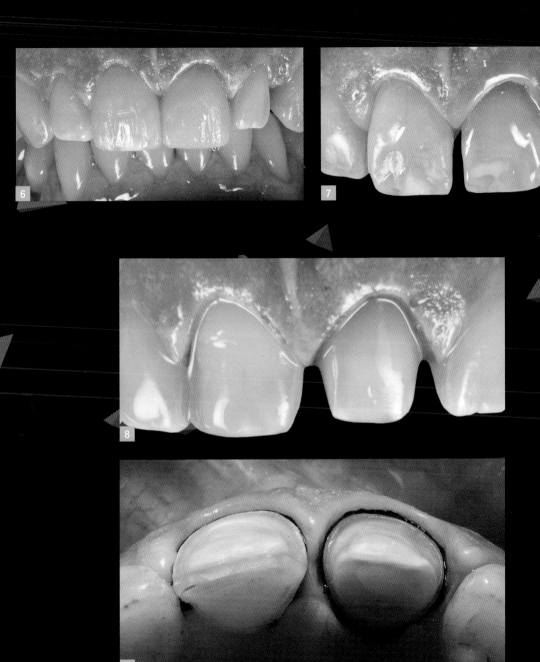

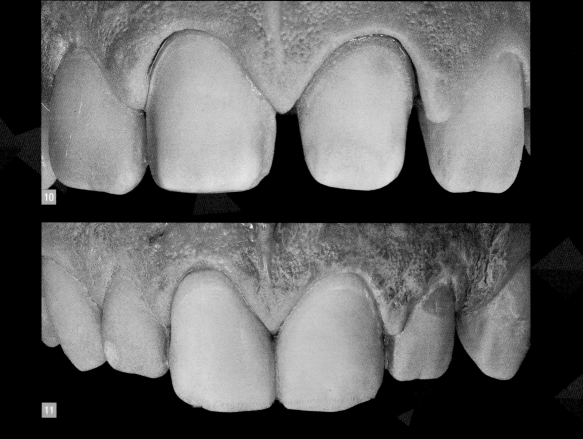

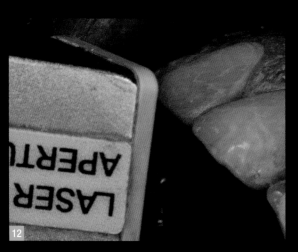

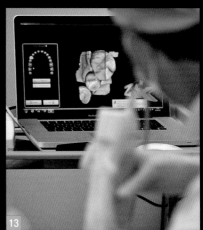

图10 ~ 图13　　数字化方法。如前所述，Zfx口内扫描仪是无粉系统。在这个病例以及所有其他病例使用粉末仅仅有助于提高扫描速度。请注意，它如何改变了操作者的工作位置，该操作者始终注视屏幕上生成的3D模型。

在上颌右侧中切牙上，预备浅凹形的终止线。请注意，肩台抛光成光滑，避免锋利的飞边，这些是CAM切削无法复制的。

那些不熟悉数字化印模系统的人所表达的普遍担忧是，与传统印模相比，进行数字化印模所花费的时间。一个明显的因素是，操作者在使用口内摄像头时的舒适度会明显影响记录图像所需的时间。对于从未使用过口腔内窥镜的人，最初的目的是在观看计算机监视器上的图像时，能舒适地使用口腔内窥镜。推荐在不备牙齿的情况下在志愿者口内进行扫描练习，以便在专注于扫描牙齿预备体之前能舒适地使用扫描仪（图10~图14）。

使用iCloud平台（Apple）与牙科技工人员和切削中心共享数字化过程的每个步骤。某些不需要的扫描部分都可以被剪切掉，从而使文件更小；然后，在开始CAM阶段之前，将其进行审核、处理、完成并发送给技师人员，他们也可以控制和修改文件。由于已经对临时修复体进行了准确的信息数字化传输（已通过患者测试），技术人员可以快速制作整体二硅酸锂修复体，并进行试戴（图15，图16），然后进行染色。

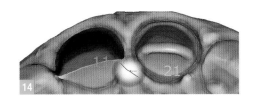

粘接剂可改善修复体材料与牙齿支持组织之间的结合力，从而获得化学和微机械相互作用的结合。有一个标准化，基于循证，可以接受且可预测的方案。该方案利用粘接剂和陶瓷之间的化学粘接性以及表面粗糙化提供的微机械保持力，获得牢固的结合力。在此阶段和后续阶段，必须遵循材料和粘接剂制造商提供的说明，尤其是有关酸蚀时间和使用浓度的说明（图17~图42）。

理想情况下，在修复体与基牙表面的化学结合能提高对疲劳以及口腔环境中的渗透的抵抗。二硅酸锂是一种玻璃陶瓷，具有300~400MPa的强度，如果粘接正确，则可以增加到大约600MPa。在这个病例里，有两种不同的介质，贴面基牙上的牙釉质和牙冠基牙上的牙本质。因此，使用了两种不同类型的粘接剂和表面处理方案，对材料的处理则保持不变（图33~图40）。

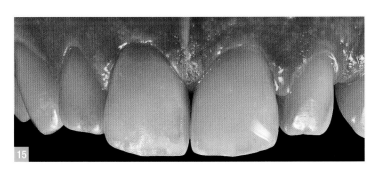
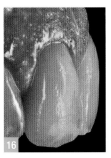

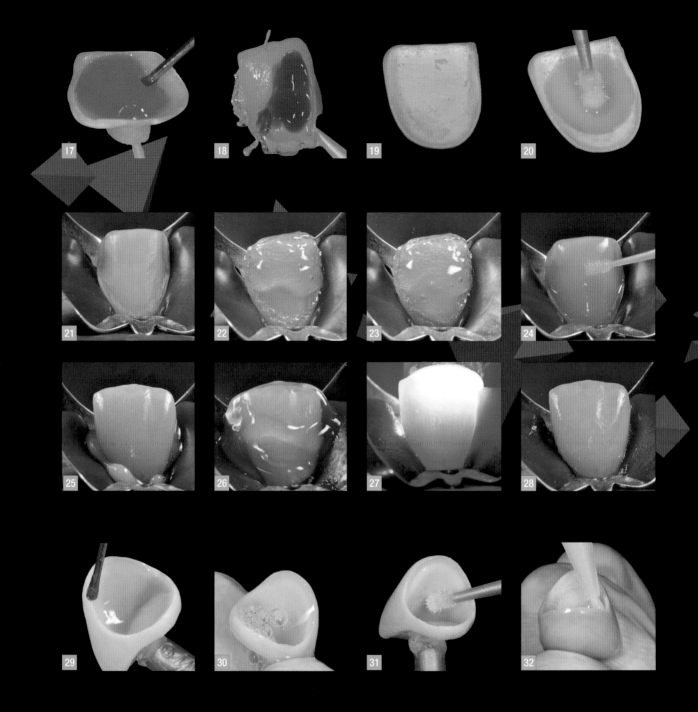

图17~图20 二硅酸锂贴面的处理。施加5％氢氟酸20秒，然后小心地用水冲洗掉。用酒精荡洗5分钟以消除贴面上的酸性沉淀物，然后硅烷偶联1分钟。现在，贴面已准备好进行粘接。

图21~图28 基牙处理。实施常规的粘接程序，包括对牙齿表面进行酸蚀，涂布粘接剂并使用光固化树脂粘接剂（Variolink Veneer，Ivoclar Vivadent）进行粘接（Scotchbond，3M Espe）。

图29~图32 对二硅酸锂冠进行相同的处理。

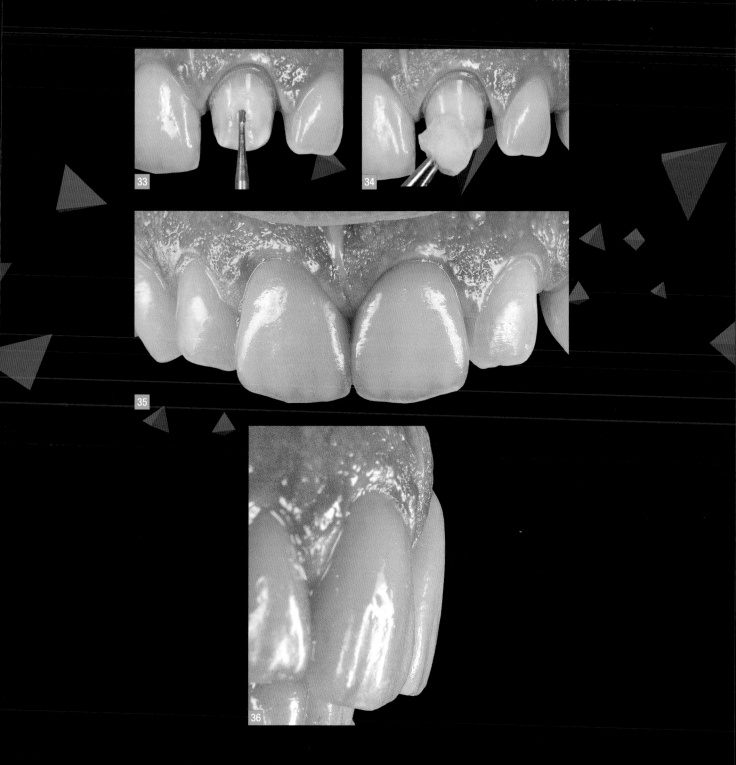

图33，图34　基牙处理。用金刚砂钻使表面粗糙，用纯酒精将基牙水化，并用自粘接树脂粘接剂（Unicem，3M Espe）将牙冠就位。在两侧光固化几秒钟后，小心地去除多余的粘接剂。

图35，图36　粘接后的最终修复体。请注意，尽管2个基牙的颜色略有差异，但最终的修复体很好地融合到患者的微笑中。保持了牙龈的对称性，现在牙齿比例是正确的，牙间隙关闭了，并且中线倾斜度已经得到纠正。由于使用了新技术以及二硅酸锂良好的美学和机械性能，该案例在数字化印模后的24小时内得到了处理并完成。

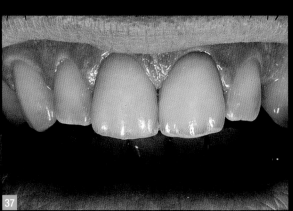

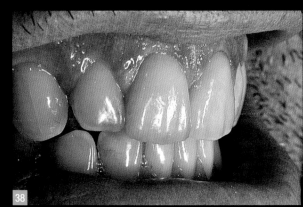

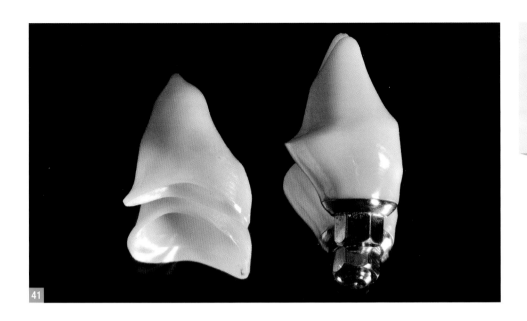

41

图41，图42 基台材料的选择及穿龈部分的设计可能会影响种植体周围软组织的行为。

数字化和种植牙科：患者关怀的标准

如今，CAD/CAM制作的基台和种植体支持的修复体可以被认为是新标准[7-8]。应用材料工业化的质量，对穿龈轮廓形状几乎不受限的设计机会，修复体的尺寸和角度都被认为是数字化程序的主要优势。但是，要获得功能、美学和生物学上的长期成功，必须考虑多种临床因素。其中种植体周围软组织状况被认为是最重要的因素之一[9]。种植体周围黏膜和种植体基台之间建立的界面包括上皮和结缔组织[10]。几个技术因素可能会影响种植体周围关键部位黏膜的状况，例如基台材料、饰面材料[11-12]，不同的基台材料会导致种植体周围黏膜的组织学表现不同。据报道，与金合金相比，钛和氧化锆在种植体与黏膜之间显示出良好的贴附（图41，图42）。

动物研究证明，种植体周围骨的吸收与反复更换基台导致黏膜密封破坏，以及增加愈合帽直径有关。因此，从组织学的角度来看，基台一旦放置就不应改变[13-14]。在这种情况下，Henry Salama首次提出了One abutment one time的概念。在文献中，与使用临时基台的对照组相比，One abutment one time组在植入种植体后18个月和3年的回访中骨丧失明显减少[15]（图43~图45）。

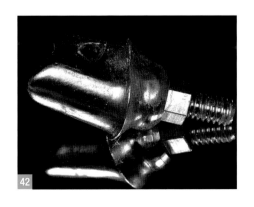

42

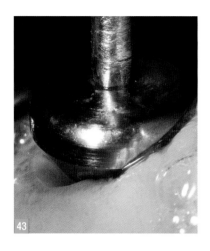 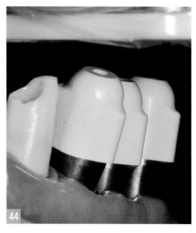 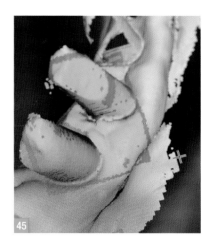

图43 多次取下基台会对种植体周围软组织的稳定性产生负面影响。

图44，图45 临床细节以及口内扫描状况下的3D数字化。

以前，数字化制造技术替代传统取模技术仅仅是影响了技工室的工作流程，而临床上并没有获得益处。但是，最近人们在缺少物理模型的情况下以数字化的方式实现种植体支持式的牙冠制作。从种植体的植入到最终冠的载入只需2~3次就诊就可以完成了。总而言之，数字化工作流程提供了便利和新颖、创新的治疗策略，从而为牙医、牙科技师和患者带来了好处。与以前的认知可能相反，一种方法是最近发布的Munich Implant Concept（MIC; 3M Espe），制作二硅酸锂种植牙冠只需2次就诊，并且不需要物理模型，仅仅使用口内扫描仪和CAD/CAM技术[16-17]。

三步程序

第一次就诊：种植手术和扫描

使用口内扫描设备（Zfx Intrascan, Zfx）将术前口腔内情况（图46）转换成数字化，以捕获初始临床情况的数据集。该扫描涉及下颌缺牙区牙槽嵴（间隙和邻牙）、上颌骨和前庭扫描，并记录咬合情况。翻开全

厚瓣后进行种植体植入，然后将扫描杆（Zfx）拧紧到初稳良好的种植体上，以实现种植体位置的直接数字化（图49，图50）。

扫描杆的精度容易控制，使用"龈外"扫描模式进行扫描。在扫描过程中，扫描邻牙这些至关重要，扫描的部分与手术前扫描的信息重合。扫描后，取出扫描杆，放置覆盖螺丝。使用间断加水平褥式缝合伤口（Prolene 6.0, Ethicon）。之后，扫描数据在线传输到牙科技工室（图47，图48），然后导入CAD软件设计最终修复体，该修复体可以是全轮廓的二硅酸锂冠（IPS e.max CAD, Ivoclar Vivadent），可以染色和上釉[18]。然后，可以根据制造商的建议将最终冠粘接到钛基底上[19]。

第二次就诊：二期手术

愈合12周后，可以进行第二阶段的手术，放置最终修复体。翻半厚瓣，仔细地将缺牙区牙槽嵴的角化黏膜分开。最终基台扭矩为20N·cm，在2个龈乳头部位进行缝合使软组织与牙冠相贴合（Prolene 6.0）（图51）。

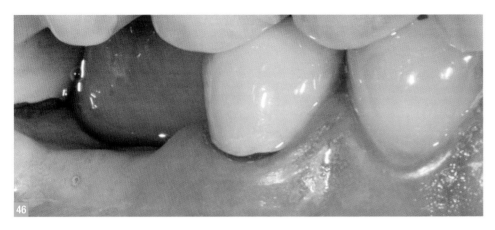

图46 扫描前的口内情况。

图47 屏幕上显示术前的数字化扫描。

图48 扫描杆以及邻牙的数据收集，这些牙齿必须叠加在术前的数据集上。

图49，图50 数据在线传输给牙科技术人员，导入牙科CAD软件，随后通过CAD设计螺丝固位的种植体支持式单冠。

图51，图52 在拆线前1周牙冠就位，以及18个月回访时的情况。注意到种植体支持式最终修复体周围的软组织情况。

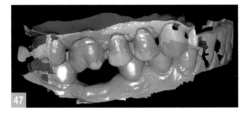

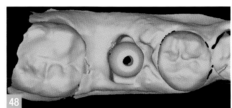

1周后患者回访拆除缝线（图52）。MIC之后，在种植体的（潜入式）愈合阶段制作修复体，以简化治疗程序。

对于种植体支持式单冠来说，通过口内扫描转移种植体位置的准确性似乎就足够了[14]。邻牙和对颌牙被直接数字化，这有助于将口内情况转移到牙科技工室[20]（图47，图48）。

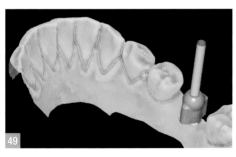

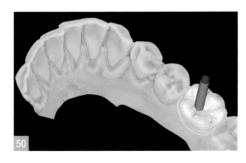

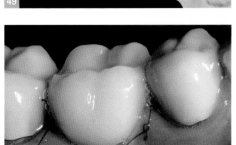

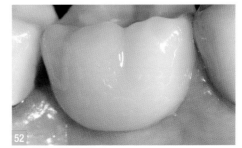

图53 根尖片显示根管外吸收，波及磨牙的近颊根的大部分。磨牙拔除位点的形态是即刻种植能否就位及获得初期稳定性的关键因素之一。

图54 无论根的形态或预期拔牙窝类型，即刻种植一个重要的程序就是微创，不翻瓣拔牙。避免翻全厚瓣可以最大限度地减少牙槽嵴的改建[21-22]。

图55 ~ 图57 钻孔顺序。注意第一个钻针如何为后续钻针提供指引，以及在使用最后一个钻针后牙槽间隔仍然局部存在，以促进与种植体的接触并提高初期稳定性。

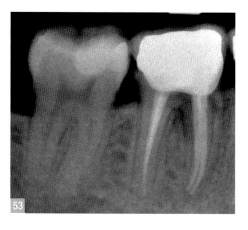
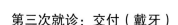

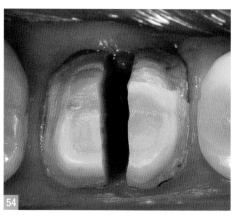

第三次就诊：交付（戴牙）

根据笔者的经验，单冠修复不需要物理模型。在愈合期后，使用转移杆转移种植体的位置时，通常需要拍摄放射片来确认是否完全就位。然而伤口缝合前，立即进行光学扫描时，在直视下可以轻松地控制扫描杆与种植体的就位，而无须影像片确认。在种植体暴露时放置修复体后，软组织的愈合发生在最终修复体上，而不是愈合基台上。因此，穿龈轮廓立即恢复为最佳形状。相比之下，标准的愈合基台呈现出圆形轮廓，这意味着穿龈轮廓的横截面必须在放置最终修复体之前修改为根形。这可以通过反复更换临时修复体或连续修改愈合基台，给穿龈轮廓施加适当的压力来实现[23]。

然而对黏膜施加太多压力可能导致附着龈丧失与退缩[24]。此外，最终修复体的即刻放置可在修复体和软组织之间形成长上皮结合，因此修复体与软组织更加不可分离[25]。口腔环境和牙槽骨之间的封闭对于种植体支持式的修复体的长期成功至关重要。考虑到这点，在不损伤结合上皮的情况下，可以减少种植体周围炎症。这些发现在动物实验和临床研究中得到证明的。从经济角度来看，该概念为牙医和患者提供了明显的优势。一方面，该概念节省了治疗时间，而无须缩短愈合时间。另一方面，MIC概念可节省额外的种植体附件的潜在成本，因为不需要转移帽和愈合基台。钛基底上制作二硅酸锂螺丝固位的全冠似乎是完美修复方法。

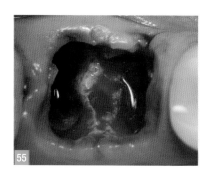
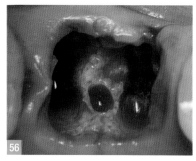
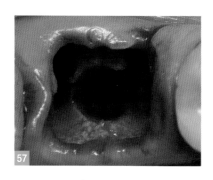

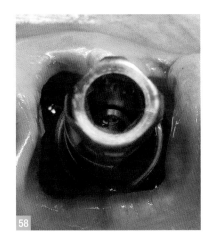 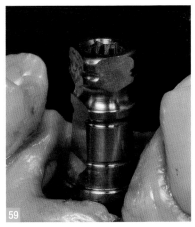 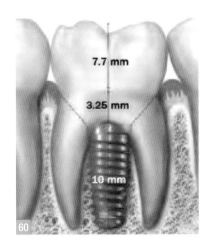

即使软组织的水平可能会比计划更加偏根方愈合的病例里，由于颜色和修复体形式的连续性，也不会存在美学或功能上的问题。该概念对于基台粘接固位和单冠粘接固位的病例也适用[12]。

另外一个方法，在下面的病例里也得到了证明。这是一名37岁患者，主诉下颌右侧颌第一磨牙疼痛，并报告她注意到舌侧有少许肿胀。通过口内影像检查和临床分析收集必要的信息后，将其诊断为磨牙的牙根外吸收（图53）。邻牙的牙周附着正常，待拔除牙齿的生物宽度也正常。近中根和远中根被足够体积的牙槽间隔骨隔开，可以在拔牙后立即植入种植体，这将加快整体治疗计划。磨牙区的即刻种植的累积成功率与愈合位点的种植体植入的累积成功率相似[23]。即刻种植成功的重要因素就是利用根方以及侧方的基骨来获得初期稳定性[26]。

但是，由于牙槽窝的宽度，差的骨质以及解剖学上的限制，例如下牙槽神经，要获得种植体的初期稳定性仍然是一项挑战。

一旦患者签署治疗计划的知情同意书，就可以分根后微创拔除牙齿，并保持牙齿间隔骨的完整性（图54）。彻底搔刮牙槽窝，并检查拔牙窝周围的骨壁是否存在。在牙槽间隔的中心进行逐级备孔，直到直径达到专用于4.7mm的锥形螺旋状种植体（TSVM; Zimmer）为止，种植体平台位于龈缘下方4mm（图55~图61）。

确认初期稳定性已足够后，放置5mm愈合基台，并在跳跃间隙中填充同源松质骨移植物（Puros，Zimmer）（图61，图62）。Smith和Tarnow在2013年[26]提出了一种基于牙槽间隔的形态及其对种植体稳定性影响而提出拔牙窝系统分类。根据该文献，此病例为B型拔牙窝，因为种植体已稳定但未完全被牙槽间隔骨所接触。

图58 ~ 图60 拔牙窝的最佳形态取决于牙齿的解剖结构。因此，适当的三维方向上的种植体位置和在种植窝内的种植体的稳定性也将受到牙齿解剖的影响。牙齿在CEJ处的宽度、根长和牙根的分散度等，所有因素都影响种植体的位置和稳定性。种植体的垂直位置的最冠方将对应于牙槽间隔牙槽骨的最冠方部分，它将直接决定可用于安全植入种植体的骨头的长度或深度[27]。图片由Dennis Tarnow博士提供。

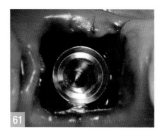
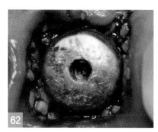
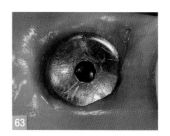
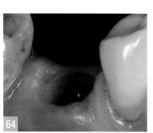
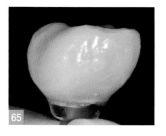
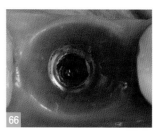

图61，图62 冠在龈缘的宽度以及在CEJ处的宽度与种植体平台的宽度和种植体放置的深度有关，因为这将确定可用于形成适当的牙根和牙冠轮廓的空间，同时避免不卫生的外形轮廓。根据Smith和Tarnow[26]的描述，这是B型拔牙窝，它具有足够的牙槽间隔骨板来稳定但不能完全包围种植体，在种植体的一个或多个表面与拔牙窝之间留有间隙。

图63~图66 形状正确且光滑的临时修复体可以正确地塑形软组织。这一阶段在传统手术中至关重要，在数字化工作流程中同样尤为重要，因为它可以真实地复制软组织的形态。技师将利用这些关键信息来设计最佳的最终修复体的穿龈轮廓。

种植体与拔牙窝内壁之间仍然留有间隙。在填充间隙之前，对种植体位置进行了印模，以制作固定的临时修复体。在最初的2个月中，指导患者每天使用凝胶和0.12%氯己定冲洗（每天3次）。在第一个月，每周进行一次随访，在接下来的几个月中每2周进行一次随访。3个月后，完成骨整合，第一次旋出愈合基台，并旋入先前由技工室制造并设计为适合塑造种植体周围组织的临床功能性螺丝固位临时修复体（图63~图66）。1个月后，牙科团队获得了最终的数字化印模（图67）。由于临时修复的精确的美学和功能参数，决定从诊室到技工室以完全数字化的工作流程来复制它，从而生产出带有钛基底的螺丝固位的整体式二硅酸锂冠。由于应用了新的数字设备和利用了材料的特性，这项工作得以在24小时内完成，从而节省了大量时间而又不牺牲最终修复体的质量。

与以前使用的MIC相比，唯一的区别是种植体植入的时机；通过该程序，可以完成修复工作，从而极大地减少了种植体平台关键区域中修复部件的松动（图67~图71）。

该案例研究的数字化印模包括几次扫描：临时修复体口内外的扫描，种植体的位置，涉及的上颌骨和下颌骨区域，以及最大牙尖交错位。然后，该软件可以使用共同点实时匹配所有扫描，并通过iCloud平台将其发送到牙科技工室，然后使用CAD Evolution（Zfx）软件进行最后阶段的设计（图72~图76）。这样就制成了树脂原型，并通过二硅酸锂压铸技术真实地予以复制，最后将其粘接在抗旋的预制钛基底上（图77~图87）。

牙冠临床试戴：由于完全数字化的工作流程具有极高的精度，因此无论是在咬合处还是在邻接点处无须进行调整。然后用30N·cm的力将中央螺丝拧入，树脂材料封闭螺丝孔，使最终修复体的咬合面更具功能性和美观性（图88~图91）。

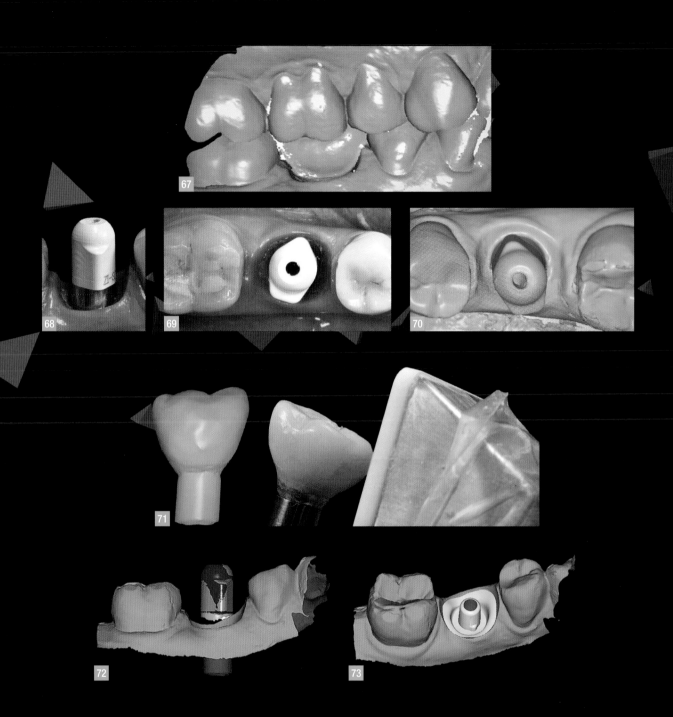

图67 最大牙尖交错位的咬合记录，评估可用的修复空间并设计最合适的修复解决方案。

图68 ~ 图70 需要几次扫描才能完成数字化扫描。在将4mm钛基底扫描杆拧入正确的位置后，请注意口腔内扫描的精确复制。

图71 临时修复体的口外扫描。该软件能够将这次扫描与之前的扫描精准地对齐。这种扫描可以完美记录牙龈沟的形状，从而大大简化了传统技术的操作步骤。

图72，图73 一旦所有不同的扫描都匹配后，技工就可以开始通过CAD软件评估种植体的三维位置和牙龈沟的确切形态，并开始设计最终螺丝固位的全冠。

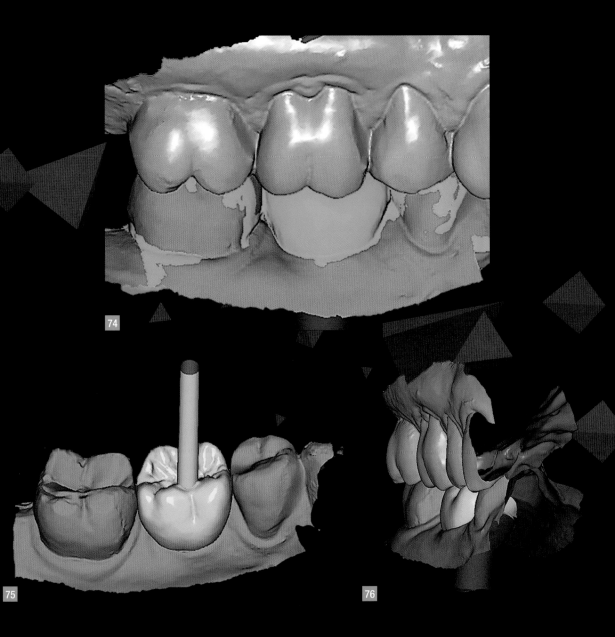

图74 从数据库里选择牙齿形态后，技师扫描具有功能的临时修复体。检查邻接点以及穿龈轮廓，同时也评估最大牙尖交错位。

图75 沿着种植体轴向设计最终冠。软件使用不同的颜色可以帮助操作者评估主要变量。

图76 图像演示了CAD软件的可能性。从这个角度来看，操作者可以检查牙齿相对于邻牙的穿龈轮廓及其在最大牙

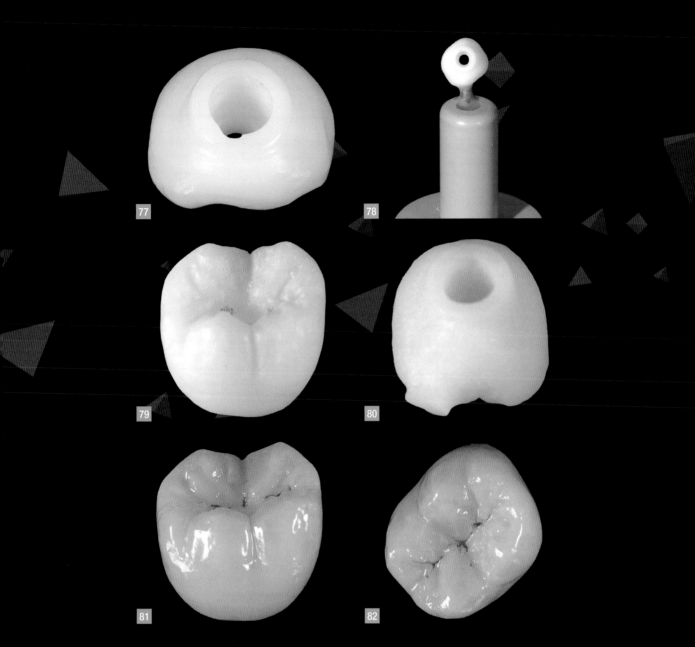

图77 ~ 图82　一旦CAD设计完成，技师就将数据发送，用于CAM生产，并使用压铸技术真实地进行复制形态。显然，如果临时修复体形态及功能正确，则技师将获得有用于CAD的信息。然后技术高超的技师将会对最终的螺丝固位的整体式二硅酸锂牙冠的形态进行精雕细琢。

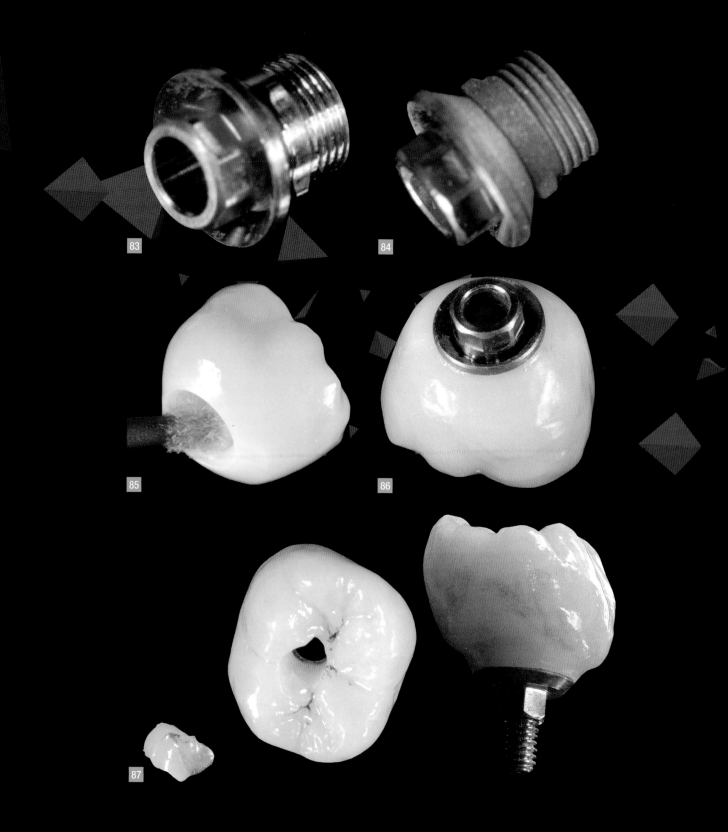

图83 ~ 图87　另外需要考虑进去的一个变量就是粘接金属连接体的粘接系统。在这个病例里，钛基底使用2atm（标准大气压）的硅粒子进行喷砂处理，二硅酸锂冠使用氢氟酸进行处理后进行荡洗。然后双固化的树脂粘接剂在隔绝空气的情况下用来连接两个基底。

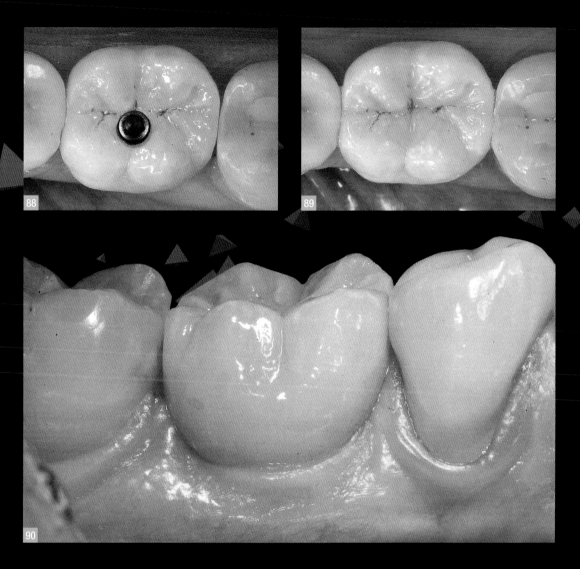

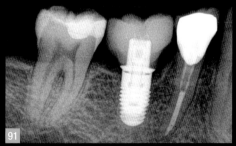

图88 ~ 图90 最终冠就位。螺丝孔使用复合树脂来封闭改善咬合功能以及种植修复体的整体美观。注意观察种植体周围软组织与修复体的正确穿龈轮廓以及接触区正确的形态。

图91 1年后随访的根尖片。注意种植体周围近远中骨的稳定性，以及钛基底跟种植体平台匹配良好。

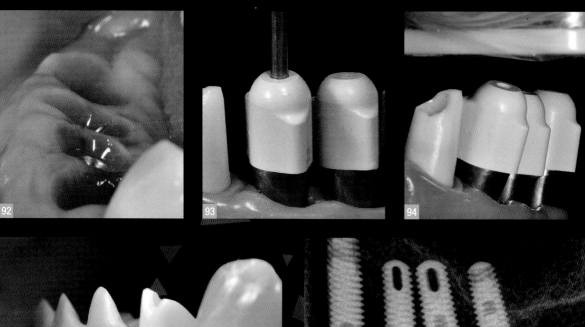

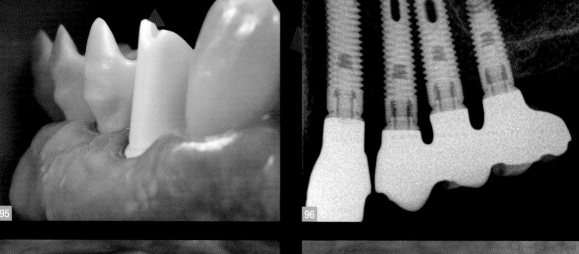

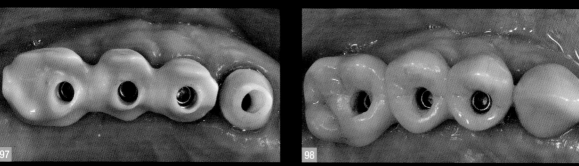

图92～图98 在有多颗相邻种植体的情况下，采用螺丝固位的氧化锆修复体来重建。必须在光学印模之前用使用螺丝刀拧紧印模帽，这将最大限度减少种植体位置的数字转移的不准确性。这些图像还说明了与传统的开放式托盘印模相比，使用光学扫描仪的印模程序更省时、省力。

通过结合上述两病例中材料的选择以及外科、修复程序，我们可以思考如何成功重建下面的病例了。一名60岁的女性患者，接受抗凝治疗，2年前被诊断出心脏病。她的上颌左侧固定义齿是在20年前修复的，现在出现了松动，这个修复体由2个基牙支撑尖牙和第二前磨牙。她主诉在刷牙时感到疼痛、呼气异味和经常流血（图99，图100）。

在拍摄根尖片并进行了牙周探测和锥形束计算机断层扫描（CBCT）后，我们发现剩下的2个基牙的预后较差。患者不希望使用活动修复方案，因为她的腭侧区域有明显的呕吐反射。

治疗计划考虑到了患者的一般情况、需求以及其他相关的所有问题。包括考虑了即刻负重的临时修复体的舒适性，该修复体不会影响治疗计划中的其他牙齿。由于患者服用抗凝血药符合正常的国际标准的用量，因此在手术过程中没有停用抗凝药物。

拔除上颌左侧尖牙和第二磨牙，并在上颌左侧尖牙、第二前磨牙使用不翻瓣入路和临时修复体作为手术引导（图101~图108）。种植体稳定性归功于种植位点的级差预备和种植体的锥形。临时修复体固定在非抗旋式临时钛基台上，并进行重衬然后进行抛光。在手术当天中央螺丝以20 N·cm的预紧力直接将临时修复体固定在种植体平台上。

在功能上，临时修复是通过最大限度地接触，建立非常平稳的组牙功能𬌗并避免对非工作面的干预。在等待了3个月的骨整合后，由于临时修复体的美观和功能均正确，因此可以使用全数字化的流程（图109~图114）。

牙科团队完成这个病例只需要完成2个修复过程，避免了常规工作流程中的漫长而不舒适的手术。使用测力螺丝刀以恒定的扭矩将扫描杆与种植体平台锁紧，然后使用Zfx口腔内扫描仪对种植体的位置进行扫描（图92~图98）。

图99，图100 临床检查显示上颌左侧象限中修复体的动度；正确的咬合平面；第二磨牙上完全没有长石质陶瓷；上颌左侧尖牙和第二磨牙的大范围的破坏性龋齿病变。

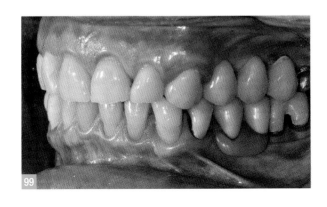

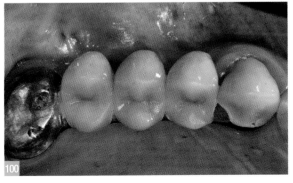

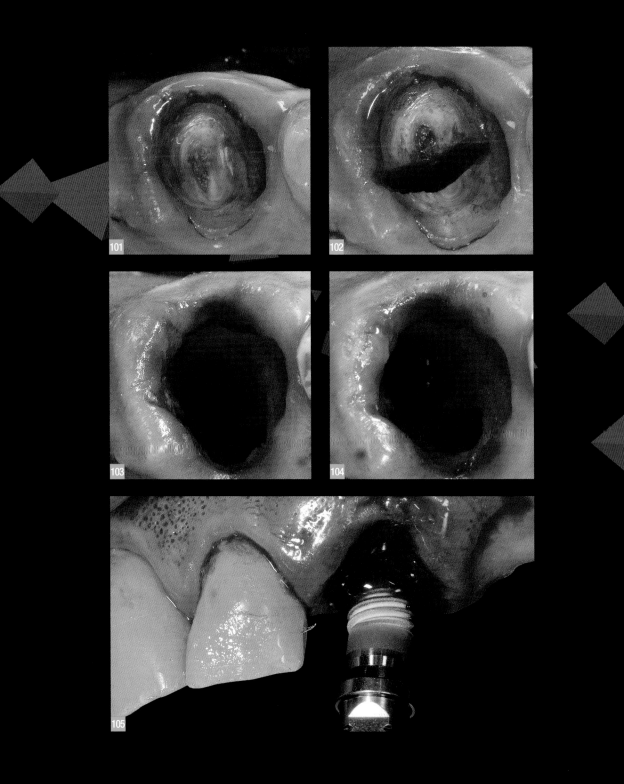

图101～图103 微创拔除上颌左侧尖牙牙根。用车针进行近远中分根，先拔除唇侧部分，然后用牙周膜刀将剩余部分脱位。

图104，图105 种植位置正确的植入对于最终修复至关重要。在这些图像中，请注意沿腭侧骨壁备孔的方向，以及该部位的级差备洞，种植体根尖与腭侧骨壁重叠，从而提高了种植体植入的稳定性。

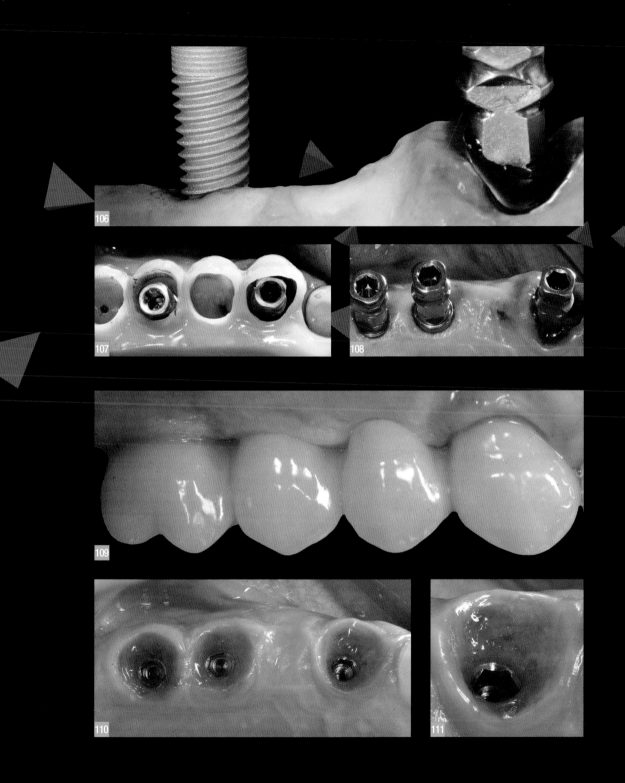

图106～图108 鉴于患者的系统病史，手术尽可能微创。在修复-外科导板的引导下，采用不翻瓣的方式植入3颗种植体，方向平行。在尖牙位点的拔牙间隙内填入同种异体骨，稳定血凝块以及减少颊侧骨板的改建。

图109～图111 愈合3个月后进行临时修复。第一次拧出螺丝后，可以看到，由于手术时设计的适当的穿龈轮廓，种植体周围软组织贴合得很好。同时注意到在尖牙种植位点颊腭侧的体积维持很好。

图112~图114 数字化工作流程的第一阶段。正确的种植体位置是重要的，特别是最终修复体需要螺丝固位时。图片所示在扫描临时修复体时口内扫描仪倾斜的角度。为了使CAD阶段更方便，另外一个重要的方面是扫描印模中角的位置，其三角部分稍微指向牙弓唇侧。

全数字化工作流程

在文件经过详细分析、处理以及数据匹配后，他们通过iCloud的平台发送给技师。技师能使用这些文件以激光烧结方式生成CAM模型，同时在数字化临时修复体的解剖形态的帮助下生成CAD最终设计（图115~图123）。

在数字化打印模型的辅助定位下，牙科技师将可旋的钛基底与整体氧化锆套筒粘接在一起（图124~图133）。在这一阶段，去除多余的粘接剂避免口腔细菌的黏附，这一点非常重要。临床上通过螺丝将钛基底跟种植体紧密连接起来，通过放射片检测被动就位。微调咬合，重建正确的咬合（图134~图137）。尽管没有采用瓷贴面，采用氧化锆材料也获得了良好的美学效果，同时减少了机械并发症的风险。

步骤1：CAI

计算机辅助印模（Computer-aided impression）获取口内的信息（图112~图118）。

步骤2：CAD

利用软件编辑完成最终修复体的个性化设计（图119~图123）。

步骤3：CAM

利用研磨设备研磨在CAD阶段设计的解剖外形的模型（图124~图127）。

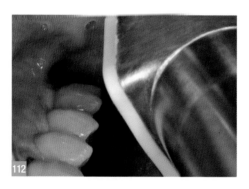

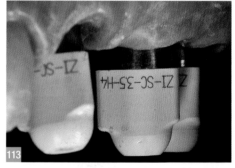

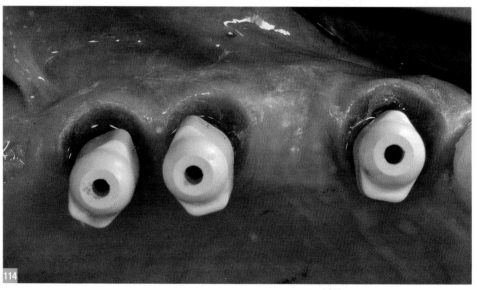

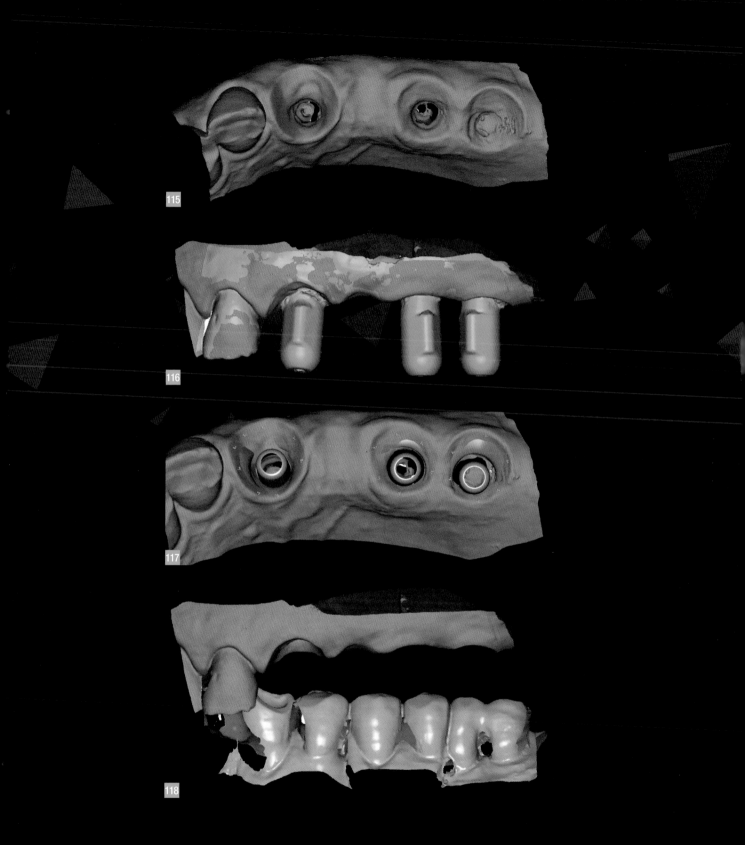

图115 ~ 图118 数字化工作流程的步骤1：一旦捕获所有的扫描，压缩后基于共同点进行合并，发送给技师。然后他们开始设计最终修复体。

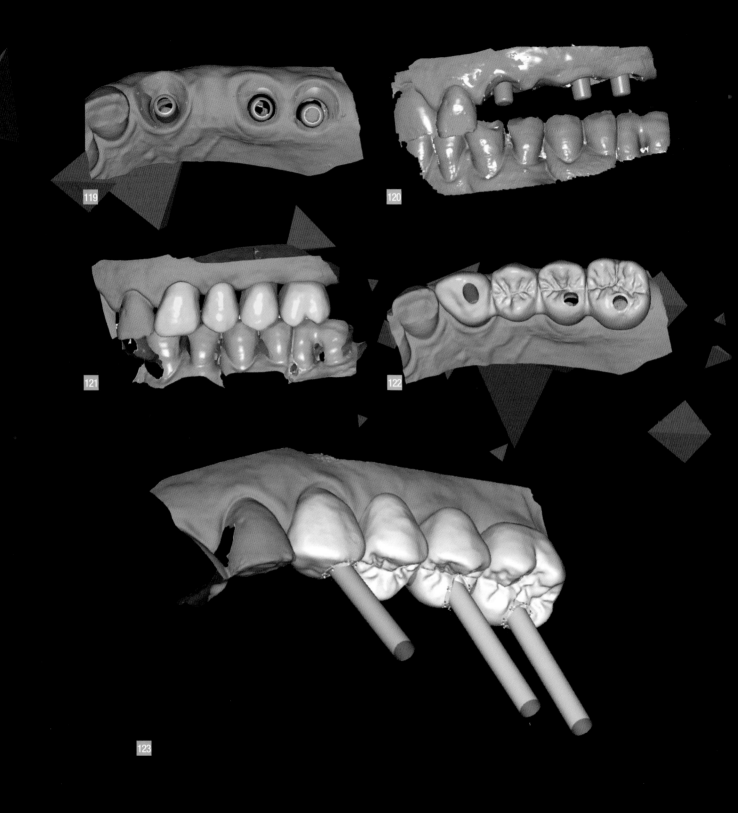

图119 ~ 图123 在CAD阶段，这是数字化工作流程的步骤2：技师真实地获得了龈沟的解剖状况，这通常是由临床医生予以呈现。技师参考临时修复体来设计最终修复体的解剖，同时参考螺丝轴向。

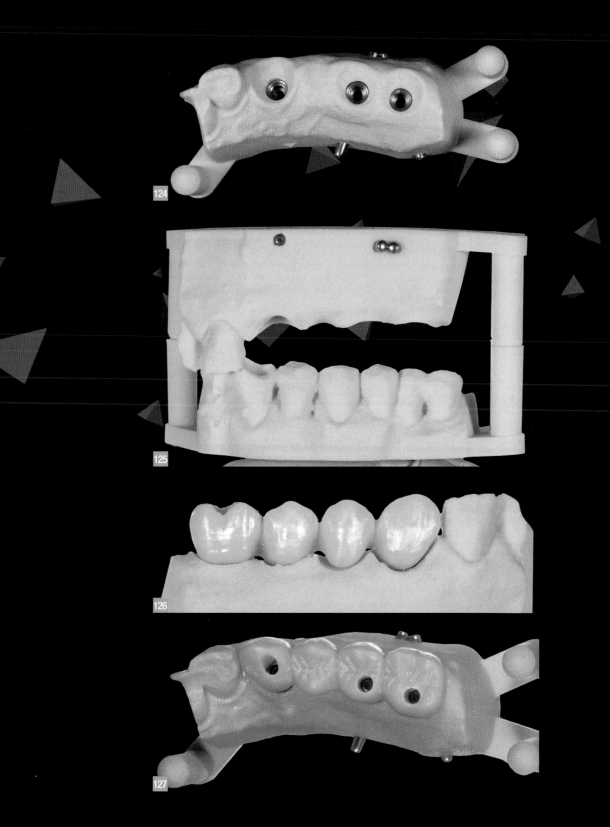

图124～图127 步骤3：CAM制作修复体，根据精准的激光烧结尼龙模型，辅助将钛基底正确地粘接到最终二硅酸锂修复体上。

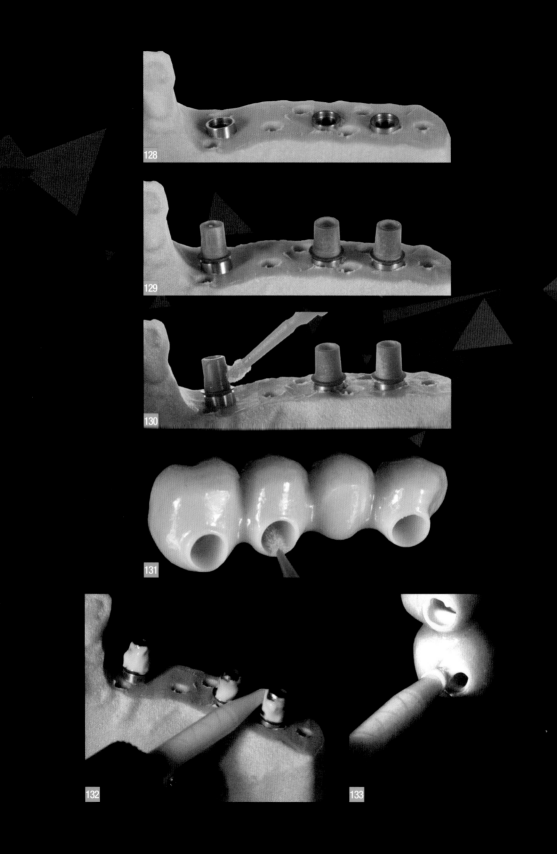

图128 ~ 图133   在钛和氧化锆界面实施精准的粘接程序，在树脂粘接前使用二氧化硅颗粒进行喷砂，然后进行硅烷

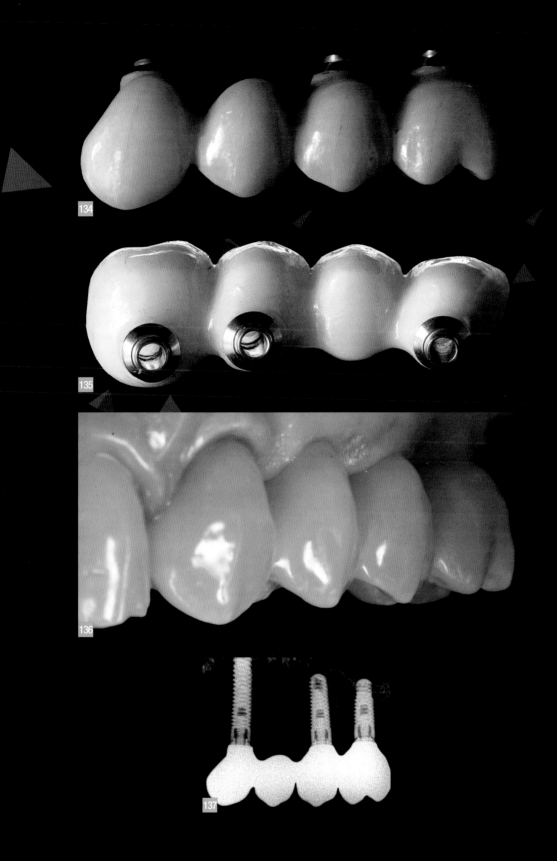

图134～图137 　一旦钛基底粘接完成，最终修复体将送至患者。注意光滑的表面以及适当的穿龈轮廓。尽管在拔牙后会发生骨改建，我们可以注意到修复体的密贴性、口腔卫生维护的足够空间以及尖牙的根样凸起。

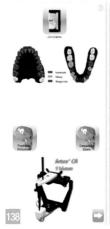
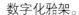
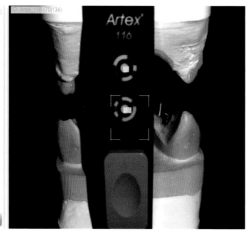

数字化殆架。

最新的扫描工作流程需要以下几次扫描；

- 以相对应的关系完成上颌及下颌的模型扫描。
- 最终修复体的蜡型。
- 修复体的软组织部分。
- 扫描杆固定在模型上。
- 匹配所有的扫描。

扫描杆为最新一代的扫描杆，它由两部分材料所构成：一部分是跟种植体材料所匹配的，另外一种材料是用于扫描用的。必须使用扭力扳手锁紧，确保精确就位（图139，图140）。

从软件牙齿数据库里，技师能够选择哪种类型的下颌牙、牙尖的锋利程度、选择与对颌牙弓最合适的牙齿形状。操作者可以决定牙齿的正确摆放位置，并可以根据对颌牙列的情况来做出改变，这些都是归因于这个软件所能提供的透视功能，与对颌牙的接触都是可见的（图141，图142）。

图138 数字化记录Artex平均值殆架时Evolution CAD的截图（Amann Girrbach）。

图139，图140 扫描杆以及殆架的支持部分均有光学标记点，它们包含有种植体类型以及直径的信息。

图141 技师将模型安装在数字化殆架上。

图142 通过增加或减少上颌的透明度，操作者能正确地评估修复体的位置。

图143 注意在选择性调殆的过程中软件中显示的磨穿的点。

数字化殆架

在CAD软件中最具创新性的是数字化殆架（图138）。它可以将塑料的模型以正中殆位（CR）或最大牙尖交错位固定。在特定的殆架上，它具有光学标记点，当扫描的时候可以自动识别，复制殆架上的地形图，以数字化的形式呈现。以下的病例是一个种植体支持式的修复体，对颌为金属烤瓷修复体。使用最新的CAD软件以及

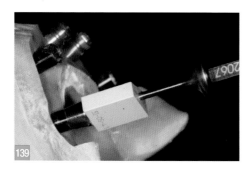

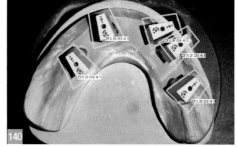

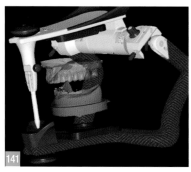

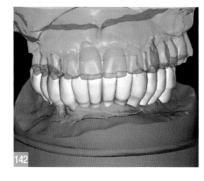

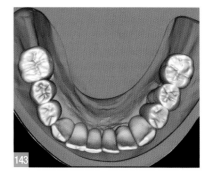

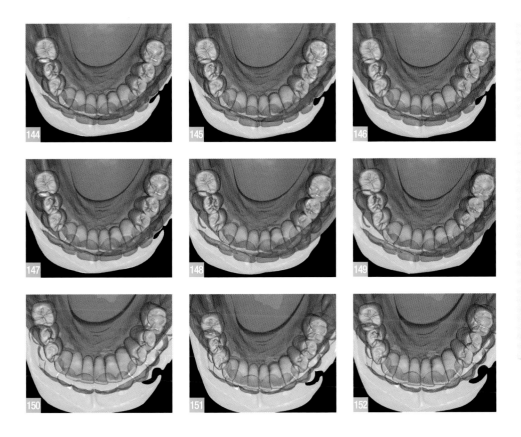

图144～图146 在移动过程中，数字化𬌗架评估以及消除早接触点。注意到，在侧方运动时，在工作区以及非工作区均存在早接触，然后软件能够显示处理，并消除这些早接触点。

图147～图152 在前伸及侧方运动时，检查早接触点。数字化𬌗架能够指示哪颗牙需要调改。

也可以根据咬合板来复制位置信息。牙齿被正确地放置后，操作者可以通过软件来调磨多余的部分，从而去除动态的干扰（图143），来实现稳定的咬合。但是仍然可能存在前伸和侧方动态移动的干扰。在这点上，仍然需要控制动态的移动，这个程序通过维持前牙的解剖外形，以及通过前伸、侧方移动𬌗架来维持。

在展示的病例里，对颌牙为旧的烤瓷金属修复体，咬合平面正常。技师为了避免调整对颌以及陶瓷表面粗糙的风险，因此需要设计下颌的修复体完全适应先前的解剖（图144～图146）。

开始前伸与侧方运动时（图147～图152），软件将会显示哪颗牙齿的表面与对颌牙接触，技师能在软件上通过改变下颌牙齿表面的解剖外形将这些干扰点清除掉（图153，图154）。一旦功能设计完成，文件发送至CAM中心进行切削。未来的挑战将是寻找一个全数字化的流程，也可以适用于那些需要精确调整咬合的复杂病例。

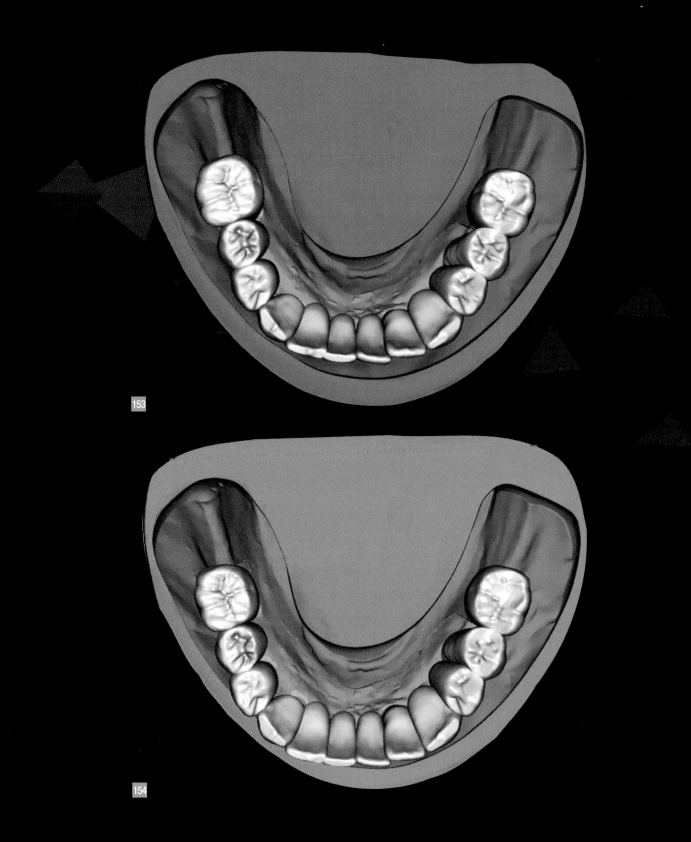

图153，图154 数字化选择性调𬌗前后。𬌗面调整避免动态运动过程中的干扰。

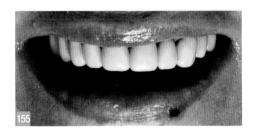

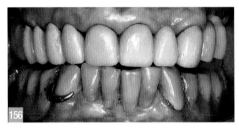

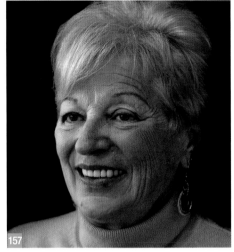

图155 ~ 图157 面部分析（宏观美学）显示出相当平坦的切牙平面，上颌左侧尖牙较为突出。上颌右侧尖牙可用于引导新的咬合平面。口内可见对上颌金属陶瓷修复体咬合的下颌可摘局部义齿中树脂牙有磨耗。上颌前牙比例不协调，下颌活动修复体固位和美观效果差。

图158，图159 使用口内扫描，技师能分析最初的数字化状态，也能在DSD的协助下将参考线转化到CAD软件中。数字化图像的精确性，完美地反映了口内的状态。

图160，图161 在数字模型中，技师开始工作设计临时修复体，第一步是识别基牙，放大颈缘，生成临时修复体颈部厚度。软件能够从不同角度来评价数字化模型，包括从内部的视角。

数字化临时修复

在当前介绍的以及仍在不断发展的数字化骀架中，另外一个关键的步骤就是制作临时修复体的全数字化工作流程。口内扫描的精准性、CAD软件以及新材料的质量，使单次完成临时修复体成为可能，节约了医生和患者的时间，同时没有影响修复体的质量。

以下面的病例为例，一名64岁的患者，她主诉10年前的活动义齿不稳定、美观差，同时她的上颌金属烤瓷固定修复体出现松动。

通过患者照片以及视频收集美学方面的信息，为新的咬合平面提供牙齿的信息（图155 ~ 图157）。在数字化印模前，临床医生在CR位进行选择性调骀，维持最初的垂直关系[27-20]。

在这次就诊中进行口内扫描，记录下颌的正中咬合，然后通过数字化转移到牙科技师中，他们将开始设计上下牙弓的临时修复体（158 ~ 图194）。

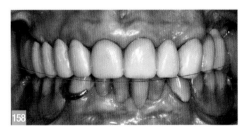

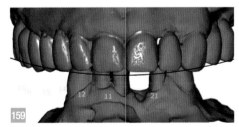

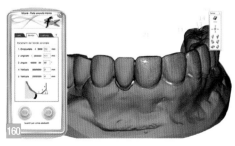

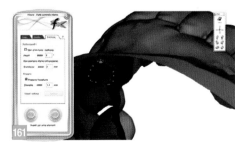

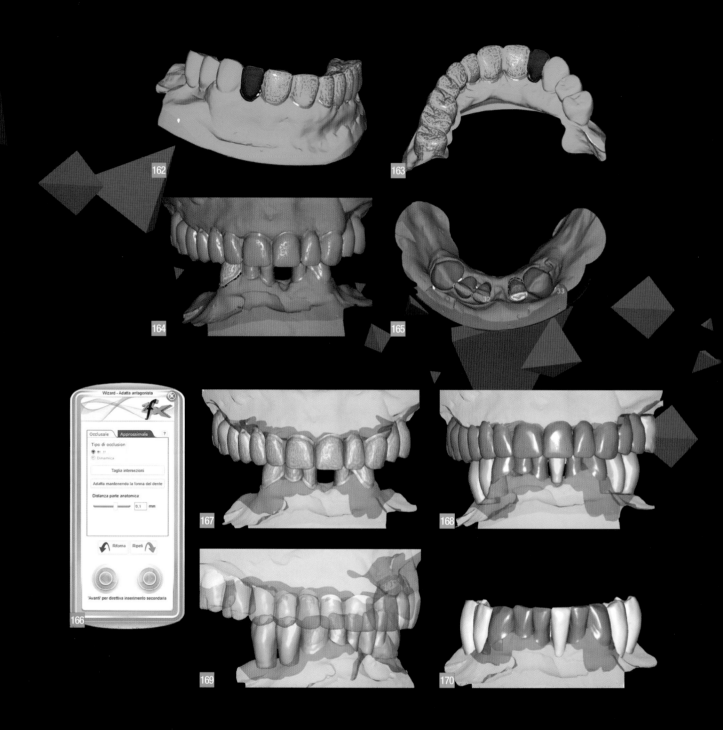

图162，图163 技师将边缘加宽直至它跟软组织接触。按照技师选择的完成线，临时修复体从牙冠最宽的部分缘伸到颈缘。

图164，图165 同样的方法应用到其他牙齿上，包括下颌牙。

图166～图170 添加连接体以及桥体。一些其他元素，比如上颌左侧磨牙仅仅为诊断跟塑形的目的。

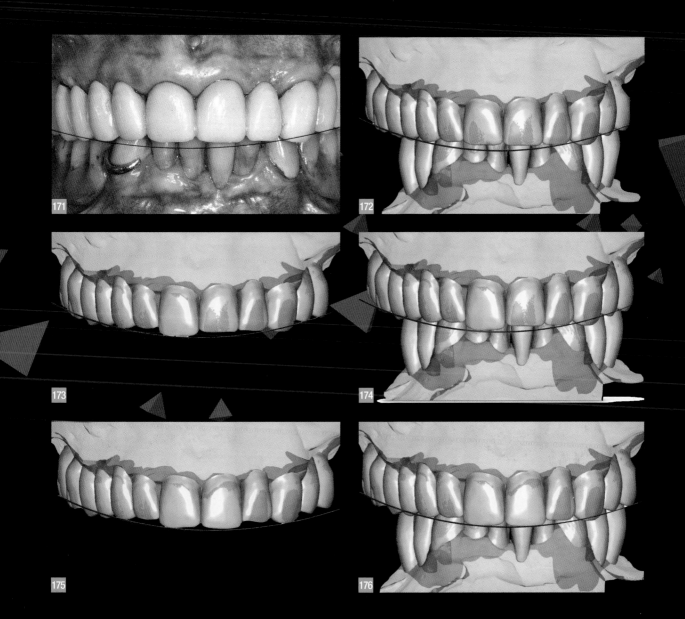

图171，图172 在最初的临床照片以及DSD的指引下，技师得知咬合平面需要改善。透明部分显示下颌右侧前磨牙已经进入对侧上颌牙齿的解剖结构内。实际上，参考患者旧的修复体，需要抬高上颌右侧后牙的咬合面。在这个病例里为了方便，技师将抬高下颌右侧后牙，同时将对颌牙向根方摆放。

图173 ~ 图176 建立下颌咬合平面后，操作者参考临床指引，一次更正一颗牙齿。在这个病例里，延长上颌牙齿0.5mm，同时维持上颌右侧尖牙引导。不同的透明度用来揭示上颌右侧第一、第二磨牙的颊尖重新复位到咬合平面。

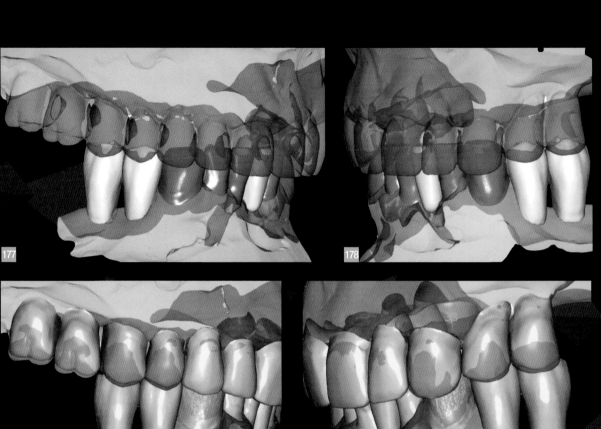

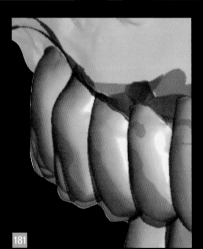

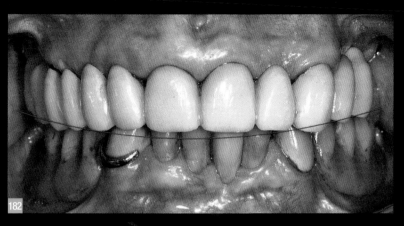

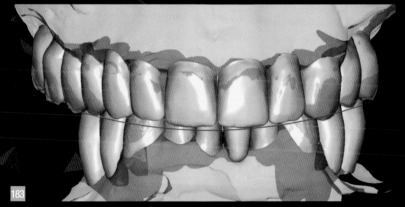

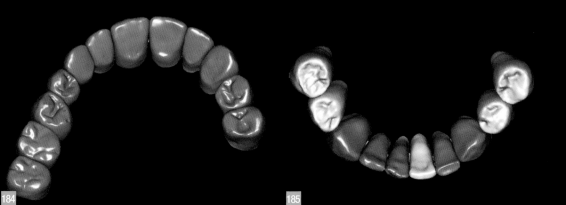

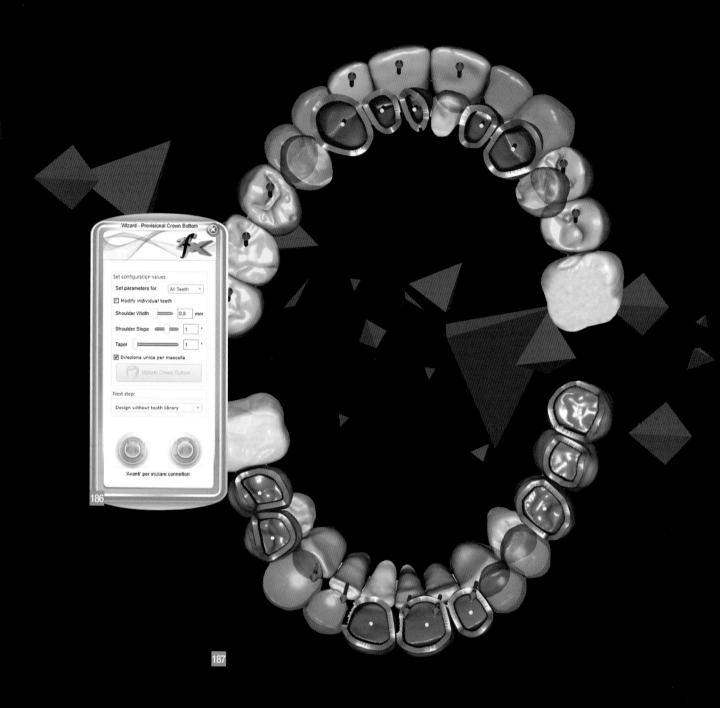

图186，图187 软件标记不同的基牙就位的轴向。因为是采用全夹板式修复，软件需要考虑就位道。注意到软件会自动提供被研磨材料最小的厚度作为参考。

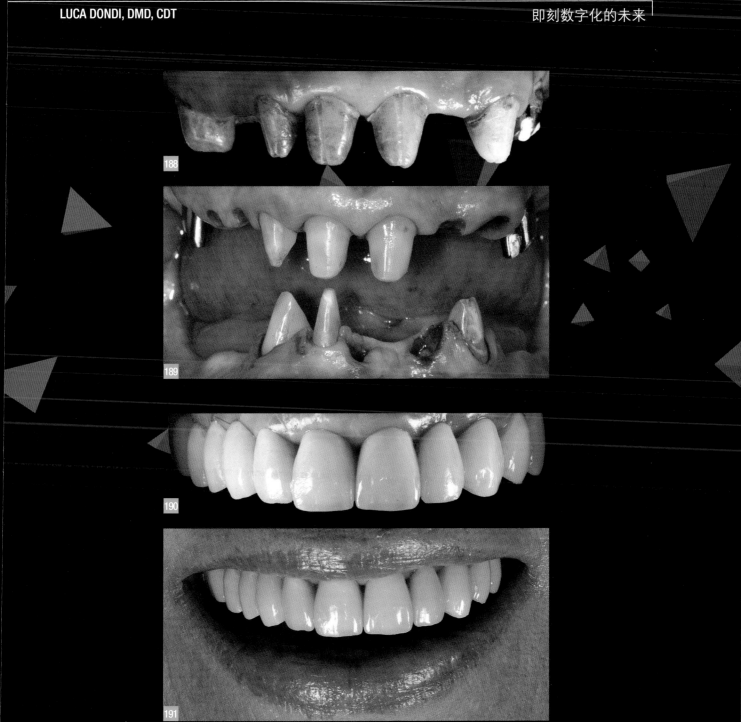

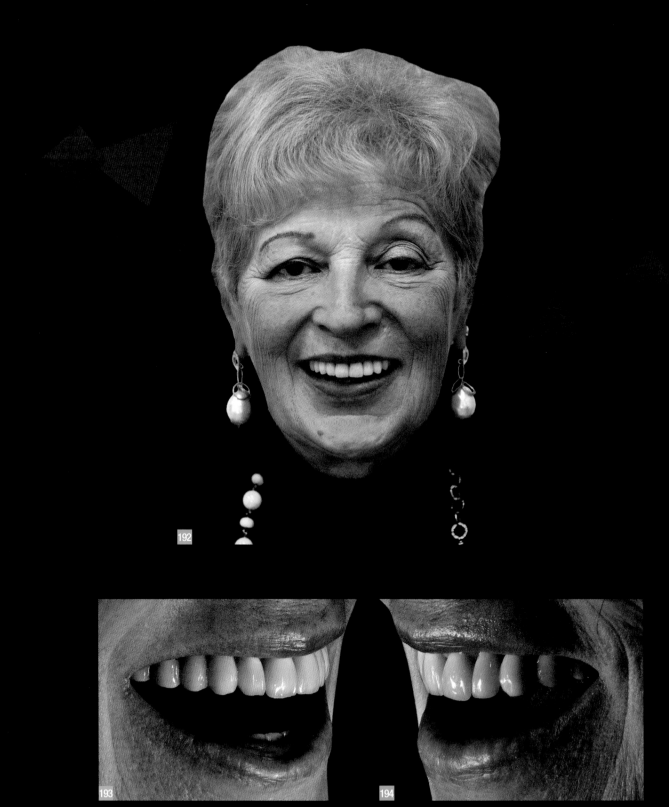

图192 ~ 图194 患者的面部以及微笑照片，相比之前的修复，第一副多层聚甲基丙烯酸甲酯临时修复体有了明显的改观。

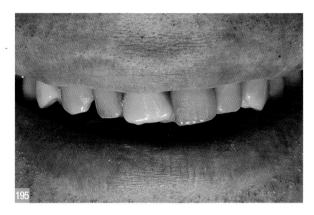

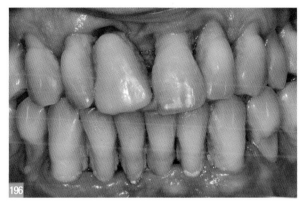

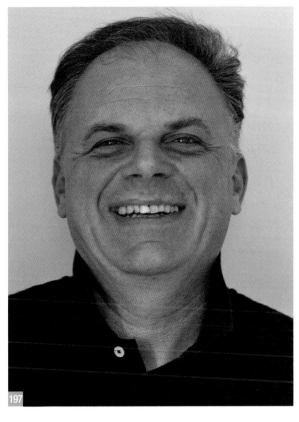

未来已到：保持牙科团队与时俱进的重要性

尽管牙科CAD/CAM产业已经达到较高水平，并且已经变成现代牙科的主要部分，它仍然正在快速地发展。统计表明，到2050年，超过50%的牙科修复产品将会通过CAD/CAM技术制作。这只是为了强调跟上这种快节奏技术的重要性，因为今天被认为是新的东西将在明天会被定义为旧的事物。

正如在一般行业中所发生的那样，自动化系统在牙科领域的应用潜力越来越大，发展也越来越快，这预示着未来将会有更高效、更标准化的治疗程序。不断接受新技术和继续教育也是非常重要。这种观念不仅适用于简单病例，也适用于复杂修复。不久的将来，真正的挑战是完全数字化的过程，例如，以一个精准的可预测的方式将种植体的位置转移到技工室而不使用传统材料，比如硅橡胶、石膏、丙烯酸树脂或复合材料，因为这些材料都固有的误差。为了总结上述特点，以一名56岁的患者的临床病例为例。他上颌右侧中切牙缺失，并主诉在过去的这些年中，他的牙齿越来越松动。他有10年没去看牙医了。他要求治疗计划中避免任何的活动义齿修复（图195～图202）。

图195 ~ 图197 男性患者，56岁，上颌右侧中切牙脱落。主诉在过去这些年中，牙齿松动度越来越大。他有10年没有看过牙医。要求治疗计划中避免任何活动义齿修复。

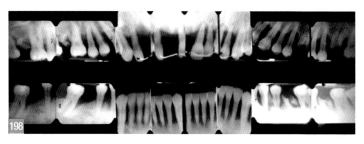

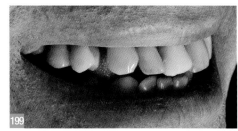

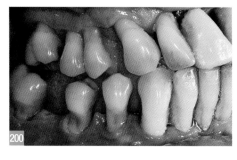

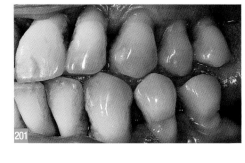

图198，图199 微笑的侧面观显示了齿间龈乳头缺失、存在间隙以及上颌和下颌切牙平坦。全口X线片显示了广泛的垂直向和水平向骨吸收以及磨牙的根分叉病变。

图200，图201 侧面观显示牙菌斑和牙结石的存在，一些典型的晚期牙周病的症状，如牙齿错位、牙周病、前牙突出和牙龈组织萎缩。

图202 从美学和功能模板中制作出蜡型。

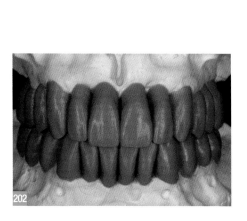

很明显，治疗的初期需要处理紧急的问题，因为该患者记忆力比较差。在对上颌右侧中切牙进行夹板固定、牙周感染控制以及口腔卫生宣教后，开始进行数据收集。研究模型以CR位固定在𬌗架上，拍摄全口X线片，拍摄照片、视频，以及牙周评估。

对晚期慢性牙周炎合并咬合不稳定及垂直维度丧失的病例进行诊断，制订治疗计划之前需要对各种危险因素进行分析，然后制订出适合患者需要和期望的治疗方案。

不利因素是牙周炎易感和随着时间的推移口腔卫生维护的依从性不佳的风险。有利因素是患者完全配合治疗、健康状况良好，以及没有副功能习惯[29]。由于关键位置牙齿的不良预后，需要天然基牙支持的固定修复体来恢复。在矫正性治疗的早期阶段，选择最合适天然牙作为基牙，放置加固的临时修复体，拔除剩余的感染牙齿和重建咬合，改善美学和患者的舒适度。牙科团队在CBCT的帮助下，用适当的时间对种植体治疗进行所有必要的考虑，并能够为上下牙弓建立合适的种植体支持的修复治疗方案（图203～图206）。为了促进牙齿拔除后的软组织愈合，并减少牙周组织的炎症，临时修复体在口腔内保留了几个月。CBCT扫描显示，使用即刻负重的程序，在上颌骨放置6颗种植体，其中4颗在拔牙位点。就像之前所有的案例一样，即刻负重手术之前，为了快速制作临时修复体，所有的美学以及功能信息都提供给牙科技工室。

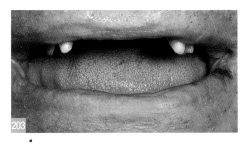 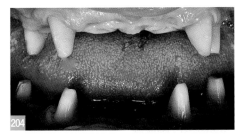

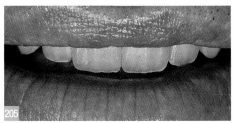 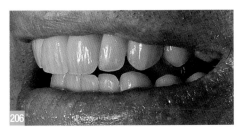

图203，图204 基牙用来支持第一副临时修复体。注意上方的牙周组织没有出现炎症。

图205，图206 试戴上、下颌牙支持式的临时修复体，临时修复体分别使用传统的跟数字化的流程来制作，用于即刻负重。

图207，图208 两个数字模型，通过口内扫描仪转移到CAD软件，在正中咬合（图207）和单独的下颌数字模型（图208）。

图209 下颌无牙颌的CAD视图。

在这个特定的病例里，上颌使用传统的One-model技术用于实现螺丝固位的丙烯酸树脂临时修复，而在下颌采用数字化程序，设计和生产螺丝固位的多层聚甲基丙烯酸甲酯（PMMA）的临时修复体。用这种方法比较两种程序在精确性、便利性、节省时间以及最终美学和功能结果方面的差异（图207，图208）。

数字化程序和传统的One-model技术首先建立一个基于第一副临时修复制作的术前美学导板。必须纠正美学（咬合平面、牙齿比例、与微笑整合在一起）和功能（CR位的垂直距离空间、前导、正中咬合的稳定、消除后牙干扰）的问题（图209~图211）。

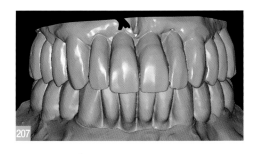 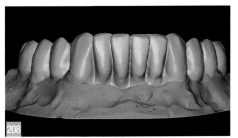

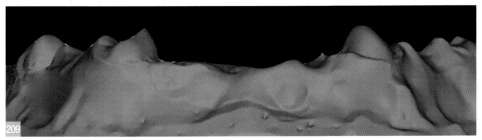

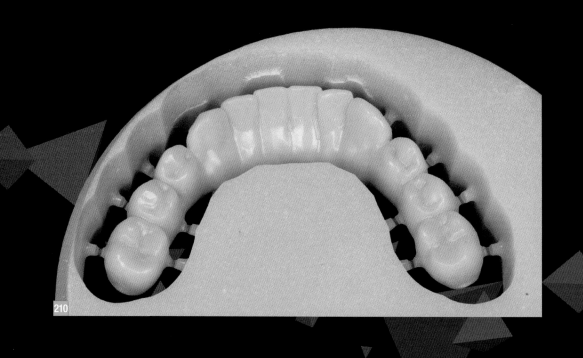

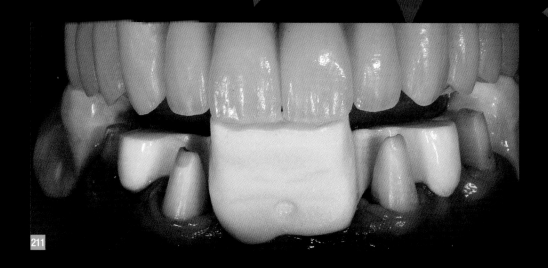

图210 在种植体手术前，PMMA临时修复体仍然连接在CAM材料块上。这项技术使咬合面的解剖结构得以真实地复制。

图211 用于数字化转移的丙烯酸树脂导向器是用CAM制作的。它的特点是前庭表面的球形标志，便于在CAD中文件的耦合。它有前后咬合止点来控制正中位置。

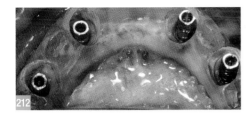 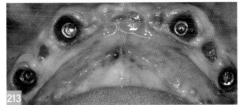

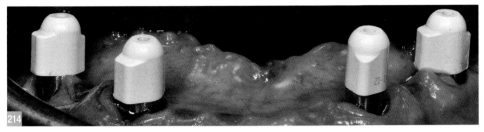

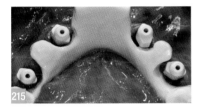 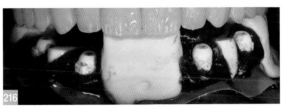

图212，图213 下颌的种植体以修复为导向植入在拔牙后的牙槽位点。避免了任何翻瓣，因此很微创。

图214～图216 将种植体上的锥形基台拧紧至30N·cm后，用专用扭力扳手将4个扫描杆拧紧。这些正中颌位关系用树脂固定在数字化的转移导向板上。

可以用口内扫描仪进行4次扫描：①扫描术前导向器的解剖；②没有数字化印模导向器的下颌骨解剖；③上颌树脂导向器的解剖；④正中咬合位置（图212～图216）。这些文件被实时发送到牙科技工室，在那里，这些文件被匹配。在手术前，下颌PMMA临时修复体被设计并采用数字化的方式进行制作，预留了种植体的位置。手术当天，一旦下颌种植体植入并取得良好的初期稳定性，将Revitalize（Zimmer）的锥形基台拧入并加力至推荐的扭矩，扫描杆使用带扭力计量螺丝刀拧紧，并使用树脂固定在CAM不透明转移板上。在这一点上，可以通过口内扫描来转移基台的位置，也可以通过口外扫描来转移基台的位置（图217～图229）。

文件发送至技工室，在那里，技师使用CAD将锥形基台的精确位置叠加在手术前模板上。最后，使用CAM在45分钟内研磨出PMMA修复体，这个修复体是基于钛基底的位置制作。从研磨仪上取下临时修复体后，技师开始对修复体表面进行调磨跟抛光。即使树脂块已经是多层的，它的美学特征也可以通过颜色渗透来改善。

注意不要对种植体周围软组织接触的区域进行染色，因为在这些关键区域要进行抛光。最后对粘接面进行适当的处理后用树脂粘接钛基底，并小心地去除所有多余的粘接剂。

由于数字工作流程的便利性和优秀材料的使用，临时修复体可以在种植手术的当天交付给临床医生，或第二天（这个病例涉及了上下两个牙弓）。在这个病例里，数字化工作流程的好处是能够实时复制传统的术前引导板的解剖，并使用具有良好美学特征和机械强度的工业多层材料（在这种情况下是5层）。这就避免了用非贵金属结构进行临时修复的需要，从而缩短了制作过程所需的时间。此外，与传统的印模技术相比，使用口内扫描仪将种植体的位置转移到技工室，可以改善患者的舒适度（图230～图232）。

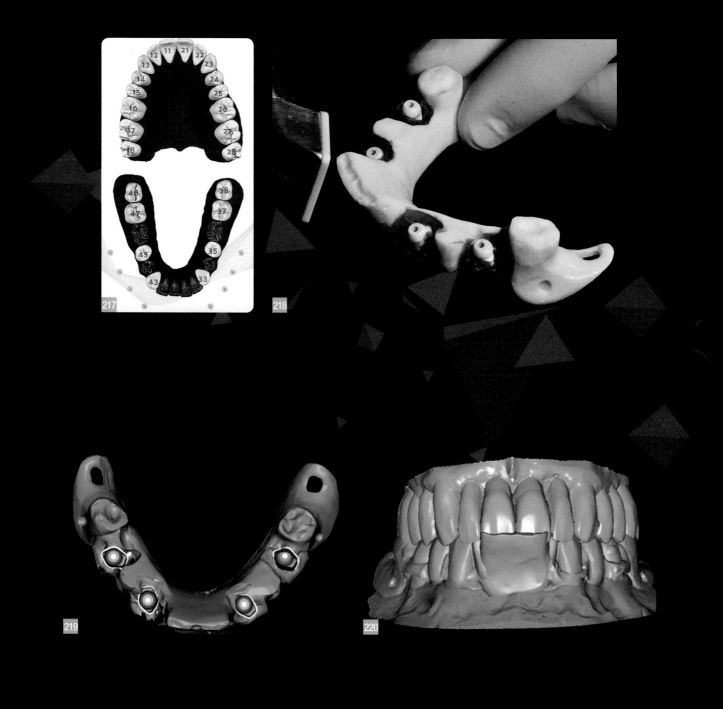

图217，图218 图217显示了在口内扫描软件界面上的数字设计。一旦整个复杂地（扫描杆和数字转移导板）拧开，临床医生就可以开始扫描过程，注意扫描技术，避免在过程中引入错误。扫描策略是从中心向两侧移动，将扫描杆和转移导板一起记录下来。

图219，图220 文件通过iCloud平台被发送给牙科技师，他们可以开始匹配所有扫描文件。这两幅图像来自数字化印模，一旦匹配，创造了所有部分的完美耦合。

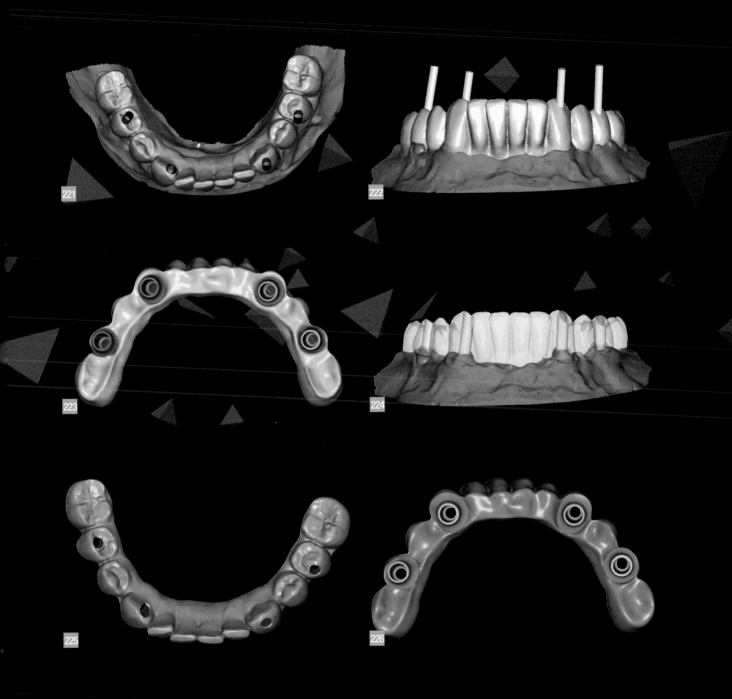

图221，图222 匹配完成后，牙科技师在软件中将会获得所有必要的信息。他可以根据螺丝孔的轴线确定种植体的位置，控制所有的主要变量。

图223，图224 在CAD期间，为旋转的钛基底创建了适当的空间。由于不同的颜色和透明度，技术人员在各个阶段都能保持恒定的控制。

图225，图226 文件被发送至CAM切削中心，以便在具有完整的解剖结构的PMMA修复中研磨出螺钉孔和钛基底的准确位置，在手术之前，它仍然连接在树脂块上。

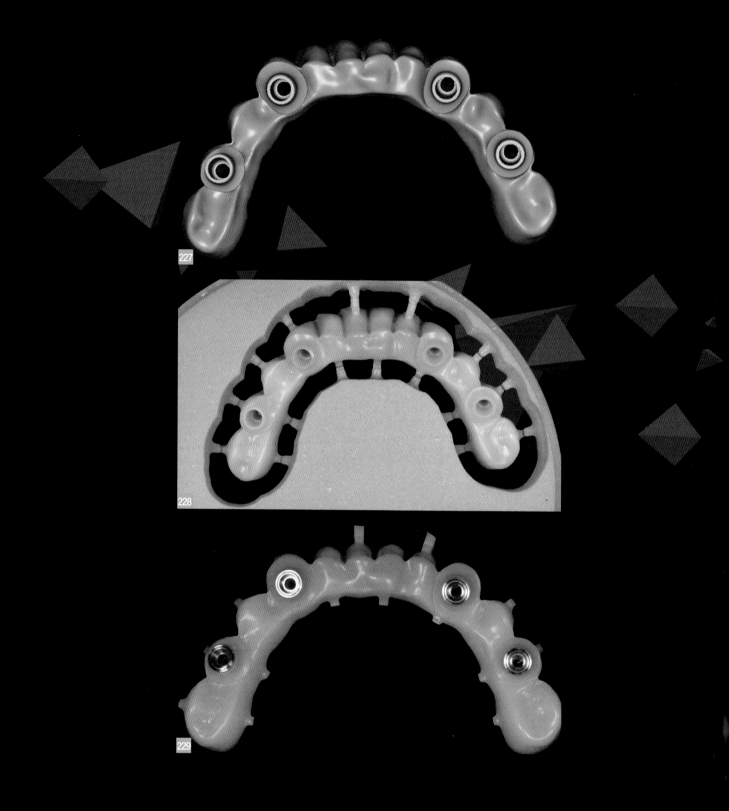

图227 ~ 图229 从研磨仪上取下临时修复体后，将种植体连接在正确的位置。通过比较最终产品和数字图片，可以看出软件的精度。

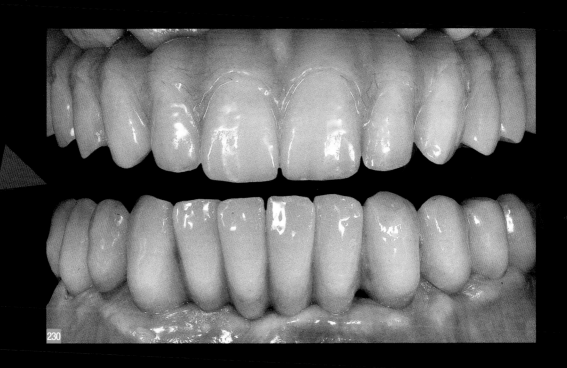

230

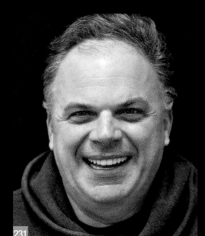

231

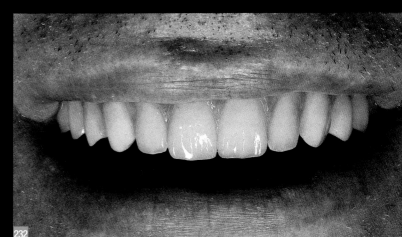

232

图233 PMMA是一种生物相容性好、结构紧凑、无孔的材料，使用方便，能够保证颜色的稳定性。

技术参数：
维氏硬度：145MPa
吸水率：21mg/μL
水溶性：1.1mg/μL

PMMA：一种新的修复解决方案

技术的发展促进了牙科材料结构的不断变化，提高了性能，为专业人员提供了更广泛的选择机会。其中最新的材料之一是用于CAD/CAM技术的多层（3层或5层）PMMA，它拥有一个创新的生产过程，其特征主要集中在强度、美学和生物相容性上。PMMA是由甲基丙烯酸甲酯（一种甲基丙烯酸酯）的聚合物形成的一种塑料材料。在通用语言中，该术语通常指甲基丙烯酸酯聚合物。1928年，德国化学家罗门（Rohm）在多个实验室中开发了这种物质，并于1933年将其投入市场。通常情况下，它比玻璃更透明，以至于在透明度方面它具有类似光纤的特性。最新的配方中加入了高分子量的聚乙烯分了，从而增加了分子间的作用力，提高了拉伸、弯曲强度和耐磨性。得到的是一种技术先进的PMMA，与传统PMMA相比具有更好的质量特性（图233）。

新配方还提供了极高的透明度（无色状态下大于92%），同时保持了与生物组织中天然聚合物非常相似的化学结构。在高压下分层的创新工艺确保了高性能和自然的外观效果。

结论：展望未来

音乐、摄影、出版物、旅游和许多其他领域都因为消费者使用数字化技术而发生了超乎想象的变化。数字化技术的发展带来的最深刻变化是力量的天平从生产者向消费者的转移。在数字时代之前，消费品生产商在某种程度上规定了个人购买唱片集、照相或买书的价格；生产者也定义了商品的使用。在数字技术出现之后，制订规则的是消费者。那么，这种平衡的转变在决定牙科行业的策略时意味着什么呢？牙科团队应该意识到，确保这个职业未来成功的最好方法是采取以患者为中心的方法，这可能是关键。未来的牙医应该是一名专业保健人员，预防健康和高质量的结果应该是他们的最终目标。技术本身没有什么价值，它只有在以患者为中心的临床实践中才有价值。在信息唾手可得的数字世界中，患者的要求越来越高，对成本的意识越来越强，信息也越来越灵通。

在一个数字化盛行的世界里，一个治疗程序如何能专注于患者呢？可以肯定的是，在不久的将来，牙科将根据患者的要求提供日常的数字化解决方案。如果临床医生希望在未来仍然保持成功，他们提供的治疗方法必须接受这一现实。

这种向数字化解决方案的转变是重要的，因为它为患者提供了更多的选择，同时兼顾舒适、方便。最重要的是，这些技术可以使一些看起来相当困难的事情变得容易。以音乐和摄影为例；现在人们用计算机创作歌曲，用智能手机拍照，质量和效率都

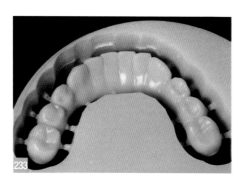

233

很高，这些在20年前看起来都是很遥远的事情。

在数字化实践中，角色和职责已经发生了变化，助理、技工室技术人员和卫生士每天都在不断地参与进来。在不久的将来，开设牙科的大学应该考虑对他们的课程进行战略性的改革，把团队合作的课程纳入数字化教学中。综上所述，在现代牙科发展的这个阶段，新材料和新技术改变了治疗计划，这是很有趣的事情。首先，区分新颖性（以前不存在的新材料或新技术）和真正的创新（在其应用领域带来切实利益的改进的材料或技术）是很重要的。很明显，尽管在过去的几十年里在修复领域有很多创新，但随着时间的推移，并不是所有的创新都被证明是有效的。新产品的简单营销，不管制造商的承诺是否合理，都需要进行合理的研究和测试。此外，与已经在常规临床应用的传统材料和技术相比，在特定的诊断和治疗适应证之外使用创新材料以提高最终修复效果，可能会产生更多的问题。例如，基于简单的假设，没有采取固位型的预备体接受更多的边缘公差；使用新的材料，如氧化锆（因此是最好的），但是期待粘接剂来弥补任何偏差，这可能是一个导致灾难性失败的来源。

那么，有什么有用的策略可以塑造牙科行业的未来呢？该专业可以考虑每天增加对多学科牙医的关注，其中治疗计划的定义被理解为一个有序的序列，每个步骤旨在实现治疗目标，需要一个精确的诊断和一个为将来的维护的愿景。新材料和新技术的不断应用为即刻修复治疗的发展开辟了一个新的前景。即使在今天许多的传统方法（例如，金属烤瓷）被认为是治疗的金标准。最重要的是，来自这些操作流程的知识和经验，可以以更为预测的方式使用新的陶瓷材料和新的数字工具，如口内扫描仪。这些方法结合在一起，在某些病例里已经完全取代了已经存在很长时间的方法[30]。

一个充分的诊断评估，从完整的病史开始，了解患者的期望和要求，适当的菌斑控制，以及对咬合危险因素的控制等是绝对不可替代的。最后，关于战略规划和未来实施的一些建议：所有尝试和测试过的事情都应该尽快完成并迅速理解。事实上，在数字化革命中，时间不断加速。

那么，如果发生了一些失败怎么办？越早认识到失败，越早吸取教训，就会越早朝成功迈进。

参考文献

[1] Valenti M, Valenti A. Retrospective survival analysis of 261 lithium disilicate crowns in a private general practice. Quintessence Int 2009;40:573–579.

[2] Cortellini D, Parvizi A. Rehabilitation of severely eroded dentition utilizing all-ceramic restorations. Pract Proced Aesthet Dent 2003;15:275–282.

[3] Conrad HJ, Seong WJ, Pesun IJ. Current ceramic materials and systems with clinical recommendations: A systematic review. J Prosthet Dent 2007;98:389–404.

[4] Tjan AH, Miller GD. Some esthetic factors in a smile. J Prosthet Dent 1984;51:24–28.

[5] Garber DA, Salama MA. The aesthetic smile: Diagnosis and treatment. Periodontol 2000 1996;11:18–28.

[6] Vig RG, Brundo GC. The kinetics of anterior tooth display. J Prosthet Dent 1978;39:502–504.

[7] Beuer F, Schweiger J, Edelhoff D, Sorensen JA. Reconstruction of esthetics with a digital approach. Int J Periodontics Restorative Dent 2011;31:185–193.

[8] Beuer F, Scweiger J, Edelhoff D. Digital dentistry: An overview of recent developments for CAD/CAM generated restorations. Br Dent J 2008;204:505–511.

[9] Happe A, Stimmelmayr M, Schlee M, Rothamel D. Surgical management of peri-implant soft-tissue color mismatch caused by shine-through effects of restorative materials: One-year follow-up. Int J Periodontics Restorative Dent 2013;33:81–88.

[10] Rodriguez AM, Rosenstiel SF. Esthetic considerations related to bone and soft tissue maintenance and development around dental implants: Report of the Committee on Research in Fixed Prosthodontics of the American Academy of Fixed Prosthodontics. J Prosthet Dent 2012;108:259–267.

[11] Esposito M. Soft-tissue management around dental implants: What are the most effective techniques? A Cochrane systematic review. Eur J Oral Implantol 2012;5:221–238.

[12] Becker K, Mihatovic I, Golubovic V, Schwarz F. Impact of abutment material and dis-/re-connection on soft and hard tissue changes at implant with platform-switching. J Clin Periodontol 2012;39:774–780.

[13] Christensen GJ. The challenge to conventional impressions. J Am Dent Assoc 2008;139:347–349.

[14] Abrahamsson I, Berglundh T, Sekino S, Lindhe J. Tissue reactions to abutment shift: An experimental study in dogs. Clin Implant Dent Relat Res 2003;5;82–88.

[15] Christensen GJ. Laboratories want better impressions. J Am Dent Assoc 2007;138:527–529.

[16] Beuer F, Guth JF. Digital dentistry meets implantology. The Munich implant concept. A case report. Int Quintessence 2014;30(2):23–29.

[17] Guess PC, Zavanelli RA, Silva NR, Coehlo PG, Thompson VP. Monolithic CAD/CAM lithium disilicate versus veneered Y-TZP crowns: Comparison of failure modes and reliability after fatigue. Int J Prosthodont 2010;23:434–442.

[18] Stimmelmayr M, Edelhoff D, Guth JF, Erdelt K, Happe A, Beuer F. Wear at the titanium-titanium and the titanium-zirconia implant-abutment interface: A comparative in vitro study. Dent Mater 2012;28:1215–1220.

[19] Syrek A, Reich G, Ranftl D, Klein C, Cerny B, Brodesser J. Clinical evaluation of all-ceraMIC crowns fabricated from intra-oral digital impressions based on the principle of active wavefront sampling. J Dent 2010;38:553–559.

[20] Schwartz-Arad D, Chaushu G. The ways and wherefores of immediate placement of implants into fresh extraction sites: A literature review. J Periodontol 1997;68:915–932.

[21] Wood DL, Hoag PM, Donnenfeld OW, Rosenfeld LD. Alveolar crest reduction following full and partial thickness flaps. J Periodontol

1972;43:141–144.

[22] Khoury F, Happe A. Soft-tissue management in oral implantology: A review of surgical techniques for shaping an esthetic and functional peri-implant soft-tissue structure. Quintessence Int 2000;31:483–499.

[23] Stimmelmayr M, Allen EP, Reichert TE, Iglhaut G. Use of a combination epithelized-subepithelial connective tissue graft for closure and soft-tissue augmentation of an extraction site following ridge preservation or implant placement: Description of a technique. Int J Periodontics Restorative Dent 2010;30:375–378.

[24] Cochran DL, Mau LP, Higginbottom FL, et al. Soft and hard tissue histologic dimensions around dental implants in the canine restored with smaller-diameter abutments: A paradigm shift in peri-implant biology. Int J Oral Maxillofac Implants 2013;28:494–502.

[25] Atieh MA, Payne AG, Duncan WJ, de Silva RK, Cullinan MP. Immediate placement or immediate restoration/loading of single implants for molar tooth replacement: A systematic review and meta-analysis. Int J Oral Maxillofac Implants 2010;25:401–415.

[26] Smith R, Tarnow D. Classification of molar extraction sites for immediate dental implant placement: Technical note. Int J Oral Maxillofac Implants 2013;28:911–916.

[27] Chu SJ, Tan JHP, Stappert CFJ, Tarnow DP. Gingival zenith positions and levels of the maxillary anterior dentition. J Esthet Restor Dent 2009;21:654–660.

[28] Stappert CFJ, Tarnow DP, Tan JH, Chu SJ. Proximal contact areas of the maxillary anterior dentition. Int J Periodontics Restorative Dent 2009;29:415–426.

[29] Carnevale G, Di Febo G, Trebbi L. A patient presentation: Planning a difficult case. Int J Periodontics Restorative Dent 1981;1(6):50–63.

[30] Poggio CE. Quali materiali in protesi fissa oggi? Dentista Moderno 2012:40–56.

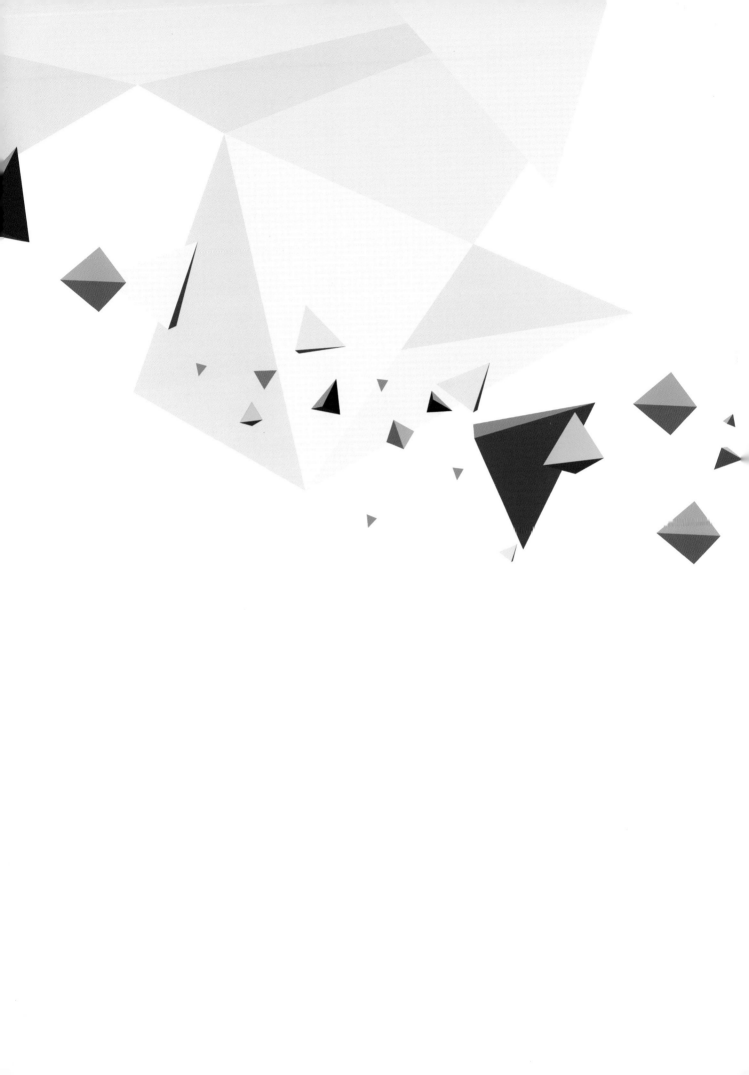

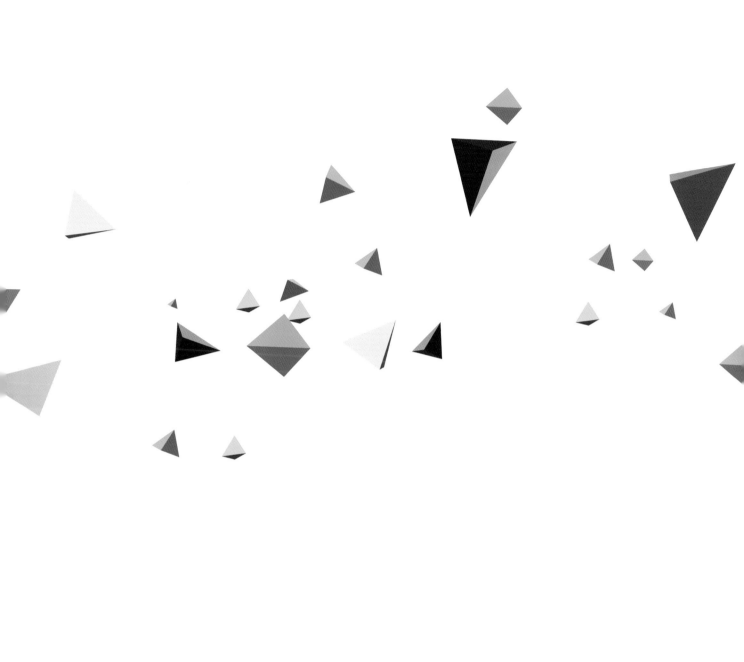